T0255316

Statistik und ihre Anwendungen

Azizi Ghanbari, S.
Einführung in die Statistik für Sozial- und Erziehungswissenschaftler 2002

Bickeböller, H.; Fischer, C.
Einführung in die Genetische Epidemiologie 2007

Dehling, H.; Haupt, B.
Einführung in die Wahrscheinlichkeitstheorie und Statistik 2. Auflage 2004

Dümbgen, L.
Stochastik für Informatiker 2003

Falk, M.; Becker, R.; Marohn, F.
Angewandte Statistik 2004

Franke, J.; Härdle, W.; Hafner, C.
Einführung in die Statistik der Finanzmärkte 2. Auflage 2004

Greiner, M.
Serodiagnostische Tests 2003

Handl, A.
Multivariate Analysemethoden 2003

Hilgers, R.-D.; Bauer, R.; Scheiber, V.
Einführung in die Medizinische Statistik 2. Auflage 2007

Kohn, W.
Statistik Datenanalyse und Wahrscheinlichkeitsrechnung 2005

Kreiß, J.-P.; Neuhaus, G.
Einführung in die Zeitreihenanalyse 2006

Ligges, U.
Programmieren mit R 2. Auflage 2007

Meintrup, D.; Schäffler, S.
Stochastik Theorie und Anwendungen 2005

Plachky, D.
Mathematische Grundbegriffe der Stochastik 2002

Pruscha,H.
Statistisches Methodenbuch Verfahren, Fallstudien, Programmcodes 2005

Schumacher, M.; Schulgen, G.
Methodik klinischer Studien 2. Auflage 2007

Steland, A.
Mathematische Grundlagen der empirischen Forschung 2004

Heike Bickeböller · Christine Fischer

Einführung in die Genetische Epidemiologie

Mit 75 Abbildungen und 66 Tabellen

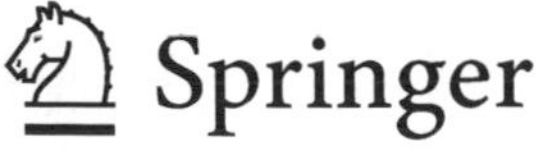

Prof. Dr. Heike Bickeböller
Universität Göttingen
Abteilung Genetische Epidemiologie
Humboldtallee 32
37073 Göttingen
hbickeb@gwdg.de

Dr. Christine Fischer
Universität Heidelberg
Institut für Humangenetik
Im Neuenheimer Feld 366
69120 Heidelberg
cfischer@uni-hd.de

Mathematics Subject Classification (2000): 62-01, 62P10, 92-01, 92B15

ISBN 978-3-540-25616-8 Springer Berlin Heidelberg New York

Bibliografische Information der Deutschen Nationalbibliothek
Die Deutsche Nationalbibliothek verzeichnet diese Publikation in der Deutschen Nationalbibliografie; detaillierte bibliografische Daten sind im Internet über http://dnb.d-nb.de abrufbar.

Springer ist ein Unternehmen von Springer Science+Business Media

springer.de

Herstellung: LE-TEX Jelonek, Schmidt & Vöckler GbR, Leipzig
Umschlaggestaltung: WMX Design GmbH, Heidelberg

SPIN 11381853 154/3100YL - 5 4 3 2 1 0 Gedruckt auf säurefreiem Papier

Vorwort

Wir konnten die Arbeiten an diesem Buch in Form eines zweiwöchigen Aufenthalts am Mathematischen Forschungsinstitut Oberwolfach beginnen und bedanken uns recht herzlich für diese motivierende Förderung durch das Land Baden-Württemberg. Unser Dank gilt weiterhin allen Kolleginnen und Kollegen aus dem Institut für Humangenetik der Universität Heidelberg, mit denen wir die Gelegenheit hatten, insbesondere über genetische Buchinhalte zu diskutieren. Wir möchten weiter ganz herzlich allen danken, die in unterschiedlicher Weise aktiv zur Entstehung des Buches beigetragen haben. Dies sind Marie-Claude Babron, Heike Born, Katja Boysen, Christoph Braun, Françoise Clerget-Darpoux, Jana Distler, Wolfgang Engel, Andrew Entwistle, Krisztina Galambosi, Tiemo Grimm, Hans-Dietrich Hager, Bart Janssen, Marie-Claire King, Karola Köhler, Dörthe Malzahn, Diana Neufeld, Arne Neumann, Markus Noethen, Jürg Ott, Maria Pritsch, Heiko Runz, Katrin Schiebel, Melanie Sohns, Jane Patricia Tögel, Johannes Zschocke, sowie Christina Reck und Kai-Peter De Diana mit besonders hohem Engagement. Besonders bedanken möchten wir uns bei Eva Boes und Barbara Kollerits, die durch ihr kritisches Lesen wertvolle Verbesserungen für das Buch eingebracht haben und bei Wolfgang Gross für seine vielfältigen Anregungen und die letzte Durchsicht sowie bei unseren Familien für ihre Unterstützung. Wir denken besonders an unsere bereits verstorbenen Eltern Edith Fischer und Albert Bickeböller, die sich nicht mehr mit uns über das fertige Buch freuen können.

Göttingen, Heidelberg, Januar 2007

Heike Bickeböller, Christine Fischer

Inhaltsverzeichnis

Einleitung

In den 1980er Jahren hat sich das eigenständige Gebiet der "Genetischen Epidemiologie" etabliert. Dies spiegelt sich in der Gründung der Zeitschrift Genetic Epidemiology 1984 und der International Genetic Epidemiology Society (IGES) 1992 wieder.
In der Genetischen Epidemiologie wird die Rolle genetischer und nichtgenetischer Risikofaktoren und deren Zusammenwirken bei der Entstehung und dem Verlauf von Krankheiten oder allgemeinen Eigenschaften systematisch untersucht. Forschungsmethoden der Humangenetik, der traditionellen Epidemiologie, der genetischen Statistik und der Bioinformatik kommen zum Einsatz. Die Strategien umfassen populationsbasierte Untersuchungen sowie Familienstudien. Ihre Ergebnisse werden für differenziertere Diagnostik genutzt und finden Eingang in die Entwicklung von Interventions- und Präventionsstrategien sowie maßgeschneiderten Therapien.

Im Mittelalter gab es kaum Ansätze, die Erblichkeit von Krankheiten oder allgemeinen Eigenschaften zu untersuchen. Dagegen finden sich in der medizinischen Literatur des 18. und 19. Jahrhunderts viele Beobachtungen über die Vererbungsregeln einzelner Krankheiten. In einer der ersten Segregationsanalysen zeigte Maupertius 1752 zum Beispiel, dass in seiner Sammlung von Familien die familiäre Häufung der Kurzfingrigkeit kein Zufall sein konnte.
Es wurden aber auch systematische Ansätze entwickelt. Zwei verschiedene Konzepte zur Analyse der Erblichkeit standen am Ende des Jahrhunderts nebeneinander: die Mendelschen Regeln und der statistische Ansatz von Galton. 1865 publizierte Mendel die Ergebnisse seiner Züchtungsexperimente bei Erbsen und seine fundamentale Theorie über die Vererbung von Merkmalen (Mendel 1865), die bis zu ihrer Wiederentdeckung im Jahr 1900 keine besondere Aufmerksamkeit fand. Von diesem Zeitpunkt an trieben Mendels Erkenntnisse die Entwicklung der modernen Genetik voran und sind auch für die Genetische Epidemiologie grundlegend. Mendels besondere Leistung bestand darin, dass er sich auf einfache Merkmale konzentrierte, statistische Gesetzmäßigkeiten formulierte und richtige biologische Interpretationen lieferte. Sein Konzept eines Gens wurde durch die Forschungen im letzten Jahrhundert mit der Entdeckung der DNA, ihrer Struktur, ihrer Vererbung und den in ihr enthaltenen Informationen für die Proteinsynthese und das Leben in seinen verschiedenen Formen biologisch untermauert. Kurz nach der Wiederentdeckung der Mendelschen Regeln erschienen die Arbeiten von Hardy (1908) und Weinberg (1908), die die Populationsgenetik begründeten.

Mendels Theorie wurde 1902 das erste Mal zur Analyse des Erbgangs der Stoffwechselkrankheit Alkaptonurie angewandt (Garrod 2002). Er klassifizierte sie anhand einer Familienstichprobe korrekt als rezessive Krankheit. Ausgehend von der Analyse monogener Merkmale entwickelte Garrod in seinem Buch "Inborn errors of metabolism" (Garrod 1923) Konzepte, die als Vorläufer der Analyse genetisch komplexer Krankheiten betrachtet werden. Der Naturforscher und Arzt Galton untersuchte die Vererbung komplexer Merkmale wie Größe, verschiedene Charaktereigenschaften und Lebenserfolg mit statistischen Ansätzen, die die Mendelschen Vererbungsregeln nicht beinhalteten (Galton 1865). Diese Untersuchungen sind natürlich äußerst problematisch. Galtons Forschungen in der Humangenetik waren anfangs von eugenischen Motiven bestimmt, er wollte die Nachkommen durch gezielte Paarbildung verbessern.
Bekanntlich wurden in Deutschland in der Nazizeit diese eugenischen Motive aufgegriffen und aufs Grausamste pervertiert (Vogel und Motulsky 1997, S.14, 18-19). Heute herrscht in der genetisch-epidemiologischen Fachgesellschaft Konsens darüber, dass das menschliche Reproduktionsverhalten auf keinen Fall zwangsweise beeinflusst werden darf ("non-directive counseling") und niemals auf wirklichen oder eingebildeten genetischen Unterschieden zwischen Populationen basieren darf (IGES Resolution on Eugenics, 1999). Galton ist der Erfinder der Korrelations- und Regressionsanalyse, die von seinem Schüler Pearson weiter ausgearbeitet wurde. Mit Galtons statistischen Techniken wurde die genetische Variabilität in menschlichen Populationen in den ersten Jahrzehnten des zwanzigsten Jahrhunderts erfolgreich untersucht und zwar sowohl für normale Merkmale als auch für viele psychiatrische Krankheiten sowie Diabetes, Allergien und auch für Tuberkulose. Mendelsche Modelle schienen ausschließlich für seltene Erbkrankheiten anwendbar zu sein. Diese beiden Herangehensweisen, die zunächst alternativ zum Einsatz kamen, wurden in der Genetischen Epidemiologie zusammengeführt. Dies zeigt sich z.B. bei den gemischten Modellen (s. Kapitel 3.4.3.), bei denen man ein Mendelsches Gen zusätzlich mit allgemein statistischen Anteilen für kleinere genetische und nichtgenetische Faktoren zulässt.
Die Methoden der schließenden Statistik und der komplexeren statistischen Modellierung wurden in der ersten Hälfte des 20. Jahrhunderts erfunden, ihre Urheber Pearson und Fisher waren von genetisch-statistischen Fragestellungen inspiriert. Die Frage nach genetischen Risikofaktoren tauchte in der Epidemiologie etwa vor 50 Jahren auf, Genetiker und Epidemiologen erkannten die Notwendigkeit, ihre Methoden zusammenzuführen. Dieser Ansatz wurde 1954 in dem Lehrbuch von Neel und Schull ausgeführt (Neel und Schull 1954). Fast vierzig Jahre später wurde James Neel der Gründungspräsident der International Genetic Epidemiology Society.

Die statistischen Techniken der Genetischen Epidemiologie konnten erst durch die Entwicklung von Programmen zu breiterem Einsatz kommen. Gewaltige Dynamik entstand durch die Möglichkeit, viele genetische Polymorphismen messen zu können.
Was ist das Besondere an der genetischen Statistik und der Genetischen Epidemiologie im Vergleich zur klassischen Epidemiologie und "normalen Statistik"? Die Einbeziehung genetischer Risikofaktoren hat weit reichende Konsequenzen:

- Die Betrachtung von Familien erfordert besondere Techniken, da die Familienmitglieder statistisch nicht unabhängig sind. Es entstanden neue Verfahren zur Schätzung von Wahrscheinlichkeiten in Stammbäumen.
- Durch die DNA-Struktur und den technologischen Fortschritt in der Molekularbiologie können sehr viele genetische Variablen gemessen werden. Dies erfordert besondere statistische Verfahren und bioinformatische Werkzeuge.
- Die genetische Information liegt in bestimmten biologischen Strukturen als zusammenhängende DNA-Sequenz auf den Chromosomen vor und wird in größeren Stücken vererbt. Diese Struktur führt einerseits zur Kopplungsanalyse und andererseits zur Haplotypanalyse und zur Nutzung des Linkage Disequilibriums. Auch gemeinsame Nutzung von Kopplung und Linkage Disequilibrium ist möglich.
- Die DNA-Variation spiegelt die gesamte Populationsgeschichte wieder, daher ist die Populationsgenetik ein wichtiger Bestandteil der Genetischen Epidemiologie.

Das Lehrbuch richtet sich an Studenten der Medizin, Biologie sowie Mathematik, Statistik und Informatik sowie interessierte Wissenschaftler aller Disziplinen. Es umfasst sechs Kapitel. Kapitel 1 ist das Grundlagenkapitel. Zunächst werden die biologischen und molekularbiologischen Grundlagen geschildert. Danach werden die Terminologie und die elementaren Regeln der Wahrscheinlichkeitsrechnung dargestellt und anhand der Mendelschen Vererbung illustriert. Der Satz von der totalen Wahrscheinlichkeit und auch der Begriff der bedingten Wahrscheinlichkeit sind zentral für die Genetische Epidemiologie. Eine bedingte Wahrscheinlichkeit wird als Penetranz zur Beschreibung des Zusammenhangs zwischen Genotyp und Phänotyp benötigt. Nun folgt die Beschreibung monogener Krankheiten, der Abweichungen von den klassischen Mendelschen Erbgängen und die Charakterisierung komplexer Krankheiten. Wir beschreiben hier auch die gebräuchliche Notation zum Stammbaumzeichnen sowie ausgewählte Stammbaumzeichenprogramme. Im letzten Abschnitt des Kapitels haben wir die Grundlagen zum statistischen Schätzen einschließlich einer Erläuterung des Maximum-Likelihood-Prinzips, zum statistischen Testen und die wichtigsten Regressionsmodelle zusammengestellt. Zusätzlich behandeln wir epidemiologische Maßzahlen allgemein und speziell für genetisch-epidemiologische Studien wie etwa die genotypischen relativen Risiken und ihre Interpretation. Bei der Untersuchung komplexer genetischer Krankheiten wird die genetische Variation auf DNA-Ebene mit dem Vorhandensein der Krankheit und ihren verschiedenen Ausprägungen in Verbindung gebracht.

Die Untersuchung der genetischen Variation in Populationen an sich ist eine essentielle Grundlage zum Verständnis genetisch-epidemiologischer Methoden. Dies ist der Gegenstand der Populationsgenetik, für die wir in Kapitel 2 die Grundlagen einführen. Zum einen schildern wir hier die wichtigsten Einflusskräfte wie Selektion, Mutation, Migration, genetische Drift, selektive Paarbildung und ihre Auswirkungen auf einen Genort, zum anderen betrachten wir genetische Strukturen an mehreren Orten in Form von Haplotypen und das Kopplungsungleichgewicht.

Ob eine Krankheit gehäuft in Familien auftaucht und ob das Vererbungsmuster zu einem klassischen Erbgang passt oder nicht, muss am Anfang der genetisch-epidemiologischen Analyse einer Krankheit untersucht werden. Techniken zur Bearbeitung dieser Fragen sind Inhalt von Kapitel 3, in dem einfache epidemiologische Kenngrößen der familiären Häufung sowie differenziertere Analysen von Erbgangshypothesen, sogenannte Segregationsanalysen, behandelt werden.

Gene und genetische Polymorphismen liegen linear angeordnet auf den Chromosomen. Das hat zur Konsequenz, dass eng zusammen liegende Loci meist auch zusammen von Generation zu Generation vererbt werden. Umgekehrt kann aus der gemeinsamen Vererbung messbarer monogen bedingter Eigenschaften unter Annahme eines genetischen Modells auf die physikalische Nähe der zugehörigen Gene geschlossen werden. Die dazu entwickelten statistischen Techniken der Kopplungsanalyse sind Thema des Kapitels 4. Kopplungsanalysen waren äußerst erfolgreich bei der Suche nach Genen für monogene Krankheiten und Hauptgenen für komplexe Krankheiten. Erste Kopplungsanalysen zwischen zwei monogenen Eigenschaften fanden vor 100 Jahren bei Züchtungsexperimenten an Erbsen statt (Bateson et al. 1905; Bateson et al. 1906). Die statistische Theorie dazu entstand erst später durch Fisher. Er entwickelte die theoretischen Grundlagen der modernen Statistik und prägte die frühe Geschichte der Kopplungsanalyse. 1912 schrieb er als Student im Grundstudium einen Artikel, in dem er die Technik einführte, die später als Maximum-Likelihood-Methode bekannt wurde (Fisher 1912). Die heute weit verbreitete Lod-Score-Methode zur Kopplungsanalyse wurde 1955 von Morton postuliert (Morton 1955), und 1974 stand das erste Computerprogramm LIPED zu deren Anwendung zur Verfügung (Ott 1974). Erst danach, verbun-

den mit der Entdeckung molekulargenetischer Marker und ihrer Typisierung in großem Umfang, erfolgte eine breite Anwendung der Kopplungsanalyse. Kapitel 5 hat als Thema genetische Assoziationsanalysen, bei denen die Verteilung genetischer Polymorphismen zwischen Fällen und Kontrollen verglichen wird, um Hinweise auf genetische Risikofaktoren zu erhalten. Es werden die klassischen Studiendesigns der Epidemiologie wie Fall-Kontroll-Studien und Kohortenstudien mit unverwandten Personen verwendet sowie familienbasierte Studien auf der Basis von Kranken und ihren Eltern oder Kernfamilien mit gesunden und kranken Kindern. Bei Assoziationsstudien kommen die statistischen Methoden der klassischen Epidemiologie zum Einsatz sowie Methoden, um die Besonderheiten bei genetischen Risikofaktoren berücksichtigen zu können. Dies sind Assoziationsmethoden bei Familienstudien und die Berücksichtigung von Haplotypen und möglichen genetischen Confoundern. Als eine Anwendung genetisch-epidemiologischer Forschungsergebnisse werden in Kapitel 6 Risikoberechnungen in Familien behandelt. Mit einer Handrechentechnik können in einfachen Familiensituationen bei monogenen Krankheiten die Krankheitswahrscheinlichkeiten für ratsuchende Familienmitglieder berechnet werden. Für Aussagen zu Wiederholungsrisiken bei komplexen Krankheiten hat man die epidemiologischen Kenngrößen zur Verfügung. Wir beschreiben die Risikoberechnungsmethoden für eine komplexe Krankheit mit monogenen Sonderformen am Beispiel Brust- und Eierstockkrebs.
Das Beispiel Brustkrebs zieht sich durch alle Kapitel. Wir illustrieren in Kapitel 3 das Prinzip der komplexen Segregationsanalyse an diesem Beispiel, wir schildern die wegweisende Kopplungsanalyse in Kapitel 4, die die Entdeckung des ersten Brustkrebsgens BRCA1 vorbereitete. In Kapitel 5 wird das Beispiel Brustkrebs im Kontext von Assoziationsanalysen aufgegriffen. Die Krankheit wird beim Thema Risikoberechnungen in Kapitel 6 wieder behandelt. Genetische Tests und Risikoschätzungen in Familien mit Brust- und Eierstockkrebs werden im Rahmen spezieller Vorsorgeprogramme im Gesundheitssystem eingesetzt. Darüber hinaus beginnen klinische Studien zur Untersuchung maßgeschneiderter Therapien für Brustkrebs bei Trägerinnen von Defekten in BRCA1 (Tassone et al. 2005). Am Ende der Kapitel 2-6 kommentieren wir in einem eigenen Abschnitt ausgewählte Software zum jeweiligen Themenbereich. Jedes Kapitel enthält einen Exkurs zu einem besonderen Thema, das insgesamt für das Fachgebiet wichtig ist.

- Kapitel 1: Repeatzahlen an einem Mikrosatellitenlocus
- Kapitel 2: Der Estimation-Maximisation (EM)-Algorithmus
- Kapitel 3: Das Prinzip des Likelihood-Ratio-Tests
- Kapitel 4: Der Lander-Green-Algorithmus
- Kapitel 5: Exakte Tests und Permutationstests
- Kapitel 6: Genetische Beratung

Jedes Kapitel enthält einen Ausflug in die Geschichte, in dem wir ganz subjektiv ausgewählt besondere Wissenschaftler und Wissenschaftlerinnen kurz beschreiben. Auf Grund unserer eigenen Biographie haben wir hier Wissenschaftlerinnen und deutschsprachige Wissenschaftler bevorzugt. Dies sind:

- Kapitel 1: Peter Emil Becker, der in den 1930ern systematische Untersuchungen der Muskeldystrophien in Südbaden durchführte und anhand der Vererbungsmuster eine bis heute gültige Klassifikation entwickelte.
- Kapitel 2: Wilhelm Weinberg und Godfrey Harold Hardy, die das Hardy-Weinberg-Gesetz unabhängig voneinander formulierten.
- Kapitel 3: Mary Claire King, die mit ihren Arbeiten zur Segregationsanalyse des Brustkrebses wesentlich zur Erforschung komplexer Krankheiten allgemein und zur Entdeckung des BRCA1-Gens für Brustkrebs im Besonderen beigetragen hat.
- Kapitel 4: Jürg Ott, durch dessen Softwareprogramme und Schriften der Kopplungsanalyse zur breiten Anwendung verholfen wurde.
- Kapitel 5: Francoise Clerget-Darpoux, die zeigte, wie wichtig es sein kann, Informationen über Kopplung und Kopplungsungleichgewicht gemeinschaftlich zu nutzen, und auch bei komplexen Krankheiten das genetische Modell mit zu modellieren, statt rein statistische Betrachtungen durchzuführen.
- Kapitel 6: Thomas Bayes, der Erfinder der Bayesschen Formel.

Literatur

Bücher

Garrod AE (1963) Inborn errors of metabolism. Henry Frowde, London, 1932. Nachdruck durch Oxford University Press

Neel JV, Schull WJ (1954) Human Heredity. University of Chicago Press: Chicago

Vogel F, Motulsky AG (1997) Human Genetics Problems and Approaches. 3. Auflage Springer Verlag: Berlin Heidelberg New York

Artikel

Bateson W, Saunders ER, Punnet, RC (1905) Reports to the Evolution Committee of the Royal Society, II. Experimental Studies in the physiology of heredity: London

Bateson W, Saunders ER, Punnet RC (1906) Reports to the Evolution Committee of the Royal Society, III. Experimental studies in the physiology of heredity: London

Fisher RA (1912) On an absolute criterion for fitting frequency curves. Messanger of Mathematics 41:155-160

Galton F (1865) Hereditary talent and character. Maximilian's Magazine 12:157

Garrod AE (2002) The incidence of alkaptonuria: a study in chemical individuality. 1902 [classical article]. Yale Journal of Biology and Medicine 75:221-231

Hardy GH (1908) Mendelian proportions in a mixed population. Science 28: 49-50

Mendel G (1865) Versuche über Pflanzenhybriden: Verhandlungen des Naturforschenden Vereins: Brünn

Morton NE (1955) Sequential tests for the detection of linkage. The American Journal of Human Genetics 7:277-318

Ott J (1974) Estimation of the recombination fraction in human pedigrees: efficient computation of the likelihood for human linkage studies. The American Journal of Human Genetics 26:588-597

Tassone P, Blotta S, Palmieri C, Masciari S, Quaresima B, Montagna M, D'Andrea E, Eramo OP, Migale L, Costanzo F, Tagliaferri P, Venuta S (2005) Differential sensitivity of BRCA1-mutated HCC1937 human breast cancer cells to microtubule-interfering agents. International Journal of Oncology 26:1257-1263

Weinberg W (1908) Über den Nachweis der Vererbung beim Menschen. Jahreshefte des Vereins für vaterländische Naturkunde in Württemberg 64:368-382

Webseiten

International Genetic Epidemiology Society (IGES):
iges.biostat.wustl.edu/iges.html

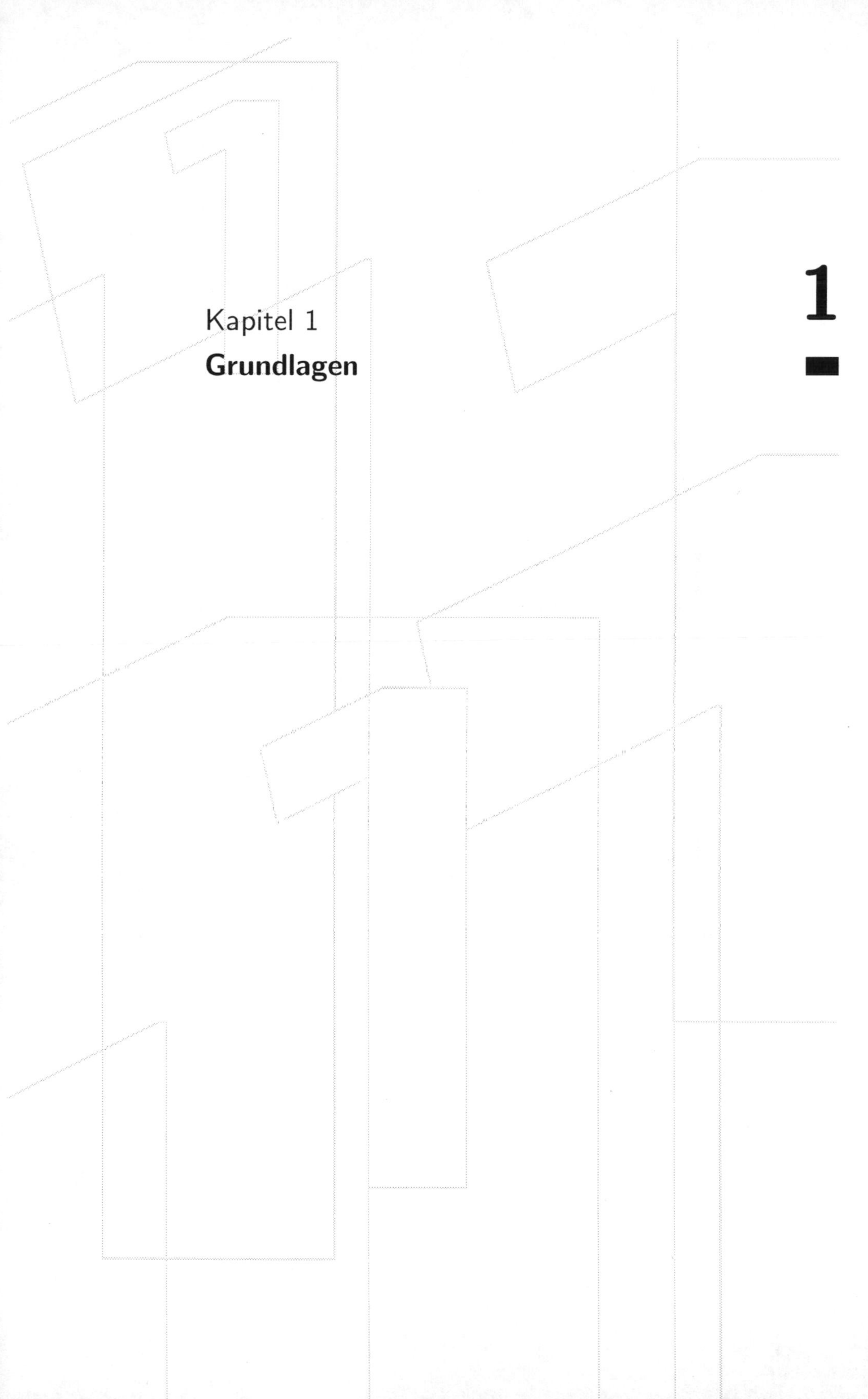

Kapitel 1
Grundlagen

1

1

1 Grundlagen

1.1 Biologische Grundlagen

Wir geben hier eine kurze Zusammenfassung der Begriffe und Modellvorstellungen aus der Genetik, die für die grundlegenden genetisch-epidemiologischen Methoden in diesem Buch wichtig sind. Bei vielen statistischen Auswertungsverfahren kann man mit Vereinfachungen arbeiten. Für Kopplungs- und Assoziationsmethoden zur groben Genlokalisation ist es meistens ausreichend, Gene und Marker zunächst als punktförmig anzunehmen, linear auf den Chromosomen aufgereiht, während es für differenziertere Analysen oder Risikoberechnungen sehr wichtig ist, die Ausdehnung und Struktur einzelner Gene zu berücksichtigen.

Was ist ein Gen? Das Konzept eines Gens wurde von Mendel eingeführt, lange bevor es durch die Entdeckung der DNA untermauert werden konnte. Er postulierte die Existenz diskreter Erbeinheiten, die von Eltern an ihre Kinder weitergegeben werden und für vererbbare Eigenschaften verantwortlich sind. Der Begriff wird in verschiedenen Bedeutungen benutzt. Bevor wir die hier verwendeten Begrifflichkeiten weiter formalisieren, soll die Trägersubstanz der Gene und ihre Struktur beschrieben werden.

1.1.1 Struktur des genetischen Materials

1.1.1.1 Chromosomen

Das Erbgut im Kern jeder menschlichen Zelle besteht aus 46 *Chromosomen*, davon 44 *Autosomen* und zwei Geschlechtschromosomen X bzw. Y, die auch *Gonosomen* genannt werden. Frauen haben zwei X-Chromosomen und Männer ein X- und ein Y-Chromosom. Je zwei Autosomen sind in Größe, Gestalt und charakteristischem Bandenmuster gleich. Sie heißen *homologe Chromosomen.* Weil jedes Chromosom doppelt vorkommt, spricht man von einem *diploiden Chromosomensatz,* Bakterien beispielsweise haben im Gegensatz dazu einen einfachen Chromosomensatz und sind *haploid.*

Das wichtigste Prinzip der Zellvermehrung ist die Mitose, die Verdopplung der genetischen Information und deren Weitergabe an die Tochterzellen. Die Zellteilung wird in verschiedene Phasen gegliedert. Während der Metaphase der Zellteilung können die Chromosomen und die für jedes Chromosom charakteristischen Bandenmuster mit speziellen Färbetechniken unter dem Mikroskop sichtbar gemacht werden. Abb. 1.1 zeigt den diploiden Chromosomensatz eines Mannes. Bis zur Metaphase des Zellzyklus haben sich alle

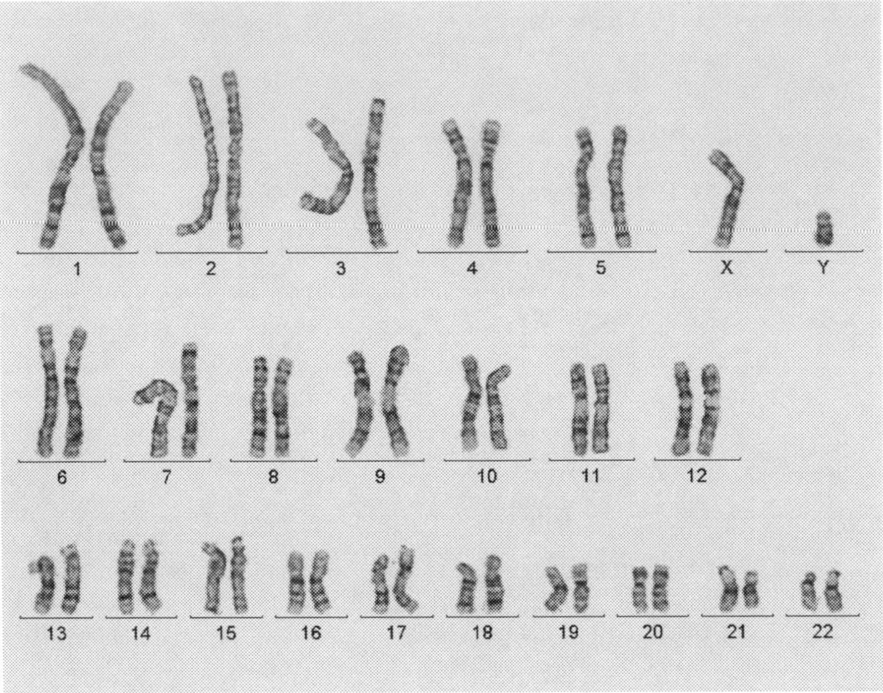

Abbildung 1.1. Bild gebänderter Metaphase-Chromosomen (mit freundlicher Genehmigung von H.D. Hager).

Chromosomenpaare zur Vorbereitung der Zellteilung verdoppelt, die Kopien sind eng aneinandergelagert, sie heißen *Schwesterchromatiden.* Diese liegen im Zellkern ungeordnet vor und sind im Bild jeweils nebeneinander sortiert. Die Struktur eines Chromosoms ist in Abb. 1.2 schematisch dargestellt. Jedes Chromosom setzt sich aus zwei *Chromosomenarmen* zusammen, dem kurzen *p-Arm* und dem längeren *q-Arm*, getrennt durch das *Zentromer*, die Chromosomenenden bezeichnet man als *Telomere.*
An den Telomeren des X- und Y-Chromosoms gibt es zwei Bereiche, die wie Abschnitte auf den Autosomen homolog sind, sie heißen pseudoautosomale Regionen PAR1 auf den p-Armen und PAR2 auf den q-Armen von X- und Y-Chromosom.

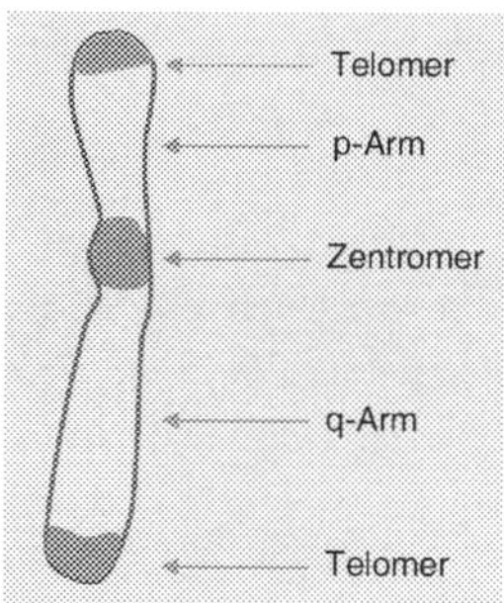

Abbildung 1.2. Struktur eines Chromosoms.

1.1.1.2 DNA

Vereinfacht betrachtet sind Chromosomen fadenförmige Moleküle aus *Desoxyribonukleinsäure* (abgekürzt *DNS*, es hat sich auch im Deutschen die Abkürzung *DNA* für *deoxyribonucleid acid* verbreitet), die aus einer linearen Abfolge einzelner Bausteine bestehen, den *Nukleotiden*, jeweils charakterisiert durch eine der vier Basen A: Adenin, G: Guanin, C: Cytosin, T: Thymin (s. Strachan und Read 2004, S. 4-10). Insgesamt liegen 3-3,5·10^9 Basenpaare (Einheit: *bp, kbp* und *Mbp*) vor. Durch die möglichen Abfolgen dieser verschiedenen Nukleotide (*Sequenz*) sind genetische Informationen mit einem Vierbuchstabenalphabet verschlüsselt. Nach dem Modell von Watson und Crick hat die DNA die Struktur eines helixförmigen Doppelstrangs, in dem sich jeweils zwei Nukleotide A:T und C:G gegenüber liegen. Jeder Strang hat somit einen komplementären Strang, die Information ist doppelt vorhanden (s. Abb. 1.3). Bei der *Replikation*, dem Vermehrungsmechanismus der DNA, ermöglicht die Doppelstruktur die Erzeugung einer exakten Kopie der Sequenz. Dabei fungiert jeder Einzelstrang als Schablone für einen neuen Doppelstrang. Stark vereinfacht dargestellt läuft dieser komplexe Prozess, an dem mehrere Enzyme beteiligt sind, folgendermaßen ab: Der Doppelstrang wird ausgehend von einem spezifischen kleinen Sequenzstück (*Primer*) durch Enzyme geöffnet, und es werden zwei neue Doppelstränge erzeugt, indem sich an jede Base des Einzelstrangstückes wieder die passende komplementäre Base anlagert. Dieser Prozess ist für beide Einzelstränge verschieden, da diese eine Polarität besitzen und gegenläufig angeordnet sind. An einer Seite der einzelnen Bausteine befindet sich eine freie Hydroxyl-Gruppe (-OH), und nur von hier ausgehend kann der Aufbau der neuen Doppelstränge verlaufen. Diese Seite des Einzelstranges wird als 3'-Ende, die andere als 5'-Ende bezeichnet.

Fehler bei der DNA-Replikation werden meist durch sehr effiziente Reparaturmechanismen behoben. Selten bleiben diese Veränderungen erhalten. Sowohl der Prozess der Veränderung als auch die veränderte Base oder das neue DNA-Stück werden *Mutation* genannt. Mutationen sind entscheidend für die

Evolution, wir werden in diesem Kapitel und in Kapitel 2 noch ausführlicher darauf eingehen.

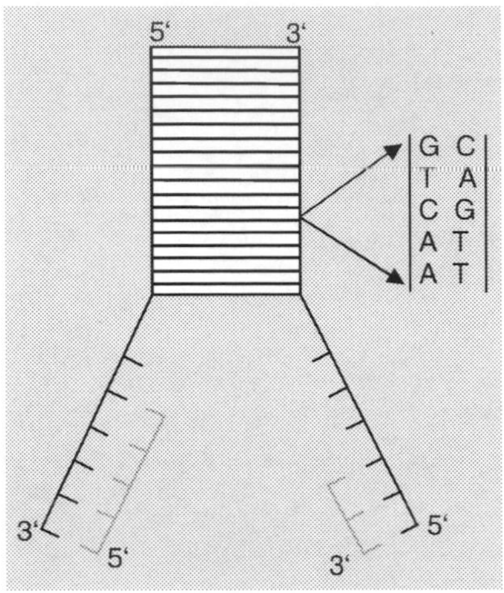

Abbildung 1.3. Schema der Doppelstrangreplikation, 3' und 5' kennzeichnen die Polarität der Einzelstränge (s. Text), (nach Buselmaier 2003, S. 136).

1.1.1.3 Gene

Das *menschliche Genom* ist die Gesamtheit der genetischen Information in menschlichen Zellen, wobei jeweils nur ein Vertreter eines Chromosomenpaars betrachtet wird. Es besteht aus zwei Teilen, der überwiegende und komplex strukturierte Teil befindet sich im Zellkern und wird *Kerngenom* genannt. Außerhalb des Zellkerns gibt es in den *Mitochondrien* DNA-Moleküle, das *mitochondriale Genom*, die in einfacher Kopie in der Zelle vorhanden sind. Vermutlich entstanden sie aus Bakterien, die im Lauf der Evolution in die Zelle integriert wurden. Wegen ihrer höheren Mutationsrate und weil sie nur über die mütterliche Keimbahn weitergegeben wird, eignet sich die mitochondriale DNA besser als die Kern-DNA für evolutionsbiologische Untersuchungen. Wir verwenden den Begriff Genom vereinfachend für das Kerngenom.

Nur in einem kleineren Teil des Genoms (ca. 3%, Strachan und Read 2004, S. 240) sind Informationen zum Bau der Proteine verschlüsselt. Ein *Gen* ist ein DNA-Abschnitt, der die Information zur Herstellung eines Proteins beinhaltet. Von einem Gen ausgehend können auch verschiedene Proteine erzeugt werden. Darauf kommen wir bei der Erläuterung des Spleißens zurück.

Die Stelle eines spezifischen Abschnitts auf den Chromosomen nennt man *Genort* oder *Locus*. Die Anzahl der Gene beim Menschen beträgt etwa 20.000-25.000 (International Human Genome Sequencing Consortium 2004), die Mitochondrien enthalten 37 Gene, die vorwiegend für Proteine der Atmungskette wichtig sind.

Der Aufbau eines Gens und die Schritte von der genomischen Sequenz im Zellkern bis zur Synthese des Proteins, die im Zellplasma stattfindet, sind in Abb. 1.4 dargestellt. Die Sequenz eines Gens ist in zusammenhängende Abschnitte, die *Exons* und *Introns*, unterteilt. Zwei nicht dargestellte regulatorische Sequenzstücke, *Promotor* und *Terminator*, kennzeichnen den Anfang und das Ende eines Gens, weitere regulatorische Sequenzen können in Introns liegen (s. Abb. 1.4.A). Im ersten Schritt auf dem Weg zur Proteinsynthese wird einer der DNA-Stränge zwischen Promotor und Terminator in *Ribonukleinsäure (RNA)* umgeschrieben; es entsteht eine Vorstufe (s. Abb. 1.4.B) der so genannten *Boten-RNA (messenger RNA)*, kurz *mRNA*. Dabei wird Thymin durch *Uracil* ersetzt und statt Desoxyribose *Ribose* eingebaut. Dieser Prozess heißt *Transkription*. Im anschließenden Schritt des *Spleißens* (*splicing*) werden die Introns herausgeschnitten und die Exons zusammengefügt, es entsteht die mRNA (s. Abb. 1.4.C). Im dritten dargestellten Schritt, der *Translation*, wird die Information der Boten-RNA in Protein übersetzt (s. Abb. 1.4.D). Dabei wird ein Triplettcode, der *genetische Code*, genutzt (s. Tab. 1.1). Die RNA ist für manche Laboruntersuchungen der Nukleotidsequenz nicht gut geeignet. Man erzeugt daher mit dem Enzym *reverse Transkriptase* aus mRNA wieder eine stabile DNA-Sequenz, die *cDNA* (*com-*

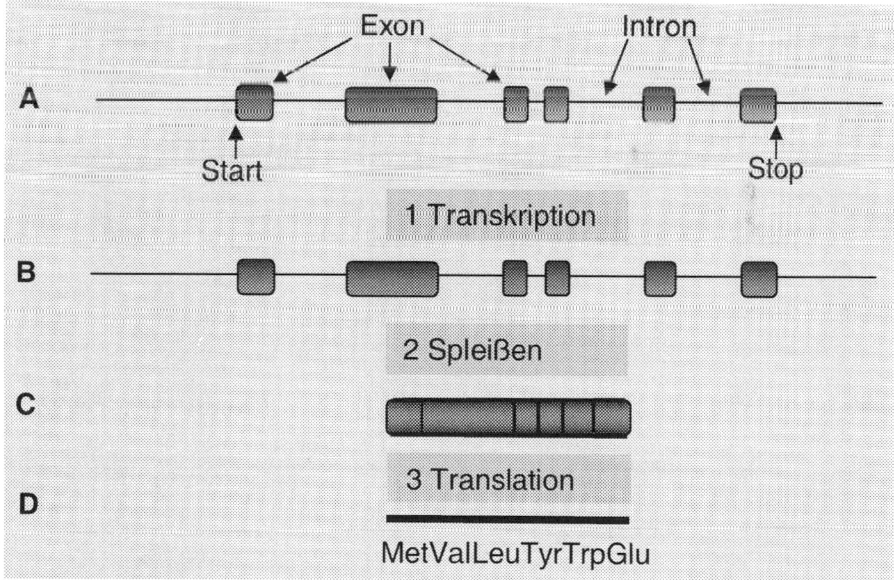

Abbildung 1.4. Fluss der genetischen Information von der DNA (A) über die Vorstufe der mRNA (B) zur Boten-RNA (C) bis zum Protein, das aus Aminosäuren aufgebaut ist (D) (mit freundlicher Genehmigung von K. Schiebel).

plementary DNA). Sie enthält nur die Sequenzen der Exons. Die Menge der cDNA entspricht der der mRNA und bildet damit den Biosyntheseprozess quantitativ ab.
Die Größe einzelner Gene, die Anzahl der Exons und Introns, sowie ihre Verteilung auf den Chromosomen zeigen eine erhebliche Variation.
Bei vielen Genen werden zusätzlich zu den Introns alternative Exons bei der Transkription herausgeschnitten, d.h. nicht alle Exons werden verwendet. Dabei entsteht jeweils ein verändertes Protein (*alternatives Spleißen*). Dies findet bei der Mehrheit der Gene statt (Stamm et al. 2005).
Wenn in einer Zelle aus der genomischen Sequenz eines Gens ein Protein gebildet wird, sagt man, das Gen wird *exprimiert* oder *es ist aktiv*. Die DNA-Sequenz ist in jeder Körperzelle gleich, aber nicht alle Gene sind aktiv, sondern in jedem Zelltyp und zu verschiedenen Zeitpunkten ist ein anderer Anteil der Gene aktiv.
Proteine sind aus 20 verschiedenen *Aminosäuren* aufgebaut. Die Folge dreier Nukleotide im kodierenden Bereich eines Gens heißt *Codon* und bestimmt eine Aminosäure. Die Abfolge der Dreierpäckchen nennt man Leseraster. Da sich aus vier verschiedenen Nukleotiden auf 4^3=64 Arten Dreierfolgen bilden lassen und es nur 20 Aminosäuren gibt, ist der genetische Code redundant (biologisch: degeneriert). Die Nukleotidsequenzen in Tab. 1.1 beziehen sich auf RNA. Es kommen alle möglichen Codons vor, verschiedene Codons können dabei dieselbe Aminosäure bestimmen. Die drei Stopcodons UAA, UAG und UGA verschlüsseln keine Aminosäure, sondern sorgen für den Abbruch der Proteinbiosynthese. Das Codon AUG ist das Startcodon.

Tabelle 1.1. Genetischer Code, START-, STOP-Codons sind hervorgehoben. N=Nukleotid.

1.N.	2.Nukleotid								3.N.
	U		C		A		G		
U	UUU	PHE	UCU	SER	UAU	TYR	UGU	CYS	U
	UUC		UCC		UAC		UGC		C
	UUA	LEU	UCA		**UAA**	**STOP**	**UGA**	**STOP**	A
	UUG		UCG		**UAG**		UGG	TRP	G
C	CUU	LEU	CCU	PRO	CAU	HIS	CGU	ARG	U
	CUC		CCC		CAC		CGC		C
	CUA		CCA		CAA	GLN	CGA		A
	CUG		CCG		CAG		CGG		G
A	AUU	ILE	ACU	THR	AAU	ASN	AGU	SER	U
	AUC		ACC		AAC		AGC		C
	AUA	MET	ACA		AAA	LYS	AGA	ARG	A
	AUG	**START**	ACG		AAG		AGG		G
G	GUU	VAL	GCU	ALA	GAU	ASP	GGU	GLY	U
	GUC		GCC		GAC		GGC		C
	GUA		GCA		GAA	GLU	GGA		A
	GUG		GCG		GAG		GGG		G

1.1.1.4 Variation im Genom

Das Kerngenom besteht vorwiegend aus nicht-kodierenden Bereichen, in denen keine Informationen zur Herstellung von Proteinen enthalten sind. Vermutlich handelt es sich teilweise um Reste von Genen, die im Lauf der Evolution funktionsunfähig geworden sind. Ihre Bedeutung ist noch unklar. Etwa die Hälfte des Kerngenoms besteht aus *Einzelkopiesequenzen* (*Single-Copy-Sequenzen*). Zu etwa 40% liegen *repetitive Sequenzen* vor, d.h. einzelne Sequenzmotive wiederholen sich mehrere Male. Von diesen haben *einfache repetitive Sequenzen* (*SSRs, simple sequence repeats*), die man zu etwa 3% im Genom findet, eine besondere Bedeutung. Nach der Größe der *Motive*, d.h. der sich wiederholenden Sequenzstücke, teilt man ein:

- *Satelliten-DNA* besteht aus Blöcken von 100 kbp bis zu mehreren Mbp Länge. Man findet sie vor allem in den heterochromatischen Zentromerregionen aller Chromosomen.
- *Minisatelliten-DNA* besteht aus Motiven von 6 bis 64 bp Länge und ist in den Telomerregionen aller Chromosomen zu finden. Sie wird auch *VNTR* (*variable number of tandem repeat*) genannt, wenn verschiedene Repeatzahlen vorkommen.
- *Mikrosatelliten-DNA* besteht aus sehr kurzen Motiven von 1-4 bp Länge und ist über das gesamte Genom verteilt. Mikrosatelliten werden auch *STRs* (*short tandem repeats*) genannt.
- *Dinukleotidrepeats* (Wiederholungen von zwei bp Motiven) sind besonders häufig unter den STRs. In den Exons einiger Gene werden *Trinukleotidrepeats* gefunden, die zur Entstehung einer Krankheit führen, wenn die Repeatzahl eine kritische Grenze überschreitet. An einem Repeatlocus können auf den homologen Chromosomen bei einer Person und in einer Population verschiedene Repeatanzahlen vorkommen.

Eine Stelle im Genom nennt man *polymorph*, wenn auf den Chromosomenkopien verschiedene Ausprägungen vorkommen, sie heißen *Allele* oder auch *DNA-Varianten*. Oft wird der Begriff *Polymorphismus* damit verknüpft, dass das häufigste Allel mit einer Häufigkeit von weniger als 99% in einer Population vorkommt. Diese Definition ist missverständlich. Abgesehen von unterschiedlichen Grenzen kommt es bei der Definition über die Häufigkeit auf die Bezugspopulation oder Stichprobe an, anhand derer der Polymorphismus untersucht worden ist. Kommt in einer Bevölkerung oder in einer Studienstichprobe nur ein Allel vor, so sagt man, der Locus ist hier *monomorph*. Als *Marker* bezeichnen wir Polymorphismen mit einer definierten Lokalisation, deren Allele nach den Mendelschen Regeln vererbt werden, auf die wir im Abschnitt 1.2 genauer eingehen werden. Die bei einer Person vorhandene Kombination der beiden Allele heißt *Genotyp*. Liegen zwei verschiedene

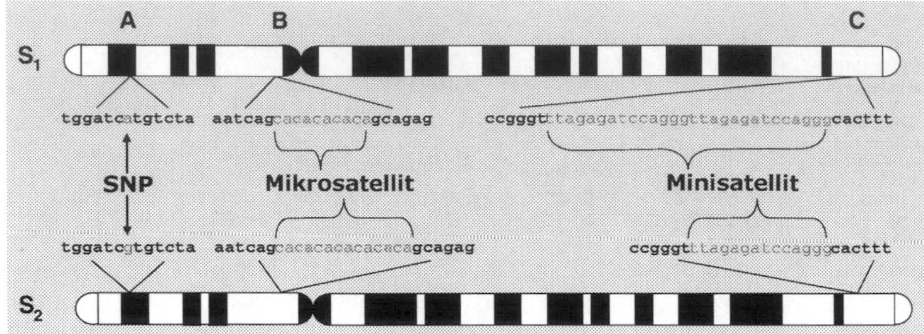

Abbildung 1.5. Die wichtigsten Typen der DNA-Polymorphismen A: Single Nucleotid Polymorphismus (SNP) B: Mikrosatellitenmarker, Dinukleotidrepeat C: Minisatellit mit Motivlänge 14bp auf einem Paar homologer Chromosomen. S_1 und S_2 bezeichnen die homologen Chromosomen (mit freundlicher Genehmigung von M. Noethen).

Allele an einer bestimmten Stelle vor, ist das Individuum für diesen Marker *heterozygot*, ansonsten nennen wir es *homozygot*. Auf den Geschlechtschromosomen haben Frauen für jeden X-chromosomalen Genort zwei Allele, Männer nur eines, man nennt sie *hemizygot*. Wenn wir nicht zwischen Gen und Marker unterscheiden wollen, sprechen wir von einem *Locus*. Bei einem Marker spricht man vom *Markerort* oder *Markerlocus*, den *Markerallelen* und dem *Markergenotyp*. Einen Marker mit genau zwei Allelen nennen wir *biallelisch*. Die heute wichtigsten Markertypen sind in Abb. 1.5 schematisch dargestellt. Bei dem *SNP* (*single nucleotid polymorphismus,* A) unterscheiden sich die Allele an einer Basenposition, bei dem Mikrosatellitenmarker (B) sind 5 CA-Repeats auf einem Chromosom und 7 CA-Repeats auf dem anderen zu sehen. Bei dem in (C) dargestellten Minisatellitenmarker, mit einem 14 bp Motiv liegen ein bzw. zwei Repeats vor. Auf Markerinformationen basieren Kopplungs- und Assoziationsanalysen. Mikrosatelliten sind wegen der gleichmäßigen Verteilung im Genom und der hohen Variabilität wichtige Messpunkte auf den Chromosomen. In den letzten Jahren werden vermehrt SNPs genutzt, denn sie sind sehr häufig im Genom und im Hochdurchsatzverfahren automatisiert messbar. Die früher oft benutzten *RFLPs* (*Restriktionsfragmentlängenpolymorphismen*) basieren auf aus Bakterien gewonnenen *Restriktionsenzymen*. Diese können bestimmte DNA-Sequenzen erkennen und an dieser Stelle wie eine chemische Schere schneiden. Nur wenn in dieser Erkennungssequenz eine bestimmte Folge vorhanden ist, schneidet das Enzym. Wenn sie durch einen Basenaustausch verändert ist, schneidet das Enzym nicht, so dass unterschiedlich lange Fragmente entstehen.

Exkurs 1: Repeatzahlen an einem Mikrosatellitenlocus

Mikrosatellitenloci bestehen aus Wiederholungen sehr kurzer Motive der Länge 1-4 bp. Die verschiedenen Allele an einem Locus werden durch die Anzahl der Repeats unterschieden. Zur Bestimmung des Genotyps an einem Mikrosatellitenlocus einer Person vervielfältigt man genau die Stückchen mit den Repeats auf den beiden Chromosomen mit Hilfe der *PCR (polymerase chain reaction)*. Dabei verwendet man zwei spezifische Primer, die den Anfang und das Ende der Repeatkette markieren, und vermehrt das Sequenzstück zwischen ihnen exponentiell in mehreren temperaturgesteuerten Zyklen. Primer müssen mindestens 20 bp lang sein, damit sie im Genom nur an eine Stelle binden. Bei diesem Vorgang wird die DNA durch Erwärmung in Einzelstränge überführt, bei Abkühlung lagern sich die hinzugefügten Primer komplementär an die kurzen Sequenzstückchen an, und werden dann von der Polymerase zu einem komplementären Strang verlängert. Von den so entstandenen Fragmenten bestimmt man mit Hilfe eines Sequenzierers die exakten Längen in bp, die über Eichproben den Repeatzahlen an dem Mikrosatellitenlocus zugeordnet werden können. Abb. 1.6 zeigt das Ergebnis der Längenbestimmung für die drei Personen A, B und C am Trinukleotidlocus in Exon 2 des Carnosinase-Gens auf Chromosom 18. Person A ist heterozygot mit 5 und 7 Repeats, B homozygot mit 6 Repeats und C heterozygot mit 5 und 6 Repeats. Üblicherweise wird beim Genotyp das kleinere Allel zuerst genannt.

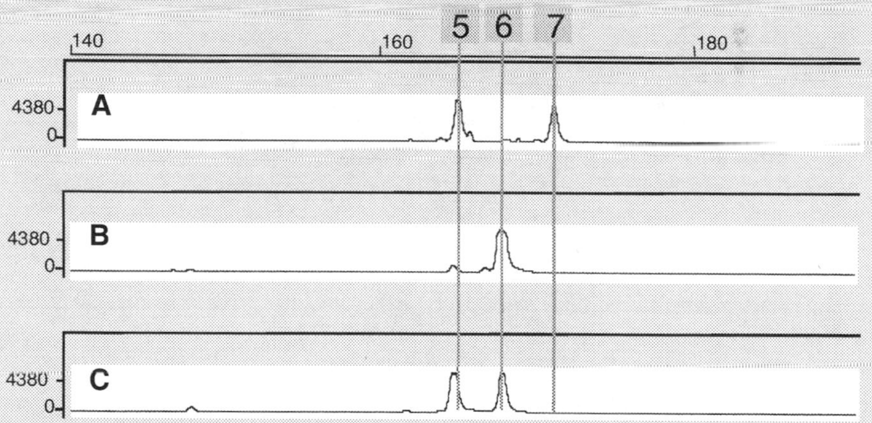

Abbildung 1.6. Längen eines polymorphen Trinukleotidlocus für drei Personen mit den Genotypen A: 5 7, B: 6 6, C: 5 6. Die markierten Repeatzahlen wurden über Eichproben bestimmt.

1.1.2 Vererbungsprozess

1.1.2.1 Mitose und Meiose

Man unterscheidet zwei Arten der Zellteilung. Die *Mitose* (*Reifeteilung*) ist der Vermehrungsprozess aller diploiden Körperzellen. Alle Zellen außer den Keimzellen werden somatische Zellen genannt. In der Mitose werden die 2·23 Chromosomen im Zellkern auf 2·2·23 Chromosomen verdoppelt und danach auf zwei identische Tochterzellen verteilt. Bei Erwachsenen sind nicht alle Körperzellen teilungsfähig. Nachwachsende Zellpopulationen wie Hautzellen teilen sich kontinuierlich, während z.B. Nervenzellen sich nur während der Embryogenese zur Entstehung dieses Gewebes teilen. Stabile Zellpopulationen wie Leberzellen teilen sich nur, um durch Krankheit entstandene Zellverluste auszugleichen.

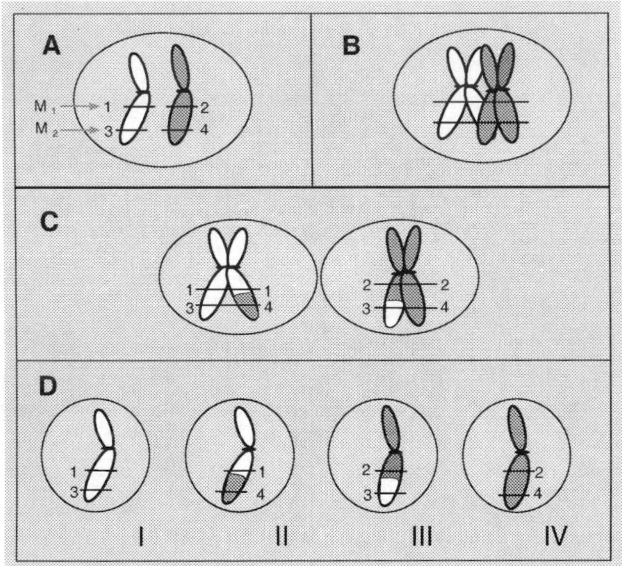

Abbildung 1.7. A: Spermatogonie bzw. Oogonie mit einem diploiden Chromosomensatz, B: Verdopplung und Überlagerung, C: erste Reifeteilung, D: zweite Reifeteilung, aus der Ausgangszelle entstehen vier Keimzellen. Für die Marker M_1 und M_2 sind die beobachteten Allele als Zahlen eingetragen. Zur Vereinfachung ist nur ein Chromosomenpaar gezeichnet.

Die spezielle Zellteilung zur Erzeugung der Keimzellen heißt *Meiose* (*Reduktionsteilung*). Keimzellen sind Samen- und Eizellen, die man auch als *Gameten* bezeichnet. Sie enthalten jeweils nur einen haploiden Chromosomensatz. Die Schritte der Meiose sind in Abb. 1.7 dargestellt. In der Embryonalentwick-

lung differenzieren sich die Zellen zu unterschiedlichen Zelltypen, es entstehen dabei auch Urkeimzellen, aus denen sich Oogonien bei Frauen und Spermatogonien bei Männern entwickeln. Sie haben jeweils einen diploiden Chromosomensatz und durchlaufen mehrere mitotische Teilungen. In Abb. 1.7.A ist eine Oogonie oder Spermatogonie schematisch mit nur einem Chromosom dargestellt. Zunächst verdoppeln sich die Chromosomen, wobei jeweils die Schwesterchromatiden am Zentromer zusammenhängen (s. Abb. 1.7.B). In der ersten Reifeteilung teilen sich die homologen Chromosomen auf, es bleiben jeweils die Schwesterchromatiden zusammen (s. Abb. 1.7.C). In der zweiten Reifeteilung trennen sich die Schwesterchromatiden, und werden nun auf vier Keimzellen verteilt (s. Abb. 1.7.D).
Bei der Verschmelzung einer Eizelle mit einer Samenzelle entsteht wieder ein vollständiger diploider Chromosomensatz. Jeweils ein homologes Chromosom stammt vom Vater und von der Mutter, bei Mädchen stammt ein X-Chromosom vom Vater und eins von der Mutter, bei Jungen das Y-Chromosom vom Vater und ein X-Chromosom von der Mutter.

1.1.2.2 Crossover und Rekombination

Bei der Verteilung einzelner Chromosomen auf Gameten existieren 2^{23} verschiedene Kombinationsmöglichkeiten. Zusätzlich gibt es ein weiteres biologisches Phänomen, das genetische Vielfalt erzeugt. Nach der Verdopplung des diploiden Chromosomensatzes und vor der ersten Reifeteilung lagern sich die homologen Chromosomen aneinander, es kommt auf den DNA-Strängen der väterlichen und der mütterlichen Chromatiden zu Brüchen, die wieder zusammengefügt werden. Hierbei kann es zum Austausch der DNA-Stücke zwischen den Chromatiden kommen (s. Abb. 1.7). Dieser Austausch heißt *Crossover*. Er kann bei Frauen und Männern auf den Autosomen und bei Frauen zusätzlich auf den X-Chromosomen stattfinden. Bei Männern finden auch auf den Geschlechtschromosomen Crossover statt, aber nur in den pseudoautosomalen Regionen (PAR1 und PAR2) auf X- und Y-Chromosom, die etwa 2,6 Mbp und 0,3 Mbp lang sind.
In Abb. 1.7 sind ein Chromosomenpaar mit einem Crossover und die daraus entstehenden Gameten dargestellt. Auf den beiden homologen Chromosomen betrachten wir zwei Marker M_1 und M_2. Sie sind beide heterozygot. Nach der Verdopplung der Chromosomen kommt es zum Crossover zwischen den beiden Markerloci (s. Abb. 1.7.B, Markerallele nicht eingetragen). Nach der ersten meiotischen Teilung sind die Schwesterchromatiden nicht mehr identisch (s. Abb. 1.7.C). Nach der zweiten meiotischen Teilung (s. Abb. 1.7.D) sind die Gameten I und IV genaue Kopien der Chromosomen der Ausgangszelle, während sich die Gameten II und III jeweils aus Abschnitten der Ausgangschromosomen zusammensetzen. Man bezeichnet II und III

als *Rekombinanten* und I und IV als *Nichtrekombinanten*. Liegen zwei Loci weit auseinander, kann es zwischen ihnen zu Mehrfach-Crossovern kommen. Wenn es geradzahlig viele sind, sieht man keine Rekombinanten. Bei einer ungeraden Zahl Crossover findet man Rekombinanten, falls der Elternteil an beiden Loci heterozygot ist (auch doppelt heterozygot genannt).
Die *Rekombinationsrate* θ zwischen zwei Loci ist die Wahrscheinlichkeit, mit der unter den Gameten Rekombinanten entstehen. Je dichter sie auf einem Chromosom zusammenliegen, desto seltener sieht man Rekombinanten. Zwei Loci heißen *vollständig gekoppelt*, wenn $\theta = 0$. Dann werden die Allelfolgen an den zwei Loci immer als Ganzes an die nächste Generation vererbt. Zwei Loci heißen *ungekoppelt*, wenn $\theta = 1/2$. In diesem Fall sieht man Rekombinante und Nichtrekombinante gleich häufig. Für $0 \leq \theta < 1/2$ spricht man von *Kopplung*. Der genetische Abstand zwischen zwei Loci hat die Einheit Morgan (auch centiMorgan, cM) und ist definiert als die erwartete Anzahl Crossover zwischen ihnen. Er ist nicht direkt messbar, stattdessen wird die Rekombinationsrate geschätzt, auf die wir im Kapitel Kopplungsanalyse genauer eingehen werden. Für zwei Loci, zwischen denen θ kleiner als 0,1 ist, entspricht $\theta = 0{,}01$ etwa 1 cM. Methoden zur Schätzung von θ und zum Testen der Kopplung sind Gegenstand der Kopplungsanalysen (s. Kapitel 4).

1.1.2.3 Haplotypen

Betrachtet man mehrere Loci auf einem Chromosom, so bezeichnet ein *Haplotyp* die Folge der Allele, die von einem Elternteil vererbt worden sind, d.h. auf denselben Chromatiden liegen. In feinster Auflösung ist ein Haplotyp ein Sequenz-Stück.
In Abb. 1.7.A sind die Marker M_1 und M_2 auf den homologen Chromosomen dargestellt. In der Ausgangszelle haben M_1 und M_2 die Genotypen 1 2 und 3 4. Aus den im Labor bestimmten Genotypen sind die Haplotypen 1 3 und 2 4 nicht ersichtlich. Durch das Crossover stimmen nicht alle Haplotypen in den Gameten mit denen in der Ausgangszelle überein (in Abb. 1.7.D nur I und IV).
Die Typisierung von X- und Y-Chromosomen bei Männern (außerhalb der PAR) oder mitochondrialer DNA liefert direkt Haplotypen, da sie nur in einfacher Kopie vorliegen. Es wurden verschiedene Ansätze zur experimentellen Bestimmung der Haplotypen auf Autosomen entwickelt. Bei der Methode der somatischen Zellhybriden werden menschliche Lymphozyten mit Mauszelllinien fusioniert. Bei diesem Prozess entstehen Zellen, die einzelne Kopien menschlicher Chromosomen enthalten. Sie lassen sich identifizieren und ermöglichen die Haplotypbestimmung für ganze Chromosome. Diese Technik ist langwierig und kostspielig. Erfolgversprechend für größere Untersuchungen scheint die Methode *allelspezifischer PCR* (*long range PCR*, Wu et al. 2005)

zu sein. Hier wird mit einer Haplotyp-spezifischen PCR ein Haplotyp gezielt vervielfältigt, so dass die nachfolgende Allelbestimmung den Haplotyp liefert. Bei Kenntnis der vorhandenen Genotypen ist dann der andere Haplotyp klar. Zur Zeit können mit dieser Methode Haplotypen bis zu einer Länge von etwa 100 kb ermittelt werden. Statistische Methoden zur Haplotypschätzung behandeln wir in Kapitel 2. Haplotypen spielen in der genetischen Diagnostik und in vielen Bereichen der Genetischen Epidemiologie eine wichtige Rolle.

1.1.2.4 Mutationstypen

Mutationen sind Zufallsereignisse, die zu Veränderungen der DNA bei der Mitose in somatischen Zellen (*somatische Mutationen*) oder bei der Meiose (*Keimzellmutationen*) führen. Dabei wird häufig sowohl der Prozess als auch das Ergebnis als Mutation bezeichnet. *Genommutationen* (Veränderungen der Chromosomenzahl) und *Chromosomenmutationen* (Veränderungen der Struktur wie große Insertionen/Deletionen, s.u., oder Translokationen) lassen sich im Mikroskop entdecken. Ihre Untersuchung ist Gegenstand der *Zytogenetik*.

Wir wollen in diesem Buch unter Mutationen Veränderungen der DNA verstehen, die unter dem Mikroskop nicht sichtbar sind, etwa in einer Größe bis zu 1 Mbp. Entsteht aus einem veränderten Gameten ein neues Individuum, so trägt es die DNA-Veränderung in jeder Körperzelle. Somatische Mutationen sind nur in den nachfolgenden Zellgenerationen vorhanden, es entsteht ein *somatisches Mosaik*. Konsequenzen solcher Mutationen gibt es nur, wenn sie spezielle Zellfunktionen beeinflussen. Für die Untersuchung evolutionärer Prozesse, für Kopplungs- und Assoziationsstudien und für Risikoberechnungen in Familien stehen Keimzellmutationen im Vordergrund. Man unterscheidet zwei verschiedene molekulare Entstehungsmechanismen: 1. Mutationen als Fehler bei der DNA-Replikation und 2. Mutationen durch Verschiebungen und Paarung nicht homologer DNA-Stücke beim Crossover. Gehen Sequenzabschnitte verloren, spricht man von *Deletionen*, werden welche eingefügt, von *Insertionen*. Die Verdopplung einer Sequenz heißt *Duplikation*.

Am häufigsten sind Punktmutationen. Geschehen sie innerhalb von Exons sind verschiedene Konsequenzen möglich. Wird ein Nukleotid ersetzt, so dass das Leseraster der Codons erhalten bleibt, spricht man von *inframe-Mutationen*. Wird das Leseraster verändert, sind es *frameshift-Mutationen* und entsteht ein Stop-Codon, handelt es sich um eine *Stop-Mutation*. Da der Triplettcode degeneriert ist, führt nicht jede Punktmutation zur Codierung einer anderen Aminosäure. Manche codieren eine ähnliche Aminosäure, oder eine Aminosäure mit ganz anderen chemischen Eigenschaften. Andere verhindern die Produktion des zugehörigen Proteins vollständig. Mutationen in

Introns können das Spleißen verändern und Mutationen in Promotorbereichen können dazu führen, dass das zugehörige Gen nicht transkribiert wird. Die Art der Mutation kann bei monogenen Krankheiten entscheidend für das klinische Bild sein. In Abschnitt 1.2 über monogene Krankheiten werden wir Beispiele vorstellen.

Ein Entstehungsmodell für Deletionen und Duplikationen ist das *ungleiche Crossover*. Man stellt sich ein erstes Ereignis und Folgeereignisse vor. Betrachten wir zunächst ein exakt gleiches Stück auf homologen Chromosomen. Normalerweise paaren sich die Partnerregionen genau an entsprechenden Positionen, es kann aber durch Doppelbrüche und versetztes Zusammenfügen oder durch versetzte Paarung nicht homologer Intervalle (*Slippage*) geschehen, dass das Sequenzstück in einem Gameten gar nicht und in einem anderen zweifach vorhanden ist. Wird diese Verdopplung in die nächste Generation vererbt, ist die Wahrscheinlichkeit für Fehlpaarung durch ungleiches Crossover erhöht. Ohne Selektionsdruck an dieser Stelle, erhöht sich die Variabilität von Generation zu Generation in beide Richtungen. Der hohe Anteil an repetitiven Sequenzen im menschlichen Genom und die hohe Variabilität passen zu diesem Modell.

Der überwiegende Teil der Mutationen sind Punktmutationen, die bei der Replikation entstehen, und daher von der Anzahl der Zellteilungen abhängig sind. Da die Gametenbildung bei Männern und Frauen mit einer ganz unterschiedlichen Anzahl Zellteilungen verbunden ist, vermutete man hier schon früh Unterschiede zwischen den Geschlechtern und eine Abhängigkeit vom Alter. In der Tat konnte dies für verschiedene Krankheiten darunter zum Beispiel Achondroplasie bestätigt werden (s. Vogel und Motulsky 1997, S. 406). Die Häufigkeit von Mutationen wird durch ionisierende Strahlung und durch chemische Stoffe (Mutagene) gesteigert. Mutationen können auch Allele erzeugen, die sich in den Folgegenerationen als nützlich herausstellen. Man spricht daher auch davon, dass Mutationen den Motor der Evolution darstellen.

Die Häufigkeit der Mutationen wird durch die *Mutationsrate* beschrieben. Sie ist definiert als Anzahl Mutationen pro Generation pro Gamet bezogen auf einen Locus (s. Abschnitt 1.1.1.4). Mutationsraten in Genen liegen etwa bei 10^{-5} bis 10^{-6}, in seltenen Fällen z.B. im Dystrophingen ist die Mutationsrate mit etwa 10^{-4} deutlich höher.

1.2 Wahrscheinlichkeitsrechnung und Mendelsche Segregation

1.2.1 Definitionen und Rechenregeln der Wahrscheinlichkeitsrechnung

In den Biowissenschaften lassen sich Zusammenhänge häufig nicht durch deterministische Regeln exakt beschreiben. Sie unterliegen dem Zufall. Die Entstehung einer Krankheit ist ein "zufälliges" Ereignis. In der Regel sind nicht alle Faktoren bekannt, die auf das Ereignis einwirken. Diesen Zufall versucht man mit Hilfe von Wahrscheinlichkeiten zu messen. In der Wahrscheinlichkeitstheorie wird hierzu ein *Modell* erarbeitet, das die Realität möglichst in ihren für die betrachtete Fragestellung wichtigen Aspekten abbilden soll.

Wir führen nun elementare Definitionen und Regeln der Wahrscheinlichkeitsrechnung ein. Später formulieren wir Gesetzmäßigkeiten, mit deren Hilfe wir Wahrscheinlichkeiten für Zufallsergebnisse angeben. Wenn z.B. bei einer monogenen Krankheit verursachendes Gen und Erbgang exakt bekannt sind, lässt sich die Wahrscheinlichkeit für das Auftreten der Krankheit angeben. Bei der Interpretation der Wahrscheinlichkeiten muss man beachten, dass es sich um Aussagen für eine große Gruppe der Personen mit gleichen Voraussetzungen handelt und nicht um eine exakte Aussage für eine einzelne Person. Betrachten wir z.B. ein Paar in einer genetischen Beratung: Beide Partner haben keine Mukoviszidose, tragen aber jeweils genau ein verantwortliches Allel für diese rezessive Krankheit, wie in einem Test festgestellt wurde. Die Wahrscheinlichkeit für das Auftreten der Mukoviszidose bei Kindern solcher Paare ist 25%. Diese Aussage ist aber nicht so zu verstehen, dass von vier Kindern eines solchen Paares - wenn die ersten drei Kinder keine Mukoviszidose haben - das vierte Kind mit 100% Wahrscheinlichkeit Mukoviszidose bekommt. Vielmehr ist gemeint, dass in einem großen Kollektiv solcher Kinder etwa ein Viertel Mukoviszidose bekommt, der andere Teil nicht (Hilgers et al. 2003). Ein individuelles Schicksal wird dadurch nicht sicher vorhergesagt. Die Wahrscheinlichkeit beeinflusst aber die Entscheidung für einen Kinderwunsch.

Ein *Ereignis* ist definiert als das Ergebnis einer Beobachtung oder eines Versuches, einer Messung. Beispiele sind das Auftreten einer Krankheit (ja/nein), das Ergebnis eines diagnostischen Tests (positiv/negativ), der Genotyp an einem Locus (d.h. die Kombination der beiden Allele an einem Genort), das Alter oder der Blutdruck einer zufällig gewählten Person oder auch das Ergebnis beim Werfen eines Würfels, das in Statistikbüchern oft betrachtet wird. Messungen eines stetigen Merkmals, wie beispielsweise des Blutdrucks, werden später noch behandelt. Zunächst betrachten wir *diskrete* Merkmale, bei denen es nur endlich viele Möglichkeiten für das Ereignis gibt.

Bei einem *Experiment* (z.B. Beobachtung, Versuch) fasst man alle in der Realität möglichen einzelnen Ereignisse (*Elementarereignisse*) zur *Grundgesamtheit* Ω zusammen. Betrachten wir beispielsweise ein biallelisches Gen mit den Allelen D und d, besteht die Grundgesamtheit der Genotypen aus $\Omega = \{DD, Dd, dd\}$. Jede Person trägt genau einen Genotyp.
Zur Beschreibung zusammengesetzter Ereignisse benutzt man die Mengenlehre (s. Tab. 1.2). A und B seien Teilmengen von Ω, d.h. $A, B \subseteq \Omega$. Zur Erläuterung betrachten wir obiges Gen. Sei $A=\{DD\}$, d.h. die Menge des homozygoten Genotyps DD, und $B=\{DD, Dd\}$, d.h. die Menge der Genotypen, die das Allel D tragen. $A \cup B = B$, d.h. die Menge der Trägergenotypen von D schließt den homozygoten Genotyp mit ein; $A \cap B = A$. $B - A = \{Dd\}$, d.h. die Menge der Trägergenotypen des Allels D ohne Homozygote umfasst ausschließlich die Heterozygoten, und $\overline{B}=\{\text{dd}\}$.

Tabelle 1.2. Notationen zur Beschreibung von Ereignissen.

Symbol	Bezeichnung	Ereignis
Ω	Grundgesamtheit	Menge aller mögl. Elementarereignisse
$A \cup B$	Vereinigungsmenge	Entweder gilt A oder B oder beides
$A \cap B$	Schnittmenge	A und B treten gemeinsam auf
$B - A$	Differenzmenge	Es tritt B, aber nicht A auf
$\text{A} \subseteq \text{B}$	Teilmenge	Wenn A gilt, gilt auch B
$\overline{A} = \Omega - A$	Komplement	Es tritt nicht A auf

Die *Wahrscheinlichkeit* für eine (Teil-)Menge von Ereignissen aus der Grundgesamtheit Ω ist eine Zahl zwischen 0 und 1. Es gelten folgende Regeln:

- $0 \leq P(A) \leq 1$. Eine Wahrscheinlichkeit nimmt nur Werte zwischen 0 und 1 an. Manchmal werden Wahrscheinlichkeiten auch in Prozent ausgedrückt, dann nehmen sie Werte zwischen 0% und 100% an.
- $p(\Omega)=1$. Ein Ereignis aus Ω muss immer eintreten, *sicheres Ereignis.*
- Sind A und B sich gegenseitig ausschließende Ereignisse (*disjunkt,* d.h. sie können nicht gleichzeitig auftreten), so gilt $P(A \cup B) = P(A) + P(B)$.

Die Zuordnungsvorschrift bestimmt, welche Wahrscheinlichkeit einer spezifischen Menge zugeordnet wird. Man wählt ein möglichst einfaches Modell, mit dem man die "Natur" für den vorliegenden Zweck hinreichend gut beschreibt. Die einfachste Vorschrift ist die *Laplace-Wahrscheinlichkeit*, bei der jedem Elementarereignis die gleiche Wahrscheinlichkeit zugeordnet wird. Dieses Modell ordnet für den Wurf eines fairen Würfels jeder Augenzahl die

Wahrscheinlichkeit 1/6 zu. Aber es wäre unangemessen, jedem Genotyp die gleiche Wahrscheinlichkeit für das Auftreten in einer Bevölkerung zuzuordnen. Die Zuordungsvorschrift für Genotypen geben wir später an.

1.2.2 Zufallsvariablen und ihre Verteilungen

Die Beschreibung mittels Mengenlehre eignet sich für *diskrete Zufallsexperimente*. Allgemeiner ist die Beschreibung durch Zufallsvariable. Die Messung oder Beobachtung, z.B. der Genotyp, heißt *Zufallsvariable* und wird mit Großbuchstaben (X) bezeichnet. Ein konkreter Messwert, z.B. der im Labor bestimmte Genotyp einer Person, ist eine *Realisation* der Zufallsvariablen und wird mit Kleinbuchstaben (x) bezeichnet. Die Wahrscheinlichkeiten für die Elementarereignisse bilden gemeinschaftlich die *Wahrscheinlichkeitsverteilung*, kurz *Verteilung*, der diskreten Zufallsvariablen. Wichtige diskrete Verteilungen sind Bernoulli-, Binomial-, Multinomial- und Poissonverteilung.
Bei einem Bernoulliexperiment wird eine Ereignismenge Ω mit genau zwei Möglichkeiten A und $\bar{A}$ und der Zuordnung $P(A) = p$ und $P(\bar{A}) = 1 - p$ betrachtet. Beispielsweise bezeichne $A =$ *"Genotyp DD liegt vor"* und $\bar{A}$= *"DD liegt nicht vor"*. Die *Binomialverteilung* ergibt sich aus der Betrachtung mehrerer *Bernoulliverteilungen*. Betrachtet man n zu unabhängigen gleichen Bedingungen zufällig ausgewählte Personen, so kann das Ereignis A *"DD liegt vor"* k mal auftreten, wobei k eine ganze Zahl zwischen 0 und n ist. Die Binomialwahrscheinlichkeiten sind

$$B(k, n, p) = \binom{n}{k} p^k (1-p)^{n-k},$$

wobei k = 0,. . . ,n. Der Binomialkoeffizient ist definiert durch

$$\binom{n}{k} = \frac{n!}{k!(n-k)!} = \frac{n \cdot (n-1) \cdot \ldots \cdot (n-k+1)}{1 \cdot 2 \cdot \ldots \cdot k}.$$

Die Wahrscheinlichkeitsverteilung wird mit B(n,p) bezeichnet. Sei nun p(DD)=0,2 und man betrachte n=2 Personen, so gilt B(2;2;0,2)=0,04, B(1;2;0,2)=0,32 und B(0;2;0,2)=0,64, d.h. mit einer Wahrscheinlichkeit von nur 0,04 oder 4% haben von zwei Personen aus der Bevölkerung beide den Genotyp DD. (s. Abb. 3.3, S. 132 zeigt Binomialverteilungen.)
Eine *Multinomialverteilung* ergibt sich bei n-facher Wiederholung eines Experiments mit mehr als zwei disjunkten Möglichkeiten, wie bei drei möglichen Genotypen DD, Dd, dd, mit der Zuordnung $p_1 = p(DD) = 1/4$, $p_2 = p(Dd) = 1/2$, $p_3 = p(dd) = 1/4$, wobei $p_1 + p_2 + p_3 = 1$ gilt.

Die Binomialverteilung lässt sich bei kleiner Einzelwahrscheinlichkeit für das Ereignis und großem n gut durch die *Poissonverteilung* beschreiben:

$$Pois(k) = \frac{\lambda^k}{k!}e^{-\lambda},$$

wobei λ der Erwartungswert ist, $\lambda > 0$, $k = 0, 1, 2, \ldots$.
Ein Crossover bei der Meiose ist ein seltenes Ereignis (verglichen mit der Genomlänge), das sich mittels Poissonverteilung gut modellieren lässt.
Der *Erwartungswert* E(X) als gewichtetes Mittel und die *Varianz* V(X) als Maß für die Streuung sind wichtige Verteilungskenngrößen. Für diskrete Zufallsvariablen gilt

$$E(X) = \Sigma_k k \cdot p(k),$$

$$V(X) = \Sigma_k \left[k - E(X)\right]^2 p(k).$$

Für E(X) werden also die Produkte aus Wert k der Zufallsvariablen und Wahrscheinlichkeit $p(k)$ für k, über alle k aufsummiert. Die Varianz betrachtet die quadratischen Abweichungen von E(X). Für die Binomialverteilung gilt $E(X) = np$, $V(X) = np(1-p)$. Betrachtet man z.B. 100 Personen einer Bevölkerung mit $p(DD) = 0,2$, so erwartet man im Mittel 20 DD-Personen.
Die Wahrscheinlichkeit, dass X kleiner oder gleich einem Wert x_0 ist, wird durch die *Verteilungsfunktion*, $F(x_0)$, der Zufallsvariablen X beschrieben:

$$F(x_0) = P(X \leq x_0).$$

Bei diskreten Wahrscheinlichkeiten werden die entsprechenden Wahrscheinlichkeiten zur Verteilungsfunktion aufsummiert. Für das obige Genotypbeispiel ergibt sich F(X) für die Zufallsvariable X = "Anzahl der Personen mit Genotyp DD unter 2 Personen" mit F(0)=0,64; F(1)=0,96 und F(2)=1.
Nun wollen wir *stetige* (auch *kontinuierliche, quantitative*) *Zufallsvariablen* betrachten, bei denen beliebig viele Werte angenommen werden, wie z.B. bei Messungen des Blutdrucks oder von Blutparametern. Im Gegensatz zu diskreten Zufallsvariablen ist bei stetigen Zufallsvariablen die Wahrscheinlichkeit für einen einzelnen Wert gleich 0. Man betrachtet daher Intervalle. Die Wahrscheinlichkeit, dass eine Zufallsvariable X Werte zwischen a und b annimmt, $P(a \leq X \leq b)$, entspricht der Fläche unter einer Kurve f(x) zwischen den Werten a und b, die Kurve heißt *Dichtefunktion* oder *Dichte f(x)*. Oft wird die Verteilungsfunktion $F(x_0) = P(X \leq x_0)$ angegeben, wobei die Dichte die Ableitung der Verteilungsfunktion ist. Umgekehrt ergibt sich die Verteilungsfunktion $F(x_0)$ als Integral von $-\infty$ bis x_0 der Dichte. Die Wahrscheinlichkeit für einen diastolischen Blutdruck zwischen 120 und 140 mmHg ist $P(120 \leq X \leq 140)$ = F(140)-F(120). Gibt man eine bestimmte Wahrschein-

lichkeit α vor und sucht den Wert x_α, so dass $F(x_\alpha) = P(X \leq x_\alpha) = \alpha$ gilt, dann heißt x_α das *α-Quantil* der Verteilung. Dichte und Verteilungsfunktion werden ausführlicher z.B. in Weiß (2005, S. 144 und folgende) behandelt.
Die wichtigsten stetigen Verteilungen sind die *Normalverteilung* und die *Chiquadratverteilung*. Die *Normalverteilung* $N(\mu, \sigma^2)$ hat die Dichte

$$f(x) = \frac{1}{\sqrt{2\pi}\sigma} e^{\frac{-(x-\mu)^2}{2\sigma^2}},$$

wobei $\mu = E(X)$, $\sigma^2 = V(X) > 0$ (s. z.B. Abb. 3.4).
Die *Standardnormalverteilung* N(0,1) hat eine zentrale Bedeutung, da sie die Basis für viele statistische Tests und Konfidenzintervalle bildet (s. Abschnitt 1.4) und sich viele Variablen durch Transformation der Skala standardisieren lassen. Eine normalverteilte Zufallsvariable $X \sim N(\mu, \sigma^2)$ wird durch Standardisierung zu einer standardnormalverteilten Zufallsvariable U:

$$U = \frac{X - E(X)}{\sqrt{V(X)}} = \frac{X - \mu}{\sigma} \sim N(0, 1).$$

Der Blutdruck ist häufig normalverteilt und Blutkonzentrationen (z.B. von Enzymen, pharmakologischen Substanzen) sind häufig nach einer Logarithmustransformation normalverteilt, so dass $\ln(X) \sim N(\mu, \sigma^2)$.
Die *Chiquadratverteilung* ist bei statistischen Tests in Mehrfeldertafeln von Bedeutung (s. Abschnitt 1.4.3, Abb. 1.14). Liegen n unabhängige standardnormalverteilte Zufallsvariablen $X_k \sim N(0,1)$, $k = 1,..,n$, vor, so ist die quadratische Summe chiquadratverteilt mit n Freiheitsgraden (FG)

$$\sum_{k=1}^{n} X_k^2 \sim \chi_n^2.$$

Diese und weitere Verteilungen sind in vielen Lehrbüchern zur Wahrscheinlichkeitsrechnung und Statistik angegeben.

1.2.3 Bedingte Wahrscheinlichkeit, Multiplikationssatz, Mendelsche Segregation

Die Mendelsche Segregation ist das einfachste und am meisten verwendete Modell für den Vererbungsmechanismus beim Menschen. Für sie benötigen wir Multiplikationssatz und Binomialverteilung. Die wichtigen Penetranzen beschreiben die Beziehung zwischen Genotypen und dem Auftreten einer Krankheit und sind über bedingte Wahrscheinlichkeiten definiert.
Ein *abhängiges Ereignis* ist beispielsweise das Auftreten einer Krankheit, wenn es durch das Vorliegen eines spezifischen Genotyps beeinflusst (man sagt *be-*

dingt) wird. Die *bedingte Wahrscheinlichkeit* für A gegeben B ist:

$$P(A|B) = \frac{P(A \cap B)}{P(B)},$$

wobei P(B)>0 gelten muss. A wird hier relativ zu B betrachtet, so dass P(B|B)=1. Es ergibt sich der *Multiplikationssatz*

$$P(A \cap B) = P(A|B)P(B) = P(A)P(B|A).$$

Sei nun ein Gen mit disponierendem Allel D und normalem Allel d ursächlich für eine Krankheit K, so dass Träger des Genotyps DD sicher erkranken und Träger der Genotypen Dd und dd sicher nicht erkranken. Betrachten wir die gesamte Bevölkerung, so können wir die Verteilung der Genotypen nicht ohne weiteres angeben. Betrachten wir nur die erkrankten Personen in der Bevölkerung, so gilt $P(DD|K) = P(DD \cap K)/P(K) = P(K)/P(K) = 1$.
Ereignisse A und B heißen *unabhängig*, wenn gilt

$$P(A \cap B) = P(A)P(B).$$

Dies ist der Multiplikationssatz für unabhängige Ereignisse. Es folgt $P(A|B) = P(A)$, wenn A und B unabhängig sind. Beim Zusammentreffen der zwei Allele eines Kindes an einem Locus sind die paternale und maternale Meiose unabhängig voneinander. Bezeichne A = "paternal wurde D geerbt" und B = "maternal wurde D geerbt", dann sind A und B unabhängig. Es gilt $P(DD) = P(A)P(B)$. Die Genotypen verschiedener Kinder eines Paares sind ebenfalls wegen der statistisch unabhängigen Ereignisse der verschiedenen elterlichen Meiosen unabhängig.
Implizit haben wir *Mendelsche Segregation* für den Vererbungsmechanismus beim Menschen vorausgesetzt. Von den zwei Allelen eines Individuums wird jeweils ein Allel zufällig und unabhängig von Vater und Mutter nach einer Bernoulliverteilung mit Wahrscheinlichkeit $p = 1/2$ geerbt. Das Individuum gibt eine Kopie eines seiner zwei Allele zufällig und unabhängig an jedes seiner Nachkommen weiter. Nach unserer Modellvorstellung sind alle Segregationsereignisse (Meiosen) von Eltern auf Kinder unabhängig. Die Segregation in Stammbäumen impliziert, dass Kopien mancher Allele mehrfach in Nachkommen vertreten sind und andere nicht vererbt werden.
Betrachten wir ein Elternpaar mit den Genotypen Dd x Dd (Ereignis E), so ist die Genotypverteilung der Kinder bedingt durch E, P(DD|E)=$1/2 \cdot 1/2 = 1/4$, P(Dd|E) = $1/2$, P(dd|E) = $1/4$, unabhängig von der Häufigkeit von D in der Bevölkerung (s. Abb. 1.8).
Die Beziehung zwischen Genotyp und *Phänotyp*, dem beobachtbaren Merkmal, wird durch die *Penetranz* beschrieben. Sie ist die bedingte Wahrschein-

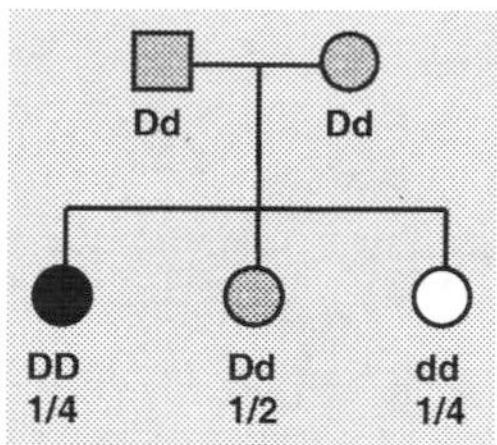

Abbildung 1.8. Mendelsche Segregation: Wahrscheinlichkeitsverteilung der Genotypen der Kinder bei einem heterozygoten Elternpaar.

lichkeit, dass eine Person mit einem bestimmten Genotyp einen Phänotyp äußert. Ist der Phänotyp diskret, so ist die Penetranz = P(Phänotyp| Genotyp), ist er stetig, so wird die Penetranz durch eine Dichte beschrieben.
Sei nun D ein Genort mit den n Allelen D_1, D_2,..., D_n und der Phänotyp sei erkrankt/nicht erkrankt. Zur Beschreibung des Genortes gehört zunächst die Verteilung der Allelhäufigkeiten $p_r = P(D_r)$, $r = 1, ..., n$, in der Population. Bei mehr als zwei Allelen ist die Verteilung der Allele eine Multinomialverteilung. Die Penetranzen werden wie folgt definiert:

$$f_{rs} = P(erkrankt|D_r D_s) \quad r, s = 1, ..., n.$$

Die Allelhäufigkeiten und die Penetranzen sind zusammengenommen die Parameter, die ein Gen beschreiben, das der Mendelschen Segregation folgt. Hierbei sind *Parameter* die Kenngrößen des Mendelschen Modells, die bei der betrachteten Krankheit mittels eines Datensatzes geschätzt werden müssen (s. Abschnitt 1.4). Im *klassischen monogenen Mendelschen Modell* wird die Erkrankung durch ein einzelnes Gen bestimmt. Die Penetranzen nehmen nur die Werte 0 und 1 an. Häufig wird angenommen, dass der Locus D *biallelisch* ist. Das *disponierende Allel* sei mit D und das normale Allel mit d bezeichnet. Damit hat ein Individuum vier mögliche geordnete Genotypen (DD, Dd, dD, dd) und drei mögliche ungeordnete Genotypen (DD, Dd, dd). Bei *geordneten Genotypen* wird unterschieden, ob das Allel vom Vater oder von der Mutter stammt, bei *ungeordneten Genotypen* nicht.
Bei einer *klassischen autosomal dominanten Erkrankung* erkranken alle Träger des disponierenden Allels D, also $f_{DD} = f_{Dd} = f_{dD} = 1$ und $f_{dd} = 0$. In Abb. 1.8 wären dann alle Personen mit schwarzem oder grauem Symbol erkrankt, die mit weißem Symbol nicht. Bei einer *klassischen autosomal rezessiven Erkrankung* sind nur die homozygoten DD erkrankt, also f_{DD}=1 und $f_{Dd} = f_{dD} = f_{dd} = 0$. In Abb. 1.8 wären dann alle Personen mit schwarzen Symbolen erkrankt, die mit grauen oder weißen nicht. Bei der Beschreibung des Erbgangs wird oft angenommen, dass die Herkunft des Allels (paternal oder maternal) keine Bedeutung auf die Erkrankung hat, d.h. $f_{rs} = f_{sr}$.
In Erweiterung der Ausführungen in Abschnitt 1.1 ist ein *genetischer Marker* ein DNA-Abschnitt, dessen Lokalisation auf dem Chromosom bekannt ist, und der multiple Allele mit genügender Varianz in der Verteilung aufweist

(polymorph), die im Labor bestimmt werden können. In der Genetischen Epidemiologie wird fast immer explizit oder implizit vorausgesetzt, dass der Marker der Mendelschen Segregation folgt. Die DNA-Marker sind in der Regel *kodominant*, d.h. jedem Genotyp entspricht ein eindeutiger Phänotyp.

1.2.4 Satz von der totalen Wahrscheinlichkeit, Formel von Bayes

Für disjunkte Ereignisse A und B gilt $P(A \cup B) = P(A) + P(B)$ (s. Abschnitt 1.2.1). Für Ereignisse im Allgemeinen gilt der *Additionssatz*

$$P(A \cup B) = P(A) + P(B) - P(A \cap B).$$

Für eine *Zerlegung* von Ω, d.h. paarweise disjunkte Teilmengen $A_1, \ldots, A_k$ von Ω mit $A_1 \cup ... \cup A_k = \Omega$, gilt der *Satz von der totalen Wahrscheinlichkeit:*

$$P(B) = P(B|A_1)P(A_1) + ... + P(B|A_k)P(A_k). \tag{1.1}$$

Dies ergibt sich aus Umformung des Additionssatzes und der Definition der bedingten Wahrscheinlichkeit. Mit Gleichung (1.1) kann man die Grundgesamtheit häufig so zerlegen, dass bedingte Wahrscheinlichkeiten berechenbar sind. Eine Anwendung ist die *Prävalenz* P(K), d.h. die Krankheitswahrscheinlichkeit bei einer monogenen Krankheit K in der Bevölkerung. Sie ergibt sich durch die Zerlegung mittels Genotyphäufigkeiten und Penetranzen:

$$P(K) = P(K|DD)P(DD) + P(K|Dd)P(Dd) + P(K|dd)P(dd). \tag{1.2}$$

Für nicht erkrankte Personen gilt die *Komplementregel:*

$$P(\overline{K}) = 1 - P(K).$$

Die *Formel von Bayes* (s. Blick in die Geschichte 6) verwendet den Multiplikationssatz und Gl. 1.1, um bedingte Wahrscheinlichkeiten zu berechnen, wenn man die umgekehrte Bedingung bereits kennt oder sie leichter berechnen kann. Sie lautet für eine Zerlegung $A_1, \ldots, A_k$ und ein Ereignis B:

$$P(A_1|B) = \frac{P(B|A_1)P(A_1)}{P(B)} = \frac{P(B|A_1)P(A_1)}{P(B|A_1)P(A_1) + ... + P(B|A_k)P(A_k)} \tag{1.3}$$

Man kann sie z.B. verwenden, um die Wahrscheinlichkeit für das Vorliegen des Genotyps DD einer erkrankten Person zu berechnen:

$$P(DD|K) = \frac{P(K|DD)P(DD)}{P(K|DD)P(DD) + P(K|Dd)P(Dd) + P(K|dd)P(dd)}. \tag{1.4}$$

Für die Herleitungen der Formeln empfehlen wir Weiß (2005), S. 110-111. In Kap. 6 werden wir zur Berechnung von Gl. 1.4 ein Tabellenschema benutzen.

1.3 Monogene und komplexe Krankheiten

1.3.1 Charakterisierung monogener Krankheiten

Eine Krankheit oder Eigenschaft heißt monogen oder Mendelsch, wenn ihr Auftreten durch ein Gen bestimmt wird, und wenn ihre Vererbung in Familien bestimmten Mendelschen Mustern folgt. Wir haben im letzten Abschnitt den Zusammenhang zwischen Phänotyp und Genotyp am verantwortlichen Genort durch eine bedingte Wahrscheinlichkeit, die Penetranz, eingeführt. Die Penetranzen sind in Tab. 1.3 für autosomale und X-chromosomale Mendelsche Erbgänge zusammengestellt. Liegt das Krankheitsgen auf dem X-Chromosom, muss man die Penetranzen getrennt für Männer und Frauen formulieren. Bei den X-chromosomalen Erbgängen steht in der Tabelle der als homozygot bezeichnete Genotyp bei Männern für das jeweils einfach vorliegende Allel. (Für charakteristische Beispielstammbäume der hier beschriebenen Erbgänge siehe Strachan und Read, 2004, S. 103.)

Tabelle 1.3. Penetranzen für Mendelsche Erbgänge, D disponierendes, d normales Allel.

Erbgang	P(K|DD)	P(K|Dd)	P(K|dd)
autosomal dominant	1	1	0
autosomal rezessiv	1	0	0
X-chromosomal dominant			
Frauen	1	1	0
Männer P(K|D), P(K|d)	1		0
X-chromosomal rezessiv			
Frauen	1	0	0
Männer P(K|D), P(K|d)	1		0

Monogene Krankheiten sind in der Bevölkerung relativ selten, ihre Prävalenz ist meist unter 1 von 1.000 Lebendgeborenen. Die Datenbank OMIM - Online Mendelian Inheritance in Man (www3.ncbi.nlm.nih.gov/Omim/) liefert Zugang zu bekannten monogenen Krankheiten und Merkmalen. Sie wurde 1995 in Baltimore von dem Humangenetiker Victor A. McKusik eingerichtet und enthält einen ständig aktualisierten Katalog monogener bzw. vermutlich monogener Krankheiten und Merkmale mit genauen Beschreibungen und Literaturhinweisen.

1.3.1.1 Autosomal dominant

Bei einer *autosomal dominanten* Krankheit gibt es Erkrankte beider Geschlechter, und die Übertragung kann über beide Geschlechter geschehen. Ist ein krankes Elternteil heterozygot am Krankheitsgen, wird das Krankheitsallel mit Wahrscheinlichkeit $1/2$ an ein Kind weitergegeben. Daher erwarten wir bei seltenen Krankheiten, dass etwa die Hälfte der Kinder eines betroffenen Elternteils wieder krank ist. Ein Beispiel ist die neurodegenerative Krankheit *Chorea Huntington*, die mit einer Häufigkeit von etwa 1/10.000 Lebendgeburten vorkommt. Sie wurde nach George Huntington benannt, der 1872 erstmalig eine Familie ausführlich beschrieb. Das Manifestationsalter schwankt um einen Mittelwert von etwa 45 Jahren und kann selbst innerhalb einer Familie unterschiedlich sein. Das Gen, das bei der Chorea Huntington verändert ist, liegt auf dem kurzen Arm von Chromosom 4 und trägt die Bauanleitung für das Protein "Huntingtin". Das Huntingtin-Gen enthält einen repetitiven Trinukleotidblock im kodierenden Bereich, das Prinzip beschreiben wir später.

1.3.1.2 Autosomal rezessiv

Bei einer *autosomal rezessiven* Krankheit haben Betroffene meist keine betroffenen Eltern. Verwandtenehen sind relativ häufig, beide Geschlechter haben die Krankheit. Man geht davon aus, dass beide Eltern eines betroffenen Kindes heterozygot am Krankheitsgenort sind. Daher erben weitere Kinder mit der Wahrscheinlichkeit $1/4$ von beiden Eltern ein Krankheitsallel. In Mitteleuropa ist die *Mukoviszidose* (auch *Zystische Fibrose*) mit einer Inzidenz von etwa 1/2.500 - 1/2.000 Neugeborenen die häufigste rezessive Erkrankung. Die Krankheit manifestiert sich meist im frühen Säuglingsalter und ist durch fortschreitende pulmonale und intestinale Symptome gekennzeichnet. Das CF-Gen liegt auf dem langen Arm von Chromosom 7. Es sind über 1.300 verschiedene Krankheitsallele bekannt, die unterschiedliche Häufigkeiten in den einzelnen Regionen der Welt aufweisen. In Deutschland tragen 60% der Kranken zwei gleiche Allele mit einer 3bp Deletion in Exon 10 (historisch bezeichnet als ΔF508, Δ steht für Deletion, F für die deletierte Aminosäure und 508 für das dazugehörige Codon), 35% tragen ΔF508 und eine andere Krankheitsmutation und 5% haben kein ΔF508.

1.3.1.3 X-chromosomal rezessiv

Bei *X-chromosomal rezessiven* Krankheiten gibt es vorwiegend männliche Betroffene, da sie nur ein Allel am Krankheitsgenort haben. Ihre Eltern sind meist unauffällig, es gibt keine Übertragung von Vätern auf Söhne, nur auf Töchter. Frauen mit einem normalen und einem disponierenden Allel sind meist unauffällig, man nennt sie *Überträgerinnen*. Ihre Kinder erben das Krankheitsallel mit der Wahrscheinlichkeit $1/2$.

Beispiele sind die *Muskeldystrophien vom Typ Duchenne und vom Typ Becker.* Die Duchennesche Muskeldystrophie (DMD) ist die häufigste Form der Muskeldystrophien und zugleich die häufigste unter den X-chromosomalen, *genetisch letalen* (Betroffene haben keine Kinder) Krankheiten. Die progrediente Krankheit manifestiert sich in den ersten Lebensjahren durch Probleme beim Laufen. Spätestens ab dem Alter von 9-11 Jahren sind die Patienten rollstuhlabhängig, sie sterben meist vor Erreichen des 20. Lebensjahres. Leider beschränkt sich die Therapie noch auf die Behandlung der Symptome. Die Inzidenz unter männlichen Neugeborenen beträgt etwa 3/10.000. Die milder verlaufende Muskeldystrophie vom Typ Becker (BMD) tritt seltener auf. Ihre Inzidenz unter männlichen Neugeborenen beträgt etwa 5,4/100.000.
DMD und BMD werden durch Mutationen im Dystrophingen verursacht. Es liegt auf Xp21 und ist mit etwa 2.400 kbp das größte menschliche Gen. Die genetische Größe des Dystrophingens beträgt etwa 8 cM, es finden also relativ häufig innerhalb des Gens Rekombinationen statt. Das Genprodukt Dystrophin wird bei gesunden Menschen hauptsächlich in glatten Muskeln exprimiert, bei DMD Patienten ist es nicht vorhanden oder nicht funktionell, und bei BMD Patienten vermutlich teilfunktionell.

1.3.1.4 X-chromosomal dominant

Bei *X-chromosomal dominanten* Krankheiten sind beide Geschlechter betroffen. Töchter betroffener Männer erben alle das Krankheitsallel von ihrem Vater und erkranken. Die Söhne können das Krankheitsallel nur von ihrer Mutter aber nicht von ihrem Vater erben.
Krankheiten dieses Typs sind selten. Ein Beispiel ist die Vitamin-D-resistente Rachitis mit Hypophosphatämie, charakterisiert durch rachitische Skelettveränderungen, Beindeformationen und häufig auch gestörte Zahnentwicklung. Frauen mit einem Krankheitsallel sind häufig weniger stark betroffen als Männer. Das Gen liegt auf dem kurzen Arm des X-Chromosoms.

1.3.1.5 Pseudoautosomal, Y-chromosomal

Wenn das verantwortliche Gen in der ersten pseudoautosomalen Region liegt, kann das Vererbungsmuster in einzelnen Familien aussehen wie eine autosomale Vererbung oder wie geschlechtsgebundene Vererbung, je nachdem, wie nahe der Genort an der Grenze zum geschlechtsspezifischen Bereich liegt. Monogene Krankheiten, deren verantwortliches Gen in den pseudoautosomalen Regionen liegt, sind selten, denn diese Region ist sehr klein (2,6 Mbp), sie enthält etwa 24 Gene (Blaschke und Rappold 2006), darunter das SHOX-Gen, das bei manchen Familien für Kleinwuchs verantwortlich ist.
Y-chromosomale, monogene Krankheiten können nur über die Väter vererbt werden und nur die Söhne betreffen. Y-chromosomale Mendelsche Krankhei-

ten sind nicht bekannt. Es gibt zwar einige Gene auf dem Y-Chromosom, Defekte führen aber in der Regel zur Infertilität.

1.3.1.6 Kodominant

Ein kodominanter Erbgang liegt vor, wenn jedem Genotyp genau ein Phänotyp zugeordnet werden kann. Er ist für genetische Marker wichtig, hier entspricht der gemessene Genotyp dem Markerphänotyp, der natürlich vom wahren Markergenotyp abhängt.

1.3.1.7 Ergänzendes

Das klinische Bild ergibt sich bei Heterozygoten aus dem Zusammenspiel der Genprodukte der beiden unterschiedlichen Allele. In manchen Fällen ist der vollständige Verlust der Funktion eines Allels klinisch weniger problematisch als die Produktion eines veränderten Proteins, das z.B. negative Wechselwirkungen mit anderen Proteinen eingeht. Ein solcher Effekt heißt *dominant negativ.* Man spricht von *Haploinsuffizienz,* wenn durch das Vorliegen eines Krankheitsallels nur noch vom normalen Allel aus Protein produziert wird und so zu wenig Protein vorliegt, es entsteht ein klinischer Effekt.
Wir sind bisher davon ausgegangen, dass der Phänotyp dichotom ist. Ein quantitativer (d.h. stetiger) Phänotyp kann ebenfalls durch ein einzelnes Gen bestimmt werden und die oben beschriebenen Erbgänge aufweisen (s. Abschnitt 3.4.3, Abb. 3.4). Sie sind häufig kodominant, d.h. verschiedene Genotypen führen zu verschiedenen Penetranzen (Penetranzdichten).
Ob im konkreten Fall ein monogener Erbgang vorliegt und welcher, lässt sich nicht anhand einzelner Stammbäume klären. Eine solche Untersuchung ist Gegenstand von Segregationsanalysen (s. Kap. 3).

1.3.2 Abweichungen vom einfachen Modell der Mendelschen Segregation

Obwohl das Modell der Mendelschen Segregation zur ersten Beschreibung genetischer Krankheiten sehr nützlich ist, folgen monogene Krankheiten fast nie dem klassischen Modell. Wichtige Phänomene besprechen wir nun einzeln. Man spricht von *reduzierter* oder *unvollständiger Penetranz*, wenn Personen die Erkrankung nicht bekommen, obwohl ein disponierender Genotyp vorliegt. Ein Beispiel ist die Spalthandfehlbildung, eine autosomal dominante Krankheit, bei der in betroffenen Familien manchmal eine Generation übersprungen wird. Die Ursachen für reduzierte Penetranz sind meist unklar. Sie beschreibt die zusammengefassten Einflüsse protektiver genetischer und nichtgenetischer Faktoren. Für die Penetranzen disponierender Genotypen, hier f_{DD} und f_{Dd} für autosomal dominant, lässt man im Modell $f \leq 1$ zu. Bei dominanten Krankheiten sind die Heterozygoten oft weniger schwer betroffen als Träger zweier Krankheitsallele.

Tabelle 1.4. Altersabhängige kumulative Penetranz für Allelträger bei Chorea Huntington (Newcombe 1981).

	Alter t											
	15	20	25	30	35	40	45	50	55	60	65	70
$P(K\|T\leq t)$	0,01	0,02	0,05	0,10	0,20	0,30	0,35	0,50	0,65	0,75	0,85	0,95

Eine besondere Form reduzierter Penetranz liegt vor, wenn die Krankheitswahrscheinlichkeit bei vorliegendem Risikogenotyp vom Alter abhängt, wie beispielsweise bei Chorea Huntington (s. Tab. 1.4). Die kumulative Penetranz $P(K|T \leq t)$ ist die Wahrscheinlichkeit bei vorliegendem Genotyp bis zu einem Alter T=t die Krankheit K zu bekommen. Das *Alter bei Krankheitsentstehung (age of onset)* spielt bei sehr vielen Krankheiten eine wichtige Rolle.

Wir sprechen von *Phänokopien*, wenn eine Person am Krankheitsgen keinen Risikogenotyp trägt, aber trotzdem den Krankheitsphänotyp zeigt. Bei einer autosomal dominanten Krankheit gilt dann $f_{dd}>0$. Ein Beispiel ist die Thalidomid-Embryopathie, ein exogen bedingter Fehlbildungskomplex. Sie ähnelt dem Holt-Oram-Syndrom, einer autosomal dominanten Krankheit mit Extremitätenfehlbildungen und angeborenem Herzfehler.

Die Ausprägung mancher Krankheiten hängt davon ab, ob das Risikoallel von Mutter oder Vater ererbt wurde. Dieser Effekt wird durch *Imprinting (genomic imprinting, genetische Prägung)* erzeugt. Es liegt in einer genetischen Region zum Beispiel vollständiges maternales Imprinting vor, wenn die Expression an dieser Stelle bei dem maternal vererbten Stück unterdrückt ist. Wird also eine Deletion über die Mutter vererbt und ein normales Allel über den Vater, so bricht die Krankheit nicht aus. Wird umgekehrt das funktionelle Allel über die Mutter vererbt und daher die Expression unterdrückt und das deletierte Allel über den Vater, so bricht die Krankheit beim Kind aus. Imprinting führt zu den bekannten Krankheitsbildern Prader Willi Syndrom und Angelman-Syndrom. Hier liegt in der verantwortlichen genetischen Region auf Chromosom 15 zum Teil maternales und zum Teil paternales Imprinting vor. Eine relativ häufig vorkommende Deletion überdeckt diesen Bereich. Je nachdem, ob nun das funktionelle Allel über den Vater oder die Mutter vererbt wird, entsteht ein jeweils anderes, nicht voll funktionelles Protein und führt zu den verschiedenen Krankheitsbildern, obwohl sie im Grund durch dieselbe Mutation veranlasst werden. Im Modell unterscheidet man dann, von welchem Elternteil das Risikoallel ererbt wurde, und es gilt $f_{Dd} \neq f_{dD}$. Für Charakteristika der Penetranzen s. Tab. 1.5.

Oft werden Krankheiten von verschiedenen Allelen eines Gens verursacht. Diese *allelische Heterogenität* ist eher die Regel als die Ausnahme und plausibel für wiederholte Mutationsereignisse in der Geschichte. So sind bei der

Tabelle 1.5. Penetranzen für ein autosomales Gen mit zwei Allelen, D disponierendes, d normales Allel.

Penetranz	Beschreibung
$f_{dd} > 0$	Phänokopien
$f_{DD} = f_{Dd} < 1$	reduzierte Penetranz bei einer autosomal dominanten Krankheit
$f_{DD} > f_{Dd}$	geringere Penetranz unter den heterozygoten Trägern
$f_{Dd}^{weibl} \neq f_{Dd}^{männl}$	geschlechtsspezifische Penetranzen
$f_{Dd} \neq f_{dD}$	Imprinting
$0 \leq f_{DD} \leq f_{Dd}, f_{dD} \leq f_{dd} \leq 1$	Penetranzen biologisch plausibel

Mukoviszidose über 1.000 verschiedene Risikoallele bekannt, deren Verteilung in einzelnen Populationen durch ihre spezifische Populationsgeschichte sehr unterschiedlich ist. Duchennesche Muskeldystrophie kann durch Deletionen oder Punktmutationen hervorgerufen werden, über 600 verschiedene Varianten sind inzwischen bekannt. Bei rezessiven Krankheiten nennt man eine Person *compound heterozygot*, wenn sie zwei verschiedene Risikoallele trägt.
Locusheterogenität tritt auf, wenn dieselbe Krankheit in verschiedenen Familien durch verschiedene Gene verursacht wird, in einer einzelnen Familie aber nur durch ein Gen. Sie liegt z.B. bei tuberöser Hirnsklerose vor, einer neurokutanen Dysplasie im Kindesalter mit typischen Hautveränderungen (u.a. Angiofibromen), epileptischen Anfällen und mentaler Retardierung. Zusätzlich können Läsionen in Netzhaut, Niere, Skelett und Herz auftreten. Für diese monogene, autosomal dominant vererbte Krankheit ist entweder das Gen TSC1 auf Chromosom 9 oder TSC2 auf Chromosom 16 verantwortlich. Locusheterogenität ist für Studien der Genetischen Epidemiologie sehr wichtig, da sie die Wahrscheinlichkeit erheblich reduziert, die Effekte einzelner Gene zu entdecken. Wir werden später darauf zurückkommen.
Variable Expressivität liegt bei einer monogenen Krankheit vor, wenn ein Krankheitsgenotyp (möglicherweise sogar innerhalb einer Familie) zu verschiedenen klinischen Erscheinungsbildern führen kann. Bei der tuberösen Hirnsklerose können Träger der gleichen Krankheitsmutation ein unterschiedliches Spektrum von Symptomen aufweisen.
Für verschiedene autosomal dominante und X-chromosomal rezessive Krankheiten wie Duchennesche Muskeldystrophie, Hämophilie A und B, oder Osteogenesis imperfecta sind Hinweise auf Keimzellmosaike gefunden worden (Zlotogora 1998). *Keimzellmosaik* bedeutet, dass ein Anteil g der Gameten derselben großelterlichen Herkunft eine Krankheitsmutation trägt, ein An-

teil $1 - g$ nicht. Die Entstehung der Keimzellmosaike kann man sich anhand eines X-chromosomalen Gens bei einem Mann wie folgt verdeutlichen. In der Embryogenese eines Mannes nach der Differenzierung der ersten Keimzelle kann es bei einer der Tochterzellen während der Replikation zu einer Punktmutation im Dystrophin-Gen kommen. Daraus folgt, dass ein Anteil g der X-Gameten dieses Mannes die Mutation hat und ein anderer Teil nicht. g hängt davon ab, wie früh in der Keimzellentwickung die Mutation aufgetreten ist. Töchter dieses Mannes erben das Krankheitsallel mit Wahrscheinlichkeit $1/2\, g$, also mit einer kleineren Wahrscheinlichkeit als unter Annahme Mendelscher Segregation, aber mit einer größeren Wahrscheinlichkeit als man es bei einer Neumutation erwarten würde.
Bei X-chromosomalen Krankheiten spielt die *X-Inaktivierung* bei Frauen eine Rolle. Man geht nach der *Lyon-Hypothese* (s. Tariverdian und Buselmaier 2004, S. 115-117) davon aus, dass bei Frauen in jeder Körperzelle eines der beiden X-Chromosomen durch einen Zufallsprozess in der frühen Embryonalentwicklung inaktiviert wird. Das Inaktivierungsmuster wird an die jeweiligen Tochterzellen vererbt. Es kann bewirken, dass eine Frau, die für eine monogene X-chromosomal rezessive Krankheit heterozygot ist, trotzdem krank wird, weil vorwiegend normale Allele inaktiviert und disponierende Allele aktiv sind. Daher findet man bei manchen DMD-Überträgerinnen sowohl dystrophische Muskelbezirke als auch solche mit normaler Struktur. Es gibt einen Fall monozygoter weiblicher Zwillinge, von denen eine Schwester DMD hatte, die andere nicht (Abbadi et al. 1994).
Antizipation liegt vor, wenn die Schwere einer Krankheit von Generation zu Generation wächst. Während ursprünglich oft ein Befragungsbias vermutet wurde, sind heute mehrere Krankheiten mit Antizipation bekannt. Es liegen *expandierende Trinukleotidrepeats* im verantwortlichen Gen vor, deren Anzahl von Generation zu Generation wachsen kann. Das Huntingtin-Gen umfasst einen CAG-Repeat vor, der bis zu 36 Repeats bei Gesunden und mehr als 37 Repeats bei Chorea Huntington Patienten aufweist. Die Schwere der Krankheit steigt und das Ersterkrankungsalter fällt mit wachsender Repeatzahl.
Oft verändert genaueres Wissen über die genetischen Zusammenhänge die Krankheitsdefinition. Bei Locusheterogenität kann zum Beispiel an einem Genort ein autosomal rezessiver Erbgang, an einem anderen ein autosomal dominanter Erbgang vorliegen. Durch geeignete Homogenisierung werden Subtypen definiert, die dann ein möglichst klares monogenes Vererbungsmuster zeigen. Ein historisches Beispiel dafür ist die Klassifikation der Muskeldystrophien durch Emil Becker (s. Blick in die Geschichte Kap. 1).

Blick in die Geschichte 1: Peter Emil Becker (1908-2000)
(Becker 1985; Vogel 1985)

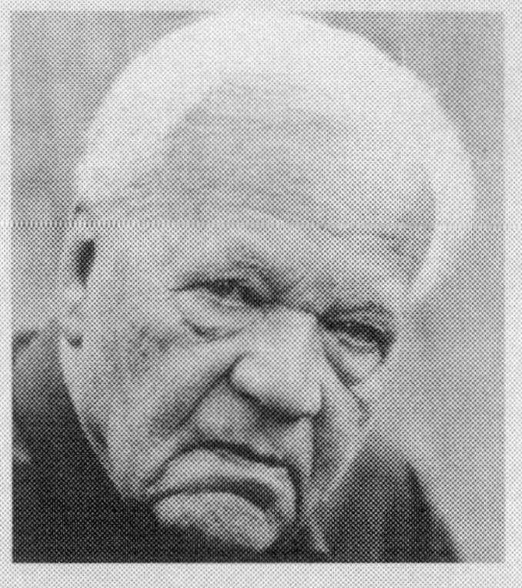

Peter Emil Becker war Neurologe und Psychiater und hatte von 1957 bis 1975 den Lehrstuhl für Menschliche Erblehre, später umbenannt in Humangenetik, in Göttingen inne. Er gründete die Zeitschrift Human Genetics und verfasste das Werk „Humangenetik, ein kurzes Handbuch in 5 Bänden ", das über 5000 Seiten umfasst. Becker hatte sich als Schüler in Hamburg zunächst sehr für Geschichte und Geologie interessiert, entschied sich dann aber für das Medizinstudium. Er war fasziniert von den Kunstwerken psychiatrisch Kranker und promovierte über allgemeine Prinzipien bei den Werken Schizophrener. Mitte der 30er Jahre wandte er sich der Humangenetik zu. Becker wurde besonders durch seine Erforschung der erblich bedingten Muskeldystrophien bekannt. Auf einer Reise nach Indonesien hatte er in einem Lehrbuch ein Kapitel über Muskeldystrophien gelesen, das ihm sehr konfus vorkam. Daher begann er 1938 in Freiburg, eine neue Ordnungsstruktur für die Muskeldystrophien zu entwickeln. Er veröffentlichte eine der ersten Schätzungen der Neumutationsrate für Duchennesche Muskeldystrophie. Seine umfassende Erhebung aller Patienten und Familien in Südbaden gilt als eine der ersten genetisch-epidemiologischen Untersuchungen in Deutschland. Aufgrund dieser und späterer Analysen führte er eine Klassifikation der Muskeldystrophien anhand klinischer Merkmale und Vererbungsmuster ein, die im Wesentlichen durch molekulargenetische Methoden bestätigt wurde. Sie besitzt heute noch Gültigkeit. Beckers Klassifikation der häufigeren Muskeldystrophien (nach Vogel 1985):

- X-chromosomal:
  - Typ Duchenne (früh manifestierend)
  - Typ Becker-Kiener (spät manifestierend, heute Typ Becker)
- Autosomal rezessiv: Gliedergürtel
- Autosomal dominant: Gliedergürtel mit variabler Expressivität
- Nichtgenetische Formen

Nach seiner Emeritierung 1975 wandte sich Becker intensiv einem sehr wichtigen Thema zu, das über die Humangenetik hinaus von historischer Bedeutung ist. Er bearbeitete die historische Entwicklung, die zu den Gräueltaten in der Nazizeit führte und publizierte darüber zwei Bücher "Zur Geschichte der Rassenhygiene" und "Wege ins Dritte Reich" (Becker 1988, Becker 1990).

1.3.3 Stammbäume und Programme

Die Stammbaumzeichnung ist ein wichtiges Werkzeug für Familienstudien und für die genetische Beratung. Sie gehört zur ausführlichen Familienanamnese. Bei Studien mit Mehrgenerationenfamilien nutzt man die gezeichneten Stammbäume um einen Überblick zu erhalten und zur Präsentation. Zur Analyse der Familienstudien müssen die Stammbaumdaten in bestimmten Formaten in Dateien eingegeben werden, dabei ermöglicht das Zeichnen der eingegebenen Stammbäume eine direkte Qualitätskontrolle.

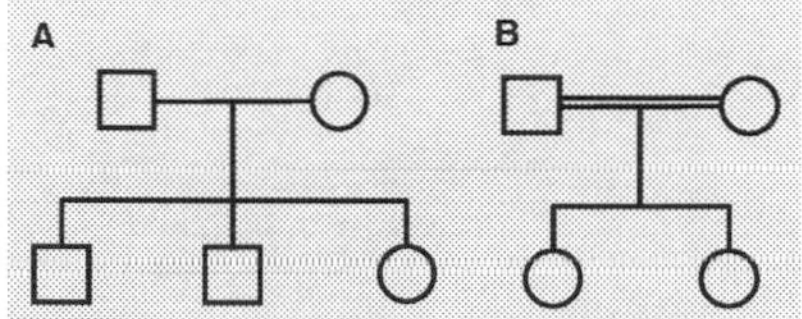

Abbildung 1.9. A: Kernfamilie: Eltern mit drei Kindern, B: Verwandtenehe mit zwei Kindern.

Eine *Kernfamilie* (*nuclear family,* s. Abb. 1.9.A) besteht aus Eltern und Kindern. Wenn die Partner verwandt sind, verwendet man als Verbindungslinie einen Doppelstrich (s. Abb. 1.9.B). Eine Kernfamilie mit einem Kind wird auch als *Trio* (*triad*) bezeichnet.
Die am häufigsten verwendeten Personensymbole sind in Abb. 1.10 zusammengestellt. Die Notation folgt den Empfehlungen aus Bennett et al. (1995). Bei Betrachtung mehrerer Krankheiten teilt man das Personensymbol in entsprechend viele Segmente und verwendet verschiedene Muster. In der genetischen Beratung zeigt ein Pfeil an, für wen genetische Beratung gesucht wird. Bei Familienstudien kennzeichnet ein Pfeil oder ein P (oder beides) den *Probanden* (auch *Indexpatient* genannt). Das ist die kranke Person, durch die diese Familie in die Studie gekommen ist. Alle Personen im Stammbaum, deren Eltern nicht aufgeführt sind, heißen *Gründer* (*founder*), die anderen Nicht-Gründer (*non founder*). Familien sind zusammenhängend, denn die Individuen sind entweder Eltern oder Kinder. Eine Ausnahme gibt es in der genetischen Beratung bei Paaren mit Kinderwunsch. Hier zeichnet man beide Partner in den Stammbaum, auch wenn sie noch keine gemeinsamen Verwandten im Stammbaum haben. Formal gehören sie nicht zu einem Stammbaum, sie erzeugen Fehler bei Verfahren und Programmen, die auf Familienstichproben basieren. Wenn einzelne Personen eines Stammbaums im Text benannt werden müssen, nummerieren wir Generationen mit großen römischen Zahlen, und Personen innerhalb einer Generation mit arabischen Zahlen. Auch fortlaufende Nummern über Generationen hinweg sind üblich. Personennummern stehen oberhalb des Personensymbols. Zusätzliche Informationen wie z.B. Alter oder Markergenotypen werden unter die Personensymbole geschrieben. Sind mehrere Marker auf einem Chromosom genotypisiert, werden die

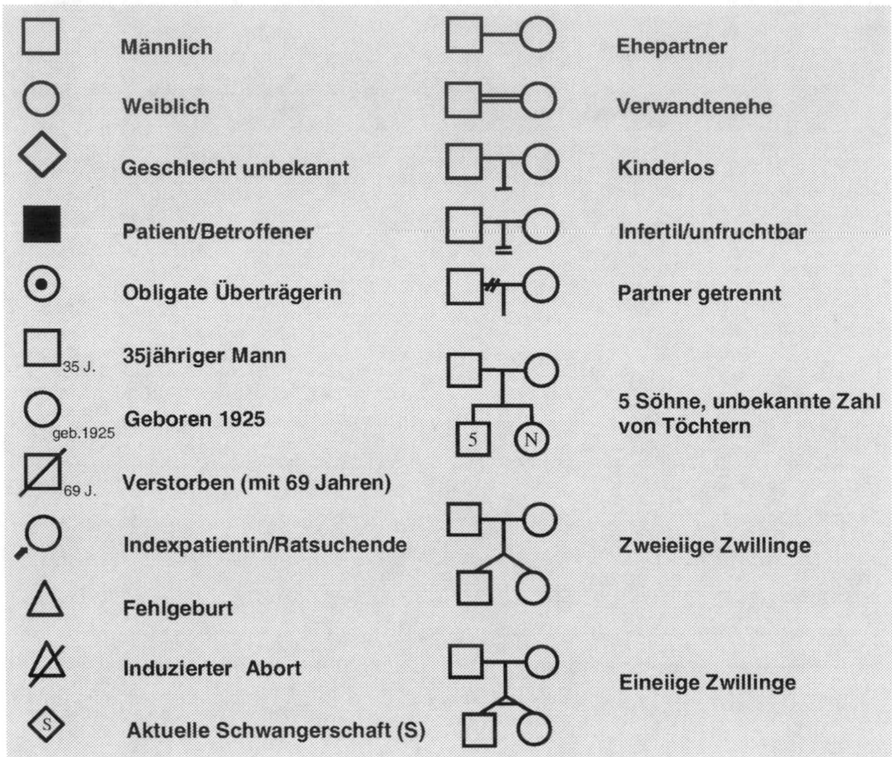

Abbildung 1.10. Symbole zur Darstellung von Familienstammbäumen.

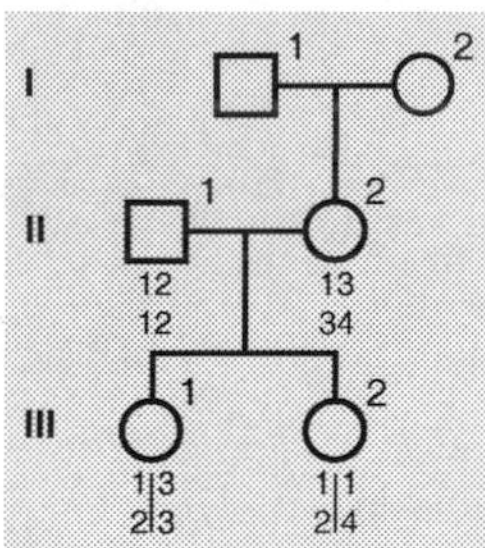

Abbildung 1.11. Mehrgenerationenfamilie mit Genotypen und Haplotypen.

Genotypen untereinander angeordnet, wie bei Person II.1 in Abb. 1.11. Wenn die elterliche Herkunft der Allele unbekannt ist, notiert man im Genotyp das Allel mit der kleineren Nummer zuerst. In Abb. 1.11 sind bei III.1 und III.2 die Haplotypen bekannt, wir markieren sie durch einen senkrechten Strich, wobei hier der väterliche Haplotyp auf der linken und der mütterliche Haplotyp auf der rechten Seite steht.
Zum Abschluss kommentieren wir einige Stammbaumzeichenprogramme.

Wpeddraw ist die Windowsoberfläche für das DOS Programm Peddraw. Es wurde entwickelt, um Stammbaumdateien zeichnen zu können, die im Linkage-Format vorliegen, und ist frei verfügbar, www.mds.qmw.ac.uk /statgen/dcurtis/software.html.
Ped ist ein Windowsprogramm mit graphischer Eingabe des Stammbaums. In Version 5 können Dateien im Linkage-Format gelesen und ausgegeben werden. Es ist gegen eine geringe Gebühr erhältlich, www.medgen.de/ped5/ index.html.
Cyrillic ist ein kommerzielles Windowsprogramm mit Stammbaum-Datenbank und Stammbaumzeichenprogramm. Verschiedene Eingabeformate sind lesbar und können erzeugt werden. Risikoberechnungen in Familien werden unterstützt, www.cyrillicsoftware.com/.
Progeny ist ein kommerzielles Datenbanksystem für Stammbaumdaten, Labordaten und klinische Daten. Es enthält ein Stammbaumzeichenprogramm. Die Datenbank und Eingabemasken können flexibel konfiguriert werden, es kann für die Unterstützung von Laborprozessen benutzt werden. Kopplungsuntersuchungen können vorbereitet und deren Ergebnisse verwaltet werden, www.progeny2000.com/overview.html.

1.3.4 Komplexe Krankheiten

Komplexe oder multifaktorielle Krankheiten (z.B. Diabetes, Asthma, Alkoholismus, Brustkrebs) erfordern gegenüber monogenen Krankheiten verfeinerte Analysemethoden. Monogene Krankheiten werden in der Regel durch ein einzelnes Krankheitsgen verursacht, das entsprechend den Mendelschen Gesetzen segregiert. Bei komplexen Krankheiten können parallel sowohl Mendelsche Unterformen (z.B. das Gen BRCA1 beim Brustkrebs) als auch genetische und nichtgenetische Faktoren zur Modifizierung des Krankheitsrisikos beisteuern. Bei komplexen Erkrankungen bestimmt der Genotyp den Phänotyp nicht sehr gut, d.h. die Penetranzen sind im Allgemeinen nicht durch die Werte Null und Eins, sondern durch stark unvollständige Penetranzen, hohe Phänokopieraten und mehrere Risikofaktoren geprägt.
Die unklare Genotyp-Phänotyp-Beziehung und auch das Zusammenspiel mehrerer genetischer und nichtgenetischer Faktoren werden beide als unabhängige Definitionen für den Begriff komplexe Erkrankung verwendet, wobei die letztere im Begriff multifaktoriell direkt zum Ausdruck kommt. Komplexe Krankheiten sind häufig Krankheiten, die eine hohe Prävalenz in der Bevölkerung haben. Viele Volkskrankheiten (Krebs, Herz-Kreislauf-Erkrankungen, psychiatrische Erkrankungen) fallen darunter. Daher hat ihre Erforschung eine sehr hohe Bedeutung für das öffentliche Gesundheitswesen. Bei diesen Krankheiten kann man in der Regel davon ausgehen, dass nicht nur genetische und nichtgenetische Faktoren beteiligt sind, sondern das auch die In-

teraktion zwischen den Faktoren eine wichtige Rolle spielt. Hier sind also Gen-Gen-Interaktionen und Gen-Umwelt-Interaktionen (z.B. Asthma, disponierendes Gen, Kontakt zu Anfall auslösender allergischer Substanz) bedeutend. Verwendet man das Modell der Mendelschen Segregation für nur ein Krankheitsgen, so werden beispielsweise Personen, die aufgrund einer direkten Umwelteinwirkung oder eines disponierenden Genotyps an einem zweiten nicht analysierten Genort ursächlich erkrankt sind, als Phänokopie für dieses Krankheitsgen aufgefasst. Dies führt dann zu einer generellen Erhöhung der Phänokopierate.
Allele können auch protektiv sein. Und auch erniedrigte Penetranzen lassen sich mit Gen-Gen- bzw. Gen-Umwelt-Interaktionen erklären. Beispielsweise reagieren Personen mit einem defekten Allel des Aldehyddehydrogenase-Gens mit Gesichtsrötung und anderen physischen Symptomen wie Übelkeit, so dass sie wegen der Unannehmlichkeiten in der Regel auf den Alkoholkonsum verzichten und so wegen des fehlenden Umweltfaktors keine Alkoholiker mehr werden können. Nebenbei bemerkt entsteht ein Kater, wenn nicht genügend Aldehyddehydrogenase produziert werden konnte, um schädliche Zwischenprodukte abzubauen.
Eine Krankheit oder ein Merkmal ist durch den Phänotyp charakterisiert, also wahrnehmbare oder messbare Eigenschaften. Die Definition des Phänotyps gestaltet sich bei komplexen Krankheiten häufig sehr schwierig und umfangreich. Unterscheiden kann man beispielsweise zwischen einem klinischen Phänotyp, intermediären Phänotypen, und Endophänotypen.
Der klinische Phänotyp, der die Diagnose zu einer Krankheit ausmacht, muss natürlich analysiert werden. Zusätzlich werden häufig hierzu stark korrelierte Phänotypen (Allergien zu Asthma) sowie intermediäre Phänotypen (bronchiale Hyperreaktivität (BHR) als mögliche Vorstufe zu Asthma) bzw. Endophänotypen betrachtet. Beispiele für Endophänotypen sind die Immunoglobulin E (IgE)-Messungen bei Allergie, Gehirnmessungen bei psychiatrischen Krankheiten, der oral glucose tolerance test (OGTT)-Test bei Diabetes, die Zahl der Pärchenegel-(Schistosoma)-Eier bei einer Infektion mit Schistosomiasis (auch Bilharziose genannt) durch Kontakt mit kontaminiertem Wasser.
Endophänotypen sind vom Auge nicht direkt beobachtbare, messbare Komponenten, die auf dem Weg (*pathway*) zwischen Krankheit und dem Genotyp anzusiedeln sind. Häufig werden als Phänotypen auch sogenannte *Scores* betrachtet, bei denen für verschiedene Sachverhalte Punkte vergeben werden, z.B. bei psychiatrischen Fragebögen. Beispielsweise wird beim Minimental State Examination Test (MMSE), einer schnell durchführbaren Erhebung zur Demenzerkennung, in der Regel ein Grenzwert von weniger als 24 Punkten für Demenz angesetzt. Hier spricht man von einem Schwellenwert.

Beim klinischen Phänotyp müssen die diagnostischen Kriterien spezifiziert und standardisiert angewendet werden. Hierbei kann es auch zu einer beachtlichen Zahl Missklassifikationen kommen wie z.B. bei der Alzheimerschen Krankheit, bei der die Diagnose erst nach dem Tod definitiv möglich ist, und beim Alkoholismus, bei dem die Fragebogenangaben der Probanden nicht immer wahrheitsgemäß sind. Zahlreiche komplexe Erkrankungen zeigen auch eine große phänotypische Variation. Diese kann beispielsweise durch den Schweregrad charakterisiert werden und kann auch durch verschiedene Grunderkrankungen verursacht werden. Dies gilt auch für die oben erwähnte Muskeldystrophie.

Ein Beispiel für phänotypische Variation bei komplexen Krankheiten sind bipolare Erkrankungen, bei denen zwischen bipolar mit verschiedenem Schweregrad (also manisch-depressiven) und unipolar (nur depressive) und weiteren Klassifikationen unterschieden wird. Auf die verschiedenen Facetten genetischer Heterogenität wurde bereits bei den monogenen Krankheiten (s. Abschnitt 1.3.2) ausführlich eingegangen. Genetische Heterogenität ist jedoch ein sehr bedeutendes Problem für multifaktorielle Krankheiten. Sie wird eigentlich auch immer dann - zu Recht oder zu Unrecht als Ursache genannt, wenn Resultate nicht repliziert werden.

Häufig führten genetisch-epidemiologische Studien dann zum Erfolg, wenn i) der Phänotyp/die Diagnose sehr sorgfältig gestellt war und ii) homogene Subgruppen gebildet werden konnten, die zu einer klareren Genotyp-Phänotyp-Beziehung führten. Homogene Subgruppen können nach vielen Kriterien gebildet werden. Direkt an der Diagnose orientiert sind die Definition eines Syndroms (z.B. Lynch Syndrom, auch bekannt als hereditäres nicht-polypöses Kolonkarzinom, kurz HNPCC) und die Definition des klinischen Phänotyps (z.B. MODY als Diabetes-Subform, maturity onset diabetes of the young, juveniler Typ II). Als besonders nützlich haben sich in zahlreichen Studien das Alter bei Krankheitsbeginn (z.B. Alzheimersche Krankheit, Unterscheidung zwischen frühem und spätem Krankheitsbeginn), die Familiengeschichte (z.B. HNPCC) oder die Betrachtung ethnischer Gruppen (z.B. Pima-Indianer mit sehr hoher Prävalenz der Diabetes) erwiesen. Der Schweregrad der Erkrankung (z.B. bipolare Krankheit) gilt auch als ein wichtiges Kriterium zur Homogenisierung. Es muss allerdings darauf hingewiesen werden, dass der Schweregrad auch durch verschiedene Genotypen an einem Genort mitbestimmt werden kann. Auf das Beispiel Brustkrebs, bei dem heute gleichzeitig mit den Kriterien klinischer Phänotyp (z.B. gleichzeitiges Auftreten von Brust- und Eierstockkrebs, Auftreten von männlichem Brustkrebs), Alter bei Krankheitsbeginn (Diagnose vor 50 Jahren) und Familiengeschichte (mindestens drei Betroffene) gearbeitet wird, wird im Verlauf des Buches noch ausführlich eingegangen.

Manchmal lassen sich durch diese Subgruppenbildung für eine komplexe Erkrankung Mendelsche Unterformen herauskristallisieren. Die hierfür verantwortlichen Gene, die man auch als *Hauptgene* bezeichnet, sind in der Bevölkerung sehr selten. Andere genetische Risikofaktoren können in der Bevölkerung häufig sein, und haben dann relativ zu Hauptgenen eine deutlich kleinere Penetranz. Wenn es bei den Krankheiten einige wenige solcher Risikogene gibt, spricht man von *Oligogenen*. Außerdem können auch noch sogenannte *polygene* Effekte vorhanden sein, bei denen viele Loci einen jeweils kleinen Effekt aufweisen. Oft verändert schließlich genaueres Wissen über die genetischen Zusammenhänge die Krankheitsdefinition (z.B. MODY als eigene Krankheitsentität bei Diabetes). Eine Homogenisierung der Stichprobe kann dann auch dadurch erfolgen, dass Probanden oder Familien getestet werden, in denen bisher schon bekannte Krankheitsgene segregieren, um sie von Analysen zur Identifizierung weiterer Gene auszuschließen.

Die Alzheimersche Krankheit (AD) ist ein Beispiel für eine Krankheit mit Mendelschen Unterformen und Oligogenen. Bisher sind die Gene Amyloid-Precursor-Protein (APP, AD1), Presenilin-1 (PS-1, AD2) und Presenilin-2 (PS-2, AD4) als autosomal dominante Hauptgene eindeutig identifiziert. Sie lösen die AD mit sehr frühem Krankheitsbeginn aus, bei Presenilin teilweise schon im dritten Lebensjahrzehnt. Die Krankheitsallele sind jeweils äußerst selten und die entsprechenden Genotypen haben eine hohe Penetranz. Das erste Presenilin-Gen wurde durch Kopplungsanalysen bei Betrachtung der Wolga-Deutschen als ethnischer Gruppe entdeckt, das zweite Presenilin-Gen durch bioinformatischen Sequenzvergleich (EST Datenbanksuche) mit dem ersten Presenilin-Gen. Die dazugehörigen Proteinprodukte der beiden Gene haben zu 80,5% die gleiche Sequenz, die Sequenzen sind homolog. *ESTs* (expressed sequence tag) sind dabei eindeutige und eindeutig lokalisierte kleine DNA-Sequenzen (*STS*, sequence tagged site) in der kodierenden Region eines Gens. STSs werden generell zur physikalischen Kartierung genutzt. Aus der sofort identifizierten Gensequenz erklärt sich auch, dass das zweite Presenilin-Gen unmittelbar bei der Lokalisierung auch als ursächlich nachgewiesen werden konnte. Das Apolipoprotein-E (APOE, AD2) ist ein Oligogen für Alzheimer, mit dem normalen (Wildtyp-)Allel 3, dem disponierenden Allel 4 und dem protektiven Allel 2. Es führt zu einem ca. 3-fach erhöhten Risiko an AD für Träger des Allels, damit zu einer deutlich niedrigeren Penetranz als die Hauptgene. Da die Variante 4 vergleichsweise häufig ist (ca. 15% der Bevölkerung), ist APOE aber für deutlich mehr AD-Patienten mit ursächlich als alle drei bekannten Hauptgene gemeinsam. Auf dieses Gen wird im Abschnitt 1.4.2 noch ausführlicher eingegangen. Weitere genetische Risikofaktoren werden bei AD diskutiert. OMIM weist insgesamt 7 Genorte unter dem Stichwort AD auf.

1.4 Statistische und epidemiologische Grundlagen

1.4.1 Statistisches Schätzen

Die Aufgabe statistischer Methoden besteht darin, aus Stichproben Aussagen über eine im Allgemeinen viel größere Grundgesamtheit abzuleiten (Hilgers et al. 2003). Fast immer ist eine Vollerfassung der Grundgesamtheit nicht möglich. Man rekrutiert also nicht alle Patienten mit der Alzheimerschen Krankheit, sondern analysiert stattdessen eine zufällig gewählte Teilmenge, eine *Stichprobe*, und schließt aus den daraus gewonnenen Ergebnissen auf die zugehörige *Grundgesamtheit* zurück. Die einzelnen Elemente der Stichprobe sind die an einer Untersuchung tatsächlich beteiligten *Beobachtungseinheiten* (Versuchseinheiten). Eine Beobachtungseinheit ist die kleinste Einheit einer statistischen Auswertung, an der Beobachtungen durchgeführt werden. In genetisch-epidemiologischen Studien sind die Beobachtungseinheiten häufig Personen. Es kann sich hier aber beispielsweise auch um Versuchstiere, Zellen oder Microarrays handeln. Zur Interpretation der Ergebnisse muss man sich über die Grundgesamtheit im Klaren sein: z.B. Patienten mit der Alzheimerschen Krankheit (AD) im Süden Deutschlands mit Alter bei Diagnose über 60 Jahren, da nur Patienten mit diesem Einschlusskriterium gesammelt wurden.

Da die Stichprobe meist nur ein sehr kleiner Teil der Grundgesamtheit ist, sind Rückschlüsse auf die Grundgesamtheit nur dann sinnvoll, wenn die Stichprobe die Verhältnisse der Grundgesamtheit widerspiegelt. Hier kann es zu systematischen, nicht zufälligen Verzerrungen der Stichprobe kommen, die möglichst bei der Planung ausgeschlossen werden sollten. In jedem Fall müssen sie soweit wie möglich in der Analyse untersucht und korrigiert werden. Manchmal ist eine systematische Auswahl beabsichtigt, beispielsweise in einer Stichprobe, bei der nur Familien mit mehreren erkrankten Personen gesammelt werden. Diese Familienstichprobe ist somit systematisch mit Erkrankten angereichert (s. Abschnitt 3.3).

Beim *Schätzen* soll eine möglichst genaue Aussage über einen unbekannten *Parameter* der Grundgesamtheit gemacht werden. Beispiele sind die Prävalenz der Alzheimerschen Krankheit und die Wahrscheinlichkeiten für die Allele $\varepsilon2$, $\varepsilon3$ und $\varepsilon4$ des Apolipoprotein E (ApoE) Gens als Risikofaktor für AD in einer Population oder auch die Penetranzen. Der Parameter, über den bei Kopplungsanalysen (s. Kap. 4) eine Aussage gemacht wird, ist die Rekombinationsrate zwischen einem Gen und einem genetischen Marker (s. Abschnitt 1.1.2.2). In Abschnitt 1.2.2 haben wir bereits die definierenden Parameter mehrerer Verteilungen kennen gelernt, wie beispielsweise n, p für die Binomial- B(n,p) und μ, σ^2 für die Normalverteilung N(μ, σ^2). Man nimmt

an, dass das interessierende Merkmal (z.B. ApoE Allel) in der Grundgesamtheit einer definierten Verteilung folgt, und möchte die dazugehörigen Parameter schätzen. Aus einer Stichprobe wird ein einzelner Wert für den unbekannten Parameter (*Punktschätzer*, kurz *Schätzer*) berechnet. Da der Punktschätzer fast nie mit dem wahren Parameter übereinstimmt, sollte immer das dazugehörige *Konfidenzintervall* (KI) bestimmt werden.
Will man beispielsweise die Prävalenz einer bestimmten Erkrankung in einer Population bestimmen, so handelt es sich hierbei um ein Binomialexperiment, bei dem der Parameter p unbekannt ist und geschätzt werden soll. Der Parameter n ist die *Stichprobengröße* (auch *Stichprobenumfang*). Es liegt nahe, als *Schätzer* für p die relative Häufigkeit $\hat{p} = k/n$ zu verwenden, wobei k die Zahl der Personen mit der Erkrankung in der Stichprobe bezeichnet. Durch die Bezeichnung $\hat{p}$ kann man den Schätzwert vom wahren Wert der Verteilung p in der Grundgesamtheit unterscheiden, der Erwartungswert für die Anzahl Erkrankter ist np (s. Abschnitt 1.2.2). p ist der relative Anteil erkrankter Personen in der Grundgesamtheit bzw. der Erwartungswert des Mittelwerts $\bar{X}$ der n Bernoullivariablen X_i, $i,\ldots,n$ mit X_i=1, wenn erkrankt, und X_i=0, wenn nicht erkrankt. Für Erwartungswert und Varianz von $\bar{X}$ gilt

$$E(\bar{X}) = E\left(\frac{1}{n}\sum_{i=1}^{n} X\right) = \frac{1}{n}np = p,$$

$$V(\bar{X}) = V\left(\frac{1}{n}\sum_{i=1}^{n} X\right) = \frac{1}{n^2}np(1-p) = \frac{p(1-p)}{n}.$$

Laut einer Veröffentlichung der Deutschen Alzheimer Gesellschaft aus dem Jahre 2002 leiden 7,2% bzw. eine Gesamtzahl von ca. 1 Million Personen unter den über 65-Jährigen in Deutschland an einer Demenz (Bickel 2000).
Zusätzlich ist es üblich, das 95%-*Konfidenzintervall* (95%-KI) anzugeben, das den wahren Parameterwert mit der vorgegebenen Wahrscheinlichkeit 0,95 umfasst. Das Konfidenzintervall (KI) lässt sich über die Binomialverteilung berechnen. Falls der Stichprobenumfang n nicht zu klein und p nicht zu nahe bei 0 oder 1 liegt, lässt sich die Binomialverteilung auch durch eine Normalverteilung (s. Abschnitt 1.2.2) approximieren:

$$\bar{X} \sim N(p, \frac{p(1-p)}{n}).$$

Das 95%-KI für p lässt sich mit $z_{1-\alpha/2}$, dem (1-α/2)-Quantil der Standardnormalverteilung, zu α=0,05 angeben, wobei durch Veränderung von α beliebige $(1-\alpha)\%$-KIs gebildet werden können:

$$\hat{p} \pm z_{1-\alpha/2}\sqrt{\frac{\hat{p}(1-\hat{p})}{n}}.$$

Konfidenzintervalle sind wie Punktschätzer zufällig, das heißt sie variieren bei jeder Stichprobe. Für die Gesamtzahl der über 65-jährigen in Deutschland mit Demenz gab Bickel (2000) ein Intervall von 800.000 bis 1,2 Millionen Personen an.
Zur Verdeutlichung des Wahrscheinlichkeitsbegriffs beim KI ist in Abb. 1.12 das Ergebnis einer Simulation dargestellt.
Für eine Binomialverteilung mit wahrem Parameter $p_0 = 0,3$ wurden für 100 Stichproben der Größe n=20 (A) bzw. n=100 (B) der Parameter $\hat{p}$ und das zugehörige 95%-KI geschätzt. Der senkrechte Strich zeigt die Lage des wahren Parameters, der von insgesamt 7% (A) bzw. 5% (B) -KIs nicht getroffen, also von ca. 95% der Stichproben überdeckt wird. Die Breite des KIs nimmt mit wachsendem Stichprobenumfang ab, d.h. es ist eine genauere Schätzung des Parameters möglich. Sie nimmt zu, wenn die empirische Varianz (Punktschätzer der Varianz des Mittelwerts, der bei festem n maximal für $\hat{p} = 0,5$ ist) größer wird oder wenn man die Sicherheit vergrößern möchte, also beispielsweise statt eines 95%-KI ein 99%-KI betrachtet.
Je nach zugrunde liegender Verteilung und zu schätzenden Parametern lassen sich verschiedene Schätzer und Konfidenzintervalle angeben (Weiß 2005). Der intuitiv einleuchtende Schätzer für den Parameter der Binomialverteilung ist ein *Maximum-Likelihood-Schätzer*. Die Maximum-Likelihood-(ML-)Methode ist das wichtigste Schätzverfahren in der Genetischen Epidemiologie. Hierbei wird zunächst die *Likelihoodfunktion*

$$L(Parameter) = P(Daten|Parameter) = \prod_i P(D_i|p)$$

berechnet, d.h. die Wahrscheinlichkeit der vorliegenden Daten für jedes Individuum i als Funktion der zugrunde liegenden Parameter p. Betrachten wir als Beispiel zwei Marker auf einem Chromosom in einer Familie mit zehn Kindern. Angenommen, die Mutter ist heterozygot für beide Marker, so dass wir erkennen können, bei welchen Kindern von der Mutter rekombinante oder nicht rekombinante Gameten weitergegeben worden sind (s. Abschnitt 1.1.2.2, die Weitergabe vom Vater lassen wir hier zur Vereinfachung außer acht). Wir beobachten in der Familie 2 rekombinante (R) und 8 nicht rekombinante ($\overline{R}$) Gameten. Wollen wir die unbekannte Rekombinationsrate θ schätzen, so passt das Binomialmodell mit $0 \leq \theta \leq 0,5$. Die Likelihoodfunktion ist für die Rekombinationsrate in einer Geschwisterschaft mit R rekombinanten und $\overline{R}$

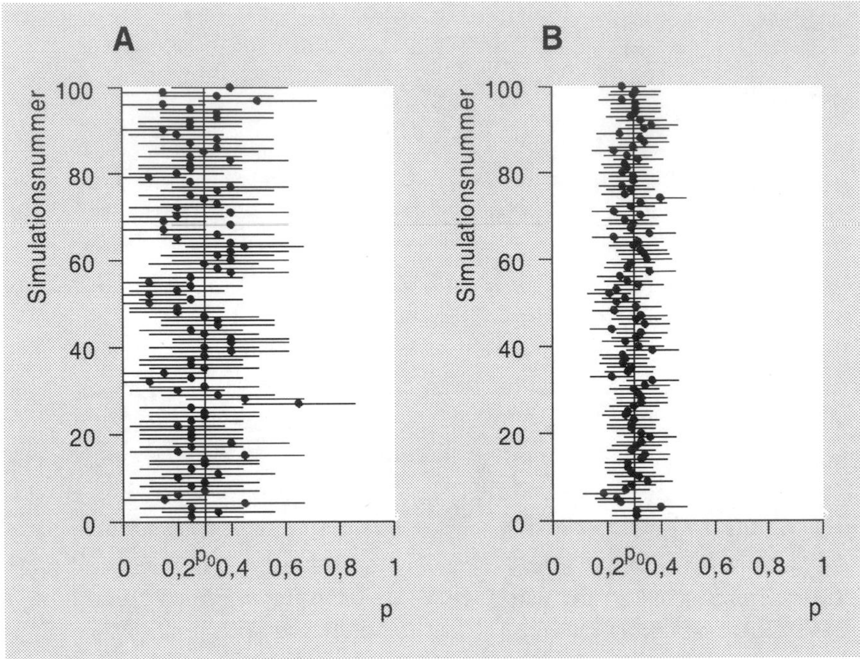

Abbildung 1.12. 100 95% Konfidenzintervalle mit Punktschätzern für den Parameter einer Binomialverteilung anhand von Datensätzen simuliert nach einer Binomialverteilung mit Erwartungswert $p_0 = 0{,}3$. A: Stichprobengröße 20, B: Stichprobengröße 100.

nicht rekombinanten Gameten allgemein gegeben durch

$$L(\theta) = \binom{R + \overline{R}}{R} \theta^R (1 - \theta)^{\overline{R}}. \tag{1.5}$$

Unter der Annahme $\theta = 0,5$ oder $\theta = 0,05$ hat die beobachtete Ereigniskombination eine sehr kleine Wahrscheinlichkeit, für den Wert $0,2$ ist sie am größten (s. Abb. 1.13). Daher ist es nahe liegend, $\hat{\theta} = 0,2$ als Schätzer zu wählen. Dieses Vorgehen wird beim *Maximum-Likelihood-(ML-)Schätzer* verwendet. Man wählt den Parameter, für den die Beobachtungen die größte Wahrscheinlichkeit haben. Da sich mit dem Logarithmus oft leichter rechnen lässt, betrachtet man die Funktion $ln\,L(\theta)$. Durch diese Transformation ändert sich der zum Maximum gehörige Parameterwert nicht, da der Logarithmus eine monotone Funktion ist. Das Maximum wird bestimmt, indem die erste Ableitung gleich Null gesetzt wird. Man muss aber überprüfen, ob es sich um ein Maximum im Parameterraum handelt, und nicht etwa um ein Minimum. Für die Bestimmung des Maximums sind Konstanten c (unabhängig von θ) unwesentlich. Sie werden häufig weggelassen. Oft kann der ML-Schätzer nur mittels numerischer Maximierungsverfahren geschätzt wer-

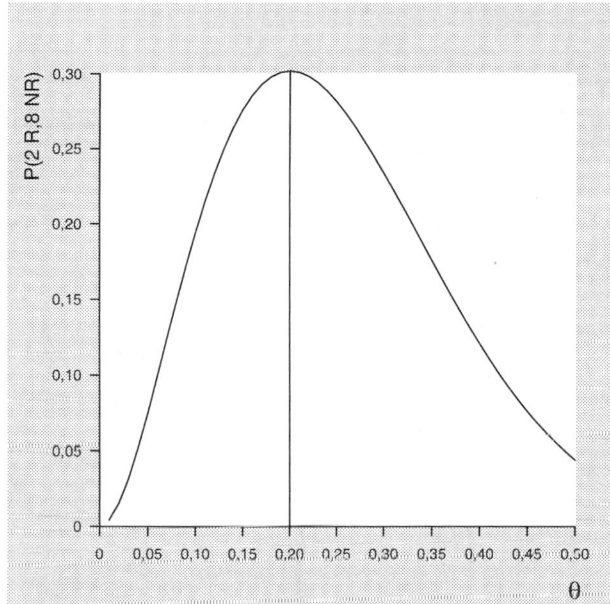

Abbildung 1.13. Likelihoodfunktion für 2 rekombinante (R) und 8 nicht rekombinante (NR) Gameten.

den. Für die obige Likelihoodfunktion gilt:

$$\ln L(\theta) = \ln \binom{R+\overline{R}}{R} + \overline{R} \ln(1-\theta) + R \ln\theta = c + \overline{R}\ln(1-\theta) + R\ln\theta$$

$$\frac{d \ln L(\theta)}{d\theta} = -\overline{R}\frac{1}{1-\theta} + R\frac{1}{\theta} = 0 \Rightarrow \hat{\theta} = \frac{R}{\overline{R}+R} \quad (1.6)$$

Der Maximum-Likelihood-Schätzer wird aufgrund seiner vorteilhaften Eigenschaften in der Statistik viel genutzt. Bezeichnet β allgemein den zu schätzenden *Parametervektor* (d.h. ein oder mehrere Parameter), so ist der ML-Schätzer ein *konsistenter Schätzer*, d.h. ein Schätzer, der sich mit wachsender Stichprobengröße dem wahren Parameter nähert.

Die Logarithmen der Likelihoods können über verschiedene unabhängige Daten aufsummiert werden, denn die Likelihood ist das Produkt der Wahrscheinlichkeiten für die unabhängigen Daten. Insbesondere erfolgt die Summation auch über verschiedene Familien i, $i=1,\ldots,n$ hinweg, so dass gilt:

$$\ln L(\beta) = \sum_i \ln L_i(\beta).$$

Likelihoods zur Verwendung beim statistischen Testen (s. Abschnitt 1.4.3) werden im Exkurs 3 (S. 142) besprochen.

1.4.2 Epidemiologische Studientypen und Maßzahlen

Die Epidemiologie befasst sich einerseits mit der Untersuchung der Verteilung von Krankheiten, allgemeiner von Phänotypen in Bevölkerungsgruppen, und andererseits mit deren Einflussfaktoren (s. Kreienbrock und Schach 2005, S.9). In Studien werden Maßzahlen für Erkrankungshäufigkeiten und für deren Vergleich zwischen Gruppen geschätzt.
Maßzahlen der Krankheitshäufigkeit, die man unter dem Begriff *Morbidität* (von lat. morbidus – krank) zusammenfasst, sind *Prävalenz* und *Inzidenz*. Sie werden hier als Krankheitswahrscheinlichkeit P(K) eingeführt, wobei sich die Prävalenz auf bestehende Erkrankungen und die Inzidenz auf Neuerkrankungen bezieht. Die relativen Häufigkeiten einer Stichprobe sind die zugehörigen Punktschätzer. Prävalenz und Inzidenz werden auch öfter über Anzahlen definiert, dann sind die Punktschätzer die absoluten Häufigkeiten.
Die *Prävalenz* (s. Gleichung 1.2) gibt die Wahrscheinlichkeit an, dass eine zufällig ausgewählte Person aus der betrachteten Bevölkerungsgruppe an einem bestimmten Stichtag (*Punktprävalenz* oder in einem bestimmten Zeitraum (*Periodenprävalenz*, z.B. im letzten Jahr oder während des gesamten Lebens – *Lebenszeitprävalenz*) von der Krankheit betroffen ist. Sie wächst mit der Krankheitsdauer und nimmt mit der Heilungsrate oder mit der Todesrate ab. Die *Inzidenz* gibt die Wahrscheinlichkeit an, dass eine zufällig ausgewählte Person aus der betrachteten Bevölkerungsgruppe innerhalb einer zeitlich begrenzten Periode an der Krankheit neu erkrankt. Sie ist eine bedeutende Maßzahl für die Krankheitsentstehung. Für Krankheiten mit langer Krankheitsdauer (z.B. chronische Krankheiten) ist häufig die Prävalenz hoch und die Inzidenz niedrig. Beide sind in der Regel altersabhängig. Als *kumulative Inzidenz* bezeichnet man die Inzidenz bis zu einem gewissen Alter. Weitere Spezifizierungen (z.B. standardisierte Inzidenz) sind üblich.
Die *Mortalität* ist die Wahrscheinlichkeit, dass eine zufällig ausgewählte Person aus der betrachteten Bevölkerungsgruppe innerhalb einer zeitlich begrenzten Periode an der Krankheit verstirbt. Im Gegensatz dazu ist die *Letalität* die bedingte Wahrscheinlichkeit, dass eine zufällig ausgewählte erkrankte Person aus der betrachteten Bevölkerungsgruppe innerhalb einer zeitlich begrenzten Periode an der Krankheit verstirbt. Hier ist die Grundgesamtheit also die Gruppe der Erkrankten innerhalb der Bevölkerungsgruppe.
Betrachtet man die Genotypverteilung eines genetischen Markers in einer Bevölkerungsgruppe, so handelt es sich um eine Prävalenz, da die Marker von Geburt an bestehen. Die Verteilung kann in verschiedenen Altersklassen unterschiedlich sein, da manche Marker mit dem Überleben assoziiert sind. Durch die Betrachtung von mehr als zwei Ausprägungen und die damit verbundene Verwendung einer Multinomialverteilung erweitert sich das Konzept der Prävalenz. Möchte man die Krankheitsentstehung betrachten, so ist es

sinnvoll, inzidente Fälle zu untersuchen. Sonst lässt sich bei einer ermittelten Assoziation nicht mehr vermuten, ob sich diese auf Krankheitsentstehung oder -verlauf (Heilung, Überleben) bezieht.
Als letzte Maßzahl der Krankheitshäufigkeit führen wir das Risiko ein. Das *Risiko* ist die Wahrscheinlichkeit, dass eine zufällig ausgewählte Person aus der *Population unter Risiko* innerhalb einer zeitlich begrenzten Periode an der Krankheit erkranken wird. Die Population unter Risiko ist definiert als die Personen aus der Bevölkerungsgruppe, die bisher noch nicht erkrankt sind. Das Risiko ist also eine Inzidenz. Manchmal wird die Population noch weiter eingeschränkt, da beispielsweise nur Männer am Prostatakarzinom erkranken können.
Das *relative Risiko* (RR) ist definiert als Risiko mit Exposition E=1 (d.h. das Risiko für ein Individuum, wenn es einem bestimmten Risikofaktor ausgesetzt ist) relativ zum Risiko ohne Exposition (d.h. einer nicht exponierten Gruppe E=0, *Risiko der Referenzgruppe*):

$$RR = \frac{P(K|E=1)}{P(K|E=0)}.$$

Exposition bezeichnet das Vorliegen eines bestimmten Risikofaktors, z.B. Zigarettenkonsum (auch mit Mengen) oder eines bestimmten Genotyps. Bei einer dichotomen Exposition (Faktor liegt vor ja/nein) verwendet man häufig die Bezeichnungen E und $\overline{E}$ für E=1 und E=0.
Bei einem genetischen Marker mit zwei Allelen (z.B. SNP) kann man die Exposition über die Anzahl der vorhandenen disponierenden Allele D mit E=0, E=1 und E=2 für dd, Dd und DD definieren. Die Wahrscheinlichkeiten und auch beobachtete Anzahlen aus einer Stichprobe der Größe n lassen sich in einer Mehrfeldertafel zusammenfassen, die sich für eine dichotome Exposition als Vierfeldertafel darstellt (s. Tabellen 1.6, 1.7). Die relativen Risiken γ_1 und γ_2 für die Genotypen Dd und DD im Vergleich zum Genotyp dd bezeichnet man auch als *genotypische relative Risiken.* Tabelle 1.8 zeigt einige Mendelsche Modelle und ihre genotypischen relativen Risiken.
Bei der Interpretation des relativen Risikos bedeutet RR=1, dass das Risiko der Exponierten genauso groß ist wie das der Nicht-Exponierten. RR>1 bedeutet, dass das Risiko der Exponierten größer als das der Nicht-Exponierten ist, die Exposition ist *disponierend.* Für RR=2 ist das Erkrankungsrisiko für Exponierte doppelt so hoch (um den Faktor 2 höher) wie für Nicht-Exponierte. RR<1 bedeutet, dass das Risiko der Exponierten kleiner ist, die Exposition ist *protektiv.* Für RR=0,33 ist das Erkrankungsrisiko für Exponierte um den Faktor 3 kleiner als für Nicht-Exponierte. Gilt RR $\neq$ 1, so sagt man, dass eine *Assoziation* zwischen Erkrankung und Exposition besteht. Tabelle 1.8 bezieht sich allgemein auf Mendelsche Modelle. Bei kom-

Tabelle 1.6. Mehrfeldertafel für Krankheits- und Genotypverteilung. Wahrscheinlichkeiten.

	nicht exponiert	exponiert		
	$E{=}0$, dd	$E{=}1$, Dd	$E{=}2$, DD	Summe
krank K	$P(K \cap dd)$	$P(K \cap Dd)$	$P(K \cap DD)$	$P(K)$
nicht krank $\overline{\text{K}}$	$P(\overline{K} \cap dd)$	$P(\overline{K} \cap Dd)$	$P(\overline{K} \cap DD)$	$P(\overline{K})$
Summe	$P(dd)$	$P(Dd)$	$P(DD)$	

Tabelle 1.7. Mehrfeldertafel für Krankheits- und Genotypanzahlen. Stichprobengröße n.

	nicht exponiert	exponiert		
	$E{=}0$, dd	$E{=}1$, Dd	$E{=}2$, DD	Summe
krank K	a	c	e	a+c+e
nicht krank $\overline{\text{K}}$	b	d	f	b+d+f
Summe	a+b	c+d	e+f	n

plexen Krankheiten liegen relative Risiken oft in der Größenordnung von knapp über 1 und selten bis 10. Bei monogenen Krankheiten sind sie häufig deutlich über 100. Ein wichtiges Studiendesign zur Bestimmung relativer Risiken ist die *Kohortenstudie*, bei der eine Studienpopulation (Kohorte) über eine vorgegebene Beobachtungsdauer hinsichtlich des (Neu-)Eintretens interessierender Erkrankungen beobachtet wird. Da die Anzahlen Erkrankter und nicht Erkrankter das Verhältnis in der Grundgesamtheit widerspiegelt, sind die Risiken direkt bestimmbar. Punktschätzer der relativen Risiken γ_1 und γ_2 für die Genotypen Dd und DD im Vergleich zum Genotyp dd ergeben sich aus Tabelle 1.7:

$$\hat{\gamma}_1 = \frac{\hat{p}(K|E=1)}{\hat{p}(K|E=0)} = \frac{c/(c+d)}{a/(a+b)}, \quad \hat{\gamma}_2 = \frac{\hat{p}(K|E=2)}{\hat{p}(K|E=0)} = \frac{e/(e+f)}{a/(a+b)}. \tag{1.7}$$

Kohortenstudien benötigen eine genügend große Anfangskohorte und eine sehr lange Beobachtungszeit, insbesondere bei Krankheiten mit langer Latenzzeit bzw. seltenen Erkrankungen, um eine genügend große Anzahl Erkrankter, die Fälle, in der Kohorte beobachten zu können. Daher findet das Studiendesign der *Fall-Kontroll-Studie* in der Genetischen Epidemiologie häufig Anwendung. Hier werden in einem Beobachtungszeitraum erkrankte (*Fälle*) und nicht erkrankte Personen (*Kontrollen*) rekrutiert. In der Regel ist es auch hier sinnvoller, inzidente Fälle zu sammeln. Relative Risiken kann

Tabelle 1.8. Genotypische relative Risiken γ_1 und γ_2 und Mendelsche Modelle.

Modell	$\gamma_1, \quad \gamma_2$	Bemerkung
dominant	$\gamma_1 = \gamma_2 > 1$	Träger des disponierenden Allels D haben ein erhöhtes Risiko gegenüber dem Grundrisiko.
rezessiv	$\gamma_1 = 1, \gamma_2 > 1$	Träger zweier disponierender Allele D haben ein erhöhtes Risiko gegenüber dem Grundrisiko.
multiplikativ	$\gamma_1 > 1, \gamma_2 = \gamma_1^2$	Jedes Risikoallel D vervielfältigt das Risiko um denselben Faktor.
additiv	$\gamma_2 - 1 = 2(\gamma_1 - 1)$	Die Penetranzen verhalten sich additiv. Jedes Risikoallel D trägt den gleichen Betrag zur Penetranz f bei. $(f_2 - f_1 = f_1 - f_0)$.

man in diesem Design nicht direkt schätzen, da Fälle und Kontrollen nicht mehr die Anteile aus der Grundgesamtheit repräsentieren. Stattdessen wird das *Odds Ratio* (*OR*) betrachtet. Odds (für Quote beim Wetten oder auch Wettverhältnis) sind definiert als Wahrscheinlichkeit für Ereignis A geteilt durch Wahrscheinlichkeit für das Nicht-Auftreten von A, *P(A)/(1-P(A))*. Das Odds Ratio vergleicht die Quote des Expositionsfaktors unter den Erkrankten mit der unter den nicht Erkrankten. Damit ergibt sich für OR und den zugehörigen Punktschätzer(s. Tab. 1.7):

$$OR = \frac{P(E=1|K)/P(E=0|K)}{P(E=1|\overline{K})/P(E=0|\overline{K})}, \quad \widehat{OR} = \frac{c/a}{d/b} = \frac{cb}{ad}. \tag{1.8}$$

Bei seltenen Krankheiten gilt $b \approx a+b$ und $d \approx c+d$, und der Punktschätzer für OR ist ein guter Schätzer für das relative Risiko γ. Bei hohen Krankheitswahrscheinlichkeiten wird die Abweichung von 1 beim relativen Risiko durch das Odds Ratio überschätzt.

In einer Studie mit 417 Alzheimer Patienten und 1.030 Kontrollen (Bickeböller et al. 1997) werden für ApoE-Genotypen folgende Schätzungen für das OR mit 95%-KI im Vergleich zum Genotyp $\varepsilon3/\varepsilon3$ angegeben:

$\varepsilon4/\varepsilon4$=11,2 (4,0-31,6), $\varepsilon3/\varepsilon4$=2,2 (1,5-3,5), $\varepsilon2/\varepsilon4$=1,6 (0,5-5,5), $\varepsilon2/\varepsilon3$=0,4 (0,1-0,9), $\varepsilon2/\varepsilon2$ wegen kleiner Anzahlen nicht geschätzt. Damit sind $\varepsilon4/\varepsilon4$, $\varepsilon3/\varepsilon4$ disponierend und $\varepsilon2/\varepsilon3$ protektiv. Für $\varepsilon2/\varepsilon4$ konnte keine Risikoerhöhung festgestellt werden, da das 95%-KI ein Odds Ratio von 1 mit einschließt.

Bei der Schätzung der relativen Risiken kann es zu einer Vermengung der *Einflussfaktoren* und damit zu Verzerrungen (*Bias*) kommen. Ein *Confounder* ist eine Variable, die die Schätzung beeinträchtigt, da sie mit Exposition und Krankheit assoziiert ist. In der Epidemiologie liegt eine *Effektmodifikation* vor, wenn das relative Risiko mit den Werten einer weiteren Einflussvariable variiert. Bei den angegebenen ORs für ApoE und Alzheimer wurden Alter und Geschlecht berücksichtigt. Man beobachtet eine Effektmodifikation, denn bei Vorliegen des ε4-Allels ist das Risiko im Alter von 60-79 Jahren in Vergleich zu jüngeren Personen erhöht.

1.4.3 Statistisches Testen

Statistische Tests dienen zur Überprüfung von Vermutungen (Hypothesen). Beispielsweise möchte man nachweisen, dass eine Assoziation zwischen Exposition und Krankheit vorliegt, d.h. OR $\neq$ 1. Oder man untersucht ob Kopplung vorliegt, d.h. eine Rekombinationsrate $\theta < 0{,}5$. Der geschätzte Parameter für OR bzw. θ wird mit dem vorgegebenen Wert 1 bzw. 0,5 verglichen. Ist der Unterschied zwischen beobachtetem und vorgegebenem Wert durch Zufallsschwankungen der Stichprobe erklärbar, oder ist er so unwahrscheinlich, dass man für den Parameter der Grundgesamtheit den vorgegebenen Wert als falsch verwirft? Im letzteren Fall schließt man auf Assoziation bzw. auf Kopplung. Man kann auch Unterschiede zwischen verschiedenen Grundgesamtheiten untersuchen. Beruht z.B. der Unterschied zwischen Mittelwerten eines quantitativen Phänotyps zwischen Fällen und Kontrollen bzw. auch für verschiedene Genotypen auf Unterschieden zwischen den Erwartungswerten der jeweiligen Grundgesamtheiten (der Fälle, der Kontrollen, der Genotypträger), oder sind die Unterschiede durch zufällige Schwankungen der zwei Stichproben erklärbar?

Das Vorgehen bei einem statistischen Test erläutern wir in Schritten am Beispiel einer Fall-Kontroll-Studie, in der geklärt werden soll, ob die Exposition ein Risiko für die Krankheit ist.

(1) Zunächst wird ein für die Fragestellung adäquater Parameter festgelegt, hier OR.

(2) Dann formuliert man zwei komplementäre Hypothesen, die *Nullhypothese* H_0 und die *Alternative* H_1, hier $H_0 : OR = 1$ versus $H_1 : OR \neq 1$, und legt das *Signifikanzniveau* (kurz *Niveau*) α fest. Das Signifikanzniveau kontrolliert die Höhe des Fehlers, den man macht, wenn die Nullhypothese tatsächlich richtig ist (hier OR=1, s. Tabelle 1.9) und man sie ablehnt, sich also für H_1 entscheidet. Oft wird das Signifikanzniveau mit α=0,05 festgelegt, d.h. liegt in Wahrheit keine Assoziation vor, so wird in durchschnittlich 5 von 100 so durchgeführten Studien trotzdem auf eine Assoziation geschlossen (s. Weiß 2005, S. 189-199).

(3) Nun werden die Stichprobendaten (hier s. Tabelle 1.7) zu einer *Teststatistik* (auch *Prüfgröße*) T=t_0 zusammengefasst. Die Zufallsvariable T (auf

Tabelle 1.9. Möglichkeiten bei der Testentscheidung und ihre Wahrscheinlichkeiten.

	Wirklichkeit	
Testentscheidung	H_0	H_1
H_0	Richtig, 1-α	Fehler 2. Art, β
H_1	Fehler 1. Art, Niveau α	Richtig, Power 1-β

Basis der Stichprobe der Größe n) wird passend zur Situation so konstruiert, dass man ihre Verteilung kennt, wenn die Nullhypothese gilt. Teststatistiken werden nach ihrer Verteilung unter H_0 benannt. Für den Chiquadrat(χ^2)Test für Assoziation in einer Vierfeldertafel ist T unter H_0 chiquadratverteilt mit 1 Freiheitsgrad (1 FG):

$$T = \chi^2 = \frac{n(ad-bc)^2}{(a+b)(a+c)(c+d)(b+d)}, \quad n = a+b+c+d.$$

In der oben angegebenen Alzheimer-Studie (s. Abschnitt 1.4.2, Bickeböller et al. 1997) beträgt die $\varepsilon 2$-Allelhäufigkeit unter Nicht-$\varepsilon 4$-Trägern bei den Fällen 4,2% und bei den Kontrollen 9,4%. Es wird ein von $\varepsilon 4$ unabhängiger protektiver Effekt des Allels $\varepsilon 2$ untersucht. Der Schätzer und das 95%-KI sind alters- und geschlechtskorrigiert OR=0,50 (0,30-0,98). Der beobachtete Wert der χ^2-Teststatistik für Assoziation (in der Studie ebenfalls alters- und geschlechtskorrigiert) beträgt $\chi^2 = 6{,}28$.
(4) Als nächstes konstruiert man den *Ablehnbereich* für das gewählte Signifikanzniveau α mit Hilfe der Quantile der Verteilung der Teststatistik unter H_0 und berechnet den p-Wert. Das zum Signifikanzniveau gehörige Quantil $k_{1-\alpha}$ der Verteilung von T heißt *kritischer Wert* zum Niveau α. Der kritische Wert einer Chiquadratverteilung mit 1 FG liegt für α=5% bei 3,84. Der *p-Wert* ist definiert durch $p=P(T \geq t_0 | H_0)$. Er gibt allgemein die Wahrscheinlichkeit unter H_0 an, dass T den beobachteten Wert t_0 oder noch extremere Werte aufweisen würde. Der p-Wert für χ^2 =6,28 ist p=0,01 (s. Abb. 1.14).
(5) Im letzten Schritt entscheidet man, ob H_0 abzulehnen ist oder nicht, und beschreibt das Ergebnis im Kontext der Problemstellung. Wenn für den beobachteten Wert t_0 der Teststatistik $T \geq k_{1-\alpha}$ gilt, gilt gleichzeitig $p \leq \alpha$. Dann lehnen wir die Nullhypothese ab. Andernfalls wird sie nicht abgelehnt. Das OR für $\varepsilon 2$-Allele ist signifikant von 1 verschieden, es gibt einen Hinweis auf den protektiven Effekt des $\varepsilon 2$-Allels, der heutzutage als nachgewiesen gilt. Das (1-α)%-KI und der Test zum Niveau α entsprechen sich, da ein signifikanter Test zu einem KI führt, das die Nullhypothese nicht einschließt, und umgekehrt. Ausnahmen sind möglich, wenn Berechnungen nicht analytisch exakt durchgeführt werden können. Insbesondere ist das Konfidenzintervall für OR i.d.R. nur eine Approximation.

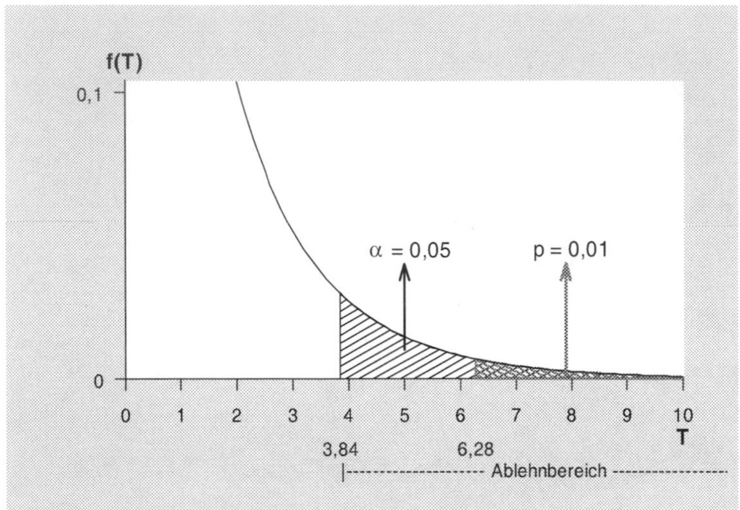

Abbildung 1.14. Ablehnungsbereich der Chiquadrat-Teststatistik T mit 1 FG, Niveau 5% und p-Wert 1%.

Die Interpretation wird schwierig, wenn H_0 nicht abgelehnt werden kann. Ist die Stichprobe vielleicht nicht groß genug, um einen wahren Effekt (Alternative) von Zufallsschwankungen unterscheiden zu können? Die *statistische Power* oder *Teststärke* 1-β (s. Tabelle 1.9) gibt die Wahrscheinlichkeit für die Annahme der Alternative an, wenn sie in Wahrheit richtig ist. Eine Power von 80% bedeutet, dass in 4 von 5 Studien der Effekt gefunden wird und in 1 von 5 Studien nicht. Bei der Versuchsplanung sollte man die statistische Power unter verschiedenen Modellüberlegungen berechnen, um einen adäquaten Stichprobenumfang zu wählen. Hierbei muss die Höhe des kleinsten Effektes (z.B. kleinste Abweichung von OR=1) genannt werden, die man mit der angegebenen Power in der Studie noch entdecken möchte. Diese orientiert sich an Erwartungen oder an medizinisch relevanten Effekten. Die Power wird dadurch bestimmt, ob sich bei den Verteilungen der Teststatistik zwischen Nullhypothese und Alternative gut diskriminieren lässt. Sie hängt somit von H_0, von dem minimal zu entdeckenden Effekt unter H_1, vom Niveau α und von der Stichprobengröße ab.

Werden in einer Stichprobe mehrere Hypothesen getestet, so nennt man das *multiples Testen*. Der Fehler 1. Art bei einem einzelnen Test ist von dem der gesamten Studie zu unterscheiden. Nehmen wir an, dass für alle Einzeltests jeweils H_0 richtig ist, und sei α=5%. Die Wahrscheinlichkeit, dass mindestens ein Test fälschlicherweise signifikant ist, steigt mit der Zahl der durchgeführten Tests. Testet man z.B. 20 unabhängige genetische Marker einzeln mit

α=5% auf Kopplung mit einem Genort für eine monogene Krankheit, also H_0: θ=0,5, so gilt: P(mindestens ein fälschlicherweise zum Niveau α signifikantes Einzelergebnis) $= 1 - P$ (kein fälschlicherweise zum Niveau α signifikantes Einzelergebnis) $= 1 - (1-\alpha)^{20} = 1 - 0,95^{20}$ = 0,64. Also wird mit der Wahrscheinlichkeit 64% für mindestens einen Marker fälschlicherweise auf Kopplung geschlossen.
Es gibt verschiedene Möglichkeiten, um das Ansteigen dieses multiplen Fehlers zu kontrollieren. Die *Bonferroni-Korrektur* besteht darin, für k Tests jeweils das Signifikanzniveau α/k zu wählen. Sind die einzelnen Tests statistisch voneinander abhängig, dann verschenkt man bei dieser Korrektur statistische Power. Die Wahrscheinlichkeit, Marker zu finden, die tatsächlich mit dem Krankheitsgen gekoppelt sind, wird dann oft sehr klein. In solchen Fällen kann man Permutationsmethoden verwenden (Westfall und Young 1993).
Bei einem Experiment oder einer Studie mit mehreren Einzelhypothesen wird der eben beschriebene multiple Fehler auch *FWE – family-wise-error-rate* genannt. Es wird bei k einzelnen Tests mit den Nullhypothesen H_{0i} und den einzelnen Alternativen H_{1i}, i=1, ... k, das Signifikanzniveau bei der Testentscheidung globale Nullhypothese „Es gilt H_{0i} für alle i" vs. Alternative „für mindestens ein i gilt H_{1i}" eingehalten.
Während in manchen Situationen die FWE-Kontrolle nötig ist (bei der Entscheidung über die Einführung eines neuen Medikaments oder bei einer Studie, in der eine Hypothese bestätigt werden soll), führt diese strenge Kontrolle des Multiplizitätsproblems bei genomweiten Untersuchungen mit 10.000 und mehr genetischen Markern oder bei Genexpressionsuntersuchungen dazu, dass nichts gefunden wird. Daher nutzt man in solchen Situationen ein anderes Konzept bei der Fehlerkontrolle und akzeptiert einen Anteil q falsch-positiver Ergebnisse unter allen signifikanten Einzelergebnissen. Man kontrolliert den erwarteten Anteil fälschlicherweise signifikanter Einzelergebnisse unter allen signifikanten Einzelergebnissen die *FDR - false discovery rate* (Reiner et al. 2003). Alternativ wurde in den letzten Jahren die *local false discovery rate* herangezogen. Dabei konstruiert man die kritischen Grenzen für die Einzelhypothesen so, dass die a-posteriori Wahrscheinlichkeit $P(H_{1i})$ einen vorgegebenen Wert von z.B. 80% nicht unterschreitet (Efron 2004).

1.4.4 Regressionsmodelle

In der Genetischen Epidemiologie versteht man unter *Modellierung* oder *Modellbildung* die Darstellung des Einflusses genetischer Risikofaktoren auf einen Phänotyp auch im Zusammenspiel untereinander und mit Umweltfaktoren. Der Modellbegriff ist uns schon mehrfach begegnet: z.B. allgemein als theoretisches Konzept für die Beschreibung der Realität (s. Abschnitt 1.2.1), beim Binomialmodell für Rekombinationen (s. Abschnitt 1.4.1) und vor allem als

Vererbungsmodell der Mendelschen Segregation (s. Abschnitt 1.2.3). Parameter bei der Mendelschen Segregation sind die Allelhäufigkeiten des betrachteten Gens und die Penetranzen. Letztere und auch epidemiologische Maßzahlen wie das relative Risiko und das Odds Ratio beschreiben dabei den Zusammenhang zwischen Genotyp und Phänotyp.
Die in diesem Abschnitt betrachteten *Regressionsmodelle* dienen der Beschreibung des Zusammenhangs zweier oder mehrerer Variablen durch eine Gleichung, die durch Parameterschätzung den beobachteten Daten so angepasst wird, dass die Datenpunkte möglichst wenig von den unter dem Regressionsmodell erwarteten Daten abweichen. Der Phänotyp ist die *Zielvariable* Y, alle weiteren genetischen und nichtgenetischen Variablen bezeichnet man als *Einflussvariablen* (auch *Kovariablen*) X_i, i=1,...,n.
Seien nun Y ein quantitativer Phänotyp, z.B. diastolischer Blutdruck, und X eine quantitative Einflussvariable, z.B. Alter, so lässt sich der Zusammenhang durch eine *einfache lineare Regression* darstellen, bei der eine Gerade (lineare Funktion) angepasst wird. Die Regressionsgleichung lautet

$$Y = \hat{a} + \hat{b}X + \varepsilon, \quad \varepsilon \approx N(0, \sigma^2),$$

manchmal auch dargestellt durch

$$E(Y|X) = \hat{a} + \hat{b}X.$$

Dabei sind die geschätzten Parameter $\hat{a}$, $\hat{b}$ (Schätzung s. z.B. Weiß 2005, S.89) der Achsenabschnitt und die Steigung der Geraden, die auch *Regressionskoeffizient* genannt wird. Die Regressionsgerade beschreibt, welcher Y-Wert bei gegebenem X-Wert „erwartet“ wird. $\varepsilon_i = Y_i - E(Y_i|X_i)$ ist der *Fehler* (auch *Residuum*), d.h. die Differenz zwischen beobachtetem Y-Wert Y_i und erwartetem Y-Wert $E(Y_i|X_i)$ an der Stelle des vorgegebenen X-Wertes X_i. Es wird vorausgesetzt, dass der Fehler über alle X-Werte hinweg einer um Null zentrierten Normalverteilung mit konstanter Varianz folgt. Bei der einfachen linearen Regression werden Zufallsschwankungen in der X-Variable wie Messfehler nicht mitberücksichtigt. Hierfür gibt es Erweiterungen.
Sei nun Y ein quantitativer Phänotyp, dessen Verteilung keiner Normalverteilung folgt. Dann kann man sich um eine entsprechende Transformation f(Y) der Y-Variable bemühen, so dass

$$f(Y) = \hat{a} + \hat{b}X + \varepsilon, \quad \varepsilon \approx N(0, \sigma^2)$$

gilt. Für Blutkonzentrationen wie z.B. Lipoprotein(a)- (Lp(a)-) Konzentrationen funktioniert häufig eine Logarithmus-Transformation *f(Y)=ln(Y)*. Es ist auch möglich, eine „günstige“ Transformation aus einer vorgegebenen Klasse zu schätzen (Box und Cox 1964).

Seien nun Y weiterhin ein quantitativer Phänotyp, z.B. ln Lp(a), und X eine diskrete Einflussvariable, z.B. Apolipoprotein(a)- (apo(a)-) Isoformen, so lässt sich der Zusammenhang durch das *Analysis-of-Variance (ANOVA)-Modell* beschreiben. Die Variablen Y|X sind jeweils normalverteilt mit unterschiedlichen Mittelwerten μ_X und konstanter Varianz, d.h. jede Isoform hat ihre eigene Normalverteilung.

$$Y|X = \hat{\mu}_X + \varepsilon, \quad \varepsilon \approx N(0, \sigma^2)$$

Hat X zu viele Ausprägungen, z.B. die einzelnen apo(a)-Genotypen als Kringle-IV-Repeatzahlen am apo(a)-Gen, so funktioniert die Modellbildung wegen der zu kleinen Stichprobenzahl für einzelne X-Ausprägungen nicht mehr.
Seien Y ein dichotomer Phänotyp, z.B. Y=1 erkrankt und Y=0 nicht erkrankt, und X eine quantitative Einflussvariable, z.B. Alter, so lässt sich der Zusammenhang durch eine *einfache logistische Regression* darstellen. Es gilt

$$f(Y) = logit(Y) = \ln\left(\frac{P(Y=1)}{P(Y=0)}\right) = \hat{a} + \hat{b}X + \varepsilon, \quad \varepsilon \approx N(0, \sigma^2).$$

Die Logit-Transformation verwendet den Logarithmus der Quote (Odds) für die Erkrankung, da sich die Werte 0 und 1 nicht direkt als Gerade modellieren lassen. Die Wahrscheinlichkeit zu erkranken bei einem bestimmten X-Wert ist:

$$E(Y|X) = P(Y=1|X) = \frac{\exp(\hat{a} + \hat{b}X)}{1 + \exp(\hat{a} + \hat{b}X)}$$

Werden eine Zielvariable Y und mehrere Kovariablen X_i, i=1,...,n betrachtet, so spricht man von *multipler Regression*. Die Regressionsgleichung für die *lineare multiple Regression* ist:

$$Y = \hat{a} + \hat{b}_1 X_1 + \hat{b}_2 X_2 + \cdots + \hat{b}_n X_n + \varepsilon, \quad \varepsilon \approx N(0, \sigma^2).$$

Hiermit lässt sich auch eine *polynomische Regression* durchführen. Entspricht z.B. der Einfluss des Alters auf Y einer quadratischen Funktion, so setzt man X_1=Alter, X_2=Alter^2.
Regressionsmodelle ermöglichen die gleichzeitige Berücksichtigung quantitativer und diskreter Einflussvariablen. Man bezeichnet dies als *multiple Regression* bzw. bei der Erweiterung der ANOVA als Analysis-of-Covariance (ANCOVA). So können Effekte mehrerer Gene, mehrerer nichtgenetischer Variablen und auch Interaktionen (z.B. X_3=X_1X_2 als Interaktion zwischen X_1 und X_2) betrachtet werden. Sei nun X_1=Geschlecht und X_2=Genotyp. Die *Interaktion* in einer linearen Regression bedeutet Modifikation der Erwartungswert-Differenzen der Genotypen μ_{X_2} durch das Geschlecht X_1. Interaktion in einer

logistischen Regression bedeutet Modifikation des Odds Ratios (Caliebe et al. 2005).
Werden mehrere Zielvariablen Y_i, i=1,...,n, betrachtet, z.B. diastolischer und systolischer Blutdruck oder Asthma und der Logarithmus des IgE (Immunglobulin E)-Spiegels ln(IgE), so spricht man von *multivariater Regression* (in den Beispielen von *bivariater Regression*).
Den Einfluss des ApoE-Genotyps auf die Alzheimersche Krankheit mit Berücksichtigung des Alters und Geschlechts kann man durch eine logistische Regression mit der Zielvariablen Y=1 erkrankt, Y=0 nicht erkrankt und den Einflussvariablen X_1=Anzahl der ApoE-ε4-Allele, X_2=Alter und X_3=Geschlecht modellieren. Der Regressionskoeffizient für X_1 gibt dann den Einfluss des Genotyps *adjustiert* für Alter und Geschlecht an.

$$\frac{P(Y=1)}{1-P(Y=1)} = \exp\left(\hat{a} + \hat{b}_1 X_1 + \hat{b}_2 X_2 + \hat{b}_3 X_3\right)$$

Aus der Regressionsgleichung lassen sich die Schätzer der Odds Ratios direkt ablesen. Für das OR für heterozygote ε4-Allele-Träger (X_1=1, $\hat{\gamma}_1$) beziehungsweise homozygote Träger (X_1=2, $\hat{\gamma}_2$) im Vergleich zu Nicht-Trägern (X_1=0) ergibt sich

$$\hat{\gamma}_1 = OR(X_1 = 1\, zu\, X_1 = 0) = \frac{\exp\left(\hat{a} + \hat{b}_1 + \hat{b}_2 X_2 + \hat{b}_3 X_3\right)}{\exp\left(\hat{a} + \hat{b}_2 X_2 + \hat{b}_3 X_3\right)} = \exp\left(\hat{b}_1\right),$$

$$\hat{\gamma}_2 = OR(X_1 = 2\, zu\, X_1 = 0) = \frac{\exp\left(\hat{a} + \hat{b}_1 2 + \hat{b}_2 X_2 + \hat{b}_3 X_3\right)}{\exp\left(\hat{a} + \hat{b}_2 X_2 + \hat{b}_3 X_3\right)} = \exp\left(2\hat{b}_1\right),$$

$$\hat{\gamma}_2 = \hat{\gamma}_1^2.$$

Bei dieser Modellierung wird also ein multiplikatives Modell für die Risiken des Gens vorausgesetzt, so dass $\hat{\gamma}_2 = \hat{\gamma}_1^2$ gilt. Die Effekte sind in der Regressionsgeraden der Logit-Formulierung additiv. Möchte man diese Voraussetzung nicht machen, so muss man statt X_1 zwei Dummy-Variablen D_1=1 für heterozygote ε4-Allele-Träger, 0 sonst, und D_2=1 für homozygote ε4-Allele-Träger, 0 sonst, in das Modell einbringen. Dann gilt

$$\hat{\gamma}_1 = \exp(\hat{b}_{D_1}), \quad \hat{\gamma}_2 = \exp(\hat{b}_{D_2}).$$

Möchte man als Zielvariable Y=1 (erkrankt) bzw. Y=0 (nicht erkrankt) gemeinsam mit dem Alter T bei Diagnose bzw. bei Krankheitsentstehung (*age of onset*) betrachten, so sind dies *Überlebenszeiten*. Bei erkrankten Personen kennt man das Alter bei Diagnose, bei nicht erkrankten weiß man nur, dass sie bis zum Untersuchungszeitpunkt (*age at exam*) noch nicht erkrankt waren (sogenannte *zensierte Daten*). Das wichtigste Modell zur *Überlebenszeitanalyse* ist die *Cox-Regression*. Bezeichne h(t) die *Hazardfunktion*:

$$h(t) = \frac{f(t)}{1 - F(t)}$$

mit der Neuerkrankungsdichte f(t) zum Zeitpunkt T=t und der zugehörigen Verteilungsfunktion F(t). Dann ist der *Hazard* die Wahrscheinlichkeit zum Zeitpunkt t zu erkranken unter der Voraussetzung bis zu diesem Zeit überlebt zu haben.

Mit $h_0(t)$ als sogenanntem *Baseline-Hazard* lautet die Modellgleichung

$$\ln\left(\frac{h(t)}{h_0(t)}\right) = \hat{a} + \hat{b}_1 X_1 + \hat{b}_2 X_2 + \cdots + \hat{b}_n X_n.$$

Auch die Cox-Regression wird also durch Transformation als lineare Gleichung dargestellt. Man nennt sie auch *proportionales Hazard-Modell*, da für verschiedene feste Werte der X-Variablen der Hazard über die Zeit proportional konstant bleibt.

Der Einfluss des ApoE-ε4-Alleles auf Alzheimer zeigt sich auch durch eine Verschiebung des Alters bei Diagnose mit einem *Allel-Dosis-Effekt*. Dies lässt sich in einer Überlebenszeitanalyse klar trennen (Corder et al. 1993), mit dem Ergebnis, dass homozygote ε_4 Träger bei deutlich jüngerem Alter schon eine höhere Erkrankungswahrscheinlichkeit haben als heterozygote und diese wiederum früher erkranken als Personen ohne ε_4-Allel.

Hat man ein Regressionsmodell aus den Daten geschätzt, muss man prüfen, ob das Modell die Daten gut beschreibt (*Regressionsdiagnostik*). Z.B. können Ausreißer (extreme Datenpunkte, *outlier*) die Regressionsgerade stark beeinflussen. Nicht um Null normalverteilte Residuen weisen auf ein nicht adäquates lineares Modell hin. Die Modellschätzung ist optimal für die vorhandenen Daten. Soll sie als *Prognostisches Modell* für Vorhersagen verwendet werden, muss die Güte an neuen prospektiven Daten festgestellt werden.

Bei mehreren Variablen benötigt man Ein- und Ausschlusskriterien für die Entwicklung eines multiplen Regressionsmodells. Wann ist eine Kovariable wichtig genug, um im Modell eingeschlossen zu werden? Vor allem bei einer großen Anzahl Kovariablen kann dies Probleme erzeugen, wie z.B. multiples Testen und *Multikollinearität* (Abhängigkeit unter den Einflussvariablen). In diesem Zusammenhang werden auch alternative Verfahren ohne Verteilungsannahmen wie *Neuronale Netze* eingesetzt. Der Vorteil ist eine hohe Flexibilität. Nachteile sind die schlechte Anschaulichkeit der Ergebnisse (*black box*) sowie häufig schlechte Prognosen wegen der überguten Anpassung (*overfitting*) an die vorhandenen Daten.

1.5

1.5 Literatur

Bücher

Becker PE (1988) Zur Geschichte der Rassenhygiene. Thieme Verlag: Stuttgart New York

Becker PE (1990) Wege ins Dritte Reich. Thieme Verlag: Stuttgart New York

Buselmaier W (2003) Biologie für Mediziner 9. Auflage. Springer Verlag: Berlin Heidelberg

Hilgers RD, Bauer P, Scheiber V (2003) Einführung in die Medizinische Statistik. Springer Verlag: Berlin

Kreienbrock L, Schach S (2005) Epidemiologische Methoden 4. Auflage Spektrum akademischer Verlag: Heidelberg

Strachan T, Read A (2004) Human Molecular Genetics 3. Auflage. Garland Publishing: New York

Tariverdian G, Buselmaier W (2004) Humangenetik 3. Auflage. Springer Verlag: Berlin Heidelberg

Vogel F, Motulsky AG (1997) Human Genetics Problems and Approaches 3. Auflage. Springer Verlag: Berlin Heidelberg New York

Weiß C (2005) Basiswissen Medizinische Statistik 3. Auflage. Springer: Berlin Heidelberg New York

Westfall PH, Young SS (1993) Resampling Based Multiple Testing: Examples and Methods für p-Value Adjustment. John Wiley and Sons: Chichester

Artikel

Abbadi N, Philippe C, Chery M, Gilgenkrantz H, Tome F, Collin H, Theau D, Recan D, Broux O, Fardeau M, et al. (1994) Additional case of female monozygotic twins discordant for the clinical manifestations of Duchenne muscular dystrophy due to opposite X-chromosome inactivation. American Journal of Medical Genetics 52:198-206

Becker PE (1985) Living history biography: Peter Emil Becker. Übersetzt von JM Opitz und umgeschrieben von LM Spano. American Journal of Medical Genetics 20:699-709

Bennett RL, Steinhaus KA, Uhrich SB, O'Sullivan CK, Resta RG, Lochner-Doyle D, Markel DS, Vincent V, Hamanishi J (1995) Recommendations for standardized human pedigree nomenclature. Pedigree Standardization Task Force of the National Society of Genetic Counselors. American Journal of Human Genetics 56:745-752

Bickeböller H, Campion D, Brice A, Amouyel P, Hannequin D, Didierjean O, Penet C, Martin C, Perez-Tur J, Michon A, Dubois B, Ledoze F, Thomas-Anterion C, Pasquier F, Puel M, Demonet JF, Moreaud O, Babron

MC, Meulien D, Guez D, Chartier-Harlin MC, Frebourg T, Agid Y, Martinez M, Clerget-Darpoux F (1997) Apolipoprotein E and Alzheimer disease: genotype-specific risks by age and sex. American Journal of Human Genetics 60:439-446

Bickel H (2000) Demenzsyndrom und Alzheimer Krankheit: Eine Schätzung des Krankheitsbestandes und der jährlichen Neuerkrankungen in Deutschland. Das Gesundheitswesen 62:211-218

Blaschke RJ, Rappold G (2006) The pseudoautosomal regions, SHOX and disease. Current Opinions in Genetics and Development 6:233-39

Box GEP, Cox DR (1964) An analysis of transformations. Journal of Royal Statistical Society 26:211-246

Caliebe A, Freitag S, Krawcazak M (2005) Stochastische Modelle für Interaktion und Effektmodifikation. Medizinische Genetik 17:188-19

Corder EH, Saunders AM, Strittmatter WJ, Schmechel DE, Gaskell PC, Small GW, Roses AD, Haines JL, Pericak-Vance MA (1993) Gene dose of apolipoprotein E type 4 allele and the risk of Alzheimer's disease in late onset families. Science 261:921-923

Efron B (2004) Large-Scale simultaneous hypothesis testing: The choice of a null hypothesis. Journal of the American Statistical Association 99:96-104

International Human Genome Sequencing Consortium (2004). Finishing the euchromatic sequence of the human genome. Nature 431:931-945

Newcombe RG (1981) A life table for onset of Huntington's chorea. Annals of Human Genetics 45:375-385

Reiner A, Yekutieli D, Benjamini Y (2003) Identifying differentially expressed genes using false discovery rate controlling procedures. Bioinformatics 19:368-375

Stamm S, Ben-Ari S, Rafalska I, Tang Y, Zhang Z, Toiber D, Thanaraj TA, Soreq H (2005) Function of alternative splicing. Gene 344:1-20

Vogel F (1985) Introduction to P.E. Becker's living history- biography. American Journal of Medical Genetics 20:695-697

Wu WM, Tsai HJ, Pang JH, Wang HS, Hong HS, Lee YS (2005) Linear allele-specific long-range amplification: a novel method of long-range molecular haplotyping. Human Mutation 26: 393-4.

Zlotogora J (1998) Germ line mosaicism. Human Genetics 102:381-386

Webseiten

www.cyrillicsoftware.com
www.medgen.de/ped5/index.html
www.mds.qmw.ac.uk/statgen/dcurtis/software.html
OMIM Online Mendelian Inheritance in Man: www3.ncbi.nlm.nih.gov/omim/
www.progeny2000.com/overview.html

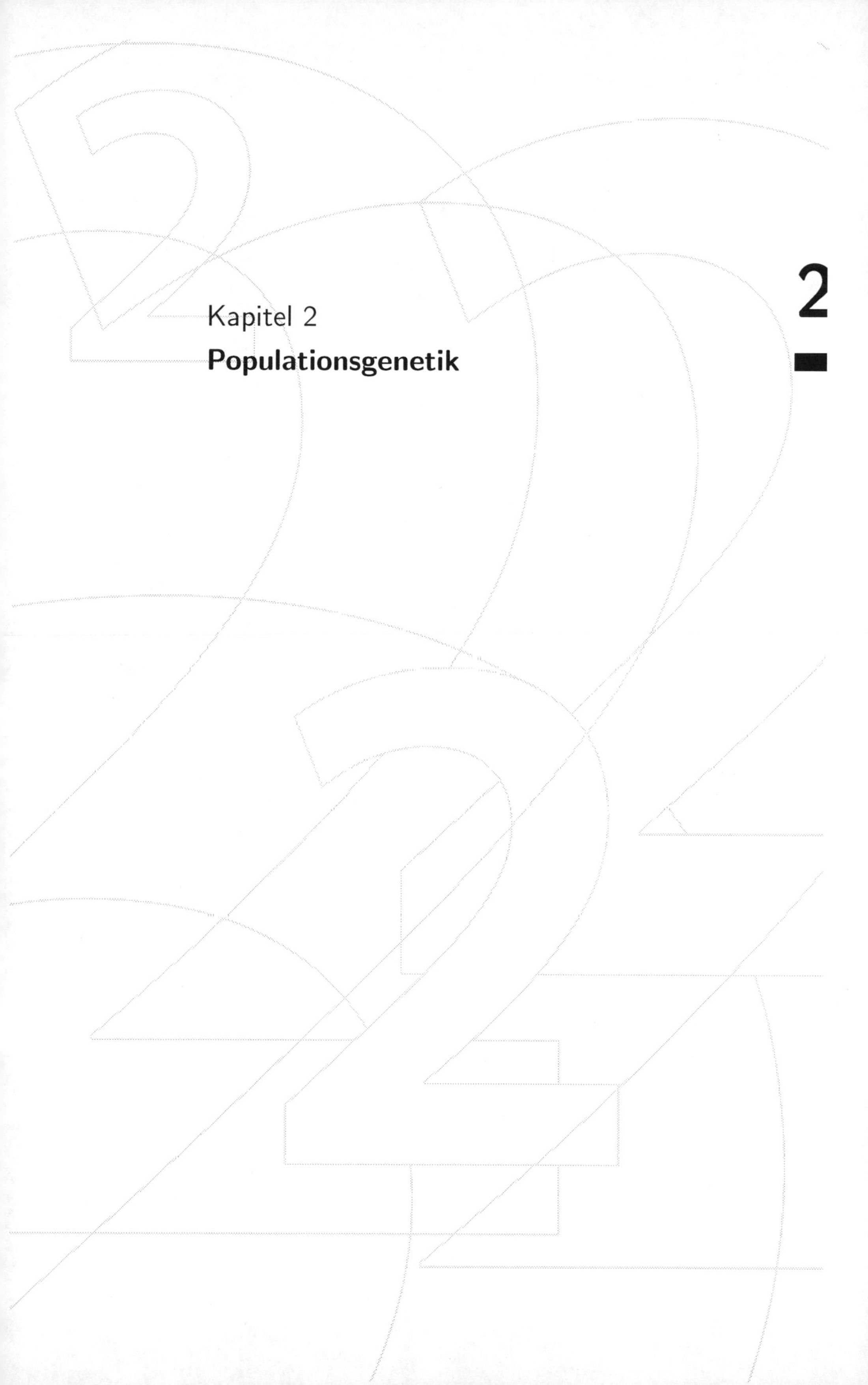

Kapitel 2
Populationsgenetik

2

2

2 Populationsgenetik

2.1 Einleitung

Populationsgenetik beschäftigt sich mit den genetischen Strukturen in Populationen und ihren Veränderungen im Lauf der Populationsgeschichte. Die Strukturen werden dabei durch Allelhäufigkeiten und Genotyphäufigkeiten an einzelnen Loci sowie durch Haplotyphäufigkeiten an mehreren Loci beschrieben. Populationsgenetik ist aus mehreren Gründen eine wichtige Grundlage der Genetischen Epidemiologie:

- Bei der Untersuchung komplexer genetischer Krankheiten wird die genetische Variation der DNA mit dem Vorhandensein der Krankheit und ihren verschiedenen Ausprägungen in Verbindung gebracht. Daher ist die Kenntnis über andere Ursachen genetischer Vielfalt in Populationen wichtig.
- Bei den statistischen Verfahren werden populationsgenetische Annahmen gemacht, die in konkreten Situationen überprüft werden müssen.
- Methoden, die das Linkage Disequilibrium (s. Abschnitt 2.3.1) nutzen, basieren auf der Populationsgeschichte. Simulationsuntersuchungen zum Vergleich neu entwickelter Methoden müssen die wichtigsten populationsgenetischen Einflussfaktoren einbeziehen.
- Ergebnisse genetisch-epidemiologischer Studien in einer Population lassen sich in anderen Populationen häufig nicht wiederholen. Mögliche populationsgenetische Ursachen dafür sollen verstanden werden.

Auf die genetischen Strukturen von Populationen wirken verschiedene Mechanismen ein. Beispielsweise seien hier genannt: die Vererbungsregeln von einer Generation zur nächsten (Transmission), Wanderungsbewegungen (Migration), genetische Auslese (Selektion), Neuentstehung genetischer Varianten (Mutation), Veränderungen der Populationsgröße und Paarungsverhalten. Zusätzlich spielen komplexere Mechanismen wie etwa die Interaktion mit Infektionserregern eine wichtige Rolle für die genetische Zusammensetzung der Populationen.

Unter einer *homogenen, idealen Population* verstehen wir eine Menge reproduzierender Individuen, die geographisch benachbart sind, eine Sprache sprechen, die gleiche Kultur teilen und unter denen Zufallspaarung herrscht. Gibt es *Subpopulationen* innerhalb der gesamten Population, so liegt Zufallspaarung in den einzelnen Gruppen vor, nicht aber zwischen den Individuen der verschiedenen Gruppen. Es gibt keine Population in diesem idealisierten

Sinn; der Begriff dient hier lediglich zum Verständnis populationsgenetischer Grundmechanismen. Insgesamt sind starke Vereinfachungen bei der mathematischen Modellierung der Zusammenhänge unvermeidbar.
Wir werden in Abschnitt 2.2 zunächst die wichtigsten populationsgenetischen Begriffe und Gesetzmäßigkeiten in Bezug auf einen Locus besprechen. Danach gehen wir in Abschnitt 2.3 ausführlich auf die Entstehung und Veränderung von Linkage Disequilibrium und Haplotypen ein. Dabei werden verschiedene Maße für Linkage Disequilibrium besprochen und Methoden zur Haplotypschätzung vorgestellt. In Abschnitt 2.4 erläutern wir komplexere mathematische Modelle der Populationsgenetik insbesondere die Grundbegriffe der Koaleszenztheorie.

2.2

2.2 Ein Genort

2.2.1 Einflussfaktoren auf die Allelverteilungen

2.2.1.1 Mutation

Durch Mutation (s. Abschnitt 1.1.2.4) entstehen die verschiedene Allele an einem Locus. Die *Mutationsrate* μ ist definiert als die Anzahl neuer Mutationen pro Generation pro Gamet bezogen auf einen Locus, etwa ein definiertes Sequenzstück oder ein Gen oder ein Nukleotid. Für den Mutationsprozess wurden verschiedene populationsgenetische Modelle entwickelt. Ein wichtiges Modell ist das *infinitively many alleles model.* Hierbei tritt jede Mutation mit sehr geringer Wahrscheinlichkeit auf, und es gibt keine Rückmutationen. Die meisten SNPs, bei denen das seltenere Allel häufiger als 1% vorkommt, entstanden durch genau ein einziges historisches Mutationsereignis (Kruglyak und Nickerson 2001). Daher passt die Modellvorstellung hier gut. *HsA* bezeichnet im Folgenden die *Häufigkeit des selteneren Allels* (*minor allele frequency, MAF*) eines SNPs. Für einen Mikrosatellitenlocus gibt es Hin- und Rückmutationen. Hierfür verwendet man ein schrittweises Mutationsmodell. Es wird angenommen, dass bei jeder Neumutation mit gleicher Wahrscheinlichkeit ein Allel entsteht, bei dem die Repeatzahl um eins vermehrt oder verringert ist.
Schätzungen der Mutationsraten wurden zunächst vorwiegend für monogene, autosomal dominante und X-chromosomal rezessive Krankheiten durchgeführt (Übersicht bei Vogel und Motulsky 1997, S. 398). Sie liegen in der Größenordnung von 10^{-4} – 10^{-6}. Mutationsraten für Mikrosatelliten liegen in der Größenordnung von 10^{-4} – 10^{-2} und für SNPs von 10^{-9}– 10^{-8} (Jobling et al. 2004, S. 50, Ellegren 2004).

2.2.1.2 Genetische Drift

In endlichen, kleinen Populationen mit N Individuen gibt es von Generation zu Generation durch reinen Zufall, ohne das Wirken anderer Mechanismen, Schwankungen bei den Allel- und Genotyphäufigkeiten. Abb 2.1 zeigt je 10 Simulationen für Populationen der konstanten Größen N=20 (Abb. 2.1A) und N=100 (Abb. 2.1B), wobei P(A) die Allelhäufigkeit von A bezeichnet. Die Betrachtung endlicher Populationen unter den Voraussetzungen, dass die Generationen nicht überlappen, dass jede Generation dieselbe Populationsgröße hat, und dass keine anderen Einflüsse wirken als die zufällige Vererbung der Allele, wird *Wright-Fisher-Modell* genannt. In einer solchen idealisierten Population kommt es mit Wahrscheinlichkeit 1 zur Fixierung eines Allels. Die anderen Allele werden nicht weitervererbt, sondern sie verschwinden aus der Population. Dies geschieht umso schneller, je kleiner die Population ist.

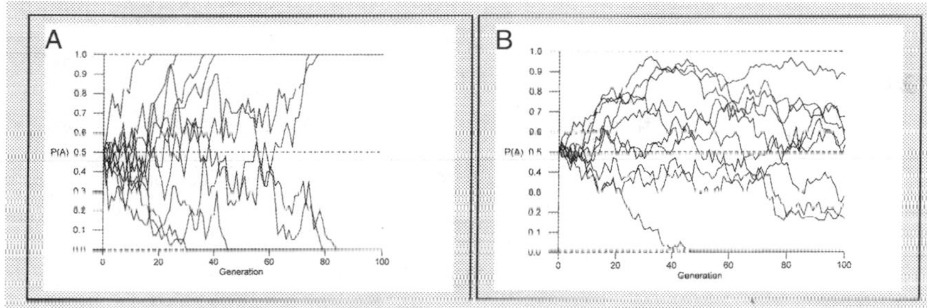

Abbildung 2.1. Genetische Drift (erstellt mit PopGen http://evolution.gs.washington.edu/) je 10 Simulationen für eine endliche Population konstanter Größe A: 20 Personen und B: 100 Personen, P(A) ist die Allelhäufigkeit von A.

Welches Allel in der Population verbleibt, ist zufällig. Genetische Drift verursacht die Elimination von Allelen, wirkt damit der Vielfalt entgegen und sorgt für Divergenz zwischen verschiedenen Populationen. Innerhalb des Wright-Fisher-Modells kann gezeigt werden, dass häufige Allele älter sind als weniger häufige und dass die Häufigkeit eines Allels etwa proportional zu seinem Alter ist (Hartl 1980).

2.2.1.3 Migration, Flaschenhals und Subpopulationen

Auswanderung kleiner Gruppen von Menschen und extreme Verkleinerungen einer Population haben einen starken Einfluss auf die Verteilung der Allele, wie Abb 2.2 schematisch veranschaulicht. Bei *Migration* verlässt eine kleine Gruppe, wir nennen sie Migrationspopulation, eine Ausgangspopulation (s. Abb. 2.2.A) und zieht beispielsweise in eine unbesiedelte Gegend. Ist der Prozess einmalig, so entwickeln sich Ausgangspopulation und Migrationspopulation durch Drift unterschiedlich im Hinblick auf die Allelhäufigkeiten.

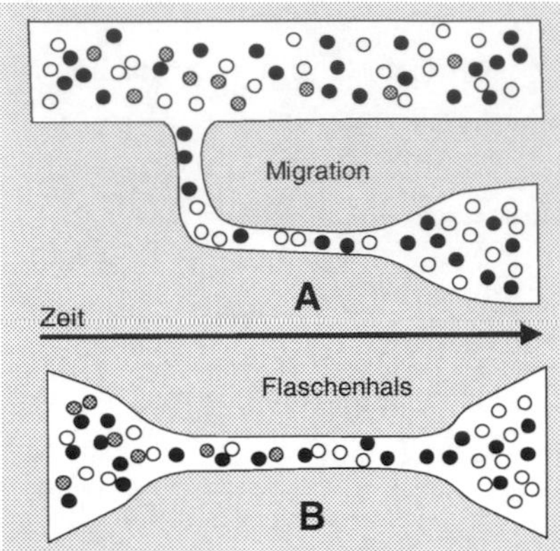

Abbildung 2.2. Schematische Darstellung der Migration und des Flaschenhalses (nach Jobling et al. 2004, S. 133).

Häufige Hin- und Rückmigrationen wirken der genetischen Divergenz entgegen. Drastische Verkleinerungen der Populationsgröße durch äußere Einflüsse wie zum Beispiel Hungersnot oder Epidemien (s. Abb. 2.2.B) nennt man *Flaschenhals* (*bottleneck*). Sowohl durch Migration einer kleinen Gruppe als auch durch einen Flaschenhals verringert sich die Anzahl der Allele. Dies nennt man *Gründereffekt* (*founder effect*).

2.2.1.4 Selektion

Das Konzept Darwinscher Fitness besagt, dass sich nicht alle Individuen unter gegebenen Umweltbedingungen gleich gut vermehren. In Abhängigkeit vom Genotyp haben sie verschiedene Reproduktionswahrscheinlichkeiten. Biologisch kann dieser Effekt zu verschiedenen Lebenszeitpunkten verursacht werden: Bei bestimmten Genotypen reduziert sich die Überlebenswahrscheinlichkeit der Zygoten; Individuen überleben nicht bis zum Reproduktionsalter oder haben eine reduzierte Fruchtbarkeit. Vom Blickwinkel der Populationsgenetik aus spielt dieser Unterschied keine Rolle. Wir betrachten einen Locus mit zwei Allelen A, a und den entsprechenden Allelhäufigkeiten p und $q = 1 - p$.

In Tabelle 2.1 ist dargestellt, wie sich die Genotyphäufigkeiten von einer Generation zur nächsten verändern, wenn *Selektion* gegen die Homozygoten vom Typ aa stattfindet. Die Allelhäufigkeit q des Allels a nimmt von Generation zu Generation in Abhängigkeit vom Selektionskoeffizienten s ab. Der Prozess verläuft sehr langsam.

Bei einigen Formen von Selektion entwickeln sich stabile Allelhäufigkeiten. Dies geschieht zum Beispiel beim sogenannten *Heterozygotenvorteil.* Hier liegt Selektion gegen beide Formen der Homozygotie vor (s. Tab. 2.2). Die jeweiligen Selektionskoeffizienten seien mit s_1 und s_2 bezeichnet. Die Allelhäufigkeiten im Gleichgewichtszustand lauten $p* = s_2/(s_1 + s_2)$ und $q* = s_1/(s_1 + s_2)$

Tabelle 2.1. Selektion gegen aa-Homozygote. Biallelischer Locus mit Allelen A, a und Allelhäufigkeiten p, q; s sei der Selektionskoeffizient, $K = (p^2 + 2pq + q^2(1-s))$, Division durch die Summe K ergibt die Häufigkeiten in der nächsten Generation.

	AA	Aa	aa
Häufigkeiten in Generation T	p^2	$2pq$	q^2
Fitness	1	1	$1-s$
nach Selektion	p^2	$2pq$	$q^2(1-s)$
Häufigkeiten in Generation T+1	p^2/K	$2pq/K$	$q^2(1-s)/K$

(Berechnung und weitere Beispiele zur Selektion finden sich in Vogel und Motulsky 1997, S. 509-516).

Tabelle 2.2. Heterozygotenvorteil. Biallelischer Locus mit Allelen A, a und Allelhäufigkeiten p, q; s_1, s_2 sind die Selektionskoeffizienten, $K = p^2(1-s_1) + 2pq + q_2(1-s_2)$, Division durch die Summe K ergibt die Häufigkeiten in der nächsten Generation.

	AA	Aa	Aa
Häufigkeiten in Generation T	p^2	$2pq$	q^2
Fitness	$1-s_1$	1	$1-s_2$
nach Selektion	$p^2(1-s_1)$	$2pq$	$q^2(1-s_2)$
Häufigkeiten in Generation T+1	$p^2(1-s_1)/K$	$2pq/K$	$q^2(1-s_2)/K$

Wenn für eine monogene, autosomal rezessive Krankheit Selektion gegen die Betroffenen vorliegt, müsste die Allelhäufigkeit abnehmen. Ist dies nicht der Fall, so vermutet man Heterozygotenvorteil. Ein gut untersuchtes Beispiel ist die Sichelzellanämie.

Beispiel: Heterozygotenvorteil bei Sichelzellanämie
Die weltweit sehr ungleiche Verteilung des Allels, das bei homozygoten Allelträgern Sichelzellanämie verursacht, führte zur Entdeckung des Heterozygotenvorteils gegenüber dem Malariaerreger. Sichelzellanämie wird durch eine Punktmutation im Gen für das β-Hämoglobin verursacht. Homozygote bekommen eine hämolytische Anämie und schwerwiegende Symptome in weiteren Organen. Die Erythrozyten sind sichelförmig verändert. Bei Heterozygoten sind 25%-40% der Erythrozyten betroffen. Sie sind aber klinisch weitgehend normal und erkranken weniger häufig an Malaria. Die Heterozygotenhäufigkeit ist bei den (überlebenden) Erwachsenen in Malaria-Infektionsgebieten höher als bei den Kindern. Es ist zu erwarten, dass bei nachlassendem Selektionsdruck, also etwa bei Auswanderung einer Gruppe in eine Gegend ohne Malaria, die Allelhäufigkeit für das Allel der Sichelzellanämie niedriger wird. Diese Erwartung konnte beim Vergleich zweier Grup-

pen bestätigt werden, die ursprünglich aus derselben afrikanischen Region stammten. Bei einer in Curacao (kein Malariagebiet) lebenden Gruppe wurde im Vergleich zu einer Gruppe im Surinam (Malariagebiet) eine geringere Allelhäufigkeit festgestellt. Dieses und weitere Beispiele für Selektion infolge von Infektionskrankheiten werden ausführlich in Vogel und Motulsky (1997, S. 520-533) behandelt.
Im Zusammenhang mit dem Begriff Selektion ist die sogenannte *Neutralitätshypothese* erwähnenswert. Sie besagt, dass die meisten Marker das Reproduktionsverhalten nicht beeinflussen, in diesem Sinne also neutral sind. Die Allelverteilungen an neutralen Loci sind also ausschließlich durch andere Kräfte der Evolution beeinflusst. Wenn die Neutralitätshypothese stimmt, dann reflektiert das Muster der Allelverteilungen vieler Marker eine Art evolutionäres Rauschen. Die Neutralitätshypothese wird kontrovers diskutiert (Vogel und Motulsky 1997, S. 597-600).

2.2.1.5 Zufallspaarung

Bisher sind wir von Zufallspaarung ausgegangen. Diese Annahme ist sicher im Allgemeinen nicht richtig. Sie ist aber in Bezug auf viele Genorte gerechtfertigt, von denen man annehmen kann, dass sie nicht mit der Partnerwahl korrelieren.
Abhängig vom Phänotypen, der in einer Studie untersucht werden soll, muss die Möglichkeit *selektiver Paarung* (*assortative mating*) in Betracht gezogen werden. Eine nicht zufällige Partnerwahl hinsichtlich des Äußerlichen scheint plausibel, und sollte zum Beispiel bei der Analyse der genetischen Komponenten der Adipositas berücksichtigt werden. Eine besondere Form der nicht

Tabelle 2.3. Veränderung der Genotyphäufigkeiten in Verwandtenehen mit Inzuchtkoeffizient F für einen biallelischen Locus mit Allelen A und a und Allelhäufigkeiten p und q, $K = (1-F)p^2 + Fp + 2(1-F)pq + (1-F)q^2 + Fq$, Division durch die Summe ergibt die Häufigkeiten in der Generation T+1.

	AA	Aa	aa
Generation T	p^2	$2pq$	q^2
nach Selektion	$(1-F)p^2 + Fp$	$2(1-F)pq$	$(1-F)q^2 + Fq$
Generation T+1	$((1-F)p^2 + Fp)/K$	$2(1-F)pq/K$	$((1-F)q^2 + Fq)/K$

zufälligen Partnerwahl liegt in Populationen mit traditionellen Verwandtenehen vor. Häufige Verwandtenehen erhöhen den Anteil der Homozygoten an einem autosomalen Genort. Kinder aus solchen Ehen können aus zwei Gründen an einem autosomalen Genort homozygot sein, nämlich entweder, weil zwei gleiche Allele aus der Population zufällig zusammentreffen oder aber, viel wahrscheinlicher, weil das gleiche Allel eines gemeinsamen Vorfahren sowohl über den Vater als auch über die mit ihm verwandte Mutter ererbt wurde. Im letzteren Fall nennt man ein Individuum *autozygot*, bei allen anderen Genotypen *allozygot*. Die Heterozygotenhäufigkeit in der Ausgangsgeneration verringert sich bei Verwandtenehen um den sogenannten *Inzuchtkoeffizienten* (*inbreeding coefficient*) F. Dieser ist definiert als die Wahrscheinlichkeit, dass ein Individuum an einem Locus autozygot ist. Die Genotyphäufigkeiten in Tabelle 2.3 errechnet man folgendermaßen: Bei einem Kind mit Genotyp aa ist der Locus mit Wahrscheinlichkeit F autozygot und mit Wahrscheinlichkeit 1-F allozygot. Die Wahrscheinlichkeit, dass autozygot aa vorliegt, ist gerade die Allelhäufigkeit q von a in der Population mal F, während allozygot aa mit Wahrscheinlichkeit q^2 mal (1-F) auftritt. Dies gilt analog für den Genotyp AA. Die Häufigkeit von Aa, das nicht autozygot sein kann, ergibt sich durch $2pq$ mal (1-F). Die Summe aller Häufigkeiten muss wieder eins sein. Das Bei-

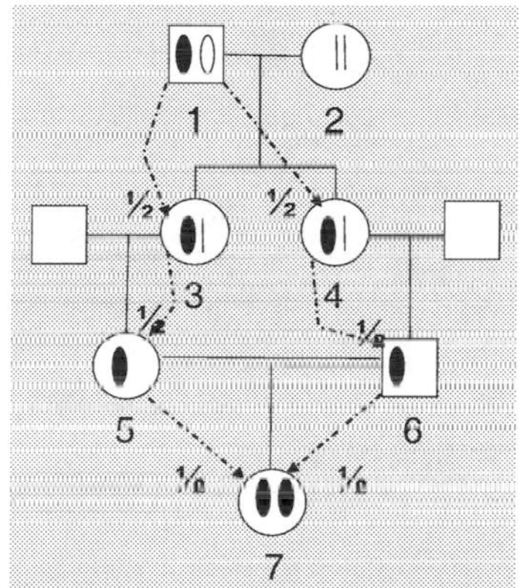

Abbildung 2.3. Schema zur Berechnung des Inzuchtkoeffizienten F für ein Kind aus einer Ehe zwischen Cousin und Cousine 1. Grades.

spiel in Abbildung 2.3 illustriert, wie für Kinder aus einer Verbindung von Cousin und Cousine 1. Grades der Inzuchtkoeffizent in Familien berechnet wird. Angenommen die gemeinsame Großmutter 1 der Partner 5 und 6 ist heterozygot an einem Locus. Die Wahrscheinlichkeit, dass beide die Kopien eines bestimmten großmütterlichen Allels geerbt haben, ist $(1/2)^4$, denn genau dieses Allel muss bei 4 Meiosen weitergegeben worden sein. Da wir uns nicht dafür interessieren, welches der beiden Allele es ist, gilt: Die Wahrscheinlichkeit ist $2(1/2)^4$, dass die Personen 5 und 6 „dasselbe“ der beiden großmütterlichen Allele gemeinsam geerbt haben. Dies gilt ebenso für die Allele des Großvaters. Insgesamt ist die Wahrscheinlichkeit $2(1/2)^4 + 2(1/2)^4 = 1/4$, dass beide ein gleiches Allel von einem der gemeinsamen Großeltern geerbt haben. Person 7 ist mit Wahrscheinlichkeit $1/4 \cdot 1/4 = 1/16$ homozygot für genau dieses gemeinschaftlich geerbte Allel der Eltern, d.h. ihr Inzuchtkoeffizient ist $1/16$. Der Inzuchtkoeffizient ist eine Kenngröße bezogen auf eine Person. Hat ein

Individuum den Inzuchtkoeffizienten F, dann haben die Eltern den *Verwandtschaftskoeffizienten* (*coefficient of relationship*) G=2F. Er gibt an, mit welcher Wahrscheinlichkeit zwei Individuen eine Kopie eines bestimmten Allels von einem gemeinsamen Vorfahren geerbt haben. Der Verwandtschaftskoeffizient von Cousin und Cousine 1. Grades ist $^1/_8$.
Der Einfachheit halber wurden die Mechanismen der Evolution hier einzeln betrachtet. In Wirklichkeit wirken sie zusammen und beeinflussen dadurch die Allelverteilungen im Laufe der Generationen. Betrachtet man beispielsweise die Duchennsche Muskeldystrophie (DMD), so müssen hier Selektion und Mutation betrachtet werden. Betroffene haben keine Kinder. Gäbe es keine Neumutationen, so würde die Krankheit langsam aus den Populationen verschwinden. Da sich weltweit gleichbleibende Inzidenzen, d.h. Neuerkrankungsraten, zeigen, wird davon ausgegangen, dass die Verluste von Krankheitsallelen durch Neumutationen ausgeglichen werden. Dies ist die Annahme eines *Mutations-Selektions-Gleichgewichts*. Sie führt zur indirekten Methode der Mutationsratenschätzung und ermöglicht auch Risikoberechnungen in Familien mit DMD-Erkrankten (s. Kap. 6).

2.2.1.6 Präferenzielle Transmission

Die Abweichung von der Annahme, dass jedes elterliche Allel mit der Wahrscheinlichkeit $^1/_2$ an einen Nachkommen weitergegeben wird, bezeichnet man als *präferenzielle Transmission* (*transmission distortion, segregation distortion*). Beim Menschen wurden einzelne Hinweise auf die Existenz präferenzieller Transmission gefunden, z.B. auf Chromosom 10 (Paterson und Petronis 1999), Chromosom 6 (Crouau-Roy und Clayton 2002) oder auf dem X-Chromosom bei Frauen (Balaresque et al. 2004). Eine genomweite Untersuchung von 148 Kernfamilien zeigte eine signifikante präferenzielle Transmission auf verschiedenen Chromosomen von unterschiedlicher, aber insgesamt eher geringer Stärke (Zöllner et al. 2004). Präferenzielle Transmission scheint bei weiblichen Nachkommen häufiger zu sein als bei männlichen. Die Existenz einer präferenziellen Transmission kann Konsequenzen für Genkartierungsmethoden haben, da einige nicht robust gegen Abweichungen von der Unabhängigkeitsannahme sind, z.B. Transmission-Disequilibrium-Tests oder Kopplungstests.

2.2.2 Hardy-Weinberg-Gleichgewicht

2.2.2.1 Herleitung

Das *Hardy-Weinberg-Gleichgewicht* (*Hardy-Weinberg Equilibrium, HWE*) (Hardy 1908, Weinberg 1908) ist einer der Grundsteine der Populationsgenetik diploider Organismen. Es wird bei vielen statistischen Verfahren vorausgesetzt. Unter bestimmten Voraussetzungen stellt sich an einem biallelischen Locus mit den Allelen A, a und den Allelhäufigkeiten p, q in sehr großen Population bereits nach einer Generation ein Gleichgewicht für die Genotyphäufigkeiten ein. Es gilt dann:

$$\begin{aligned} P(AA) &= p^2 \\ P(Aa) &= 2pq \\ P(aa) &= q^2. \end{aligned} \tag{2.1}$$

Die Voraussetzungen sind: Jedes elterliche Allel wird mit Wahrscheinlichkeit $1/2$ an einen Nachkommen vererbt; es gibt keine Selektion gegen einen der Genotypen; es existiert Zufallspaarung; es gibt keine Ab- oder Zuwanderung und keine Mutation, und die Population ist *unendlich groß*. Diese Bezeichnung wird in der Populationsgenetik verwendet, wenn die Population so groß ist, dass kleinere Veränderungen der Populationsgröße praktisch keinen Einfluss auf die Allelhäufigkeiten haben.
Selbst wenn sich in einer Generation die Genotypenhäufigkeiten verändern, etwa durch einmalige Zuwanderung einer großen Gruppe, stellt sich unter den genannten Voraussetzungen in der nächsten Generation bereits wieder ein Gleichgewicht ein.
Die Genotyphäufigkeiten in der Ausgangsgeneration seien folgendermaßen bezeichnet: $P(AA) = Q, P(Aa) = R, P(aa) = S$. Es gilt $Q + R + S = 1$.
In Tabelle 2.4 sind für jeden möglichen Paarungstyp der Eltern die Wahrscheinlichkeiten für die möglichen Genotypen eines Kindes G_K bedingt auf die elterliche Genotypkombination G_E, $P(G_K|G_E)$, aufgelistet.

Tabelle 2.4. Demonstration des Hardy-Weinberg-Gleichgewichts.

Paarungstyp	Wahrscheinlichkeit	Bedingte Wahrscheinlichkeit für die Genotypen der Nachkommen $P(G_K\|G_E)$		
	$P(G_E)$	AA	Aa	aa
AA × AA	Q^2	1	-	-
AA × Aa	$2QR$	$1/2$	$1/2$	-
AA × aa	$2QS$	-	1	-
Aa × Aa	R^2	$1/4$	$1/2$	$1/4$
Aa × aa	$2RS$	-	$1/2$	$1/2$
aa × aa	S^2	-	-	1
Summe		P(AA)	P(Aa)	P(aa)

Das Gleichgewicht ist in der Generation der direkten Nachkommen bereits erreicht. Die Summe der Wahrscheinlichkeiten aller elterlichen Genotypkombinationen ist 1. Es trifft jeweils nur eine Genotypkombination bei den Eltern zu, so dass diese disjunkte Ereignisse darstellen (s. Kapitel 1). In der Kindergeneration berechnen wir die Genotypwahrscheinlichkeiten nach dem Satz von der totalen Wahrscheinlichkeit. Man erhält die Genotypenwahrscheinlichkeiten als gewichtete Summe über alle elterlichen Genotypkombinationen:

$$P(G_K) = \sum_{G_E} P(G_K|G_E)P(G_E). \tag{2.2}$$

Jeder Eintrag der bedingten Wahrscheinlichkeit für den Genotyp des Kindes wird mit der jeweiligen Wahrscheinlichkeit für die Genotypkombination bei den Eltern multipliziert und abschließend wird spaltenweise summiert. Die Rechnung führen wir beispielhaft für den Genotyp AA durch:

$$\mathrm{P(AA)}{=}1\ \mathrm{Q}^2 + \tfrac{1}{2}2QR + \tfrac{1}{4}R^2 = Q^2 + QR + \tfrac{1}{4}R^2 = (Q + R/2)^2.$$

Ebenso berechnet man unter Nutzung der Gleichung 2.2:

$$\begin{aligned} \mathrm{P(Aa)} &= \mathrm{2(Q{+}R/2)(S{+}R/2)}, \\ \mathrm{P(aa)} &= \mathrm{(S{+}R/2)^2}. \end{aligned}$$

Es folgt aus der Zufallspaarung ebenfalls:

$$\mathrm{P(AA)}{=}\mathrm{p}^2, \qquad P(Aa) = 2pq, \qquad P(aa) = q^2.$$

Daher gilt:

$$p = Q + R/2, \qquad q = S + R/2.$$

Bei einer Stichprobe aus einer Population im HWE kann man die Allelhäufigkeiten an einem Locus mit zwei Allelen schätzen, wenn man entweder nur die Anzahl der Heterozygoten oder die Anzahl eines der beiden Typen von Homozygoten kennt. Tritt in einer Population eine monogene, autosomal rezessive Krankheit in 1 von 10.000 Lebendgeburten auf, dann hat das Krankheitsallel eine Häufigkeit von $q = \sqrt{1/10.000} = 0,01$. Die Heterozygotenhäufigkeit H beträgt dann $2q(1-q) = 2/100(1-1/100) \sim 0,02$. Ist umgekehrt in der Literatur die Heterozygotenhäufigkeit H für eine solche Krankheit angegeben, dann lassen sich die Allelhäufigkeiten aus der Häufigkeit der Heterozygoten in der Population durch Anwendung der binomischen Formel berechnen, denn es gilt $2pq = 2p - 2p^2 = H$, und aus der allgemeinen Lösungsformel für quadratische Gleichungen erhält man: $p, q = 0,5 \pm \sqrt{0,25 - H/2}$.

Für autosomal dominante Krankheiten mit einer sehr kleinen Häufigkeit q des Krankheitsallels lässt sich aus dem HWE ablesen, dass sich unter den Kranken mit insgesamt $2pq + q^2$ nur ein ganz geringer Anteil an Homozygoten befindet: $q^2/(2pq + q^2)$. Dies begründet die häufig gemachte vereinfachende Annahme, dass bei seltenen Krankheiten die Kranken heterozygot am Krankheitsgenort seien.

Bei Markern mit n Allelen gibt es Heterozygote mit n(n-1)/2 verschiedenen Allelkombinationen. Die *Heterozygosität H* gibt an, mit welcher Wahrscheinlichkeit eine Person am betrachteten Locus heterozygot ist.

$H = \sum_{i \neq j} p_i p_j$, wobei $p_1, ..., p_n$ die Allelhäufigkeiten der Allele $A_1, ..., A_n$ bezeichnen, und $i,j = 1,...,n$. (Mathematisch kürzer formuliert und künftig auch so verwendet: $p_i = P(A_i)$, $i=1,\ldots,n$.) Abb. 2.4.A zeigt, dass die Heterozygosität bei einem Marker mit zwei Allelen nicht größer als 0,5 werden kann und dass H maximal ist, wenn beide Allele gleich häufig sind. Abb. 2.4.B zeigt, wie für gleiche Allelhäufigkeiten die Heterozygosität mit der Anzahl der Allele steigt.

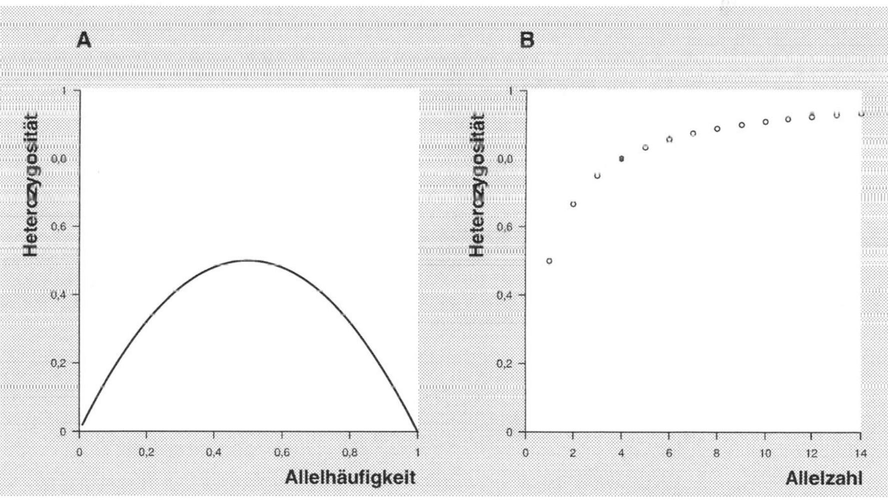

Abbildung 2.4. Heterozygosität eines autosomalen Locus in Abhängigkeit von Allelhäufigkeit bzw. -zahl. A: 2 Allele, B: n Allele mit gleicher Allelhäufigkeit.

Ein weiteres Maß für die Variabilität eines Markers ist der *PIC*-Wert (*polymorphism information content*), der vor allem bei Kopplungsanalysen genutzt wird. Der *PIC*-Wert ist die Wahrscheinlichkeit, dass von zwei zufällig ausgewählten Personen eine heterozygot ist und die zweite nicht den gleichen

Genotypen trägt.

$$PIC = 1 - \sum_{i=1}^{n} p_i^2 - \sum_{i=1}^{n-1} \sum_{j=i+1}^{n} 2p_i^2 p_j^2. \quad (2.3)$$

Je höher H und PIC-Wert, desto besser ist der Marker für Kopplungsanalysen geeignet. H und PIC sind maximal, wenn alle Allele gleich häufig sind.

2.2.2.2 Hardy-Weinberg-Gesetz für X-chromosomale Genorte

Für X-chromosomale Genorte bezeichnen wir die Allelhäufigkeiten bei Männern in der Elterngeneration mit p_m und q_m und bei Frauen mit p_f und q_f.

Dann gilt für die Genotyphäufigkeiten der nächsten Generation (s. Tab. 2.5):

$$\begin{aligned}
P(AA) &= p_f p_f p_m + p_f q_f p_m = p_f p_m \\
P(Aa) &= p_f q_f p_m + p_f p_f q_m + p_f q_f q_m + q_f q_f p_m = p_f q_m + q_f p_m \\
P(aa) &= p_f q_f q_m + q_f q_f q_m = q_f q_m \\
P(A) &= p_f p_f p_m + p_f q_f p_m + p_f p_f q_m + p_f q_f q_m = p_f p_m + p_f q_m = p_f \\
P(a) &= p_f q_f p_m + p_f q_f q_m + q_f q_f p_m + q_f q_f q_m = p_f q_f + q_f q_f = q_f
\end{aligned}$$

Tabelle 2.5. Hardy-Weinberg-Gesetz für einen X-chromosomalen Locus bei ungleichen Allelhäufigkeiten für Frauen (*f*) und Männer (*m*).

Paarungstyp	Wahrscheinlichkeit	Bedingte Wahrscheinlichkeit für die Genotypen der Nachkommen $P(G_K \mid GE)$				
		Töchter			Söhne	
		AA	Aa	aa	A	a
AA x A	$p_f^2\ p_m$	1	-	-	1	-
AA x a	$p_f^2 q_m$	-	1	-	1	-
Aa x A	$2p_f\ q_f\ p_m$	1/2	1/2	-	1/2	1/2
Aa x a	$2p_f\ q_f\ q_m$	-	1/2	1/2	1/2	1/2
aa x A	$q_f^2\ p_m$	-	1	-	-	1
aa x a	$q_f^2\ q_m$	-	-	1	-	1
Summe		P(AA)	P(Aa)	P(aa)	P(A)	P(a)

Falls die Allelhäufigkeiten für Männer und Frauen gleich waren, tritt nach einer Generation ein Gleichgewicht ein. Ansonsten gilt: Die Allelhäufigkeiten der Männer in der Nachkommengeneration stimmen mit denen der Frauen in der vorangegangenen Generation überein. Aus den Formeln für P(aa) und P(Aa) berechnet sich die Häufigkeit des Allels a bei Frauen in der Nachkommengeneration, q'_f :

$$q'_f = q_f q_m + 1/2\,(p_f q_m + q_f p_m)$$
$$= 1/2 q_f q_m + 1/2 q_f q_m + 1/2 p_f q_m + 1/2\, q_f p_m = 1/2 q_f + 1/2 q_m$$

Sie ist das Mittel aus den Allelhäufigkeiten bei Frauen und Männern in der Elterngeneration. Der Unterschied zwischen den Allelhäufigkeiten verringert sich von Generation zu Generation um die Hälfte.

2.2.2.3 Tests auf Hardy-Weinberg-Gleichgewicht

Starke Abweichungen vom HWE in der Stichprobe werden oft durch Datenfehler erzeugt (s. z.B. Tab. 2.6) oder durch die Existenz von Subpopulationen oder durch selektive Paarung. Daher stehen Tests auf das Hardy-Weinberg-Gleichgewicht oft am Anfang der Datenanalysen. Bei Fall-Kontroll-Studien erwartet man HWE in der Kontrollgruppe jedoch nicht unbedingt in der Gruppe der Fälle. Denn falls ein Markerallel bevorzugt mit einem disponierendem Allel auf einem Chromosom vorkommt, reichern sich die entsprechenden Genotypen in der Fall-Gruppe an. Diesen Effekt werden wir im Kapitel Assoziationsanalysen ausführlich besprechen.
Man schätzt zunächst die Allelhäufigkeiten nach der *Allelzählmethode*, d.h. die Anzahl beobachteter Allele wird durch die Gesamtzahl der Allele 2N geteilt, wobei N die Anzahl der Personen in der Stichprobe bezeichnet. Anschließend wird berechnet, wie die erwarteten Genotyphäufigkeiten unter HWE wären und vergleicht beobachtete und erwartete Anzahlen von Genotypen werden mit einem Chiquadrattest. Allgemein gilt: Bei einem Marker mit n Allelen gibt es $n(n+1)/2$ Genotypen; man muss n-1 Allelhäufigkeiten schätzen. Daher hat die Teststatistik eine Chiquadratverteilung mit $k = n(n+1)/2 - 1 - (n-1)$ Freiheitsgraden. Für $n = 2$ ist $k = 1$.
Beispiel: Test auf Hardy-Weinberg-Gleichgewicht
Tabelle 2.6 zeigt für eine Zufallsstichprobe von 46 Personen die beobachteten und unter HWE erwarteten Anzahlen der Genotypen eines Insertion/Deletion (I/D) Polymorphismus in einem Intron des Gens für das Angiotensin Converting Enzym (ACE). Dieser Polymorphismus ist mit verschiedenen kardiovaskulären Krankheiten assoziiert. Aus den beobachteten Genotypen ergibt sich für die Allelhäufigkeiten $p_I = (19+2)/46 = 0{,}456$ und $p_D = (23+2)/46 = 0{,}544$.

Tabelle 2.6. Beobachtete und unter HWE erwartete Genotyphäufigkeiten des ACE-Polymorphismus, I bezeichnet die Insertion und D die Deletion (Fu-Tien et al. 1998).

	II	ID	DD
beobachtet	19	4	23
erwartet	9,6	22,8	13,6

Blick in die Geschichte 2: Hardy-Weinberg-Gesetz
(Crow 1999)
Das Hardy-Weinberg-Gesetz wurde 1908 zunächst von dem Stuttgarter Frauenarzt Wilhelm Weinberg (1862-1937) (Weinberg 1908) und kurz darauf unabhängig davon von dem britischen Mathematiker Godfrey Harold Hardy (1877-1947) (Hardy 1908) veröffentlicht. Hardy begegnete Weinberg nie und wusste zu dem Zeitpunkt nichts von Weinbergs Arbeit. Für beide Wissenschaftler war das Gesetz, mit dem wir heute ihre Namen verbinden, eher unbedeutend im Rahmen ihrer anderen Veröffentlichungen.

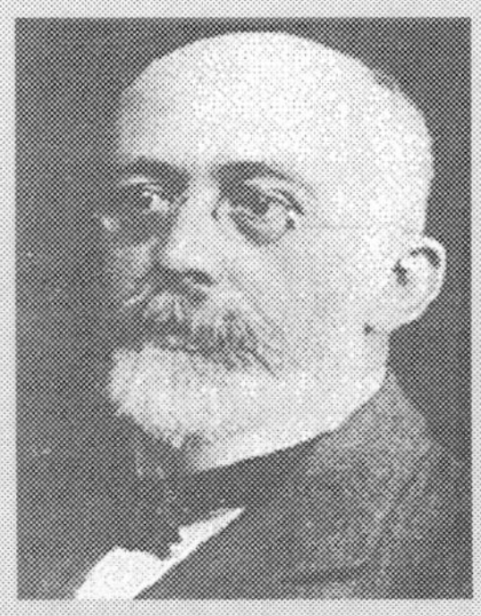

Weinberg, geboren in Stuttgart, studierte in Tübingen und München und kehrte 1889 nach Stuttgart zurück. Er war ein mit Routinetätigkeiten vielbeschäftigter Arzt, war verheiratet und hatte fünf Kinder. Er schrieb insgesamt mehr als 160 Veröffentlichungen, die außerhalb von Deutschland nahezu keine Beachtung fanden. Er publizierte zu den Themen Zwillingsforschung, familiäre Korrelation, Korrektur von Auswahlverzerrung. Er untersuchte Antizipation sowie die Abhängigkeit der Neumutationsraten vom Alter. Er forschte allein und entwickelte eine eigene ungewöhnliche Notation, die es erschwerte, seine Arbeiten zu verstehen. Viele seiner brillianten Ideen wurden aufgegriffen und weiterentwickelt.

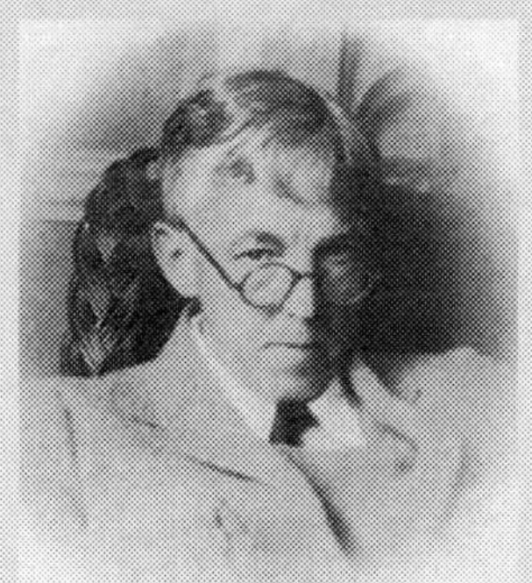

Hardy wird als der bedeutendste englische Mathematiker des letzten Jahrhunderts bezeichnet. Er war als Professor für reine Mathematik in Oxford und Cambridge tätig und lebte in Räumen seiner Colleges. Er führte ein aktives wissenschaftliches Leben mit produktiven Kooperationen mit anderen bekannten Mathematikern. Das HWE muss ihm als eine einfache Anwendung der binomischen Formel trivial vorgekommen sein.

Bis 1943 auch Weinbergs Arbeit international Aufmerksamkeit fand, wurde es im englischsprachigen Raum als das Hardy-Gesetz gelehrt. Dabei hatte Weinberg bereits weitergehende Aussagen als Hardy gemacht. Weinberg zeigte das Gesetz auch für mehr als zwei Allele, deren Existenz er postulierte, obwohl Loci mit mehr als zwei Allelen noch nicht entdeckt worden waren.

Die Teststatistik

$$\chi_1^2 = \sum_{i=1}^{3} \frac{(O_i - E_i)^2}{E_i},$$

bei der über alle 3 Genotypen summiert wird, hat unter HWE eine Chiquadratverteilung mit 1 Freiheitsgrad, und nimmt hier den Wert χ^2=31,7 an. Der p-Wert ist $p = 1,3 \cdot 10^{-7}$. Also zeigt die Zufallsstichprobe eine signifikante Abweichung vom Hardy-Weinberg-Gleichgewicht. Die Ursache konnte gefunden werden. Es stellte sich heraus, dass bei der PCR (s. Exkurs 1) das D-Allel bevorzugt vervielfältigt wird und daher in vielen Fällen statt ID fälschlicherweise der Genotyp DD gemessen wurde. Durch die Verbesserung der PCR-Technik konnte das Problem behoben werden (Fu-Tien et al. 1998). Für den beschriebenen Test sind allerdings auch bei Stichprobengrößen von 1.000 die asymptotischen Verteilungen der Teststatistiken nicht unbedingt gültig (Wigginton et al. 2005). Daher sind exakte Testverfahren zu empfehlen (s. z.B. Guo und Thompson 1992).
Die genannten Tests sind zur Entdeckung von Abweichungen konstruiert und nicht zur Prüfung, ob eine erwartete Verteilung mit einer beobachteten Verteilung äquivalent ist. Eine Alternative basierend auf dem Äquivalenztestprinzip wurde für einen Locus mit zwei Allelen von Wellek (2004) entwickelt.

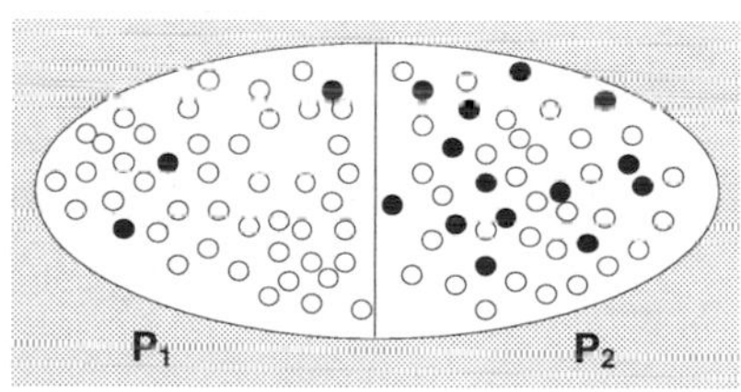

Abbildung 2.5. Isolierte Subpopulationen P_1 und P_2 mit unterschiedlichen Allelhäufigkeiten.

Das Hardy-Weinberg-Gesetz gilt global nicht, wenn in den Subpopulationen (s. Abschnitt 2.1) unterschiedliche Allelhäufigkeiten an dem betrachteten Genort vorliegen, (s. Abb.2.5). Wir nehmen an, in Population 1 kommen die Allele A und a mit den Häufigkeiten p_1 und q_1 und in Population 2 mit den Häufigkeiten p_2 und q_2 vor. Die Populationen seien im Verhältnis 1:1 gemischt. Die Allelhäufigkeiten sind $(p_1 + p_2)/2$ und $(q_1 + q_2)/2$ in der Gesamtpopulation. Wir erwarten unter Hardy-Weinberg-Gleichgewicht $(p_1 + p_2)(q_1 + q_2)/2$ Heterozygote. Hier sind es aber $p_1 q_1 + p_2 q_2$, die gewichtete Summe der Heterozygoten aus den einzelnen Subpopulationen. Für p_1=0,1 und p_2=0,5 erwarten wir 0,42 statt 0,34.

Wenn insgesamt Zufallspaarung entsteht, stellt sich nach einer Generation HWE ein. Es gibt dann $((p_1 + p_2)/2)^2 + ((q_1 + q_2)/2)^2$ Homozygote; das sind weniger als die gewichtete Summe aus den Subpopulationen $(p_1^2 + p_2^2)/2 + (q_1^2 + q_2^2)/2$.

Isolation entsteht aus geographischen Gründen, wie in Inselregionen oder unzugänglichen Gebirgsgegenden, oder auch aus sozialen oder religiösen Gründen. Beispiele für isolierte Subpopulationen sind die Kasten in Indien oder die Gemeinschaft der Hutterer im Südosten der USA. Andere Populationen bleiben nicht völlig isoliert, sondern sie vermischen sich durch gemischte Partnerschaften mit benachbarten oder eingewanderten Populationen. Die Untersuchung von *Populationsmischung* (*population admixture*) ist Gegenstand der Evolutionsgenetik.

Wir empfehlen als Einführung zum Thema Populationsmischung Jobling et. al. (2004, S. 374-397) und Cavalli-Sforza (1994).

2.2.3 Die Verteilung genetischer Varianten

2.2.3.1 Messung genetischer Unterschiede in Populationen

Ein Maß für die Verschiedenheit von Populationen an einem Locus ist F_{ST}, der *Fixationsindex* einer Subpopulation S im Vergleich zur ursprünglichen Gesamtpopulation T (total population). Dieser Index wird z.B. zur Entwicklung von Assoziationstests in Fall-Kontroll-Studien unter Berücksichtigung von Substrukturen benutzt. H_S sei die Heterozygosität an einem Locus in der Subpopulation und H_T die Heterozygosität in der Gesamtpopulation.

$$F_{ST} = (H_T - H_S)/H_T \tag{2.4}$$

misst die relative Veränderung der Anteile an Heterozygoten. Je höher F_{ST} desto größer der Unterschied. Wenn p_T und q_T die Allelhäufigkeiten an einem biallelischen Locus in der Gesamtpopulation bezeichnen, dann ist $H_S = H_T(1-F_{ST}) = 2p_Tq_T(1-F_{ST})$, d.h., H_S in der Subpopulation ist die um F_{ST} verringerte Heterozygosität der Gesamtpopulation. Das Maß wird allgemein zur Beschreibung der Unterschiede von Populationen benutzt.

In der Arbeit von Nasidze et al. (2001) wurden sechs Populationsstichproben aus dem Kaukasus anhand von acht biallelischen autosomalen Markern untersucht (s. Tab. 2.7). Die Ergebnisse wurden mit Studien aus anderen Regionen der Welt verglichen, bei denen dieselben Marker typisiert worden waren. Dargestellt sind die mittleren F_{ST}-Werte bei allen paarweisen Vergleichen der Regionen untereinander bezogen auf die einzelnen Marker. Die mittlere Heterozygosität der untersuchten Marker sind in der Kaukasusregion und in Sahul besonders niedrig, der mittlere F_{ST}-Wert besonders hoch.

Tabelle 2.7. Durchschnittlicher Fixationsindex in verschiedenen Regionen der Welt (nach Nasidze et al. 2001).

Region	Anzahl untersuchter Populationen	Anzahl Individuen	mittlere Heterozygosität H_S	Mittlerer F_{ST}
Afrika	6	176	0,40	0,09
Amerika	4	184	0,38	0,04
Europa	7	334	0,40	0,02
Sahul	3	185	0,31	0,11
Südostasien	7	359	0,38	0,07
Westasien	7	262	0,41	0,05
Kaukasus	6	221	0,31	0,11
alle	40	1721	0,43	0,16

Die Unterschiede zwischen den dort untersuchten Einzelpopulationen sind höher als in allen anderen untersuchten Regionen. Man findet beim Vergleich zweier Populationen aus dem Kaukasus eine im Mittel um mehr als 10% geringere Heterozygosität. Dies reflektiert die relative Isolation der Populationen und die Wirkung der genetischen Drift.

2.2.3.2 Variabilität von Mikrosatelliten und SNPs

Für Kopplungs- und Assoziationsanalysen sind heute zwei Markertypen (s. Abschnitt 1.1.1.4) besonders wichtig, nämlich Mikrosatelliten und SNPs. Wir betrachten sie hier erneut. Eine Übersicht über Mikrosatellitenmarker, ihre Verteilung im Genom sowie ihre Entstehung wird in Ellegren (2004) gegeben. Mikrosatellitenmarker haben häufig 8-12 Allele und eine hohe Heterozygosität von über 70% oder noch höher. Sie liegen meistens im Bereich nicht kodierender DNA. Auf der Basis der ersten Analysen der Sequenz des menschlichen Genoms wurde geschätzt, dass Mikrosatelliten etwa 3% der Sequenz ausmachen und insgesamt mindestens 10^6 verschiedene Mikrosatellitenloci existieren. Ihre Verteilung in Introns und intergenischen Regionen ist ähnlich. Allerdings findet man in den telomerischen Bereichen eine etwa doppelte Dichte. Bei den meisten geht man davon aus, dass sie selektiv neutral sind. Die Anzahl ihrer Allele und deren Verteilung reflektieren den zugrunde liegenden Mutationsprozess (z.B. ungleiches crossing over, s. Abschnitte 1.1.2.4, 2.2.1.1). Die Mutationsrate lässt sich direkt anhand typisierter Familien schätzen. Sie ist mit 10^{-4}–10^{-2} relativ hoch. Bei mehr als 85% der Neumutationen hat das neu entstandene Allel genau einen Repeat mehr oder weniger. Die Neumutationsrate ist geringer, wenn wenige Repeats vorhanden sind, und höher, wenn bereits mehrere existieren. Bei hohen Repeatzahlen steigt die Wahrscheinlichkeit für Verkürzungsmutationen, daher tauchen Allele mit sehr vielen Repeats selten auf (Xu et al. 2000). Mikrosatellitenmarker

sind wegen ihres hohen Informationsgehaltes und wegen ihrer gleichmäßigen Streuung nützliche Marker für Kopplungsanalysen. Sie werden im Bereich der Kriminalistik und der Vaterschaftsbegutachtung eingesetzt. Durch ihre hohe Mutationsrate bieten sie die Möglichkeit, Einflüsse von toxischen Substanzen und ionisierender Strahlung auf die Mutationsrate zu untersuchen.
Abb 2.6 zeigt eine typische Allelverteilung anhand des Tetranukleotidrepeats DS820 mit einer Heterozygosität von mehr als 80% in Europa.
SNPs haben im Gegensatz zu den meisten Mikrosatelliten i.d.R. nur zwei Allele und damit verbunden eine niedrigere Heterozygosität. Ihre Mutationsrate ist mit etwa 10^{-9} – 10^{-8} viel geringer als die von Mikrosatelliten. Daher sind sie sehr stabile Indikatoren der Populationsgeschichte. Man findet sie im menschlichen Genom sehr häufig. Es wird geschätzt, dass es mehr als 10^7 SNPs mit Allelhäufigkeiten von mehr als 1% beim Menschen gibt, mindestens einen alle 300 bp. Abb 2.7 zeigt die geschätzte Anzahl SNPs beim Menschen in Abhängigkeit von der Häufigkeit des selteneren Allels HsA (zur Berechnung s. Gleichung 2.5).

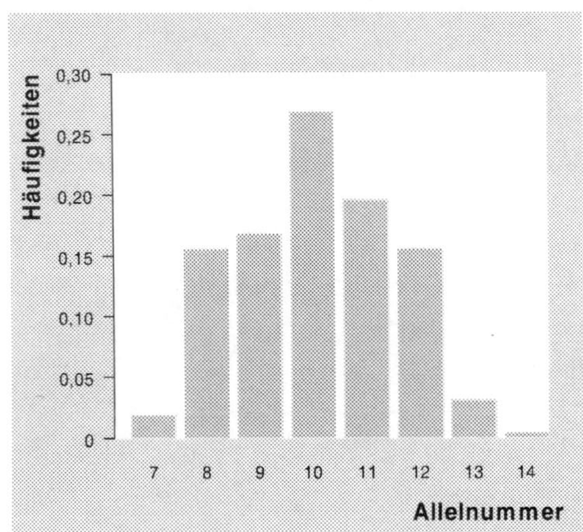

Abbildung 2.6. Allelhäufigkeiten des Mikrosatellitenmarkers DS820 (Huckenbeck und Scheil 2004). Die Allelnummer bezeichnet die Anzahl der Repeats.

Als Maß für die Variabilität in einem bestimmten Bereich des Genoms verwendet man die *Nukleotiddiversität* (*nucleotide diversity*). Diese ist definiert als die Wahrscheinlichkeit π, mit der zwei zufällig gewählte haploide Genome (Gameten) aus einer Bezugspopulation an beliebigen Nukleotidpositionen in diesem Bereich verschiedene Werte zeigen. Mit Hilfe von π kann auf die Anzahl der SNPs insgesamt geschlossen werden. Wenn S_p die Anzahl variabler Nukleotidpositionen mit Allelhäufigkeit p bezeichnet und S_2 die Anzahl der Nukleotidpositionen, die bei zwei zufällig gewählten haploiden Genomen

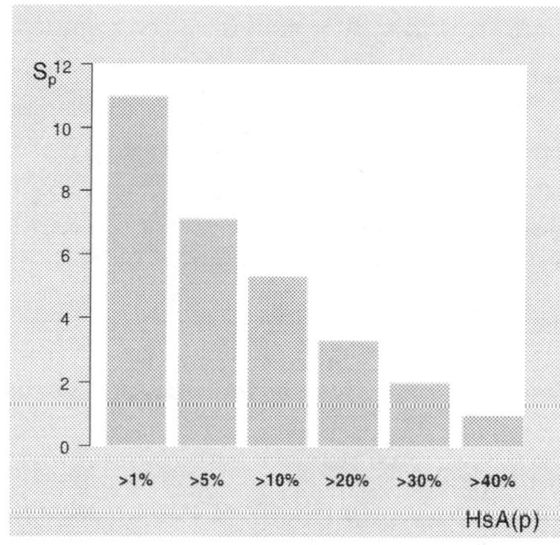

Abbildung 2.7. Geschätze Anzahl ($\cdot 10^6$) SNPs, bei denen die Häufigkeit des selteneren Allels (HsA) mindestens p beträgt. S_p bezeichnet die Anzahl variabler Nukleotidpositionen mit Allelhäufigkeit p (Kruglyak und Nickerson 2001).

unterschiedlich sind, dann gilt approximativ

$$S_p = S_2 \ln \left(\frac{1-p}{p} \right). \tag{2.5}$$

Aus S_2, geschätzt aus zwei Gameten, ergeben sich die in Abb. 2.7 dargestellten Werte von S_p für verschiedene p (Kruglyak und Nickerson 2001).

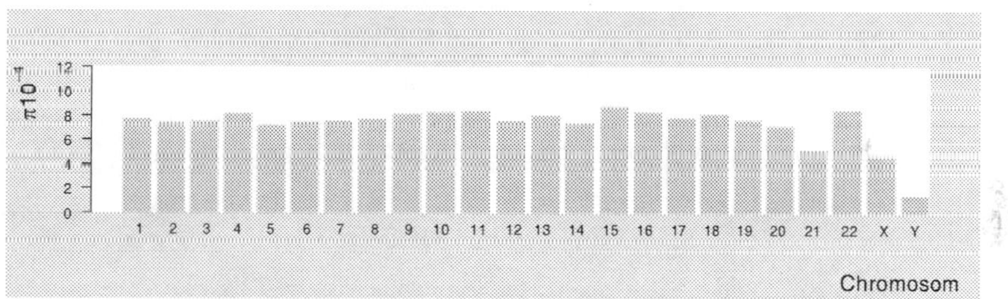

Abbildung 2.8. Nukleotiddiversität $\pi(\cdot 10^{-4})$ auf den einzelnen Chromosomen (Sachidanandam et al. 2001).

Abb 2.8 zeigt die geschätzte Nukleotiddiversität für die verschiedenen Chromosomen beim Menschen. Bei den Autosomen hat Chromosom 15 die höchste und Chromosom 21 eine besonders niedrige Diversität. Die größten Unterschiede sind beim X und Y-Chromosom zu sehen, bedingt durch den unterschiedlichen Vererbungsprozess und die unterschiedlichen Mutationsraten (Sachidanandam et al. 2001).

Millionen SNPs sind inzwischen in öffentlich zugänglichen Datenbanken gesammelt worden (SNP-Consortium TSC, dbSNP, HAPMAP). SNPs eignen sich gut für die Hochdurchsatzanalyse, die automatisierte Bestimmung in großen Mengen. Es wurden Chip-Technologien entwickelt, mit denen zur Zeit

10^4, 10^5 und $1/2 10^6$ SNP-Genotypen pro Individuum simultan bestimmt werden können. Bei dem 100K SNP-Chip der Firma Affymetrix beträgt der mittlere Abstand zwischen den SNPs 8,5 kb und die mittlere Heterozygosität 0,3 (www.affymetrix.com).

2.2.3.3 Geographische Unterschiede der Allelverteilungen

Die Verbindung geographischer Informationen mit genetischen Informationen reflektiert die Evolutionsgeschichte. Für viele Loci beobachtet man sehr unterschiedliche Allelverteilungen. Umfangreiche Untersuchungen dieser Art wurden anfangs anhand der ersten Marker, z.B. dem AB0-Blutgruppensystem, aber auch anhand von Krankheitsmutationen für monogene, rezessive Krankheiten durchgeführt (Vogel und Motulsky 1997, S. 495; Cavalli-Sforza 1994, S. 178-184). Eine Einführung in die Methoden findet man in Barbujani (2000). Der Pentanukleotidrepeatmarker CD4 (s. Abb. 2.9) hat zum Beispiel sehr unterschiedliche Allelhäufigkeiten in verschiedenen Populationen.

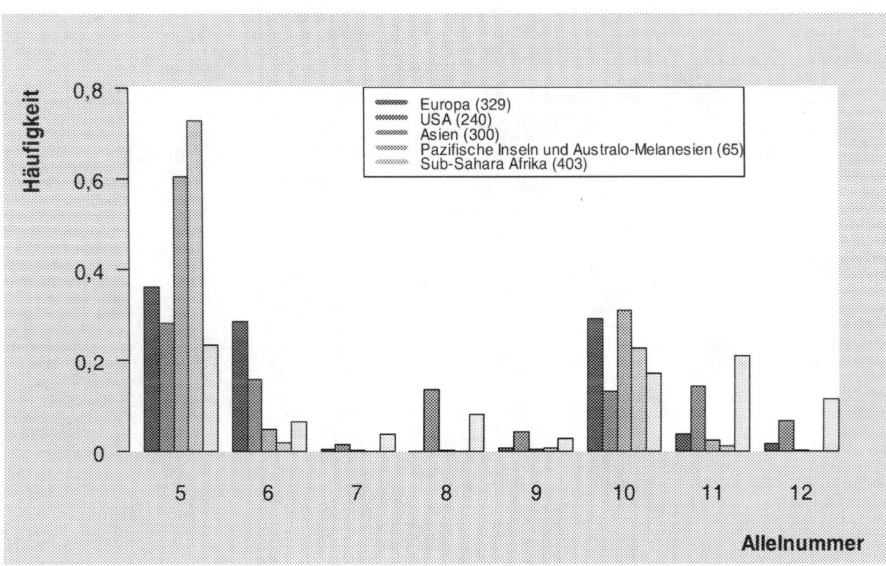

Abbildung 2.9. Allelverteilungen des Pentanukleotidrepeats CD4 in ausgewählten Populationen (Huckenbeck und Scheil, 2004). Die Allelnummer entspricht der Repeatzahl, in der Legende sind die Populationen und in Klammern die jeweilige Stichprobengröße angegeben.

Während in Afrika acht Allele mit Häufigkeiten von mehr als 2% vorhanden sind, sieht man in Europa nur 4 Allele mit mehr als 2% Häufigkeit. Vermutlich sind die Allelhäufigkeiten dieses Markers durch Selektion aufgrund von Infektionserregern mit geprägt.

2.3 Mehrere Genorte

2.3.1 Kopplungsungleichgewicht für zwei Genorte

2.3.1.1 Definition und Entstehung

Wenn starke Kopplung zwischen zwei Genorten vorliegt (s. Abschnitt 1.1.2.2), werden die Haplotypen, also die Allele der beiden Loci auf einem Chromatid, meistens als Ganzes von Eltern auf ihre Kinder vererbt. Man spricht von *Kopplungsungleichgewicht* (*linkage disequilibrium, LD*), wenn Allelkombinationen zweier Loci auf einem Haplotypen in einer Population häufiger vorkommen, als man es bei unabhängiger Kombination der Allele entsprechend ihren Allelhäufigkeiten erwarten würde. Das Kopplungsungleichgewicht wird auch *gametisches Ungleichgewicht* genannt oder *allelische Assoziation*. Diese Ausdrücke beschreiben die Sachlage korrekt, sie haben sich jedoch in der Fachliteratur nicht durchgesetzt. Die Stärke allelischer Assoziation ist ein Maß, das ebenfalls durch die am Anfang dieses Kapitels besprochenen Kräfte der Evolution beeinflusst wird. Statistische Methoden, die LD untersuchen, sind ein mächtiges Werkzeug zum Auffinden von Krankheitsgenen.

Betrachten wir zwei Genorte mit den Allelen A, a und B, b sowie den Allelhäufigkeiten p_A, p_a, p_B, p_b. Dann gibt es vier mögliche Haplotypen mit den Häufigkeiten $p_{AB}, p_{Ab}, p_{aB}, p_{ab}$. Bei statistischer Unabhängigkeit gilt $p_{AB} = p_A p_B$. Diese Gleichung gilt dann entsprechend für alle Haplotypen. Man sagt, es liegt Kopplungsgleichgewicht vor. Andernfalls existiert Kopplungsungleichgewicht, d.h. der *Disequilibriumskoeffizient*

$$D := p_{AB} - p_A p_B \tag{2.6}$$

ist von 0 verschieden. Alle Haplotyphäufigkeiten lassen sich bei Kenntnis von D aus den Allelhäufigkeiten und D berechnen:

$$\begin{aligned} p_{AB} &= p_A p_B + D \\ p_{ab} &= p_a p_b \quad + D \\ p_{Ab} &= p_A p_b \quad - D \\ p_{ab} &= p_a P_B \quad - D \end{aligned} \tag{2.7}$$

Entsteht an einem Genort, der zuvor nur ein Allel hatte, auf einem Gameten durch Neumutation ein zweites Allel, so ist es mit den Allelen an allen anderen Stellen desselben Chromosomenstrangs in vollständigem Kopplungsungleichgewicht. Dies ist in Abb. 2.10 schematisch dargestellt. Durch eine Neumutation entsteht der Haplotyp AbC. Das neue Allel b kommt zunächst

nur mit A und C auf einem Haplotypen vor. Der C-Locus ist nicht polymorph. Durch Rekombination wird das LD zwischen A und B reduziert. In nachfolgenden Generationen kann das LD weiter verringert werden.
*K*opplung sagt etwas über *K*osegregation, über gemeinsame Vererbung an verschiedenen Loci aus. Kopplung kann deshalb nur in Familien beobachtet werden, wobei es nicht auf das spezifische Allel ankommt. *A*ssoziation betrifft *A*llelkombinationen für zwei Genorte auf Haplotypen in einer Population. Es kann vollständige Kopplung vorliegen, aber keine Assoziation. Ein Beispiel dafür findet man in Thomas (2004, S. 36). Eine Merkregel lautet auf englisch: *L*inkage is about *L*oci, *A*ssociation is about *A*lleles (Elston, überliefert).
In sehr großen Populationen mit Zufallspaarung verändert sich D von Generation T zu Generation T+1 in Abhängigkeit von der Rekombinationsrate θ zwischen den Genorten (s. Thomas 2004, S. 240, s. Tab. 2.8):

$$D_{T+1} = (1 - \theta) D_T. \tag{2.8}$$

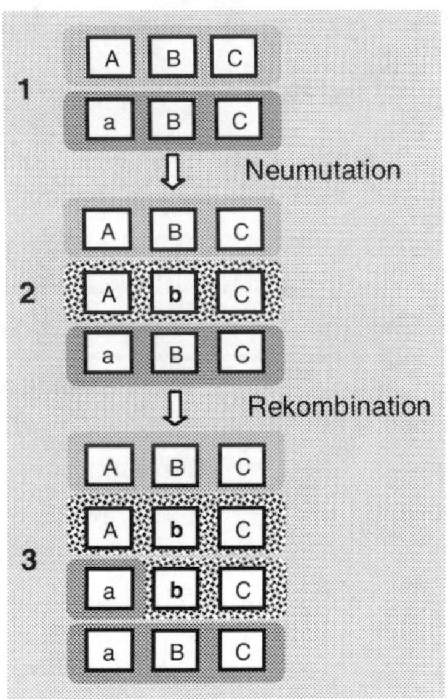

Abbildung 2.10. Entstehung von LD durch Neumutation (nach Jobling 2004, S.80).

Ein Kopplungsungleichgewicht wird nicht durch Kopplung hervorgerufen, aber bei starker Kopplung bleibt es über mehrere Generationen hinweg bestehen. Ohne starke Kopplung wird ein Kopplungsungleichgewicht in der Population sehr schnell wieder abgebaut. Sind die Loci nicht gekoppelt, halbiert sich das Kopplungsungleichgewicht mit jeder Generation. Starkes Kopplungsungleichgewicht ist daher ein indirekter Hinweis auf eine starke Kopplung und damit darauf, dass die betrachteten Genorte eng benachbart sind.

Tabelle 2.8. Erwarteter Anteil des Linkage Disequilibriums D der Anfangsgeneration für verschiedene Rekombinationsraten θ in Abhängigkeit von der Anzahl der vergangenen Generationen T in einer sehr großen Population, nach Formel 2.8.

	Anzahl der Generationen T						
θ	5	10	20	50	100	1000	10000
0,0001	1,00	1,00	1,00	1,00	0,99	0,90	0,37
0,001	1,00	0,99	0,98	0,95	0,90	0,37	0,00
0,01	0,95	0,90	0,82	0,61	0,37	0,00	0,00
0,05	0,77	0,60	0,36	0,08	0,01	0,00	0,00
0,1	0,59	0,35	0,12	0,01	0,00	0,00	0,00
0,5	0,03	0,00	0,00	0,00	0,00	0,00	0,00

2.3.1.2 Ursachen für Kopplungsungleichgewicht

Wir haben gezeigt, dass starke Kopplung zweier Loci ein vorhandenes LD über viele Generationen erhält. Zusätzlich beeinflussen die am Anfang dieses Kapitels besprochenen Kräfte der Evolution das LD. Positive Selektion etwa für einen Genotypen wirkt auf assoziierte Allele, so dass es zur Verstärkung des vorhandenen Kopplungsungleichgewichts kommt, dem *Mitfahrereffekt* (*hitchhiking effect*). In endlichen Populationen verändern sich Allelhäufigkeiten und auch Haplotyphäufigkeiten für Allele benachbarter Marker durch Drift. Da insgesamt die Vielfalt in kleinen Populationen durch diesen Prozess abnimmt, verstärkt sich das Kopplungsungleichgewicht. Ein hoher Anteil an Verwandtenehen erhöht das Kopplungsungleichgewicht. Verwandte haben nicht nur ein Allel mit höherer Wahrscheinlichkeit von einem gemeinsamen Vorfahren geerbt, sondern teilen auch Haplotypstücke mit höherer Wahrscheinlichkeit als unverwandte Personen. Zwei Punkte sollen hier hervorgehoben werden.

- *Gründereffekt:* Eine auf einem Gameten neu entstandene Variante, die an Nachkommen weitergegeben wird, bleibt noch viele Generationen mit den eng benachbarten Allelen des Ausgangschromosoms im Kopplungsungleichgewicht, vorausgesetzt, sie geht nicht durch Drift verloren. Ein ähnlicher Gründereffekt entsteht, wenn eine Population vor kürzerer Zeit aus wenigen Vorfahren entstanden ist, oder wenn sie durch äußere Gegebenheiten auf wenige Mitglieder reduziert worden ist (s. 2.2.1.3). Durch diese Gründereffekte sind allerdings auch Assoziationen von Allelpaaren möglich, die lange vor Gründung der Population entstanden sind.
- *Populationsmischung:* Wir verwenden das folgende hypothetische Beispiel (s. Tab. 2.9): Angenommen, eine Population besteht zu gleichen Teilen aus zwei Subpopulationen. In den Subpopulationen sind die Allelverteilungen der zwei betrachteten Genorte unabhängig mit folgenden Verteilungen:

Tabelle 2.9. LD durch Populationsmischung.

Subpopulation 1	Subpopulation 2	Gesamtpopulation Mischungsverhältnis 1:1
$p_A = 1$	$p_A = p_a = 0,5$	$p_{AB} = 0,5$
$p_B = p_b = 0,5$	$p_B = 1$	$p_{Ab} = p_{aB} = 0,25$
$p_{AB} = p_{Ab} = 0,5$	$p_{AB} = p_{aB} = 0,5$	$p_A = p_B = 0,75$

Dann gilt in der Gesamtpopulation

$$D = p_{AB} - p_A p_B = 0,5 - (0,75)^2 = -0,625.$$

Es liegt also ein Kopplungsungleichgewicht vor, das allein durch die Populationsmischung entstanden ist, unabhängig davon, ob die Genorte gekoppelt sind oder nicht. Analog kann durch Populationsmischung ein Hardy-Weinberg-Ungleichgewicht erzeugt werden. Die Beobachtung, dass Kopplungsungleichgewicht durch nicht erkannte Populationsstrukturen hervorgerufen werden kann, führte bei Assoziationsstudien zur Bevorzugung von Studiendesigns und Analyseverfahren, die unempfindlich gegenüber diesem Effekt sind (s. Kap. 5).

2.3.1.3 Verschiedene Maßzahlen für das LD und deren Vor- und Nachteile

Das Maß D für die Stärke der allelischen Assoziation hängt stark von den Allelhäufigkeiten ab. D liegt zwischen -0,25 und 0,25. Wenn nur die Haplotypen AB und ab vorkommen und p_A=p_B=0,5, dann ist

$$p_{AB} = p_{ab} = 0,5 \qquad D = p_{AB} - p_A p_B = 0,25.$$

Gilt aber in derselben Situation p_A=p_B=0,9 dann ist p_{AB}=0,9, p_{ab}=0,1 und D=0,09, obwohl in beiden Fällen vollständiges Kopplungsungleichgewicht vorliegt. Um die Abhängigkeit von den Allelhäufigkeiten zu beseitigen, normiert man D durch sein Maximum zu Lewontins LD-Maß

$$D' = D/D_{max}.$$

Dabei gilt:

$$D_{max} = \begin{cases} min\{p_A p_b, p_a p_B\} & \text{falls } D > 0 \\ min\{p_A p_B, p_a p_b\} & \text{falls } D < 0 \end{cases}$$

Für das Beispiel ergibt sich bei beiden Allelverteilungen $D' = 1$. Weiterhin werden als Maße für Linkage Disequilibrium genutzt (Devlin und Risch 1995):

$$r^2 = D^2/(p_A p_a p_B p_b),$$

r ist der Korrelationskoeffizient der 2x2 Feldertafel der Haplotyphäufigkeiten.

$$\delta = (p_{AB}/p_{aB} - p_{Ab}/p_{ab})/(p_{AB}/p_{aB} + 1).$$

Für epidemiologisch vorgebildete Leser sei erwähnt, dass δ dem attributablen Risiko unter Nutzung von Odds Ratios in einer Population ähnlich ist.
Wünschenswerte Eigenschaften für ein Maß für LD sind:
- Symmetrie hinsichtlich der Marker
- Abnahme proportional zur Rekombinationsrate θ zwischen den Markern
- Unabhängigkeit von den Allelhäufigkeiten

δ kommt den Kriterien am nächsten und ist daher zu empfehlen. Schätzungen für D' sind denen für δ in populationsbezogenen Stichproben sehr ähnlich; sie sind in Fall-Kontroll-Stichproben aber von den Allelhäufigkeiten abhängig. Darüber hinaus kann mit D' die Stärke des Linkage Disequilibriums nicht weiter differenziert werden. Wenn einer der theoretisch möglichen Haplotypen in der Stichprobe nicht vorkommt, dann ist D' immer 1 oder -1.
Für die Untersuchung einer Chromosomenregion mit mehr als zwei Markern ist es üblich, das LD zwischen allen Markerpaaren zu betrachten und zu visualisieren (Abecasis und Cookson 2001), oder man kann Maßzahlen verwenden, bei denen mehrere Marker berücksichtigt werden (Nothnagel et al. 2002). Die Schätzung des Kopplungsungleichgewichts führt direkt auf das Problem der Schätzung von Haplotypen, auf das wir in Abschnitt 2.3.2.1 eingehen werden.

2.3.1.4 Mehr als zwei Allele

Angenommen es gibt an den zwei Genorten jeweils mehr als zwei Allele, $A_1, ..., A_k$ mit den Häufigkeiten $p_1, ..., p_k$ und $B_1, ..., B_l$ mit den Häufigkeiten $q_1....q_l$. Die Haplotypen A_iB_j haben die Häufigkeiten $p_{11}, ...p_{kl}$, das Kopplungsungleichgewicht für die Allele A_i und B_j sei mit D_{ij} bezeichnet, $D_{ij} = p_{ij} - p_ip_j$, wobei $i = 1,..., k$ und $j = 1,..., l$. Es gibt verschiedene Vorschläge zur Definition eines Assoziationsmaßes in dieser Situation. Alle sind von den Allelhäufigkeiten abhängig (Hedrick 1987, Lewontin 1988). Ein sinnvolles Maß ist

$$D' = \sum_{ij} p_i q_j D'_{ij}$$

das gewichtete Mittel von D' für jeweils ein Allelpaar. Im Vergleich zu anderen Vorschlägen, auf die hier nicht eingegangen werden kann, ist dieses Maß relativ wenig von den Allelhäufigkeiten abhängig.

2.3.2 Haplotypen

Wir bezeichnen das Paar der Haplotypen einer Person als *Diplotyp*. Mit manchen Verfahren werden die Haplotypverteilungen der Ausgangspopulation geschätzt, andere ermöglichen zusätzlich die Bestimmung der Diplotypen der einzelnen Personen.

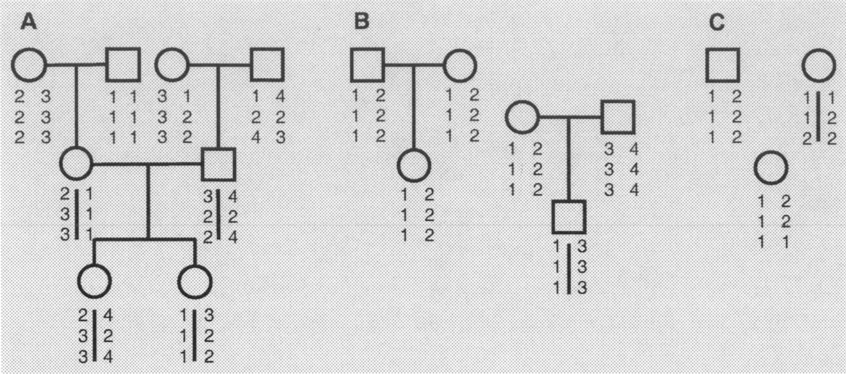

Abbildung 2.11. Haplotypen in A: Mehrgenerationenfamilie, B: Eltern-Kind-Trios, C: unverwandte Individuen.

2.3.2.1 Haplotypschätzung

Die Bestimmung von Haplotypen im Labor (s. Abschnitt 1.1.2.3) ist zurzeit noch nicht in großem Umfang und mit vertretbaren Kosten möglich. Daher werden Haplotypen aus multiplen Genotypen, d.h. Genotypen an mehreren Loci, unter Einsatz verschiedener Verfahren geschätzt. Diese Haplotypisierung hängt vom Informationsgehalt der Marker und den Familienstrukturen ab. Beispiele für Haplotypen bei verschiedenen Familienstrukturen sind in Abb. 2.11 gezeigt. Hier trennt ein senkrechter Strich die beiden Haplotypen, wenn sie bekannt sind. Im Idealfall lassen sich in Mehrgenerationenfamilien in Abhängigkeit vom Informationsgehalt die Haplotypen derjenigen bestimmen, deren Eltern ebenfalls genotypisiert wurden (s. Abb. 2.11.A). Dabei benutzt man, dass je ein Allel vom Vater und eines von der Mutter stammen muss, sowie die Regel, dass die Haplotypen mit möglichst wenigen Rekombinationen erklärt werden sollen (*minimal recombination assumption*). Der Grund für dieses *Sparsamkeitsprinzip* ist, dass Crossover in einem kleinen Bereich selten sind, insbesondere kommen doppelte Crossover auf engem Raum äußerst selten vor. Werden in den Daten Doppelrekombinanten beobachtet, so handelt es sich oft um Datenfehler.
Da elterliche Information für eine Zufallsstichprobe einzelner unverwandter Personen nicht zur Verfügung steht, sind hier die Haplotypen uneindeutig, sobald mehr als ein Marker heterozygot ist. Bei Eltern-Kind-Trios (s. Abb. 2.11.B) kann man die Haplotypen des Kindes rekonstruieren, wenn die Marker hinreichend informativ sind, bei Einzelpersonen (s. Abb. 2.11.C) ist der Haplotyp klar, wenn höchstens ein Marker heterozygot ist.
Zur *Haplotyprekonstruktion* wurden viele Algorithmen und Programme entwickelt. Zum häufig verwendeten EM-Algorithmus s. Exkurs 2.

Exkurs 2: Schätzung der Haplotyphäufigkeiten und des Kopplungsungleichgewichts unter Nutzung des EM-Algorithmus
(nach Thomas 2004, S. 242-244).
Beim EM-Algorithmus handelt sich um eine Technik zur Bestimmung von Maximum-Likelihood-Schätzwerten. EM ist die Abkürzung für **E**rwartung und **M**aximierung. Der EM-Algorithmus ist besonders effektiv, wenn die Daten nur unvollständig beobachtet werden können. E- und M-Schritte werden iteriert, bis Konvergenz eintritt. Im ersten E-Schritt gibt man den unbekannten Parametern Anfangswerte und berechnet damit die fehlenden Beobachtungen. Aus dem vollständigen Datensatz werden dann im M-Schritt die Schätzer für die Parameter durch Maximierung der Likelihoodfunktion berechnet. Angenommen wir beobachten die in Tab. 2.10 notierten Anzahlen für die Genotypkombinationen zweier biallelischer Marker und wollen daraus die Haplotyphäufigkeiten (s. Tab. 2.11) und das LD schätzen.

Tabelle 2.10. Anzahlen beobachteter Genotypkombinationen.

	AA	**Aa**	**aa**
BB	n_{11}	n_{12}	n_{13}
Bb	n_{21}	n_{22}	n_{23}
bb	n_{31}	n_{32}	n_{33}

Tabelle 2.11. Anzahl (nicht beobachtbarer) Haplotypen.

AB	n_{AB}
Ab	n_{Ab}
aB	n_{aB}
ab	n_{ab}

Wir betrachten zwei Loci und verwenden die Bezeichnungen, die Tab. 2.10 und Tab. 2.11 zusammengestellt sind. Für alle Genotypkombinationen in Tabelle 2.10 außer AaBb ist der zugrunde liegende Diplotyp eindeutig, da jeweils nur ein Marker heterozygot ist. AaBb kann aus den Diplotypen AB/ab oder Ab/aB entstanden sein. Insgesamt können wir daher die Anzahlen der einzelnen Haplotypen $n_{AB}, n_{ab}, n_{Ab}, n_{aB}$ in der Stichprobe nicht direkt abzählen. Nach der Bayesschen Formel und Gl. 2.7 gilt:

$$
\begin{aligned}
P(AB|AaBb) &= P(ab|AaBb) \\
&= \frac{P(AB \cap ab)}{P(AB \cap ab) + P(Ab \cap aB)} \\
&= \frac{(p_A p_B + D)(p_a p_b + D)}{(p_A p_B + D)(p_a p_b + D) + (p_A p_b - D)(p_a p_B - D)} \\
&= \frac{(p_A p_B + D)((1-p_A)(1-p_B) + D)}{(p_A p_B + D)((1-p_A)(1-p_B) + D) + (p_A(1-p_B) - D)((1-p_A)p_B - D)},
\end{aligned}
\tag{2.9}
$$

und

$$P(Ab|AaBb) = P(aB|AaBb) = 1 - P(AB|AaBb). \tag{2.10}$$

Nach diesen Vorüberlegungen sieht man, dass sich für gegebene Werte von p_A, p_B und D die erwarteten Haplotyphäufigkeiten berechnen lassen, $P(AB|AaBb) = P_{AB}(p_A, p_B, D)$. Der EM-Algorithmus wird nun wie folgt durchgeführt:

E-Schritt: Man wählt Anfangswerte, z.B. die aus der Stichprobe geschätzten Allelhäufigkeiten p_A und p_B sowie $D = 0$. Damit schätzt man aus der Tabelle 2.10 und unter Nutzung der Gleichungen (2.9) und (2.10) zunächst die Wahrscheinlichkeit der nicht beobachtbaren Haplotypen und dann die Anzahl, die man unter den Anfangsannahmen in einer Stichprobe dieser Größe erwarten würde.

M-Schritt: Mit diesen Zahlen lautet die Likelihoodfunktion für die gesuchten Parameter

$$L(p_A, p_B, D) = \prod_{i,j \in \{AB, Ab, aB, ab\}} P_{ij}(p_A, p_B, D)^{n_{ij}}$$

wobei n_{ij} die eben bestimmten Anzahlen der „beobachteten" Haplotypen sind und P_{ij} die geschätzten Wahrscheinlichkeiten für die Genotypen in Abhängigkeit von p_A, p_B und D. Die P_{ij} werden mit den jeweiligen Anzahlen n_{ij} potenziert. Jetzt werden Schätzwerte für p_A, p_B und D durch Maximierung der Likelihoodfunktion bestimmt. Mit diesen wiederholt man den E-Schritt und berechnet neue Werte für die Haplotypanzahlen n_{ij}. Das Verfahren wird iteriert, bis sich an den Schätzwerten kaum noch Veränderung ergibt.

Die EM-Technik kann auch auf mehr als zwei Loci angewendet werden. Mit wachsender Markeranzahl nimmt die Anzahl der zu schätzenden Parameter zu. Die Berechnung verursacht dann eventuell Konvergenzprobleme.

Clark (1990) erkannte, dass multiple Genotypen unverwandter Personen nützliche Informationen über ihre Haplotypen enthalten. Der von ihm vorgeschlagene Algorithmus wird allerdings kaum noch verwendet.

Viele Methoden basieren auf dem EM-Algorithmus, andere nutzen Bayessche Rekonstruktionstechniken (PHASE-Algorithmus) oder verwenden die Technik phylogenetischer Bäume.
Verbesserungen der Programme und Algorithmen sind Gegenstand der aktuellen Forschung. Einen Übersichtsartikel (Niu 2004) zum speziellen Thema "Genetische Epidemiologie und Haplotypen" findet man in der Zeitschrift Genetic Epidemiology. Eine Auswahl von Programmen wird in Abschnitt 2.6 gegeben.

2.3.2.2 Vererbung von Haplotypen

Angenommen auf einem Chromatiden entsteht ein disponierendes Allel A. Dieses Allel werde T Generationen lang weitervererbt. Dann erwarten wir, dass ein Stück des Chromatids um dieses Allel herum von dem Vorfahren mitvererbt wird. Die erwartete Länge dieses Haplotypstücks gibt uns wichtige Hinweise für die Planung von Studien. Der Ausgangshaplotyp kann sich in jeder Meiose durch Rekombinationen verkleinern. Die diesen zugrundeliegenden Crossover werden durch eine Poissonverteilung beschrieben (s. Abschnitt 1.2.2).
Fehler bei der Genotypisierung können je nach Studientyp Konsequenzen bei der Bestimmung der Haplotypen haben. In Mehrgenerationenfamilien oder bei Trios führen Genotypisierungsfehler oft zur Verletzung der Vererbungsregeln – solche werden entdeckt – oder zur Konstruktion falscher Haplotypen. In Abb. 2.12 erzeugt ein Genotypisierungsfehler bei Individuum A einen unmöglichen Genotyp, und bei Individuum B einen Haplotyp, bei dessen Entstehung zwei Rekombinationen stattgefunden haben müssen. Wenn nur die Personen aus der letzten Generation des Stammbaums typisiert werden können, würden der Fehler und die Doppelrekombination als wahrscheinlicher Fehler nicht auffallen.
Hierbei erwarten wir definitionsgemäß, dass ein Crossover pro Morgan auftritt. Wir betrachten ein Intervall um A mit der linken Grenze L und der rechten Grenze R. Die Wahrscheinlichkeit, dass zwischen R und A keine Rekombination stattgefunden hat, dass dieses Stück also als Ganzes durch die T Generationen vererbt wurde ist $e^{-(R-A)T}$. Analoges gilt für die linke Grenze. Der Abstand R-A wird in Morgan gemessen. Eine Modellrechnung zeigt, mit welcher Wahrscheinlichkeit eine Gruppe von Personen, die alle A geerbt haben, ein größeres Stück Haplotyp gemeinsam haben. Wenn z.B. 8 Personen das Allel A tragen und wir davon ausgehen, dass sie alle eine A-Kopie des gleichen Allels eines gemeinsamen Vorfahren von vor 6 Generationen geerbt haben, dann teilen sie ein Intervall von ca. 1 cM nach rechts und links mit 38% Wahrscheinlichkeit (4% nach 20 Generationen). Ein Intervall der Länge

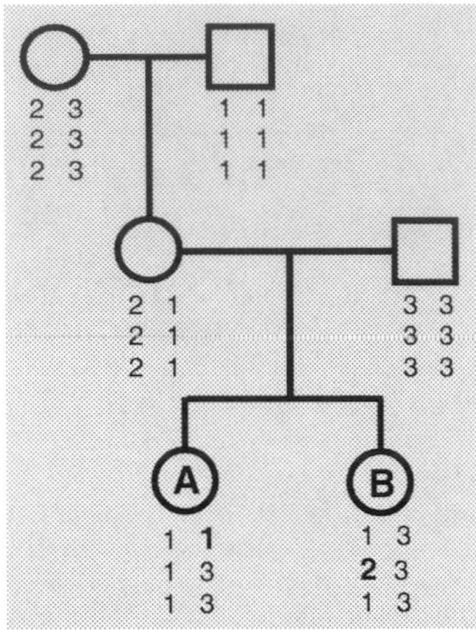

Abbildung 2.12. Beispiele für mögliche Typisierungsfehler in Mehrgenerationenfamilien.

2,5 cM rechts und links teilen sie nur mit knapp 10% Wahrscheinlichkeit (0,3% nach 20 Generationen).

Bei Familienstudien dient die Suche nach eng benachbarten Doppelrekombinationen also dem Auffinden möglicher Datenfehler. Doppelrekombinationen können bei Unverwandten nicht entdeckt werden. Es wurde gezeigt, dass auch hier und für jede Markerart Typisierungsfehler zu einer deutlichen Reduktion der Haplotyphäufigkeiten und zur erhöhten Ungenauigkeit bei der Rekonstruktion der individuellen Diplotypen führen können (Kirk und Cardon 2002).

2.3.2.3 Haplotypblöcke und tagSNPs

Die Untersuchung von Haplotypmustern und LD-Mustern fand in den letzten Jahren großes Interesse. Daly et al. (2001) untersuchten eine 500 kb große Region auf Chromosom 5 durch Typisierung von 103 SNPs in einer Stichprobe von 129 Trios (Morbus Crohn Patienten mit Eltern). Sie entdeckten eine blockartige Struktur der Haplotypen. Ein Teil der untersuchten Region, nämlich die ersten vier der beobachteten elf Blöcke, ist in Abb. 2.13 schematisch dargestellt. In den diskreten Blöcken werden nur wenige Haplotypen beobachtet. Sie sind durch schraffierte Balken symbolisiert, und die Prozentzahl gibt an, wie viele Haplotypen der Stichprobe diese Blöcke tragen. In allen Blöcken finden sich drei oder vier Haplotypen, die jeweils bei über 90% der Chromosomen in der Stichprobe beobachtet wurden. Die Blöcke sind durch Bereiche getrennt, in denen vermutlich Rekombinationsereignisse in der Vergangenheit stattgefunden haben. Die häufigsten Rekombinationsereignisse sind durch gestrichelte Linien zwischen den Haplotypen angedeutet. Ähnliche Muster sind inzwischen in vielen anderen Regionen des Genoms gefunden worden. Eine Übersicht geben Wall und Pritchard (2003). Simulationsuntersuchungen zeigen, dass auch bei gleichmäßig verteilter Rekombina-

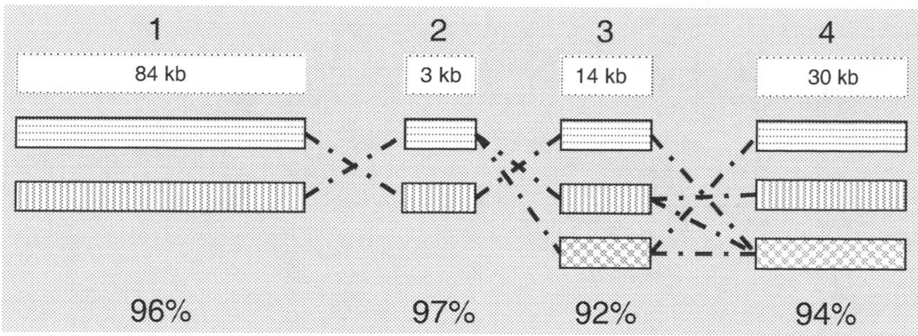

Abbildung 2.13. Schema einer Struktur von 4 Blöcken verschiedener Länge auf Chromosom 5, gestrichelte Linien deuten Crossover in der Vergangenheit an, die Prozentzahl gibt an, welcher Anteil der Haplotypen in der Stichprobe aus diesen Blöcken bestehen (modifiziert nach Daly et al. 2001).

tionsrate Blöcke entstehen können (Phillips et al. 2003). Die Längenverteilung der außerhalb Afrikas beobachteten Blöcke unterstützt aber die Vorstellung, dass die Blockstrukturen durch verschieden hohe Rekombinationsraten hervorgerufen wurden. Man sieht nämlich niedrige Rekombinationsaktivität innerhalb der Blöcke (*cold spots*) und hohe Rekombinationsaktivität zwischen den Blöcken (*hot spots*).

Für die Durchführung von Studien ergeben sich die folgenden Konsequenzen:

- Innerhalb der Blöcke tragen mehrere SNPs redundante Information; die Typisierung weniger informativer Marker in einem Haplotypblock (sie werden als *tagging SNPs, tagSNPs, tSNP* bezeichnet) sollte ausreichen, um häufige Haplotypen identifizieren zu können.
- Wenn ein Suszeptibilitätsgen in einem Block lokalisiert wurde, kann mit statistischen Verfahren die Lage eines Risikoallels innerhalb des Blocks nicht näher eingegrenzt werden. Die Suche nach Suszeptibilitätsgenen ist also in ihrer Auflösung auf die Länge der Blöcke begrenzt.

In Abb 2.14 sind vier verschiedene Haplotypen einer Chromosomenregion gezeigt. Sie sind bis auf die 6 markierten SNP Positionen identisch. Jeder der SNPs hat zwei Allele. Die verschiedenen SNPs innerhalb der ersten beiden Blöcke sind in vollständigem LD. Im dritten Block gibt es nur einen SNP. Die Typisierung der SNPs 2, 4 und 5 genügt, um die Variabilität vollständig zu erfassen. Damit können 3 von den 6 SNPs als tagSNPs fungieren.

Verschiedene Algorithmen zur Identifizierung von Haplotypblöcken und tagSNPs sind vorgeschlagen worden (Daly et al. 2001, Gabriel et al. 2002, Patil et al. 2001, Zhang et al. 2002). Sie basieren auf verschiedenen Konzepten und liefern verschiedene Ergebnisse. Stram (2004) gibt einen Überblick über Methoden zur Auswahl von SNPs für Assoziationsstudien.

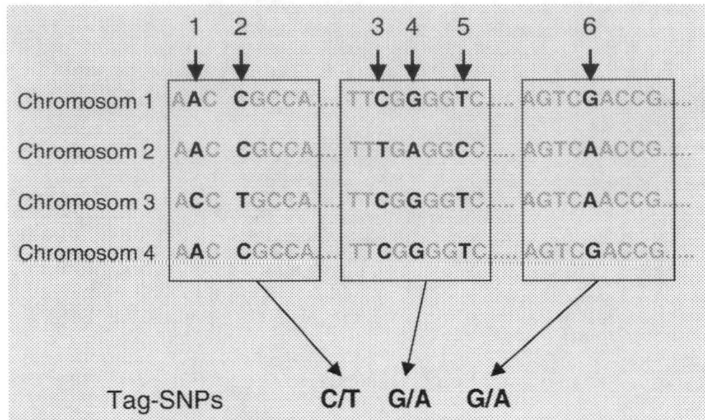

Abbildung 2.14. Schematische Darstellung von tagSNPs (modifiziert nach International HapMap Consortium 2003).

Zum Beispiel basiert die Methode von Zhang et al. (2002) auf der Schätzung von D' und der Varianz. Man wählt zunächst alle SNPs mit Häufigkeit des selteneren Allels HsA > k aus, schätzt D' und das 95%-Konfidenzintervall für alle SNP-Paare. Hohes und niedriges LD wird anhand der Grenzen für die Konfidenzintervalle definiert, z.B. wird das LD als hoch definiert, wenn die obere Grenze > 0,98 und untere Grenze > 0,70 liegt und niedriges LD, wenn die obere Grenze des Konfidenzintervalls < 0,90 ist. Schätzer für einen Block ist eine Region aufeinanderfolgender SNPs, in der weniger als 5% der SNP Paare niedriges LD haben. Diese Methode ist allerdings von den Allelhäufigkeiten und den gesetzten Grenzwerten abhängig.

Die Struktur des Kopplungsungleichgewichts ist durch die Kräfte der Evolution, also die Populationsgeschichte gestaltet. Daher verwundert es nicht, dass es unterschiedlich zwischen Populationen ist. Während in einer Stichprobe von Personen aus Europa LD von mehr als 0,5 über Distanzen von 60 kb gefunden wurde, galt dies in einer afrikanischen Stichprobe nur bei maximal 5 kb auseinander liegenden SNPs (Reich et al. 2002). Daher sind für Untersuchungen in verschiedenen Populationen unterschiedliche tagSNPs wichtig. Dementsprechend variieren die Muster der Haplotypblöcke stark zwischen den Populationen (Liu et al. 2004). Aber auch innerhalb des Genoms sind die Strukturen sehr unterschiedlich. Die Vorstellung, dass es mit kurzen Unterbrechungen aus Haplotypblöcken aufgebaut ist, passt nicht generell. Es gibt viele Bereiche, in denen das Ausmaß an LD insgesamt gering ist, so dass die meisten Marker keinem Block zugeordnet werden können (Wall und Pritchard 2003). Eine umfassende Analyse lieferte das internationale HapMap Projekt (International HapMap Consortium 2005).

2.4 Komplexere mathematische Modelle

In der Populationsgenetik wurden viele mathematische Modelle entwickelt, um die Konsequenzen der Wechselwirkungen verschiedener evolutionäre Kräfte und die Entstehung heute beobachteter genetischer Variabilität zu erforschen. Sie bilden das Werkzeug zum Schätzen von Mutationsraten, zum Testen, ob an bestimmten Loci Selektion stattgefunden hat. Sie helfen herauszufinden, welche historischen Beziehungen zwischen Subpopulationen bestehen könnten. Dabei gibt es zwei unterschiedliche Ansätze. In der klassischen Populationsgenetik beginnt man mit einer Anfangspopulation G_0 und verfolgt die weitere Entwicklung vorwärts von Generation zu Generation. Dabei werden z.B. Mutation und Selektion einbezogen zur Beantwortung der Frage: Wie könnte Evolution wirken? In der Koaleszenztheorie, die in den 1980iger Jahren entwickelt wurde, geht man umgekehrt von einer Anzahl von Beobachtungen aus und betrachtet zurückblickend alle Vorfahren und die möglicherweise stattgefundenen Ereignisse, die an der Variation in der Stichprobe einen Anteil haben könnten. Diese Individuen bilden den Koaleszenzprozess der Stichprobe bezogen auf den Locus. Beim Koaleszenzansatz geht es also um die Frage: Wie könnte Evolution gewirkt haben, damit es zu den beobachteten Daten kommen konnte? Die Blickrichtung ist also rückwärts und bedingt auf die aktuellen Daten.

2.4.1 Vorwärtsbetrachtung ganzer Populationen

Ein einfaches Beispiel haben wir in Abb. 2.1 bei der Darstellung genetischer Drift gesehen. In diese Betrachtungsweise lassen sich Mutation und Formen der Selektion integrieren. Das Wright-Fisher-Modell ist die Grundlage für viele Reproduktionsmodelle in endlichen Populationen. Man betrachtet dabei eine diploide Population bestehend aus N Individuen und einen biallelischen Locus mit gewissen Fitnessparametern für die einzelnen Genotypen. Vorausgesetzt sind Zufallspaarung und Hardy-Weinberg-Gleichgewicht. Die Allelhäufigkeiten der Generation T ergeben sich aus denen der Generation T-1. Der betrachtete Prozess hat kein Gedächtnis, er lässt sich als sogenannte *Markovkette* betrachten. Unter bestimmten Bedingungen bleibt Heterozygosität und unter anderen kommt es zur Fixierung eines Allels. Eine Einführung findet man bei Neuhauser (2001). In diese Betrachtungsweise lassen sich Mutation und Formen der Selektion integrieren. Zum Beispiel untersuchten Fischer et al. (1997) die Wechselwirkung zwischen Menschen und Infektionserregern (*frequency dependent selection*). In diesem Modell wurde angenommen, dass Infektionserreger mit einem bestimmten Genotyp bei Wirten mit ähnlichen Genotypen zu einer geringeren Fitness führen, da Menschen verschiedener Blutgruppen unterschiedlich anfällig gegen Infektionserreger sind.

Beim Menschen wurde hier entsprechend den Blutgruppen (AB0-System) ein Genort mit drei Allelen betrachtet. Die Simulationen liefern Hinweise dafür, dass mehr als zwei Allele vorteilhaft für den Erhalt genetischer Vielfalt sind.

2.4.2 Rückwärtsbetrachtung mittels Koaleszenz

Der Zufallsprozess, den man *Koaleszenzprozess* nennt, wird als Erweiterung klassischer populationsgenetischer Modelle betrachtet. Alle Abstammungslinien werden als Ergebnisse eines Zufallsprozesses betrachtet, bei dem jeder zufällig zwei Elternteile hat. Sucht man diese für einen Locus rückwärts von Generation zu Generation auf, wachsen die Verwandtschaftslinien zusammen, bis nur noch eine Person übrig bleibt. Dies ist der *Koaleszenzbaum.* In Abb. 2.15 ist eine Population konstanter Größe auf drei Arten dargestellt. In Abb. 2.15.A sieht man von Generation zu Generation, welche Individuen Nachkommen haben. Angenommen in der letzten Generation wird die Stichprobe der markierten Personen gezogen. In Abb. 2.15.B sind nur die Vorfahren der Personen aus der Stichprobe gezeigt. Sie machen nur einen Teil der Gesamtpopulation aus. Ihre Vererbungslinie zeigt der Koaleszenzbaum in Abb. 2.15.C. Der *jüngste gemeinsame Vorfahr*, bei dem die Verwandtschaftslinien zusammenlaufen, wird *most recent common ancestor (MRCA)* genannt.

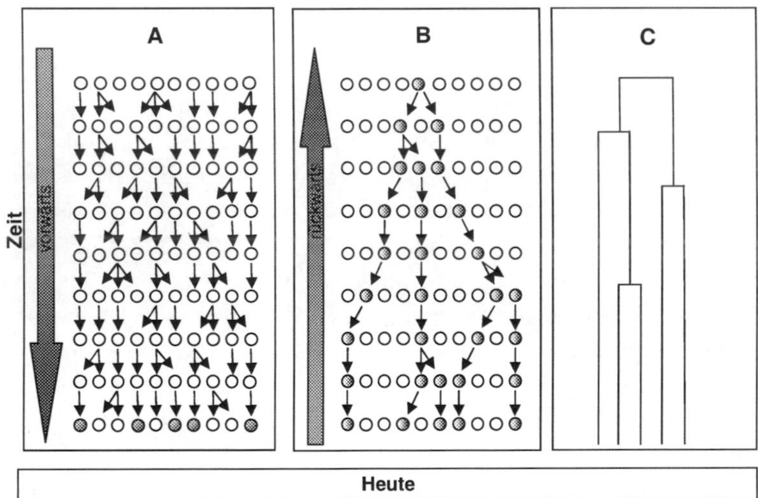

Abbildung 2.15. Schematische Darstellung der verschiedenen Modellansätze:
A: Vorwärtsbetrachtung der Population,
B: Betrachtung der Vorfahren einer Stichprobe rückwärts in der Zeit und
C: der Koaleszenzbaum (nach Jobling et al. 2004, S.186).

Die *Zeit bis zum MRCA*, T_{MRCA}, ist eine wichtige Kenngröße. Sie hängt von der Stichprobengröße n ab und wird in Vielfachen von n gemessen. Im Mittel sind seit dem MRCA einer großen Stichprobe 2n Generationen vergangen. Beim Koaleszenzansatz lassen sich ebenfalls Mutation und Selektion integrieren. Wird Selektion zugelassen, nennt man den Koaleszenzbaum *ancestral selection graph (ASG)*. Betrachtet man nicht einen Locus sondern Haplotypen und lässt Rekombinationen zu, so spricht man vom *ancestral recombination graph (ARC)*. Der Koaleszenzprozess der Haplotypen ist wesentlich komplexer, denn einzelne Teile der Haplotypen in der Stichprobe können verschiedene MRCAs haben. Mathematische Modelle beziehungsweise Berechnungen zur Beschreibung des Koaleszensprozesses sind einfacher als solche, die den Evolutionsprozess in einer prospektiven Weise modellieren. Nur diejenigen Individuen müssen betrachtet werden, die an der beobachteten Stichprobe einen Anteil haben, und nicht die gesamte Ausgangspopulation in ihrer Entwicklung (s. Abb. 2.15.B). Eine gute Einführung ist der Übersichtsartikel von Rosenberg und Nordborg (2002). Koaleszenztheorie wird z.B. bei der Simulation von Haplotypen (Griffiths und Majoram 1996) oder bei der Entwicklung neuer Assoziationsmethoden zur Genkartierung (McPeek und Strahs 1999, Service 1999) genutzt.

2.5 Ausblick

Die Populationsgenetik ist ein wichtiges Fach für die Genetische Epidemiologie und wird an Bedeutung zunehmen. Beflügelt durch das HapMap Projekt und andere Studien mit einer sehr hohen Dichte an molekulargenetischen Informationen sind Entwicklungen bei der Beschreibung von Strukturen sowie bei Methoden- und Modellentwicklung zu erwarten. Dazu gehört eine differenzierte empirische Analyse der Haplotypstrukturen und deren Vergleich in verschiedenen Populationen verbunden mit Untersuchungen zur Crossoveraktivität sowie Erkenntnissen über die Evolution. Strategien zur Auswahl geeigneter SNPs sowie verfeinerte statistische Auswertungsmethoden bereiten die Grundlage für die Durchführung großer genetischer Assoziationstudien.

2.6 Programme

Es gibt eine Fülle von Programmen zur Simulation und Analyse von populationsgenetischen Kräften und deren Zusammenwirken, auf die wir nicht eingehen. Es sollen hier aus ausgewählten Bereichen beispielhaft einige Programme genannt werden.

Test auf Hardy-Weinberg-Gleichgewicht

Chiquadrattests auf HWE lassen sich leicht in den üblichen Statistikpaketen umsetzten. Ein exakter Test wird in **Hardy** (Guo und Thompson 1972) angeboten. Das nützliche Programm **Finetti** (ihg.gsf.de/cgi-bin/hw) rechnet den Chiquadrattest, einen maximum Likelihoodtest und einen exakten Test und bietet eine graphische Darstellungsmöglichkeit.

Haplotypschätzung

Mehrgenerationenfamilien: In der Regel wird HWE vorausgesetzt. Für große Stammbäume und wenige Marker ist **SIMWALK2** (Weeks et al. 1995) geeignet, **GENEHUNTER** (Kruglyak et al. 1996) und Allegro (Gudbjartsson et al. 2005) können Haplotypen aus sehr vielen Markern schätzen, dafür ist die Stammbaumgröße begrenzt. Beide setzen voraus, dass sich die Marker im Kopplungsgleichgewicht befinden. Gebräuchlich sind auch **MRHC** (Qian und Beckmann 2002), **Pedphase** (Li und Jiang 2003) und **MERLIN** (Abecasis und Wigginton 2005), die diese Voraussetzung nicht machen.

Kernfamilien: Speziell für Trios und Kernfamilien sind die Methode von Rhode und Fürst (2001) und **FAMHAP** (Becker und Knapp 2004) entwickelt worden. FAMHAP kann auch für Unverwandte eingesetzt werden, zusätzlich sind verschiedene Assoziationstests möglich. Die Methode von Rhode und Fürst setzt voraus, dass die Loci vollständig gekoppelt sind.

Unverwandte: In Salem et al. (2005) sind 43 verschiedene Programme begutachtet worden, die Entwicklung ist offenbar noch nicht abgeschlossen. Zum jetzigen Zeitpunkt empfehlen wir **PHASE** (Stephens et al. 2001) oder **SNPhap** von D. Clayton (www.gene.cimr.cam.ac.uk/clayton/software/). Detailliertere Beurteilungen der verschiedenen Algorithmen und Programme findet man in Niu (2004).

Die Auswahl von tagSNPs und das Schätzen von Haplotypblöcken

Diese beiden Anliegen hängen eng zusammen und werden auch in mehreren Programmen zusammen angeboten. Für die Auswahl von tagSNPs werden Selektionskriterien wie die Vorhersagegenauigkeit nicht gemessener SNPs, die Vorhersagegenauigkeit von Haplotypen oder die Maximierung der statistischen Power für Fall-Kontroll-Studien diskutiert. Einen Einblick gibt Liu (Liu et al. 2004). Auch in diesem Bereich sind Programmentwicklung und vergleichende Beurteilung Gegenstand neuester Forschung, und daher geben wir nur wenige Beispiele an. **TagSNPs** (Stram et al. 2003) gestattet den direkten Import von HapMap Daten und hat auch einen Modul zum Schätzen von Haplotypen in Kernfamilien. **HAPLOBLOCK** (Greenspan und Geiger 2004) beinhaltet verschiedene Module, darunter tagSNP-Auswahl und Haplotypschätzen. Ein nützliches Werkzeug ist **Haploview** (Barrett et al. 2005), mit dem auch LD und Haplotypanalysen durchgeführt werden können.

2.7 Literatur

Bücher

Balding D J, Bishop M. Cannings C (2001) Handbook of Statistical Genetics. Wiley: Chichester

Cavalli-Sforza L, Cavalli-Sforza F (1994) Verschieden und doch gleich. Droemer Knaur: München

Jobling MA, Hurles ME, Tyler-Smith C (2004) Human Evolutionary Genetics Origins, Peoples and Disease. Garland Publishing: New York

Hartl DL (1980) Principles of Population Genetics. Sinauer Associates Inc. Publishers: Sunderland

Neuhauser C (2001) Mathematical models in population genetics. In Balding D J, Bishop M. Cannings C: Handbook of Statistical Genetics. Wiley: Chichester

Thomas D (2004) Statistical Methods in Genetic Epidemiology. Oxford University Press: Oxford

Vogel F, Motulsky AG (1997) Human Genetics Problems and Approaches. 3. Auflage Springer Verlag: Berlin Heidelberg New York

Artikel

Abecasis GR, Cookson WO (2000) GOLD graphical overview of linkage disequilibrium. Bioinformatics 16:182-183

Balaresque P, Toupance B, Quintana M, Crouau-Roy B, Heyer E (2004) Sex-specific selection on the human X chromosome? Genetic Research 83:169 176

Barbujani G, Russo A, Danieli GA, Spiegler AW, Borkowska J, Petrusewicz IH (1990) Segregation analysis of 1885 DMD families: significant departure from the expected proportion of sporadic cases. Human Genetics 84:522-526

Barrett JC, Fry B, Maller J, Daly MJ (2005) Haploview: analysis and visualization of LD and haplotype maps. Bioinformatics 21:263-265

Becker T, Knapp M (2004) Maximum-likelihood estimation of haplotype frequencies in nuclear families. Genetic Epidemiology 27:21-32

Clark AG (1990) Inference of haplotypes from PCR-amplified samples of diploid populations. Molecular biology and evolution 7:111-122

Crouau-Roy B, Clayton J (1995) Haplotypes without children: PCR applied to close loci on individual human sperm. Human Biology 67:171-178

Crow JF (1999) Hardy, Weinberg and language impediments. Genetics 152: 821-825

Daly MJ, Rioux JD, Schaffner SF, Hudson TJ, Lander ES (2001) High-resolution haplotype structure in the human genome. Nature Genetics 29:229-232

Devlin B, Risch N [1995] A comparison of linkage disequilibrium measures for fine-scale mapping. Genomics 29:311-322

Ellegren H (2004) Microsatellites: simple sequences with complex evolution. Nature Reviews Genetics 5:435-445

Fischer C, Jock B, Vogel F (1998) Interplay between humans and infective agents: a population genetic study. Human Genetics 102:415-422

Fu-Tien C, Deng M, Kwan-Lih H, Wei-Ming C, Chuen-Den T, Yung-Zu T (1998) Determination of angiotensin-converting enzyme gene polymorphisms: stepdown PCR increases detection of heterozygotes. Clinical Chemistry 44:1353-1356

Gabriel SB, Schaffner SF, Nguyen H, Moore JM, Roy J, Blumenstiel B, Higgins J, DeFelice M, Lochner A, Faggart M, Liu-Cordero SN, Rotimi C, Adeyemo A, Cooper R, Ward R, Lander ES, Daly MJ, Altshuler D (2002) The structure of haplotype blocks in the human genome. Science 296:2225-2229

Greenspan G, Geiger D (2004) High density linkage disequilibrium mapping using models of haplotype block variation. Bioinformatics 20 Supplement 1:I137-I144

Griffiths RC, Majoram P (1996) Ancestral inference from samples of DNA sequences with recombination. Journal of Computational Biology 3:479-502

Guo SW, Thompson EA (1992) Performing the exact test of Hardy-Weinberg proportion for multiple alleles. Biometrics 48:361-372

Hardy GH (1908) Mendelian proportions in a mixed population. Science 28: 49-50

Hedrick PW (1987) Gametic disequilibrium measures: proceed with caution. Genetics 117:331-341

International HapMap Consortium (2003) The International HapMap Project. Nature 426:789-796

International HapMap Consortium (2005) A haplotype map of the human genome. Nature 437:1299-1320

Kirk KM, Cardon LR (2002) The impact of genotyping error on haplotype reconstruction and frequency estimation. European Journal of Human Genetics 10:616-622

Kruglyak L, Daly MJ, Reeve-Daly MP, Lander ES (1996) Parametric and nonparametric linkage analysis: a unified multipoint approach. American Journal of Human Genetics 58:1347-1363

Kruglyak L, Nickerson DA (2001) Variation is the spice of life. Nature Genetics 27:234-236

Lewontin RC (1988) On measures of gametic disequilibrium. Genetics 120: 849-852

Li J, Jiang T (2003) Efficient inference of haplotypes from genotypes on a pedigree. Journal of Bioinformatics and Computational Biology 1:41-69

Liu N, Sawyer SL, Mukherjee N, Pakstis AJ, Kidd JR, Kidd KK, Brookes AJ, Zhao H (2004) Haplotype block structures show significant variation among populations. Genetic Epidemiology 27:385-400

McPeek MS, Strahs A (1999) Assessment of linkage disequilibrium by the decay of haplotype sharing, with application to fine-scale genetic mapping. American Journal of Human Genetics 65:858-875

Nasidze I, Risch GM, Robichaux M, Sherry ST, Batzer MA, Stoneking M (2001) Alu insertion polymorphisms and the genetic structure of human populations from the Caucasus. European Journal of Human Genetics 9:267-272

Niu T (2004) Algorithms for inferring haplotypes. Genetic Epidemiology 27:334-347

Nothnagel M, Furst R, Rohde K (2002) Entropy as a measure for linkage disequilibrium over multilocus haplotype blocks. Human heredity 54:186-198

Paterson AD, Petronis A (1999) Transmission ratio distortion in females on chromosome 10p11-p15. American Journal of Medical Genetics 88:657-661

Patil N, Berno AJ, Hinds DA, Barrett WA, Doshi JM, Hacker CR, Kautzer CR, Lee DH, Marjoribanks C, McDonough DP, Nguyen BT, Norris MC, Sheehan JB, Shen N, Stern D, Stokowski RP, Thomas DJ, Trulson MO, Vyas KR, Frazer KA, Fodor SP, Cox DR (2001) Blocks of limited haplotype diversity revealed by high-resolution scanning of human chromosome 21. Science 294:1719-1723

Phillips MS, Lawrence R, Sachidanandam R, Morris AP, Balding DJ, Donaldson MA, Studebaker JF, Ankener WM, Alfisi SV, Kuo FS, Camisa AL, Pazorov V, Scott KE, Carey BJ, Faith J, Katari G, Bhatti HA, Cyr JM, Derohannessian V, Elosua C, Forman AM, Grecco NM, Hock CR, Kuebler JM, Lathrop JA, Mockler MA, Nachtman EP, Restine SL, Varde SA, Hozza MJ, Gelfand CA, Broxholme J, Abecasis GR, Boyce-Jacino MT, Cardon LR (2003) Chromosome-wide distribution of haplotype blocks and the role of recombination hot spots. Nature Genetics 33:382-387

Qian D, Beckmann L (2002) Minimum-recombinant haplotyping in pedigrees. American Journal of Human Genetics 70:1434-1445

Reich DE, Schaffner SF, Daly MJ, McVean G, Mullikin JC, Higgins JM, Richter DJ, Lander ES, Altshuler D (2002) Human genome sequence variation and the influence of gene history, mutation and recombination. Nature Genetics 32:135-142

Rohde K, Furst R (2003) Association of genetic traits to estimated haplotypes from SNP genotypes using EM algorithm and Markov Chain Monte Carlo techniques. Human Heredity 56:41-47

Rosenberg NA, Nordborg M (2002) Genealogical trees, coalescent theory and the analysis of genetic polymorphisms. Nature Reviews Genetics 3:380-390

Sachidanandam R, Weissman D, Schmidt SC, Kakol JM, Stein LD, Marth G, Sherry S, Mullikin JC, Mortimore BJ, Willey DL, Hunt SE, Cole CG, Coggill PC, Rice CM, Ning Z, Rogers J, Bentley DR, Kwok PY, Mardis ER, Yeh RT, Schultz B, Cook L, Davenport R, Dante M, Fulton L, Hillier L, Waterston RH, McPherson JD, Gilman B, Schaffner S, Van Etten WJ, Reich D, Higgins J, Daly MJ, Blumenstiel B, Baldwin J, Stange-Thomann N, Zody MC, Linton L, Lander ES, Altshuler D; International SNP Map Working Group (2001) A map of human genome sequence variation containing 1.42 million single nucleotide polymorphisms. Nature 409:928-933

Salem RM, Wessel J, Schork NJ (2005) A comprehensive literature review of haplotyping software and methods for use with unrelated individuals. Human Genomics 2:39-66

Service SK, Lang DW, Freimer NB, Sandkuijl LA (1999) Linkage-disequilibrium mapping of disease genes by reconstruction of ancestral haplotypes in founder populations. American Journal of Human Genetics 64:1728-1738

Stephens M, Smith NJ, Donnelly P (2001) A new statistical method for haplotype reconstruction from population data. American Journal of Human Genetics 68:978-989

Stram DO, Haiman CA, Hirschhorn JN, Altshuler D, Kolonel LN, Henderson BE, Pike MC (2003) Choosing haplotype-tagging SNPs based on unphased genotype data using a preliminary sample of unrelated subjects with an example from the Multiethnic Cohort Study. Human Heredity 55:27-36

Wall JD, Pritchard JK (2003) Haplotype blocks and linkage disequilibrium in the human genome. Nature Reviews Genetics 4:587-597

Weeks DE, Sobel E, O'Connell JR, Lange K (1995) Computer programs for multilocus haplotyping of general pedigrees. American Journal of Human Genetics 56:1506-1507

Weinberg W (1908) Über den Nachweis der Vererbung beim Menschen. Jahreshefte des Vereins für vaterländische Naturkunde in Württemberg 64:368-382

Wellek S (2004) Tests for establishing compatibility of an observed genotype distribution with Hardy-Weinberg equilibrium in the case of a biallelic locus. Biometrics 60:694-703

Wigginton JE, Cutler DJ, Abecasis GR (2005) A note on exact tests of Hardy-Weinberg equilibrium. American Journal of Human Genetics 76:887-893

Xu X, Peng M, Fang Z (2000) The direction of microsatellite mutations is dependent upon allele length. Nature Genetics 24:396-399

Zhang K, Deng M, Chen T, Waterman MS, Sun F (2002) A dynamic pro-

gramming algorithm for haplotype block partitioning. Proceedings of the National Academy of Sciences of the United States of America 99:7335-7339
Zollner S, Wen X, Hanchard NA, Herbert MA, Ober C, Pritchard JK (2004) Evidence for extensive transmission distortion in the human genome. American Journal of Human Genetics 74:62-72

Webseiten

Huckenbeck/Scheil: The distribution of the human DNA-PCR Polymorphisms, Institute of Forensic Medicine and Institute of Human Genetics and Anthropology Universitätsklinikum Düsseldorf Heinrich-Heine-University, www.uni-duesseldorf.de/WWW/MedFak/Serology/
DbSNP: www.ncbi.nlm.nih.gov/projects/SNP
ihg.gsf.de/cgi-bin/hw
The International HapMap Project: http://www.hapmap.org
The SNP Consortium: http://snp.cshl.org/
Mikrosatellitensysteme: http://www.uni-duesseldorf.de/WWW/MedFak/Serology/DNA-Systeme www.gene.cimr.cam.ac.uk/clayton/software/
Firma Affymetrix: http://www.Affymetrix.com

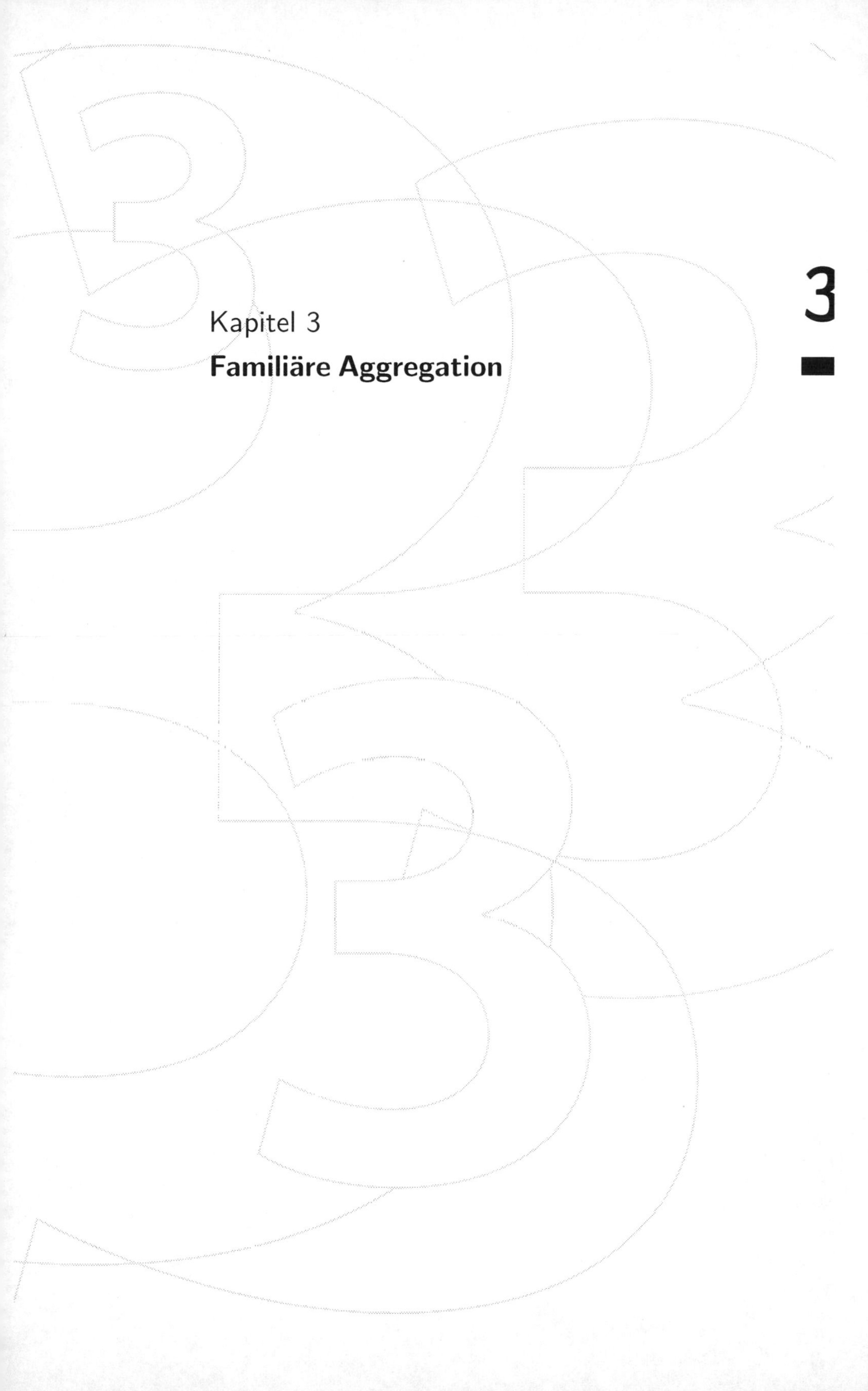

Kapitel 3
Familiäre Aggregation

3

3

3 Familiäre Aggregation

3.1 Einleitung

Genetisch-epidemiologische Studien werden häufig durch die Identifikation einer positiven Familiengeschichte als Risikofaktor für eine Krankheit in vorangegangenen epidemiologischen Studien ausgelöst. Diese kann sowohl auf mögliche genetische Ursachen als auch auf gemeinsame nichtgenetische Faktoren (gemeinsame Umwelt, Kultur, soziale Faktoren, etc.) hindeuten. Die initialen Studien schätzen beispielsweise das relative Risiko für Verwandte erkrankter Personen in Bezug auf die allgemeine Bevölkerung. Solche relativen Risiken sind wichtige epidemiologische Maßzahlen für die *familiäre Aggregation*, d.h. die Häufung erkrankter Personen in Familien. Mit ihrer Hilfe wird festgestellt, ob und wie stark tatsächlich eine familiäre Häufung über ein rein zufälliges Maß hinaus vorliegt. Epidemiologische Maßzahlen für familiäre Aggregation werden in Abschnitt 3.2 besprochen.

An die Untersuchung der familiären Häufung schließt sich häufig eine *Segregationsanalyse* an, d.h. eine Familienstudie, deren Ziel es ist, die Existenz eines Mendelschen Hauptgens nachzuweisen und die Parameter des genetischen Modells (s. Kapitel 1) zu schätzen. Auch die Modellierung mehrerer Gene ist möglich. Segregation bedeutet die Aufspaltung und Verteilung der jeweils zwei Allele von den Eltern auf ihre Kinder (s. auch Mendelsche Segregation, Abschnitt 1.2.3). Alle Verfahren der Segregationsanalyse basieren auf der Berechnung der Wahrscheinlichkeiten für die beobachteten Phänotypen bei vorgegebenen hypothetischen Parametern für das genetische Modell und bei den vorliegenden Familienstrukturen. Zur Schätzung der Parameter wird unter diesen verschiedenen Modellvorschlägen mittels eines statistischen Verfahrens (Likelihood-Ratio-Test, Exkurs 3) der plausibelste Ansatz mit der kleinsten Parameterzahl ausgewählt.

Die Ursache einer monogenen Erkrankung wie Mukoviszidose ist eine Mutation in einem einzelnen Gen, das entsprechend den Mendelschen Gesetzen segregiert. Die disponierenden Allele dieses Hauptgens, die zu einer Erhöhung des Erkrankungsrisikos führen, sind i.d.R. selten in der Bevölkerung. Das Prinzip der Segregationsanalyse wird im Abschnitt 3.3 für Kernfamilien, d.h. Eltern und Kinder, für eine seltene autosomale Krankheit erläutert. Hierbei ist es zur Vermeidung systematischer Fehler notwendig, die Auswahl der Familien mit erkrankten Personen zu berücksichtigen.

Bei komplexen Erkrankungen können Mendelsche Subformen (*Hauptgene*), genetische und nichtgenetische direkt disponierende Faktoren (*Haupteffekte*), oder auch Gene, die das Risiko durch andere Faktoren modifizieren (*Interaktionseffekte*), existieren. Seltene monogene Erkrankungen und seltene Mendelsche Unterformen einer komplexen Erkrankung lassen sich mittels Segregationsanalyse gut untersuchen. Dagegen erfordert die komplexe Segregationsanalyse, die in Abschnitt 3.4 betrachtet wird, aufwendigere Verfahren als die Analyse rein monogener Erkrankungen. Hier müssen sowohl Hauptgene als auch polygene Komponenten berücksichtigt werden (s. Abschnitt 1.3.4). Das Kapitel schließt mit einem Ausblick (Abschnitt 3.5), der wichtige Punkte und Probleme einer erfolgreichen Segregationsanalyse komplexer Krankheiten darstellt sowie einige gängige Softwareprogramme (Abschnitt 3.6).

3.2

3.2 Epidemiologische Maßzahlen für familiäre Aggregation

Zu Beginn genetisch-epidemiologischer Studien für eine Krankheit kann die Etablierung der *positiven Familiengeschichte* als Risikofaktor (Khoury et al. 1993) stehen. Sie wird üblicherweise (aber nicht immer) definiert als das Auftreten einer Erkrankung bei einem oder mehreren Verwandten ersten Grades (Eltern, Geschwister, Kinder) einer Person. Ziel ist hierbei die Bestimmung des Odds Ratios für die Exposition einer positiven Familiengeschichte ausgehend von einer Fall-Kontroll-Studie. Diese Exposition hängt allerdings von vielen Faktoren ab, wie z.B. der Zahl der Verwandten und dem Verwandtschaftsgrad zum Probanden, ihrer Altersverteilung sowie der Prävalenz der Erkrankung in der Population. Ist beispielsweise die Verteilung der Familiengrößen zwischen Fällen und Kontrollen unterschiedlich, so kommt es aufgrund dieser Unterschiede und der Prävalenz der Erkrankung in der Gesamtbevölkerung zu verfälschten Schätzungen des Odds Ratios.
Die verschiedenen Designs lassen sich klar im Aufwand und auch in ihrer Validität unterscheiden (Liang und Beaty 2000). Im reinen Fall-Kontroll-Design (abgekürztes Verfahren zur Familiengeschichte) geben die Probanden direkt über die Familie Auskunft. Die oben erwähnten Verzerrungen können durch eine stratifizierte Verwendung der Informationen zur Familie teilweise vermieden werden. Hier kommen *Scores zur Familiengeschichte* (*family history score* oder *family risk index*, Schwartz et al. 1988) zum Einsatz, bei denen beispielsweise in verschiedenen disjunkten Untergruppen, definiert nach bestimmten Merkmalen (Strata, z.B. nach Verwandtschaftsgrad, Geschlecht, Altersgruppe), die erwartete Anzahl Erkrankter mit der beobachteten Anzahl Erkrankter verglichen werden. Zu den oben erwähnten Verzerrungsgründen kommt möglicherweise noch ein unterschiedliches Erinnerungsvermögen für Krankheiten in der Familie zwischen Fällen und Kontrollen hinzu.

Aufwendiger ist es, wenn für eine detaillierte Familiengeschichte die Informationen über die verschiedenen Verwandten getrennt erhoben werden. Hier lassen sich detailliertere Scores zur Familiengeschichte entwickeln. Den Nutzen eines Scores zur Familiengeschichte als Prädiktor für Brustkrebsmortalität zeigen Yang et al. (1998). Die größte Schwierigkeit ist hier die Missklassifikation aufgrund von Falschangaben (Informationsmangel) der Probanden.
Im Familienansatz werden die Angehörigen selbst auch für die Studie rekrutiert. Dieser Studientyp liefert den größten Informationsgehalt über die Verwandten, und Diagnosen können direkt verifiziert werden. Auch können die Familien anschließend für Kopplungsstudien verwendet werden. Ein Nachteil ist ein möglicher Selektionsbias bei den Angehörigen.
Auch bei quantitativen Phänotypen lässt sich die positive Familiengeschichte in einem Fall-Kontroll-Ansatz untersuchen, in dem man die Extrema der Populationsverteilung als Fall bzw. Kontrolle (oberste und unterste 10% der Bevölkerung) deklariert. In einem anderen Studiendesign werden Familien aus der Bevölkerung unselektiert rekrutiert. Anschließend werden die Korrelationen des quantitativen Phänotyps zwischen Verwandten verschiedenen Typs (z.B. Eltern und Kinder, Geschwister, Verwandte zweiten Grades) geschätzt. Zusätzlich können mit diesem Design auch die sogenannte Heritabilität und der Vererbungsmodus geschätzt werden. Die Hauptidee ist, dass bei einem zugrunde liegenden genetischen Risikofaktor die Stärke der Korrelationen zwischen Verwandten ersten Grades höher sein sollte als zwischen weiter entfernten Verwandten oder den unverwandten Ehepartnern. Die *Heritabilität* bezeichnet hierbei den genetischen (d.h. erblichen) Anteil an der Varianz des quantitativen Phänotyps in der untersuchten Population. Dies ist die weitgefasste Definition der Heritabilität. In der eng gefassten Definition, die später noch verwendet wird, bezeichnet die Heritabilität den genetischen Anteil an der Varianz außer dem Hauptgen. Die Heritabilität kann zwischen verschiedenen Bevölkerungen stark schwanken, da schon die Verteilung des Phänotyps sehr unterschiedlich sein kann, wie beispielsweise bei Lipoprotein(a)-Konzentrationen (Scholz et al. 1999). Für die Schätzung der Korrelationen und der Heritabilität sei auf die exzellenten Ausführungen von Falconer und Mackay (1989) verwiesen.
Zeigt sich eine positive Familiengeschichte, so kann dies auch nichtgenetische Risikofaktoren als Ursache haben, die eine hohe Korrelation zwischen Familienmitgliedern zeigen, z.B. Rauchverhalten. Deshalb ist es wichtig, sich den Risikofaktor Familie im Detail anzusehen. Die wichtigste Maßzahl hierfür ist das *Wiederholungsrisiko* (*recurrence risk*) für Verwandte vom Typ R:

$$\lambda_R = \frac{\text{Prävalenz (Verwandter vom Typ R eines Erkrankten)}}{\text{Prävalenz (Allgemeinbevölkerung)}} = \frac{K_R}{K}$$

wobei K die Populationsprävalenz bezeichnet und K_R die Prävalenz in der Gruppe der Personen, die Verwandte vom Typ R eines bereits Erkrankten sind. Im Gegensatz zum relativen Risiko in der klassischen Epidemiologie ist diese Maßzahl über die Prävalenz und nicht über die Inzidenz definiert.
Sie ist ein Indikator für den möglichen Vererbungsmodus. Ihre Größe ist entscheidend für die Power genetisch-epidemiologischer Studien (Risch 1990). Einige Verwandtschaftstypen sind: Eineiige Zwillinge (monozygotic twins MZ), Geschwister oder zweieiige Zwillinge (sibling S, dizygotic twins DZ), Kinder (offspring O), Verwandte ersten, zweiten und dritten Grades (1,2,3). Zeigen monozygote Zwillinge ein höheres Wiederholungsrisiko als dizygote, so ist dies ein klarer Hinweis auf genetische gegenüber nichtgenetischen Effekten.
Für die Wiederholungsrisiken gelten folgende Beziehungen im Mendelschen Ein-Locus-Modell (Risch 1990):

$$\lambda_1 - 1 = 2(\lambda_2 - 1) = 4(\lambda_3 - 1)$$

wobei der Index den Verwandtschaftsgrad bezeichnet. Mit jedem Verwandtschaftsgrad verringert sich also das Wiederholungsrisikos minus 1 um den Faktor 2. Risch (1990) entwickelte auch Formeln für Mendelsche Mehr-Locus-Modelle. Er zeigte beispielsweise, dass sich das Gesamtwiederholungsrisiko dann als Produkt der Wiederholungsrisiken bedingt auf die einzelnen Loci ergibt, wenn sich die Penetranzen der Loci bereits multiplikativ verhalten:

$$\lambda_R = \lambda_1 \lambda_2 \qquad \text{wenn} \qquad f_{1+2} = f_1 f_2$$

wobei hier die Indizes 1 und 2 die beiden betrachteten Loci in einem Zwei-Locus-Modell bezeichnen. In einem Mehr-Locus-Modell mit additiver Penetranz ist der Abfall im Wiederholungsrisiko mit der Abnahme des Verwandtschaftsgrades wie in einem Ein-Locus-Modell. Die Abnahme im Mehr-Locus-Modell mit multiplikativer Penetranz ist schneller.
Da das Wiederholungsrisiko ein Verhältnis der Prävalenzen darstellt, hängt seine Interpretation auch von der absoluten Prävalenz in der Bevölkerung ab. Ein großer Effekt bei einer häufigen Krankheit führt zu kleineren Werten für das Wiederholungsrisiko als ein ebenso großer Effekt bei einer seltenen Krankheit. Das Risiko für Geschwister von Alzheimerpatienten im Alter von 80 Jahren beträgt 30-40%, in der Allgemeinbevölkerung ca. 10%. Somit ergibt sich nur ein Wiederholungsrisiko von λ_s=3 bis 4, obwohl das ε4-Allel des Gens APOE (Apolipoprotein E) verantwortlich für 30-50% aller Alzheimer Patienten ist (Farrer und Cupples, 1998). Der Unterschied zwischen relativen und absoluten Risiken ist also zu beachten.

3.3 Segregationsanteil mit und ohne Auswahlverzerrung

Zur Untersuchung des Erbgangs klassischer Mendelscher Krankheiten testet man bei der klassischen Segregationsanalyse den *Segregationsanteil* (*segregation ratio*) in einer Stichprobe von Kernfamilien im Vergleich zu dem Segregationsanteil, der unter einem bestimmten vorgegebenen Mendelschen Erbgang zu erwarten ist. Für einen festen Paarungstyp der Eltern ist der Segregationsanteil p_s definiert als Wahrscheinlichkeit, dass ein Kind solcher Eltern erkrankt ist:

$$p_s = P(\text{Kind erkrankt} \,|\, \text{Genotypen der Eltern})$$

Im Folgenden betrachten wir das Mendelsche Ein-Locus-Modell (s. Abschnitt 1.2.3) für einen biallelischen Locus mit dem disponierenden Allel D und dem normalen Allel d. Für klassische Mendelsche Krankheiten nimmt die Penetranz P(erkrankt | Genotyp) nur die Werte 0 und 1 an. Für solche Krankheiten ist die Genotyp-Phänotyp-Beziehung so klar, dass der diskrete Genotyp sich direkt in einen diskreten Krankheitsphänotyp überträgt. Damit zeigen Familien, in denen ein solches klassisches Mendelsches Gen segregiert, sehr charakteristische Muster von erkrankten und nicht erkrankten Familienmitgliedern. Der Segregationsanteil wird als Maßzahl verwendet, um das charakteristische Muster in Kernfamilien zu kennzeichnen.

Die möglichen Genotypen eines einzelnen Elternteils sind DD, Dd und dd. Für einen autosomalen Locus führen die Kombinationen der Genotypen bei beiden Eltern zu neun möglichen Paarungstypen. In der Regel werden jedoch nur sechs Paarungstypen unterschieden, da das Geschlecht der Eltern nur bei X-chromosomalen Erbgängen oder bei Imprinting-Effekten getrennt betrachtet werden muss. Tabelle 3.1 und Tabelle 3.2 zeigen die Genotyp-Verteilungen der Kinder bedingt auf den elterlichen Paarungstyp für ein autosomales bzw. X-chromosomales Ein-Locus-Modell.

Im Folgenden schauen wir uns den erwarteten Segregationsanteil zunächst bei einem autosomal dominanten Erbgang mit einem seltenen disponierenden Allel (Abschnitt 3.3.1), und dann bei einem autosomal rezessiven Erbgang (Abschnitt 3.3.2) an (Sham 1998). Den X-chromosomalen Erbgang werden wir hier nicht weiter betrachten.

Bei seltenen Krankheiten ist es sehr ineffektiv, eine reine Zufallsstichprobe von Familien zu erheben. Sie würde zahlreiche Familien ohne erkrankte Personen und damit bei diesen keine Information über das Segregieren der Erkrankung enthalten. Ein mögliches *Auswahlverfahren* (*ascertainment procedure*) ist z.B. die ausschließliche Rekrutierung von Familien mit mindestens einem erkrankten Kind. Durch diese Abweichung von einer Zufallsstichprobe aus der Allgemeinbevölkerung entsteht eine *Auswahlverzerrung* (*ascer-*

tainment bias) für die Verteilung erkrankter und nicht erkrankter Kinder in den betrachteten Familien. Wegen der systematischen Verzerrung wird bei der Schätzung des Segregationsanteils erkrankter Personen eine Korrektur benötigt. Die Auswahlverzerrung wird in Abschnitt 3.3.3 behandelt.

Tabelle 3.1. Autosomales Ein-Locus-Modell — Genotypverteilung der Kinder bei vorgegebenem elterlichen Paarungstyp (PT).

	P(Genotyp des Kindes | PT)		
Paarungstyp (PT)	DD	Dd	dd
DD x DD	1	0	0
DD x Dd	1/2	1/2	0
DD x dd	0	1	0
Dd x Dd	1/4	1/2	1/4
Dd x dd	0	1/2	1/2
dd x dd	0	0	1

Tabelle 3.2. X-chromosomales Ein-Locus-Modell — Genotypverteilung der Kinder (T=Tochter, S=Sohn) bei vorgegebenem elterlichen Paarungstyp (PT).

	P(Genotyp T | PT)			P(Genotyp S | PT)	
Paarungstyp (PT)	DD	Dd	dd	DY	dY
DD x DY	1	0	0	1	0
DD x dY	0	1	0	1	0
Dd x DY	1/2	1/2	0	1/2	1/2
Dd x dY	0	1/2	1/2	1/2	1/2
dd x DY	0	1	0	0	1
dd x dY	0	0	1	0	1

3.3.1 Segregationsanteil bei einer seltenen autosomal dominanten Krankheit

Bei einem autosomal dominanten Krankheitsgen mit disponierendem Allel D und normalem Allel d sind Personen mit den Genotypen DD und Dd erkrankt und Personen mit dem Genotyp dd nicht erkrankt. Zusätzlich setzen wir voraus, dass das disponierende Allel D selten ist, was für viele klassische autosomal dominante Krankheiten zutrifft.

In einer Population betrachten wir ausschließlich Paarungen, bei denen genau ein Elternteil erkrankt ist. Da D selten ist, haben erkrankte Personen fast ausschließlich den Genotyp Dd (s. Abschnitt 2.2.2.1). Den Anteil erkrankter Eltern mit Genotyp DD vernachlässigen wir. Daher entspricht der phänotypischen Paarung erkrankt - nicht erkrankt in der Regel der (genotypische)

Paarungstyp Dd x dd. Gemäß Tabelle 3.1 gilt nun

$$p_s = P(Dd|Dd \times dd) = 1/2$$

d.h. in der Generation der Kinder solcher Paarungen werden in einer Population bei einer seltenen autosomal dominanten Krankheit 50% erkrankte Personen erwartet.
In derselben Population ziehen wir nun eine Zufallsstichprobe von Familien mit erkrankt – nicht erkrankt Paarungen der Eltern. Zur Überprüfung des vermuteten autosomal dominanten Erbgangs können wir den beobachteten Segregationsanteil in den Familien mit dem erwarteten Segregationsanteil $1/2$ vergleichen. Der einfachste Test setzt dabei für die Anzahl r erkrankter Kinder bei insgesamt k Kindern unter der Nullhypothese eines autosomal dominanten Erbgangs eine Binomialverteilung $B(k, p_s = 1/2)$ mit Parametern k und $p_s = 1/2$ voraus. Falls die Nullhypothese $p_s = 1/2$ nicht verworfen wird, wird festgestellt, dass die Daten kompatibel (oder präziser: nicht inkonsistent) mit einem autosomal dominanten Erbgang sind.
Ein weiteres Testverfahren basiert auf der Chiquadratverteilung (siehe Abschnitt 1.2.2). Die beobachteten Anzahlen erkrankter (O_1) und nicht erkrankter (O_2) Kinder werden mit den erwarteten Anzahlen erkrankter (E_1) und nicht erkrankter (E_2) Kinder verglichen. Die Teststatistik ist die klassische χ^2-Teststatistik (mit einem Freiheitsgrad):

$$\chi_1^2 = \sum_{i=1}^{2} \frac{(O_i - E_i)^2}{E_i}.$$

Ein drittes Testverfahren basiert auf dem Likelihood-Ratio-Test, der bei der komplexen Segregationsanalyse genauer beschrieben wird. Die Likelihood (s. Abschnitt 1.4.1) für den Segregationsanteil p_s bei r erkrankten Kindern unter insgesamt k Kindern ist gegeben durch

$$L(p_s) = \binom{k}{r} p_s^r (1 - p_s)^{k-r}.$$

Zu beachten ist, dass die Auswahl der Familien aus der Gesamtbevölkerung (bis auf die oben erwähnte Vernachlässigung kranker Eltern mit Genotyp DD) auf der Basis eines einzigen Paarungstyps der Eltern durchgeführt wurde. Bei einer solchen Zufallsstichprobe entsteht keine Auswahlverzerrung bei der Schätzung des Segregationsanteils, denn bedingt auf die Genotypkombination der Eltern ist die Genotypverteilung unter den Kindern zufällig.

3.3.2 Segregationsanteil bei einer seltenen autosomal rezessiven Krankheit

Bei einem autosomal rezessiven Krankheitsgen mit disponierendem Allel D und normalem Allel d sind Personen mit dem Genotyp DD erkrankt und Personen mit den Genotypen Dd oder dd nicht erkrankt. Zusätzlich setzen wir wieder voraus, dass das disponierende Allel D selten ist.

Wollten wir analog zum seltenen autosomal dominanten Erbgang ausschließlich Paarungen von erkrankten und nicht erkrankten Eltern betrachten, so ergibt sich kein eindeutiger Paarungstyp. Gemäß Tabelle 3.1 führt dies zu den Paarungstypen DD x Dd und DD x dd, von denen der deutlich häufigere Paarungstyp DD x dd keine erkrankten Kinder zeugen kann. Betrachten wir nun andererseits alle Paarungen, bei denen sowohl erkrankte als auch nicht erkrankte Kinder gezeugt werden können, so sind dies die Paarungen DD x Dd (Eltern erkrankt, nicht erkrankt) und Dd x Dd (Eltern beide nicht erkrankt). Hierbei kann jeweils der elterliche Genotyp Dd nicht vom häufigeren Genotyp dd unterschieden werden. Damit ist zur Bestimmung des Segregationsanteils eine Auswahl des Paarungstyps rein auf der Basis der phänotypischen Paarung der Eltern nicht möglich. Elternpaare, bei denen beide Eltern erkrankt sind, führen zwar zu 100% zu erkrankten Kindern, sind jedoch extrem selten und liefern keine Informationen über den Segregationsanteil.

Werden nun alle Paarungen mit nicht erkrankten Eltern rekrutiert, die mindestens ein erkranktes Kind haben, so ist nur noch ein elterlicher Paarungstyp, nämlich Dd x Dd möglich. Die Rekrutierung von sogenannten segregierenden Familien, d.h. Familien mit vorhandenen erkrankten Kindern, hilft also, den Paarungstyp zu bestimmen. In der Grundbevölkerung aller Dd x Dd Familien beträgt der erwartete Segregationsanteil $^1/_4$. Betrachten wir nun unser Auswahlverfahren und nehmen an, dass alle Familien in der betrachteten Region, die die Einschlusskriterien erfüllen, tatsächlich rekrutiert werden können. Dann wird der beobachtete Segregationsanteil in diesen Familien höher sein als $^1/_4$. Das Auswahlverfahren führt zur Auswahlverzerrung des Segregationsanteils. Dies liegt daran, dass Familien ohne kranke Kinder nicht rekrutiert werden, aber natürlich trotzdem zum Segregationsanteil in der Gesamtpopulation beitragen. Betrachten wir diese Auswahlverzerrung nun genauer. In der Grundbevölkerung aller Dd x Dd Familien gilt

$$p_s = \mathrm{P}(\text{Kind erkrankt}|\text{Dd x Dd}) = 1/4.$$

Damit ist jedes einzelne Kind solcher Eltern mit Wahrscheinlichkeit p_s=1/4 krank und mit Wahrscheinlichkeit $1 - p_s$=3/4 nicht krank. Die Wahrscheinlichkeit, dass eine Dd x Dd Familie mit k Kindern bei dem oben angegebenen Auswahlverfahren ausgewählt wird, d.h. dass von den Kindern mindestens eines krank ist, ist gegeben durch:

$$1 - (1 - p_s)^k$$

Im Detail bedeutet dies, dass von Dd x Dd Familien mit genau einem Kind nur 25% rekrutiert werden, von Dd x Dd Familien mit genau zwei Kindern nur 44%, von Dd x Dd Familien mit genau drei Kindern nur 58% usw.. Damit folgt die Verteilung r erkrankter Kinder in den Familien in der Stichprobe mit genau k Kindern nicht mehr einer einfachen Binomialverteilung $B(k, p_s = 1/4)$, sondern der bedingten Verteilung

$$P(r|k, p_s, r > 0) = \frac{P(r|k, p_s)}{P(r > 0)} = \frac{\binom{k}{r} p_s^r (1 - p_s)^{k-r}}{1 - (1 - p_s)^k}.$$

Dies ist eine gestutzte Binomialverteilung. Für die bei dem Auswahlverfahren erwartete Anzahl erkrankter Kinder $E(r|k, p_s, r > 0)$ in diesen Familien gilt:

$$E(r|k, p_s, r > 0) = \sum_{r-1}^{k} \frac{r\binom{k}{r} p_s^r (1 - p_s)^{k-r}}{1 - (1 - p_s)^k} = \frac{p_s \cdot k}{1 - (1 - p_s)^k}$$

Tabelle 3.3 zeigt die erwartete Anzahl erkrankter Kinder in Dd x Dd Familien mit genau k Kindern (k=1, 2,. . . ,5) für $p_s = 1/4$ ohne Auswahlverfahren (Grundpopulation) und gemäß Auswahlverfahren (Stichprobe) für N=100 Familien dieses Typs.

Tabelle 3.3. Absolute und relative [%] erwartete Anzahl erkrankter Kinder in N=100 Familien des Typs Dd x Dd mit genau k Kindern (k=1, 2,. . . ,5) für p_s=1/4 ohne und mit Auswahlverfahren nach Familien mit mindestens einem erkrankten Kind sowie relativer Fehler, der durch die Auswahl entsteht.

		Erwartete Anzahl erkrankter Kinder r in N Familien				
Anzahl Kinder pro Familie	Gesamtzahl Kinder	ohne Auswahl		mit Auswahl		Auswahlverzerrung
k		$N_1 = Np_s \cdot k$	%	$N_2 = N\frac{p_s \cdot k}{1-(1-p_s)^k}$	%	$\frac{N_2 - N_1}{N_1} \cdot 100\%$
1	100	25	25	100	100	300
2	200	50	25	114	57	128
3	300	75	25	130	43	73
4	400	100	25	146	37	46
5	500	125	25	164	33	31

Nicht nur die erwartete Anzahl kranker Kinder E_k in den Familien hängt von der Größe der Geschwisterschaften ab, sondern auch die dazugehörige Varianz V_k. Ein mögliches Testverfahren für die Kompatibilität der Daten mit dem Segregationsanteil in einem autosomal rezessiven Erbgang basiert auf dem Chiquadrattest, den wir bereits beim autosomal dominanten Modell kennengelernt haben. Hierbei gilt für die beobachtete Anzahl erkrankter Kinder O, deren Erwartungswert E und Varianz V:

$$O = \sum_k O_k, \quad E = \sum_k E_k, \quad V = \sum_k V_k,$$

da zwischen den Familien mit verschiedener Größe der Geschwisterschaften Unabhängigkeit gilt. O wird direkt aus der Stichprobe abgelesen. Erwartungswert und Varianz werden für jede feste Größe k der Geschwisterschaft getrennt berechnet. Anschließend werden sie zu einem Wert aufsummiert. Somit nimmt die Chiquadrat-Statistik mit obigen Gleichungen für O, E und V folgende Form an:

$$\chi_1^2 = \frac{(O-E)^2}{V}.$$

Das Beispiel des autosomal rezessiven Modells gibt ein sinnvolles Auswahlverfahren für Familien auf der Basis kranker Nachkommen, zeigt das Ausmaß der sich daraus ergebenden Auswahlverzerrung und erläutert, wie die Verzerrung unter Verwendung gestutzter Verteilungen und exakter Familiengrößen korrigiert werden kann.

3.3.3 Auswahlverzerrung

In diesem Abschnitt wollen wir verschiedene Arten der Auswahlverfahren für Familienstichproben berücksichtigen. Dazu verwenden wir die allgemeinere Formulierung des sogenannten *π-Modells* (Weinberg 1928, Morton 1959), das auch in der komplexen Segregationsanalyse verwendet wird.

Wir betrachten die Wahrscheinlichkeitsverteilung r erkrankter Kinder in Familien mit k Kindern in einer Stichprobe, die gemäß einem Auswahlverfahren rekrutiert wurde:

$$P(r|k, p_s, a)$$

Dabei sei mit a eine Familie bzw. Geschwisterschaft bezeichnet, die ausgewählt wurde. p_s bezeichnet wie bisher den Segregationsanteil unter dem vorliegenden genetischen Modell in der Grundpopulation ohne spezifisches Auswahlverfahren. Auf der Basis dieser korrigierten Verteilung lässt sich dann der Segregationsanteil p_s in der Stichprobe schätzen, wie wir es beim autosomal rezessiven Modell im vorherigen Abschnitt gezeigt haben.

Mit Hilfe der Bayesschen Formel (s. Abschnitt 1.2.4) lässt sich die obige Wahrscheinlichkeit wie folgt umformen:

$$P(r|k,p_s,a) = \frac{P(a|r,k,p_s)P(r|k,p_s)}{P(a|k,p_s)}.$$

Zur Vereinfachung lassen wir die festen Parameter k und p_s weg. Nun benötigen wir Definitionen zur Kennzeichnung des Auswahlverfahrens. Ein *Proband* (*proband*, in der Literatur häufig als *Indexproband* oder *Indexpatient* bezeichnet, mit *IP* abgekürzt) ist eine Person, die unabhängig von weiteren Angehörigen für die Studie identifiziert wurde, und der Grund für die Auswahl der Familie für die Stichprobe ist. Die *Auswahlwahrscheinlichkeit* (*ascertainment probability*) π für ein Individuum ist definiert als die Wahrscheinlichkeit, dass eine erkrankte Person ein Proband wird, d.h. unabhängig von anderen erkrankten Familienangehörigen für die Studie identifiziert wird

$$\pi = P(Proband|erkrankt).$$

Die Auswahlwahrscheinlichkeit für eine Familie ergibt sich als Wahrscheinlichkeit, dass die Familie mindestens einen Probanden hat. Für eine Familie mit genau r erkrankten Kindern gilt

$$P(a|r) = 1 - (1-\pi)^r.$$

Die Verteilung der Anzahl erkrankter Kinder r in Familien mit Kinderzahl k ist die Binomialverteilung $B(k, p_s)$. Für Familien mit k Kindern können die Anteile für verschiedene Anzahlen r erkrankter Kinder aufsummiert werden (Satz von der totalen Wahrscheinlichkeit, s. Abschnitt 1.2.4):

$$P(a) = \sum_{r=1}^{k} [1-(1-\pi)^r] \binom{k}{r} p_s^r (1-p_s)^{k-r} = 1 - (1-p_s\pi)^k.$$

Entsprechend der Bayesschen Formel haben wir alle Komponenten für die Wahrscheinlichkeitsverteilung r erkrankter Kinder in Familien mit k Kindern, die gemäß Auswahlverfahren in einer Stichprobe rekrutiert wurden:

$$P(r|k,p_s,a) = \frac{P(a|r,k,p_s)P(r|k,p_s)}{P(a|k,p_s)} \tag{3.1}$$

$$= \frac{[1-(1-\pi)^r] \binom{k}{r} p_s^r (1-p_s)^{k-r}}{1-(1-p_s\pi)^k}$$

Diese Gleichung stellt die Wahrscheinlichkeitsverteilung r erkrankter Kinder in Familien mit k Kindern als Funktion eines einzigen Parameters π dar, der das Auswahlverfahren beschreibt. Für den Parameter π betrachten wir nun einige Spezialfälle, die im Zusammenhang mit praktischen Auswahlverfahren stehen. Hierbei führen wir auch einige Fachbegriffe ein:

- Eine *vollständige Auswahl* (*complete ascertainment*) liegt vor, wenn aus der Grundpopulation eine vollständige Zufallsstichprobe gezogen wird oder rein auf der Basis eines Paarungstyps der Eltern ausgewählt wird. Bei vollständiger Auswahl ist keine Auswahlverzerrung bei der Schätzung der Verteilung erkrankter Kinder in den Familien vorhanden.

- Eine *unvollständige Auswahl* (*incomplete ascertainment*) liegt vor, wenn die Stichprobe nicht vollständig, d.h. nicht entsprechend den Häufigkeiten in der Grundpopulation, die zu betrachtenden elterlichen Paarungstypen widerspiegelt. Bei unvollständiger Auswahl liegt eine Auswahlverzerrung bei der Schätzung der Verteilung erkrankter Kinder in den Familien vor, für die korrigierte Verteilungen zu betrachten sind.

Mit Hilfe des Parameters π werden folgende Spezialfälle der unvollständigen Selektion unterschieden:

- Eine *gekürzte Selektion* (*truncate selection*) liegt vor, wenn π=1, d.h. jedes erkrankte Kind ist auch Proband. In diesem Fall werden nur Familien ohne erkrankte Kinder nicht rekrutiert. Andererseits werden alle Familien mit mindestens einem erkrankten Kind rekrutiert. Manche Autoren bezeichnen diese Selektion als vollständige Selektion, was zu Verwechselungen mit der oben definierten vollständigen Auswahl führen kann. Die Formel 3.1 reduziert sich zu (s. auch Abschnitt 3.3.2):

$$P(r|k, p_s, a = 1) = \frac{\binom{k}{r} p_s^r (1 - p_s)^{k-r}}{1 - (1 - p_s)^k} \quad .$$

  Jede Familie mit mindestens einem erkrankten Kind hat die gleiche Chance, in die Stichprobe aufgenommen zu werden. Es ist in der Praxis jedoch häufig so, dass eine Familie mit mehreren erkrankten Kindern eher auffällig wird und auch eher dazu neigt, ärztlichen Rat zu suchen bzw. an Studien teilzunehmen, als eine Familie mit nur einem erkrankten Kind.

- Eine *einfache Selektion* (*single selection*) liegt vor, wenn $\pi \rightarrow 0$, d.h. wenn die Wahrscheinlichkeit für eine erkrankte Person auch tatsächlich als Proband für die Familienstichprobe ausgewählt zu werden, sehr klein ist. Mathematisch stellt $\rightarrow$ den Grenzwert gegen Null dar. Die Vorstellung, dass π sehr klein ist, ist jedoch für unsere Zwecke ausreichend. Die Formel reduziert sich in diesem Fall zu:

$$P(r|k, p_s, a = 1) = \binom{k-1}{r-1} p_s^{r-1}(1-p_s)^{k-r}.$$

Die letzte Verteilung wird hier nicht hergeleitet (s. Hodge 2002, S. 23). Es ist eine Binomialverteilung von $r-1$ erkrankten Kindern unter $k-1$ Geschwistern mit dem Segregationsanteil p_s. Damit entspricht die Korrektur für einfache Selektion der Nichtbeachtung eines Probanden in jeder Kernfamilie. Dies gilt nur bei Kernfamilien. Bei größeren Stammbäumen entspricht die korrigierte Verteilung einer Verteilung, die auf den Probanden bedingt ist. Bei einfacher Selektion haben fast alle rekrutierten Familien nur ein einziges erkranktes Kind, woher auch der Name für diese Selektion stammt. In Formel 3.1 kann man dieses für $r-1$ durch Grenzwertbildung $\pi \rightarrow 0$ erkennen. Familien mit r erkrankten Kindern werden mit einer Wahrscheinlichkeit von $r\pi$ selektiert. Es gilt:

$$P(a = 1|r) = 1 - (1-\pi)^r \approx 1 - (1 - r\pi) = r\pi.$$

Damit hat eine Familie eine um so höhere Wahrscheinlichkeit, in die Stichprobe zu gelangen, je höher die Anzahl erkrankter Kinder ist.

- Eine *multiple Selektion* (*multiple selection*) liegt vor, wenn $0 < \pi < 1$. In diesem Fall ist die allgemeine Gleichung 3.1 anzuwenden.

In der Praxis kann eine gekürzte Selektion dadurch entstehen, dass jede erkrankte Person zentral erfasst wird. Dies ist beispielsweise möglich, wenn auf ein Register bzgl. einer Krankheit zurückgegriffen werden kann, wenn es eine zentrale Erfassung durch das Gesundheitswesen oder, bei einer seltenen Erkrankung, nur eine Anlaufstelle für die medizinische Versorgung gibt. Einfache Selektion kann dann vorliegen, wenn man erkrankte Personen nur über einen sehr kurzen Zeitraum erfasst, und dadurch die Wahrscheinlichkeit Proband zu sein für erkrankte Personen sehr klein wird.
Für eine exakte Korrektur des Auswahlverfahrens muss dies vor der Studie definiert und eingehalten werden und so einfach sein, dass es mathematisch gut modelliert werden kann. Leider ist dies in der Praxis nur selten der Fall. Mögliche Auswahlverfahren auf der Basis erkrankter Personen sind:

- Kernfamilien selektiert durch erkrankte Eltern
- Kernfamilien selektiert durch erkrankte Kinder
- Sequentielle Selektion entsprechend interessierender Verwandtschaftslinien. Hierbei können beispielsweise zusätzlich zu der Kernfamilie die väterlichen Großeltern oder Onkel auch selektiert werden, wenn der Vater erkrankt ist. Ist der Vater nicht erkrankt, jedoch die Mutter, so wird nur die mütterliche Linie weiter verfolgt. Sind beide nicht erkrankt, so werden keine größeren Stammbäume rekrutiert.
- Größere Stammbäume mit vielen Erkrankten, bei denen in der Regel das Auswahlverfahren nicht mehr klar definiert ist.

Das Deutsche Konsortium für das familiäre Mamma- und Ovarialkarzinom, unterstützt von der Deutschen Krebshilfe, definiert folgende Auswahlkriterien zur Selektion von "Risikofamilien" (Verbundprojekt der Deutschen Krebshilfe, 2003) bzw. als Einschlusskriterien für eine Testung auf die Brustkrebsgene BRCA1 und BRCA2:

- Zwei Familienmitglieder (z.B. Mutter, Schwester, Tochter oder selbst erkrankt) mit Brust und/oder Eierstockkrebs, Erkrankungsalter einer Betroffenen < 50 Jahre.
- Ein Familienmitglied (Mutter, Schwester, Tochter oder selbst erkrankt) mit einseitigem Brustkrebs, Erkrankungsalter ≤ 30 Jahre.
- Ein Familienmitglied (Mutter, Schwester, Tochter oder selbst erkrankt) mit beidseitigem Brustkrebs, Erkrankungsalter ≤ 40 Jahre.
- Ein Familienmitglied (Mutter, Schwester, Tochter oder selbst erkrankt) mit Eierstockkrebs, Erkrankungsalter ≤ 40 Jahre.
- Ein Familienmitglied (Mutter, Schwester, Tochter oder selbst erkrankt) mit Brust- und Eierstockkrebs.
- Ein männlicher Verwandter mit Brustkrebs.

Studien zum familiären Brustkrebs betrachten in der Regel als Grundpopulation "Risikofamilien" und nicht die Allgemeinbevölkerung, und berücksichtigen dies bei den Auswahlkriterien und den Studienzielen. Möchte man etwas über den Vererbungsmodus in der Gesamtbevölkerung herausfinden, so sollte keine unkorrigierbare Selektion auf "Risikofamilien" erfolgen.
Mary-Claire King und ihre Kollegen (s. Abschnitt 3.4.5 und den Blick in die Geschichte, Newman et al. 1988) sammelten bei einer frühen komplexen Segregationsanalyse zum Brustkrebs konsekutiv Frauen und ihre Angehörigen ersten Grades (Eltern und Geschwister) mit folgenden Einschlusskriterien:

- Demographisch: Frauen, kaukasisch (="weiß"), Diagnose vor dem 55. Lj.,
- Diagnose: Brustkrebs, mikroskopisch bestätigt,
- Zeitraum, Ort: Diagnose vom 1.12.1980 bis 31.12.1982. San Franzisko Bay Region oder Großraum Detroit (Teil des "Surveillance, Epidemiology and End Results Programm" des National Cancer Instituts, USA).

Auch Informationen über Verwandte zweiten Grades wurden erfasst, zeigten sich aber als nicht zuverlässig genug. Frauen wurden nicht aufgrund ihrer Familiengeschichte selektiert. Zusätzlich wurde aus allen so ausgewählten Familien eine Familie mit mehreren Brustkrebserkrankten ausgewählt, um eine größere Familie (*erweiterter Stammbaum*) zu untersuchen. In dieser Familie waren die sechsunddreißigjährige Indexprobandin, eine Schwester und jeweils eine Tante und ein Onkel mütterlicherseits an Brustkrebs erkrankt. Alle erreichbaren Verwandten wurden befragt und Arztberichte und Todesurkunden intensiv untersucht. Es konnten Informationen über 252 Personen in 5 Generationen erfasst werden. Insgesamt gab es 11 Frauen und 3 Männer mit (bestätigtem) Brustkrebs. Diese "Hochrisikofamilie" wurde getrennt von der Stichprobe der Kernfamilien ebenfalls einer Segregationsanalyse unterzogen. Für die Stichprobe der Kernfamilien wurde der mögliche Bereich für den Parameter π wie folgt geschätzt. Da über einen sehr begrenzten Zeitraum von zwei Jahren nur *inzidente* Fälle rekrutiert wurden, kann die Wahrscheinlichkeit, dass eine Person mit Brustkrebs tatsächlich für die Studie identifiziert wird, sehr klein werden. Damit ist π nach unten durch den Grenzwert π=0 begrenzt. Die obere Grenze des möglichen Bereichs schätzen die Autoren des Artikels durch den Anteil der Indexprobanden unter allen Brustkrebspatienten in der Stichprobe (π=0,27).
Familienstichproben bestehen in der Regel nicht aus Kernfamilien mit jeweils genau k Kindern. Sei nun R die Anzahl erkrankter, N-R die Anzahl nicht erkrankter und N die Anzahl aller Geschwister insgesamt in allen Familien. n_k sei die Anzahl der Kernfamilien mit genau k Geschwistern. Da Familien voneinander unabhängig sind, können die Likelihoods für verschiedene Familien miteinander multipliziert bzw. die logarithmierten Likelihoods aufsummiert werden. Damit ergibt sich der Logarithmus der Likelihood für den Segregationsanteil p_s (s. Gleichung 1.5 sowie Abschnitt 3.3.1, Hodge, S.24) zu

$$\log L(p_s) = R \log p_s + (N-R) \log(1-p_s) - \sum_k n_k \log\left[1-(1-p_s\pi)^k\right].$$

In Abschnitt 3.4.7 lernen wir einen Algorithmus zur Berechnung von Likelihoods in größeren Stammbäumen kennen.

3.4

3.4 Komplexe Segregationsanalyse

Die klassische Segregationsanalyse (Abschnitt 3.3) untersucht, ob ein bestimmtes Muster von erkrankten und nicht erkrankten Familienmitgliedern als Funktion des einzigen Parameters Segregationsanteil p_s in einer Stichprobe konsistent mit einem vorgegebenen Mendelschen Erbgang ist. Bei komplexen Krankheiten ist das zugrundeliegende genetische Modell in der Regel deutlich komplizierter. Ziel der *komplexen Segregationsanalyse* ist es, das Modell mit seinen spezifischen Parametern im Vergleich zu einem generellen Modell in einer Familienstichprobe möglichst gut zu schätzen. Betrachtete Parameter sind beispielsweise die Allelhäufigkeiten des disponierenden Gens und die Penetranzen. Das Hauptinteresse liegt zu Beginn der Untersuchungen häufig nicht auf der genauen Schätzung der Parameter, die bei komplexen Krankheiten sehr schwierig ist, sondern auf dem Vergleich miteinander konkurrierender genetischer Modelle. Ist ein Gen dann als Hauptgen etabliert, müssen diese Parameter möglichst genau geschätzt werden.
Die komplexe Segregationsanalyse wird angewandt, um die Variabilität eines quantitativen Phänotyps (z.B. Blutdruck) durch ein Modell mit genetischen und nichtgenetischen Komponenten zu beschreiben. Auch der binäre Phänotyp erkrankt / nicht erkrankt kann mittels eines Schwellenwertes für einen kontinuierlichen Phänotyp (z.B. Bluthochdruck) modelliert werden. Später werden wir die Anwendung der komplexen Segregationsanalyse zur Untersuchung des Brustkrebses betrachten. Die komplexe Segregationsanalyse wird für kontinuierliche und für binäre Phänotypen verwendet.
In den Abschnitten 3.4.1 und 3.4.2 betrachten wir die zwei wesentlichen Modelle zur Beschreibung des genetischen Anteils an einem quantitativen Phänotyp. Einerseits wird angenommen, dass es ein *Hauptgen* (*major locus*, für quantitative Phänotypen auch *quantitative trait locus*, QTL, genannt) gibt. Gelegentlich werden auch mehrere QTLs modelliert. Dieses Modell wird als *Hauptgen-Modell* bezeichnet. Andererseits wird im *polygenen Modell* angenommen, dass viele sogenannte *Polygene* jeweils einen kleinen Effekt zu dem quantitativen Merkmal beitragen. Im *gemischten Modell* (*mixed model,* s. Abschnitt 3.4.3) werden diese beiden Modelle in einem Modell zusammengeführt. Das sogenannte *vereinigte Modell* (*unified model,* s. Abschnitt 3.4.4) erweitert das gemischte Modell um Transmissionsparameter, mit denen getestet wird, ob eine Vererbung von Eltern auf Kinder den Mendelschen Gesetzen folgt, oder ob es sich hier auch um eine kulturelle Vererbung handeln könnte. Alle Modelle müssen eine Korrektur für die Auswahlverzerrung mitberücksichtigen. In der Regel erfolgt dies nach dem π-Model mittels eines einzelnen zusätzlichen Parameters π (s. Abschnitt 3.3.3). Hier wird auf die Auswahlverzerrung nicht mehr eingegangen.

In Abschnitt 3.4.5 untersuchen wir mittels komplexer Segregationsanalyse die Existenz eines Hauptgens für Brustkrebs (Newman et al. 1988). Wir zeigen, wie verschiedene Hypothesen zu genetischen Modellen systematisch in einer Familienstichprobe getestet werden können. Der Exkurs 3 erläutert die hierfür notwendige Likelihood-Ratio-Teststatistik. Abschnitt 3.4.6 verdeutlicht Gefahren der Segregationsanalyse am Beispiel des Phänotyps "Medizinstudium, ja/nein" (McGuffin und Huckle 1990). Abschnitt 3.4.7 erläutert den Elston-Stuart-Algorithmus, der zur Berechnung der Likelihoodfunktionen in Stammbäumen sowohl für Segregations- als auch für Kopplungsanalysen (s. Kapitel 4) von zentraler Bedeutung ist.

3.4.1 Hauptgen-Modell

Wir betrachten einen quantitativen Phänotyp Y und stellen ihn im Hauptgen-Modell als eine additive Funktion eines Faktors G ("Genotyp") und einer zufälligen Komponente E mit Erwartungswert 0 und Varianz σ_E^2 (environment = "Umwelt", residualer Phänotyp, residual=restlich) dar. Alle nichtgenetischen Bestandteile der Varianz werden in dieser Komponente E zusammengefasst, die als Umweltkomponente bezeichnet wird. Die Annahme, dass E den Erwartungswert 0 hat, stellt keine Einschränkung der Allgemeinheit dar. Bei den folgenden Modellgleichungen wird auf die exakte Darstellung mit allen notwendigen Indizes verzichtet. Insbesondere betrifft dies auch die Indizes für die Probanden. Nur am Anfang seien die Indizes j=1,..., N der Probanden bei der ersten Modellgleichung einmal mit aufgeführt:

$$\begin{array}{lll} y_{ij} = g_i + \varepsilon_{ij} & i = 1,\ldots,n; j = 1,\ldots,N, & \varepsilon_{ij} \sim N(0,\sigma_E^2) \\ y \;=\; g_i + \varepsilon & i = 1,\ldots,n, & \varepsilon \;\sim N(0,\sigma_E^2) \end{array}$$

In der klassischen Statistik entspricht dieses Modell einem ANOVA (analysis of variance) Modell mit einem Faktor G, der i=1,...,n Werte annimmt, die als Faktorniveaus bezeichnet werden. Außerhalb der Genetischen Epidemiologie wird meistens für die ANOVA eine andere Modellierung mit einem Gesamterwartungswert μ über alle Faktoren hinweg gewählt, so dass $g_i = \mu + t_i$, $\Sigma\, t_i=0$. Jedes Faktorniveau des Haupteffektes G bestimmt den Erwartungswert des Phänotyps für alle Personen, die dieses Faktorniveau aufweisen. Der Faktor G bezeichne nun die Genotypen gemäß einem Mendelschen Hauptgen mit disponierendem Allel D und normalem Allel d. Dann führt jeder der drei Genotypen DD, Dd und dd zu einer eigenen Normalverteilung des Phänotyps in der Bevölkerung mit verschiedenen Erwartungswerten $g_1 = \mu_{DD}$, $g_2 = \mu_{Dd}$ und $g_3 = \mu_{dd}$ und konstanter Varianz σ_E^2. Die Verteilung des Phänotyps in der Grundbevölkerung entsteht durch die Überlagerung dieser drei Normalverteilungen entsprechend den Genotyphäufigkeiten in der Bevölkerung.

Im Allgemeinen wird das Hardy-Weinberg-Gleichgewicht (s. Abschnitt 2.2.2) vorausgesetzt, so dass sich die Häufigkeiten aus dem einzigen Parameter Allelhäufigkeit p_D für das disponierende Allel D bestimmen lassen.
Beobachtet man in einer Stichprobe unabhängiger Personen den Phänotyp Y, so schließt man auf die Existenz eines Hauptgens, wenn die genotypischen Mittelwerte im Verhältnis zur Varianz σ_E^2 so weit auseinander liegen, dass die drei Normalverteilungen sich mindestens in zwei Normalverteilungen (dominant $\mu_{DD} = \mu_{Dd} >> \mu_{dd}$, rezessiv $\mu_{DD} >> \mu_{Dd} = \mu_{dd,}$ $>>$ bedeutet "sehr viel größer") oder auch in drei Normalverteilungen (kodominant $\mu_{DD} >> \mu_{Dd} >> \mu_{dd}$) trennen lassen. Abbildung 3.1 zeigt ein Hauptgen-Modell mit unterschiedlichen Varianzen σ_E^2, (A) für ein kodominates Modell, (B) für ein dominantes oder rezessives Modell, je nachdem welches Allel als das disponierende betrachtet wird, und (C) für eine Situation, in der sich die Verteilungen nicht klar trennen lassen. Je nachdem, ob kleinere oder größere Werte des quantitativen Phänotyps als schädlich gelten, ergibt sich die Definition des Allels, das als disponierend bezeichnet wird.

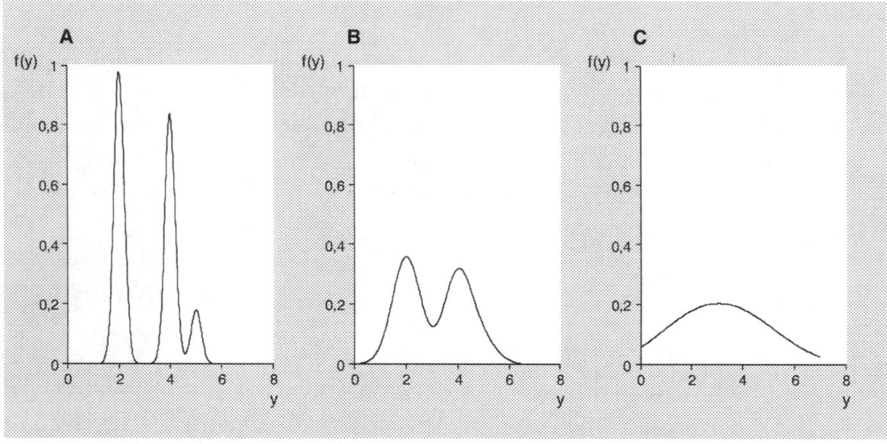

Abbildung 3.1. Verteilung f(Y) eines quantitativen Phänotyps Y bei einem Ein-Locus-Modell mit p_D=0,3, Erwartungswerten μ_{DD} =5, μ_{Dd}=4 und μ_{dd}=2 und Varianz A: σ_E^2=0,01, B: σ_E^2=0,3025, C: σ_E^2=9.

Abbildung 3.2 zeigt den gleichen Effekt, wenn zwei Hauptgene vorliegen mit guter Auftrennung (A), über mittlere Auftrennung (B), zu schlechter Auftrennung (C) der zugrunde liegenden Normalverteilungen. Dies entspricht einem ANOVA Modell mit zwei Faktoren

$$y = g_{i1} + g_{i2} + \varepsilon \qquad i = 1, 2..., 3 \qquad \varepsilon \sim N(0, \sigma_E^2)$$

wobei g_{i1} bzw. g_{i2} die Erwartungswerte des Phänotyps für die drei Genotypen des Locus 1 bzw. 2 bezeichnen. Damit ergibt sich der Phänotyp als Überlagerung von maximal neun Normalverteilungen. Ohne Interaktionsterm setzt dieses Modell voraus, dass die beiden Loci jeweils unabhängig voneinander additiv zum Phänotyp Y beitragen.

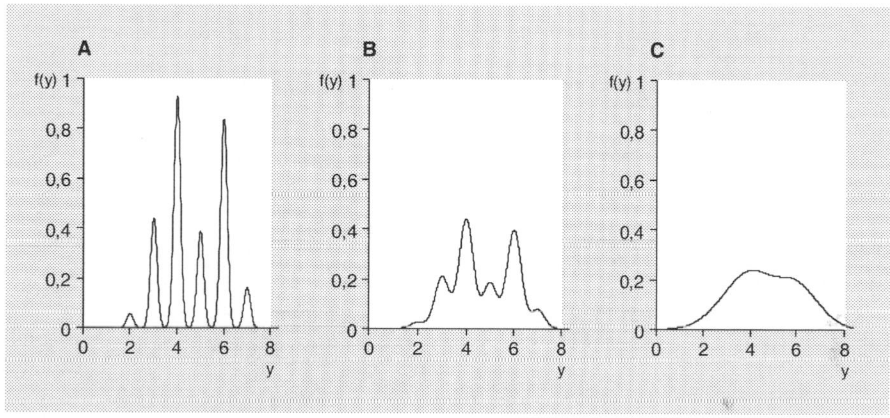

Abbildung 3.2. Verteilung f(Y) eines quantitativen Phänotyps Y bei einem Zwei-Locus-Modell (ohne Interaktion) mit Parametern: Locus 1: p_D=0,8, Erwartungswert μ_{DD}=5, μ_{Dd}=4, μ_{dd}=2, Locus 2: p_D=0,3, μ_{DD}=2,μ_{Dd}=1, μ_{dd}=0 und Varianz für Locus 1 und 2, A: σ_E^2=0,0225, B: σ_E^2=0,09, C: σ_E^2=0,64.

Verfahren zur Untersuchung einer trimodalen Normalverteilung für einen einzelnen biallelischen Locus in einer Zufallsstichprobe unabhängiger Personen aus der Bevölkerung (d.h. unverwandte Personen ohne Familienangehörige in der Stichprobe) wurden unter dem englischen Namen *commingling analysis* entwickelt. Die Analyse des Hauptgen-Modells in Familien können wir erst später behandeln, da die Parameter zur Mendelschen Vererbung von Eltern auf Kinder noch in das Modell eingeführt werden müssen. Das Hauptgen-Modell setzt Normalverteilung für die residuale Komponente voraus. Liegt in Wahrheit keine Normalverteilung vor, so kann dies zu ernsthaften Fehlern in der Analyse führen. Man sagt in diesem Zusammenhang, dass das Modell nicht *robust* gegenüber Abweichungen von der Normalverteilung ist.

Zahlreiche Phänotypen können sinnvoll durch ein Hauptgen-Modell modelliert werden. Ein Beispiel aus der Pharmakogenetik ist das Gen TPMT, das die Thiopurin S-Methyl-Transferase- (TPMT-)Aktivität in roten Blutkörperchen steuert. Homozygote Personen ohne ein disponierendes Allel zeigen "normale" Aktivität, heterozygote Personen mit einem disponierenden Allel zeigen verminderte Aktivität und homozygote Personen mit zwei disponierenden Allelen entwickeln durch eine stark verminderte Aktivität eine schwere Toxizität gegenüber bestimmten Medikamenten, die zur Leukämie-Behandlung von Kindern verwendet werden. Das Hauptgen-Modell liefert hier eine gute Annäherung an die tatsächlich beobachtete Verteilung der TPMT-Aktivität (Marshall 2003).

3.4.2 Polygenes Modell

Im polygenen Modell wird der Phänotyp bestimmt durch den Einfluss zahlreicher Loci mit kleinen Effekten (*Polygene*). Der genotypische Anteil des Phänotyps ist die Summe der kleinen Effekte.

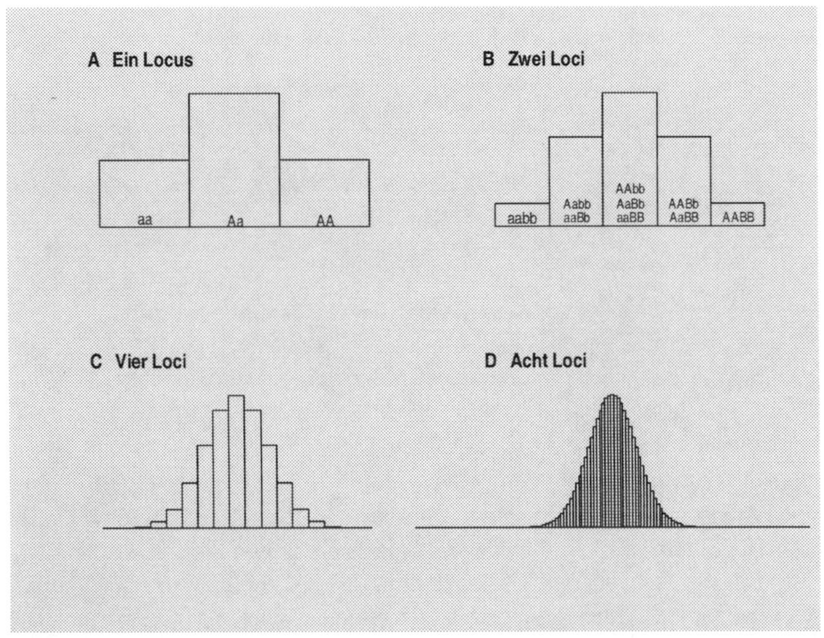

Abbildung 3.3. Binomialverteilungen und Annäherung an die Normalverteilung im polygenen Modell für A: m=1, B: m=2, C: m=4 und D: m=8 Loci. Die X-Achse zeigt den Phänotyp Y "Anzahl disponierender Allele" und die Y-Achse die Wahrscheinlichkeit für einen bestimmten Wert von Y. Auf die Beschriftung der Achsen wurde verzichtet.

Nehmen wir zunächst an, dass sich der Phänotyp direkt aus den additiven Effekten eines Locus mit jeweils zwei Allelen ergibt, und vernachlässigen eine residuale Komponente (s. Strachan und Read 1999, S.448). Für die Genotypen AA, Aa und aa trägt jedes disponierende Allele A den Wert 1 und das normale Allel a den Wert 0 additiv zum Phänotyp bei. Damit ist der Phänotyp Y identisch zur Anzahl disponierender Allele. Beide Allele seien gleichhäufig. Die Verteilung des Phänotyps Y ist (s. Abb. 3.3.A) P(Y=2) =

1/4, P(Y=1) = 1/2 und P(Y=0) = 1/4. Dies entspricht einer Binomialverteilung B(2; 0,5) für die zwei gleichverteilten Allele des einen Locus.
Im zweiten Schritt nehmen wir an, dass sich der Phänotyp direkt aus den additiven Effekten zweier Loci zusammensetzt, von denen jeweils das disponierende Allel (A bzw. B) den Wert 1 und das normale Allel (a bzw. b) den Wert 0 zum Phänotyp Y "Anzahl disponierender Allele" beiträgt. An beiden Loci seien die Allele gleichhäufig. Die Verteilung von Y setzt sich aus 5 Werten zusammen, die sich aus den neun Genotypkombinationen ergeben. Es ist eine Binomialverteilung B(4; 0,5), d.h. P(Y=0) = P(Y=4) = 1/16, P(Y=1) = P(Y=3) = 1/4 und P(Y=2) = 3/8 (s. Abb. 3.3.B).
Setzt man dieses Modell für m Loci fort, so gibt es 3^m Genotypen mit 2m+1 sogenannten polygenetischen Werten (Anzahl der disponierenden Allele insgesamt). Die Verteilung der polygenetischen Werte ist eine Binomialverteilung B(2^m; 0,5). Mit steigender Anzahl m der Allele nähert sie sich einer Normalverteilung an (s. Abb. 3.3 für m = 1, 2, 4 und 8 Loci).

3.4.3 Gemischtes Modell

Bei einem quantitativen Phänotyp ist es von fundamentalem Interesse, ob die vorliegenden Daten eher für ein Hauptgen-Modell oder ein polygenes Modell sprechen. Oft erklärt auch ein Modell die Daten am besten, bei dem ein Hauptgen und eine polygene Komponente einbezogen sind. Das gemischte Modell ist die Zusammenführung beider Komponenten in einem Modell

$$y = g_i + p + \varepsilon \qquad i = 1, \ldots, n \qquad p \sim N(0, \sigma_P^2), \varepsilon \sim N(0, \sigma_E^2),$$

wobei p die polygene Komponente mit Erwartungswert 0 und Varianz σ_P^2 ist. Die Annahme, dass p den Erwartungswert 0 hat, stellt keine Einschränkung der Allgemeinheit dar. Dieses Modell setzt voraus, dass die polygene und die Umweltkomponente unabhängig voneinander sind, und beide Komponenten nicht mit dem Hauptgen korreliert sind. Die beiden Varianzen σ_P^2 und σ_E^2 erlauben die Trennung der Varianz in eine "transmittierbare" Komponente P und eine nicht-transmittierbare Komponente E. Das Wort transmittierbar wird bewusst eingeführt, da nicht nur Gene von Eltern auf Kinder transmittiert werden können, sondern beispielsweise auch soziales Verhalten. Nicht-transmittierbar sind nichtgenetische Variablen, die im Allgemeinen keine Weitergabe von Eltern auf Kinder verursachen.
Mit Hilfe der Abbildung 3.4 führen wir eine Parametrisierung des gemischten Modells ein. Auf andere Parametrisierungen wird nicht weiter eingegangen. Parameter für das Hauptgen sind z, t, d und p_A, wobei p_A die Allelhäufigkeit des disponierenden Allels A bezeichnet und $z = \mu_{aa}$. Um Verwechselung mit dem neuen Parameter d zu vermeiden, werden die Allele des Hauptgens mit

A und a bezeichnet. Der Parameter t gilt als Maß für die Penetranz, definiert als Abstand zwischen den Erwartungswerten der Homozygoten.

$$t = \mu_{AA} - \mu_{aa}$$

Der Parameter d ist ein Maß für die Dominanz, definiert als Abstand zwischen dem Erwartungswert der Heterozygoten relativ zum Abstand der Erwartungswerte der Homozygoten (Wildtyp).

$$d = \frac{\mu_{Aa} - \mu_{aa}}{t}$$

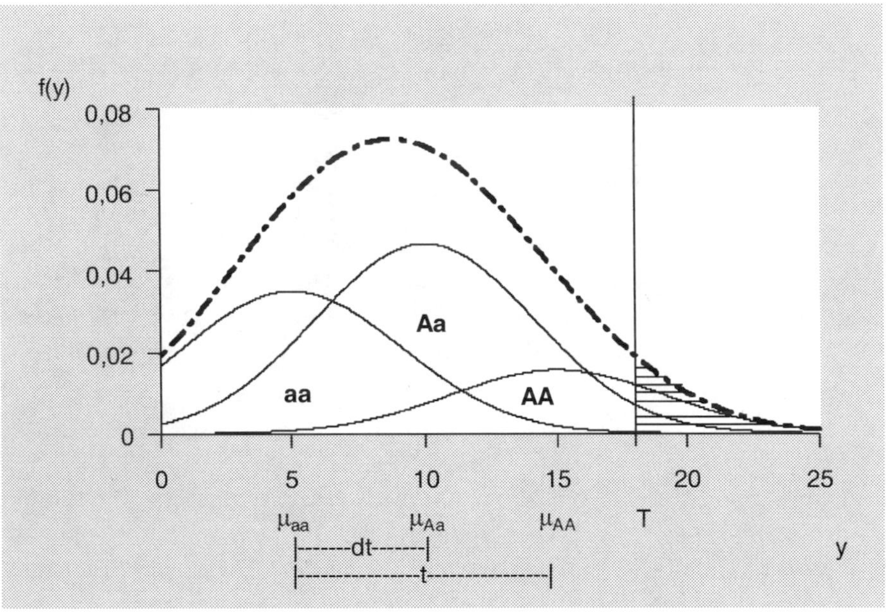

Abbildung 3.4. Gemischtes Modell mit Schwellenwert. Der quantitative Phänotyp Y wird als *Liabilität* mit Schwellenwert T bezeichnet. Erkrankt sind Personen mit Phänotypwerten im schraffierten Bereich. Bei einem Hauptgen mit disponierendem Allel A und normalem Allel a ergibt sich die Liabilität als Überlagerung dreier Normalverteilungen. Sie ist gestrichelt gezeichnet. Die Erwartungswerte der einzelnen Verteilungen des Phänotyps bedingt auf einen Genotyp (durchgezogene Verteilungen) sind durch die Parameter $z = \mu_{aa}$, t als Penetranzmaß und d als Dominanzmaß beschrieben. Die Verteilungen für die einzelnen Genotypen sind bereits mit dem entsprechenden Gewicht in der Mischverteilung gemäß Hardy-Weinberg-Gleichgewicht aufgetragen, wobei p(A)=0.3 gewählt wurde.

$d \cdot t$ beschreibt, wo sich der Heterozygoten-Erwartungswert im Verhältnis zu den Mittelwerten der Homozygoten befindet. Für ein dominantes Modell ($\mu_{AA} = \mu_{Aa}$) gilt d=1, für ein rezessives Modell ($\mu_{Aa} = \mu_{aa}$) $d = 0$. Der Fall $d = 1/2$ wird bei quantitativen Phänotypen auch als additives Modell bezeichnet. Damit gilt

$$\mu_{aa} = z \quad \mu_{Aa} = z + d \cdot t \quad \mu_{AA} = z + t.$$

Weitere Parameter des gemischten Modells sind die gesamte (*totat*) phänotypische Varianz $\sigma_T^2 = (\sigma_P^2 + \sigma_E^2)$ und die Heritabilität $H = \sigma_P^2/\sigma_T^2$. Dabei bezeichnet die Heritabilität in diesem Modell den Anteil polygener und gemeinsamer kultureller Effekte an der Gesamtvarianz. Zusammengefasst werden diese Effekte auch als *multifaktorielle Komponente* bezeichnet. Damit wird das Modell für den quantitativen Phänotyp Y durch die Parameter z, t, d, p_A für das Hauptgen und durch H und $\sigma_T^2 = (\sigma_P^2 + \sigma_E^2)$ zur Beschreibung der Varianzen bzw. Varianzanteile gekennzeichnet.

Betrachten wir nun einen binären Phänotyp erkrankt/nicht erkrankt, so kann dieser durch die Einführung einer *Liabilität*, d.h. eines nicht beobachteten quantitativen Phänotyps, mittels des gemischten Modells untersucht werden. Die Liabilität stellt eine nicht beobachtete oder nicht beobachtbare biologische Größe dar, die das Auftreten der Erkrankung definiert. Individuen, bei denen die Liabilität einen *Schwellenwert* T überschreitet, erkranken, d.h. P(erkrankt $|Y \geq T) = 1$. Individuen mit einem kleineren Wert als T erkranken nicht, d.h. P(erkrankt $| Y < T) = 0$. Wie bisher setzt sich die Verteilung des quantitativen Phänotyps aus der Überlagerung dreier Normalverteilungen für die drei Genotypen zusammen. Damit haben Individuen mit einer oder zwei Kopien des disponierenden Allels einen höheren Erwartungswert des Phänotyps bei gleichbleibender Varianz und haben durch die Verschiebung der Y Verteilung zu höheren Werten eine größere Wahrscheinlichkeit zu erkranken. Die Penetranz für einen Genotyp ergibt sich als Integral über die Normalverteilung für diesen Genotyp ab dem Wert Y=T. Binäre Phänotypen, die sich direkt aus quantitativen Phänotypen durch Setzen eines Schwellenwertes ergeben, sind Bluthochdruck als Dichotomisierung des Blutdrucks und Übergewicht als Dichotomisierung des Body Mass Indexes (BMI, kg/m^2). Bei Diabetes kann Glukose-Toleranz mit Schwellenwert modelliert werden. Auch bei Krebs passt ein Schwellenwertmodell, da sich hier zahlreiche Schäden bis hin zu einem Schwellenwert häufen. Mathematisch kann eine Liabilität auch dann nützlich sein, wenn zunächst keine biologisch sinnvolle Erklärung gefunden werden kann. Die Segregationsanalyse binärer Phänotypen auf der Basis eines Schwellenwertmodells mit zugrunde liegender Liabilität hat in der Genetischen Epidemiologie eine breite Anwendung gefunden. Auch werden häufig

Liabilitätsklassen für mehr als zwei unterschiedliche Gruppen verwendet, wie z.B. getrennte Liabilitätsklassen für verschiedene Altersgruppen, jeweils getrennt für Männer und Frauen.
Quantitative Phänotypen, Liabilitäten und Penetranzen eines binären Phänotyps können von Kovariablen abhängen. In der in Abschnitt 3.4.5 beschriebenen Segregationsanalyse für Brustkrebs werden die Penetranzen in Abhängigkeit von Alter und Geschlecht berücksichtigt.
Gerade bei großen Stammbäumen kann es auch wichtig sein, sogenannte *Kohorteneffekte* zu berücksichtigen, die unterschiedliche Charakteristiken der Geburtskohorten (z.B. verbesserte Diagnoseverfahren) auffangen können. Ein Kohorteneffekt ist dann gegeben, wenn die Penetranzen in einer Generation verschieden von den Penetranzen in einer anderen Generation sind. Dies kann beispielsweise durch tatsächliche Effekte entstehen (z.B. Abnahme des Lungenkrebses in den USA durch weniger Raucher) oder durch medizinische Untersuchungen (z.B. verbesserte Diagnose des Brustkrebs). Kohorteneffekte lassen sich in der komplexen Segregationsanalyse dadurch berücksichtigen, dass unterschiedliche Varianzkomponenten für die Generationen zugelassen werden. Hierbei kann der Unterschied in den Varianzen durch einen Faktor Z modelliert werden. Anschließend lässt sich der Kohorteneffekt durch einen Test auf Z=1 testen.

3.4.4 Vereinigtes Modell

Alle bisherigen Modellierungen haben die Vererbung des Faktors G von Eltern auf Kinder noch nicht mitberücksichtigt. Bei einem Hauptgen mit disponierendem Allel A und normalem Allel a, das der Mendelschen Segregation folgt, sind die sogenannten *Transmissionsparameter* (s. Kapitel 1 und 2, Elston und Stuart 1971) wie folgt definiert:

$$\begin{aligned}\tau_1 &= P(A\ an\ Kind\ \ddot{u}bertragen \,|\, Elter\, hat\ Genotyp\, AA) = 1\\ \tau_2 &= P(A|Aa) = \frac{1}{2}\\ \tau_3 &= P(A|aa) = 0\end{aligned}$$

Wir gehen davon aus, dass der Faktor G drei Faktorniveaus annehmen kann. Daher ist die Beschreibung mit drei Transmissionsparametern ausreichend. Definiert der Faktor ein Hauptgen, so nehmen die Transmissionsparameter die Werte 1, 0,5 und 0 an. Werden die Transmissionsparameter stark abweichend von diesen Werten geschätzt, passen die Daten nicht mehr zu einem Modell mit einem Mendelschen Hauptgen. Wir haben die Transmissionsparameter implizit bereits in den Tabellen 3.1 und 3.2 bei der Berechnung des

Genotyps eines Kindes bei gegebenen elterlichen Genotypen verwendet. Abbildung 3.5 gibt einen Überblick über die verschiedenen Modelle.

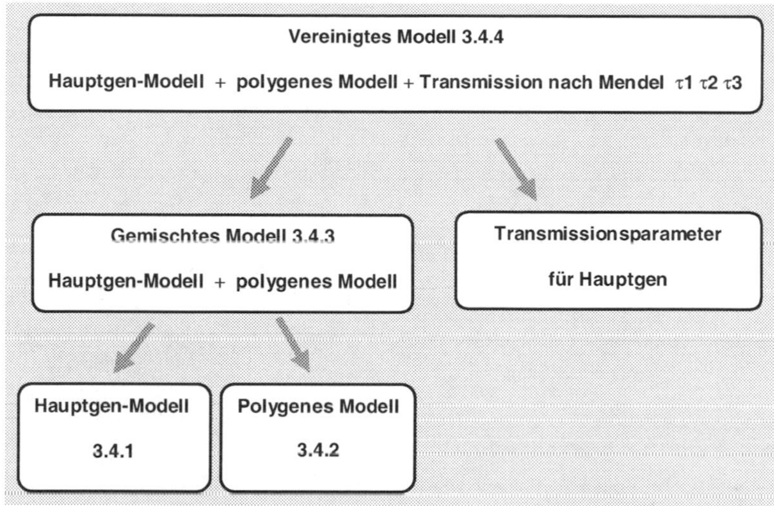

Abbildung 3.5. Schema der genetischen Modelle.

3.4.5 Beispiel: Komplexe Segregationsanalyse zum Brustkrebs

In diesem und dem folgenden Abschnitt demonstrieren wir das Prinzip der Segregationsanalyse an zwei Beispielen. Hier behandeln wir zunächst die Segregationsanalyse von Newman et al. (1988) in Brustkrebsfamilien.

1988 untersuchten Beth Newman, Melissa Austin, Ming Lee und Mary-Claire King 1579 Frauen mit Brustkrebs und ihre Familien mit Hilfe einer Segregationsanalyse. Das Ergebnis war bahnbrechend: Es gibt in einigen Familien einen einflussreichen genetischen Risikofaktor, der entsprechend den Mendelschen Gesetzen segregiert. Das Vererbungsmodell, das die vorliegenden Daten am besten erklären konnte, war ein autosomomal dominanter Vererbungsmodus. Auf welchem Wege wurde dieses aufregende Ergebnis gefunden? Was machte den Erfolg dieser Segregationsanalyse aus?

Nachdem einige Studien nachgewiesen hatten, dass es ein familiäres Risiko für Brustkrebs gibt, führten Mary-Claire King und ihre Kollegen eine Studie mit Frauen aus der San Franzisko Bay Region und im Großraum Detroit durch. Die genauen *Einschlusskriterien* wurden bereits in Abschnitt 3.3.3 beschrieben; es waren kaukasische Frauen mit Diagnose vor dem 55sten Lebensjahr ohne Berücksichtigung der Familiengeschichte.

Innerhalb von 6 Monaten nach Diagnose wurde mit den Indexprobandinnen ein persönliches Interview geführt, um die Familiengeschichte von Brustkrebs und anderen Krebsarten in der Familie der Probandin zu erfragen. Bei nachfolgenden Recherchen ergab sich für die *Validität der Daten*:

- Die Probandinnen konnten i.d.R. zur Krebsvorgeschichte für Verwandte ersten Grades (Mütter, Schwestern, gegebenenfalls Väter, Brüder) zuverlässige und vollständige Angaben machen.
- Die Probandinnen konnten häufig keine zuverlässigen Angaben zur Krebsvorgeschichte für Verwandte zweiten Grades (Großmütter, Tanten, gegebenenfalls Großväter, Onkel) machen. Eine Überprüfung dieser Angaben in einer Unterstichprobe der gesamten Stichprobe ergab, dass diese Angaben häufig inkonsistent waren und Fehler aufwiesen.

Inkonsistente Angaben können zu Fehlklassifikationen bzgl. des Krankheitsstatus führen und gravierende Fehler in der Segregationsanalyse erzeugen. Daher wurden zunächst nur Kernfamilien, nämlich die Probandinnen und Geschwister und Eltern in die Stichprobe aufgenommen.
Die *Stichprobe* bestand aus 1579 Kernfamilien. Für Probandinnen und Angehörige wurden das Alter, das Geschlecht und die Krebsvorgeschichte erhoben. Bei der Krebsvorgeschichte in Familien wird erfasst, welche Person in welchem Alter mit welchem Krebs diagnostiziert wurde; falls kein Krebs vorliegt, ob die Person noch lebt, wie alt sie ist oder in welchem Alter sie verstorben ist. Bei einer Segregationsanalyse für den Phänotyp erkrankt/nicht erkrankt ist für erkrankte Personen das Alter bei Diagnose für eine Segregationsanalyse entscheidend, nicht das Alter der Probandinnen bei der Untersuchung. Letzteres kann evtl. bei der Identifizierung solcher Gene wichtig sein, die sich eher auf den Krankheitsverlauf als auf die Krankheitsentstehung auswirken. Da hier eine Segregationsanalyse zu Brustkrebs durchgeführt werden sollte, haben sich Newman et al. dazu entschieden, Personen mit Brustkrebs als "Krankheitsstatus = erkrankt" und Personen ohne Brustkrebs selbst bei Vorliegen anderer Krebsarten als "Krankheitsstatus = gesund" (gesund in Hinblick auf nicht bereits diagnostizierten Brustkrebs) zu betrachten. Bei den Indexprobandinnen lag das Diagnosealter aufgrund des Einschlusskriteriums unter 55 Jahren. Ein junges Diagnosealter wurde aber bei anderen erkrankten Personen (außer Probanden) nicht vorausgesetzt.
Viele genetisch bedingte Unterformen einer komplexen Erkrankung führen zu einem besonders frühen Krankheitsbeginn. Daher ist aus genetischer Sicht vor allem das *Alter bei Erkrankungsbeginn (age of onset)* interessant. Da sich das Alter bei Erkrankungsbeginn bei Krebs nicht so genau definieren lässt, wird bei Brustkrebs – wie bei vielen anderen Erkrankungen auch – stattdessen das *Alter bei Diagnose (age at diagnosis)* für alle Erkrankten verwendet.

Für gesunde Frauen weiß man nur, wie lange sie mindestens ohne diagnostizierten Tumor leben. Man hat also nur die Information, dass sie bisher noch nicht erkrankt sind. Es wäre durchaus möglich, dass jemand mit einem hochpenetranten disponierenden Genotyp zum Zeitpunkt *Alter bei Untersuchung* (age at exam) noch gesund war, jedoch zu einem späteren Zeitpunkt erkrankt wäre. Bei verstorbenen Gesunden wird das Todesalter verwendet. Man spricht in der Statistik von zensierten Beobachtungen.
Die Stichprobe der 1579 Kernfamilien wird nun als Stichprobe I bezeichnet. Aus Stichprobe I wurden weitere Stichproben gebildet. Aus ihr wurden als Stichprobe II die 326 Kernfamilien ausgewählt, bei denen die jüngste Brustkrebspatientin ein Diagnosealter unter 40 Jahren hatte. Stichprobe III ist eine einzige größere Familie, die bereits in Abschnitt 3.3.3 beschrieben wurde.
Diese drei Stichproben wurden erhoben, um unterschiedliche Rekrutierungsformen zu berücksichtigen. Stichprobe I entspricht Brustkrebsfamilien mit jungem Diagnosealter aus der Allgemeinbevölkerung. Stichprobe II betrachtet Familien mit deutlich jüngerem Diagnosealter, falls ein Gen für Brustkrebs nur bei sehr jungen Patientinnen verantwortlich wäre. Die Wahl einer großen Mehrgenerationenfamilie ähnelt der Vorgehensweise bei monogenen Erkrankungen. Diese hoch selektierte Familie mit klarer familiärer Anhäufung von Brustkrebs ist nicht bevölkerungsrepräsentativ. Der hohe Informationsgehalt vieler Meiosen mit postuliertem Suszeptibilitätsallel soll genutzt werden.
Bisher haben wir die epidemiologischen Gesichtspunkte der Stichproben-Rekrutierung und der Variablendefinitionen besprochen. Für die komplexe Segregationsanalyse verwendeten Newman et al. (1988) das Programm POINTER (Lalouel und Morton 1981) und das dort implementierte vereinigte Modell. Sie mussten einige Parameter vor der Analyse festlegen, die für die Modellierung als *Eingabeparameter* verwendet und nicht während der Analyse geschätzt werden. Die richtige Spezifizierung dieser Eingabeparameter ist äußerst wichtig für eine erfolgreiche und gute Modellierung.
Für die Auswahlverzerrung wurde für den Parameter π der Bereich 0-0,27 als sinnvoll angenommen (zur Begründung s. Abschnitt 3.3.3). Die Analysen ergaben für diesen Parameterbereich qualitativ gleiche Ergebnisse. Newman et al. berichteten die Ergebnisse für π=0,01. Wenn sinnvolle Veränderungen von π keine starken Schwankungen bei der Modellanpassung erzeugen, stärkt dies das Vertrauen in die Validität der Ergebnisse.
Für die Penetranzen konnten insgesamt vier *Liabilitätsklassen* bzgl. Alter und Geschlecht gebildet werden. Die unten angegebenen Penetranzen entsprechen den kumulativen Inzidenzen der Allgemeinbevölkerung in den Rekrutierungsregionen San Franzisko Bay Region und Großraum Detroit. Sie wurden in einer früheren epidemiologischen Studie geschätzt und konnten als gute Eingabeparameter angesehen werden. Danach beträgt die Wahrscheinlichkeit an

Brustkrebs zu erkranken 0,10% für Frauen bis zum Alter von 15 Jahren und für Männer jeden Alters, 0,45% für Frauen zwischen 16 und 40 Jahren, 2,83% für Frauen zwischen 41 und 55 Jahren und 8,19% für Frauen über 55 Jahre. Mit diesen Eingabeparametern wurden nun in den drei Stichproben mittels des Maximum-Likelihood-Verfahrens (s. Abschnitt 1.4.1) die Parameter t, d, p_A, H, τ_2 und Z (Kohorteneffekt) des vereinigten Modells geschätzt, wobei nur in der Mehrgenerationenfamilie modelliert wurde.
Bei einer komplexen Segregationsanalyse sind i.d.R. mehrere Likelihood-Ratio-Vergleiche (s. Exkurs 3, Tabelle 3.4) durchzuführen. Die Serien der Tests erfordern je nach den Ergebnissen verschiedene Schlussfolgerungen, von denen einige beispielhaft aufgeführt sind, die zu dem Ergebnis der Existenz eines Hauptgens führen.
Zunächst wird ein vereinigtes Modell (Modell 1) mit einem Hauptgen und einer multifaktoriellen Komponente P (Polygene und gemeinsame kulturelle Komponente) angenommen. Die Likelihood-Ratio-(LR-)Tests verwenden in der ersten Gruppe der Vergleiche Modell 1 als generelles Modell. Ein Zwei-Locus-Modell als wahres Vererbungsmodell kann durch LR-Tests mit Modell 1 nicht adäquat getestet werden. Likelihood-Ratio-Vergleiche sind nur so gut wie das angesetzte generelle Modell. Im vereinigten Modell werden die Parameter t, d, p_A, H und τ_2 im Maximum-Likelihood-Verfahren geschätzt.
Im Modell 2 ohne vererbbare Komponente gilt $H = 0$ und p_A=0. Modell 3 betrachtet das polygene Modell mit p_A=0. Die Heritabilität H wird geschätzt. Die Hauptgenparameter t, d und τ_2 tauchen in den Modellen 2 und 3 nicht auf. Können beide Modelle zugunsten des Modells 1 verworfen werden, so werden das nichtgenetische und das rein polygene Modell abgelehnt.
Modell 4 ist das generelle Ein-Locus-Modell ohne multifaktorielle Komponente. Hier gilt H=0 und für den Transmissionsparameter für ein Mendelsches Hauptgen τ_2=0,5. Die Parameter zur Beschreibung des Hauptgens t, d und p_A werden geschätzt. Wird dieses Modell gegenüber Modell 1 nicht abgelehnt, so passen die Daten ebenso gut zu dem Ein-Locus-Modell ohne multifaktorielle Komponente wie zu dem generellen Modell. Entsprechend dem allgemeinen Parsimony-Prinzip (s. Exkurs 3) schließt man nun, dass das generelle Ein-Locus-Modell zu den Daten passt.

Tabelle 3.4. Komplexe Segregationsanalyse, Modelle und verschiedene Likelihood-Ratio-Vergleiche mit möglichen Schlussfolgerungen. (S = signifikant, NS = nicht signifikant).

#	Modell	Test	Schlussfolgerung
1	Generelles Modell	-	Referenz: Vereinigtes Modell mit einem Hauptgen und einer multifaktoriellen Komponente
2	Modell ohne Vererbung	2 zu 1	S: Modell ohne Vererbung wird gegenüber generellem Modell abgelehnt.
3	Multifaktorielles Modell ohne Hauptgen	3 zu 1	S: Modell ohne Hauptgen wird gegenüber generellem Modell abgelehnt.
4	Hauptgen-Modell ohne multifaktorielle Komponente	4 zu 1	NS: Hauptgen-Modell kann Daten ebenso gut wie generelles Modell erklären. Hauptgen-Modell wird als Modell mit weniger Parametern angenommen.
5	Dominantes Hauptgen-Modell (ohne multifaktorielle Komponente)	5 zu 4	S: Dominantes Modell wird gegenüber generellem Hauptgen-Modell abgelehnt. NS: Dominantes Modell kann Daten ebenso gut wie generelles Hauptgen-Modell erklären. Dominantes Modell wird als Modell mit weniger Parametern angenommen.
6	Rezessives Hauptgen-Modell (ohne multifakt. Komp.)	6 zu 4	S, NS: s. analog zum dominanten Modell.
7	Kodominantes Hauptgen-Modell (ohne multifakt.K.)	7 zu 4	S, NS: s. analog zum dominanten Modell. Es können auch spezifische kodominante Modelle getestet werden, wie z.B. ein additives Modell.
8	Vertikale Transmission V1		(8a) τ_2 frei geschätzt, (8b) τ_2=0,5. Ziel: Test 8b vs. 8a, 8b nicht ablehnen.
9	Vertikale Transmission V2		(9a) τ_1, τ_2, τ_3 frei geschätzt, (9b) τ_1=1, τ_2=0,5, τ_3=0. Ziel: Test 9b vs. 9a nicht ablehnen.

Exkurs 3: Likelihood-Ratio-Tests

Likelihood-Ratio-Teststatistiken vergleichen die Maxima der Likelihoodfunktionen L_0 und L_1 für ein eingeschränktes Modell 0 (Nullhypothese) und ein generelles Modell 1. Die Maximum-Likelihood-(ML-)Schätzer der Modelle sind die Modellparameter, die zum Maximum führen. Das Verhältnis der Likelihoods (Likelihood-Ratio) kann als Verhältnis interpretiert werden, mit dem die beobachteten Daten das generelle Modell mehr unterstützen als das eingeschränkte Modell. Das generelle Modell umfasst alle Parameter des eingeschränkten Modells und weitere Parameter. Daher ist L_1 immer mindestens so groß wie L_0. Die *Likelihood-Ratio-Teststatistik* (LR Test) ergibt sich zu

$$-2\ln\frac{L(\text{eingeschränktes Modell})}{L(\text{generelles Modell})} = -2\ln\frac{L_0}{L_1} = -2\ln L_0 + 2\ln L_1$$

Sie nimmt nur positive Werte an. Unter der Nullhypothese, das heißt das eingeschränkte Modell hat Gültigkeit, folgt die Likelihood-Ratio-Teststatistik häufig asymptotisch einer Chiquadratverteilung, d.h. bei großer Stichprobenzahl. Die Zahl der Freiheitsgrade (FG) ist die Zahl der im eingeschränkten Modell zusätzlich festgesetzten Bedingungen, d.h. die Differenz der Zahl der freien Modellparameter. Besonderheiten sind zu berücksichtigen, wenn Parameter extern geschätzt werden oder ganz wegfallen.
Zwei Voraussetzungen für die Gültigkeit der Chiquadratverteilung mit der angegebenen Zahl der Freiheitsgrade unter dem eingeschränkten Modell sind: i) Das generelle Modell umfasst das eingeschränkte Modell als Spezialfall. Ist diese Voraussetzung nicht erfüllt, können keine direkten Signifikanztests durchgeführt werden. Hierfür wurden alternative Verfahren mit dem *AIC* (*Akaikes Information Criterium*) Kriterium entwickelt. ii) Die Parameter bzw. ihre ML-Schätzer liegen nicht am Rand des Parameterraums. Ist diese Voraussetzung nicht erfüllt, ergibt sich keine einfache sondern eine gemischte Chiquadratverteilung. Die gemischte Chiquadratverteilung ergibt sich durch eine Überlagerung einzelner Chiquadratverteilungen, ebenso wie wir dies beim Hauptgenmodell als gemischte Normalverteilung durch die Überlagerung einzelner Normalverteilungen gesehen haben. Auf Besonderheiten bzgl. Freiheitsgrade (s. z.B. Paul et al. 1989) wird hier nicht eingegangen.
Die Likelihood-Ratio-Teststatistik kann einerseits zum statistischen Testen (s. Kapitel 4) als auch zur Modellierung (s. Kapitel 3) verwendet werden. Das Modellierungsverfahren untersucht die Güte der Modellanpassung (*goodness-of-fit*), d.h. die Frage, ob das eingeschränkte Modell mit weniger Parametern die Daten ebenso gut erklären kann, wie das generelle Modell (d.h. ob die Likelihood *nicht* signifikant kleiner ist). Dann wäre dieses Modell zu bevorzugen. Dies nennt man das *Parsimony-Prinzip* in der Statistik.

Speziellere Ein-Locus-Modelle werden mit Modell 4 als generellem Modell verglichen. So kann man entscheiden, ob eher ein dominantes (d=1, Modell 5), rezessives (d=0, Modell 6) oder kodominantes (d=0,5, Modell 7) Modell vorliegt.

Auf Tests, die im Zusammenhang mit den Transmissionsparametern duchgeführt werden sollten, wird in Abschnitt 3.4.6 eingegangen. Hierbei muss nachgewiesen werden, dass die Transmissionsparameter eines Mendelschen Hauptgens gegenüber allgemeinen Transmissionsparametern die Daten gut erklären können (Modelle 8 und 9).

Tabelle 3.5 zeigt die Ergebnisse der Segregationsanalyse zum Brustkrebs für 1579 Kernfamilien (Stichprobe I) mit der gleichen Nummerierung der Modelle 1-6 wie in Tabelle 3.4.

Tabelle 3.5. Ergebnisse der komplexen Segregationsanalyse in Stichprobe I (1579 Kernfamilien): Spalten 1-2 bezeichnen das Modell. Die restlichen Spalten der Tabelle A bezeichnen die Modellparameter: Maximum-Likelihood-Schätzer (ohne Klammer), festgelegte Parameter (mit Klammer), nicht verwendete Parameter (-). H=Heritabilität, τ_2=Transmissionsparameter heterozygoter Elter, d=Dominanzmaß, t=Penetranzmaß, p_A =Häufigkeit disponierendes Allels. In Tabelle B bezeichnet L in Spalte 3 das Maximum der Likelihoodfunktion, -2lnL+C die Funktion von L für die Anwendung des Likelihood-Ratio-Tests und C eine gemeinsame Konstante der verwendeten Modelle. Spalten 4-5 beschreiben Modellvergleich und dazugehörige LR-Teststatistik.

A						
#	Modell	H	τ_2	d	t	p_A
1	generelles	0,00	0,70	0,72	2,74	0,0006
2	keine Vererbung	(0)	-	-	-	(0)
3	multifaktoriell	0,26	-	-	-	(0)
4	Hauptgen	(0)	(0,5)	0,77	3,01	0,0006
5	dominantes Hauptgen	(0)	(0,5)	(1)	2,32	0,0006
6	rezessives Hauptgen	(0)	(0,5)	(0)	(2)	0,0650

B				
#	Modell	-2lnL+C	Vergleich	χ^2(FG)
1	generelles	-11692,9	-	-
2	keine Vererbung	-11515,7	2 zu 1	177,2 (5)
3	multifaktoriell	-11660,3	3 zu 1	32,6 (4)
4	Hauptgen	-11691,9	4 zu 1	1,0 (2)
5	dominantes Hauptgen	-11691,9	5 zu 4	0,0 (1)
6	rezessives Hauptgen	-11683,7	6 zu 4	8,2 (2)

Die Schlussfolgerungen für die Vergleiche mit dem generellen Modell sind: Das Modell ohne Vererbung (Modell 2) und das polygene Modell (Modell 3) werden zu Gunsten des allgemeinen Modells abgelehnt. Das Hauptgen-Modell (Modell 4, 3 freie Parameter) wird aufgrund der geringeren Zahl der Parameter gegenüber dem Modell 1 (5 freie Parameter) angenommen, da das Modell 4 die Daten nicht signifikant schlechter erklärt als Modell 1 (bei 5-3=2 Freiheitsgraden). Die Schlussfolgerungen für die Vergleiche mit dem generellen Ein-Locus-Modell sind: Das rezessive Modell (Modell 6) wird abgelehnt. Um Konvergenz des numerischen Verfahrens zu erreichen, musste t festgesetzt werden (t=2). Auch dies zeigt die schlechte Anpassung dieses Modells an die Daten. Das dominante Modell (Modell 5) erklärt die Daten genauso gut wie das Modell 4. Daher wird ein seltenes autosomal dominantes Hauptgen mit Allelhäufigkeit p_A=0,0006 postuliert.

Tabelle 3.6. Ergebnisse der komplexen Segregationsanalyse in Stichprobe III (eine Hochrisikofamilie mit 252 Personen). Spaltenbezeichung wie in Tabelle 3.5 mit zusätzlichem Parameter Z für den Kohorteneffekt. Ohne Unterschiede zwischen den Generationen gilt Z=1.

A

#	Modell	H	Z	τ_2	d	t	p_A
1	generelles	0,04	2,39	0,52	1,0	2,38	0,1100
2	keine Vererbung	(0)	-	-	-	-	(0)
3	kein Kohorteneffekt	0,21	(1)	0,43	1,0	2,52	0,0800
4	multifaktoriell	0,83	1,20	-	-	-	(0)
5	dominantes Hauptgen	(0)	(1)	(0,5)	(1,0)	3,92	0,0030
6	kodominantes Hauptgen	(0)	(1)	(0,5)	(0,5)	7,83	0,0030
7	rezessives Hauptgen mit H, Z	0,22	4,34	0,54	(0)	2,63	0,0800
8	dominantes Hauptgen Modell aus Tabelle 3.5	(0)	(1)	(0,5)	(1,0)	(2,32)	0,0042

B

#	Modell	-2lnL+C	Vergleich	χ^2 (FG)
1	generelles	70,69	-	-
2	keine Vererbung	112,29	2 zu 1	41,60 (6)
3	kein Kohorteneffekt	71,81	3 zu 1	1,12 (1)
4	multifaktoriell	80,61	4 zu 1	9,92 (4)
5	dominantes Hauptgen	73,78	5 zu 1	3,09 (4)
6	Kodominantes Hauptgen	73,94	6 zu 1	3,25 (4)
7	rezessives Hauptgen mit H, Z	76,91	7 zu 1	6,22 (1)
8	dominantes Hauptgen Modell aus Tabelle 3.5	76,08	8 zu 1	5,39 (5)

Tabelle 3.6 zeigt die Ergebnisse der Segregationsanalyse zum Brustkrebs für die erweiterte Hochrisikofamilie (Stichprobe III).
Für Vergleiche mit dem generellen Modell 1 wird noch zusätzlich der Kohorteneffekt betrachtet. Das Modell ohne Kohorteneffekt (Z=1) wird nicht abgelehnt, so dass bei nachfolgenden Modellen der Kohorteneffekt ausgeschlossen wird. Bei den Vergleichen mit einem Ein-Locus-Modell ergaben sich Konvergenzprobleme für das rezessive Modell, so dass Kohorteneffekt und multifaktorielle Komponente wieder zugelassen werden mussten. Das kodominante Hauptgen wurde additiv modelliert. Das letzte Modell ist das dominante Ein-Locus-Modell, das mittels der Kernfamilien (s. Tabelle 3.5) geschätzt wurde. Hier ergibt sich eine erhöhte Allelhäufigkeit p_A=0,0042 gegenüber den Kernfamilien, wie in Hochrisikofamilien erwartet wird. Man beachte auch, dass bereits Modell 1 τ_2 fast genau wie für ein Mendelsches Hauptgen schätzt. Zusammenfassend kann auf ein seltenes, autosomales Hauptgen geschlossen werden. Die Ergebnisse sind robust gegenüber plausiblen Schwankungen der Eingangsparameter bzw. basieren auf soliden Liabilitätsschätzern. Für Kernfamilien und Hochrisikofamilie wurden qualitativ vergleichbare Resultate erreicht.
Auf der Basis dieses dominanten Modells (Modell 5, Tabelle 3.5) können nun mittels der Liability Lebenszeitrisiken für heterozygote Träger (Aa) und Nicht-Träger (aa) des disponierenden Allels A berechnet werden. Für Schätzungen bei AA-Trägern reichen die Daten wegen der Seltenheit des Allels nicht aus. Newman et al. (1988) schätzten die Risiken für Aa-Träger: 38% bis 40 Jahre, 66% bis 55 Jahre und 82% bis 80 Jahre und für aa-Träger: 0,4% bis 40 Jahre, 2,8% bis 55 Jahre und 8,1% bis 80 Jahre. Auf die genaue Berechnungsweise wird hier nicht eingegangen. Schätzungen der Lebenszeitrisiken werden fortlaufend verfeinert (s. Kapitel 6).

3.4.6 Beispiel: Komplexe Segregationsanalyse zum Medizinstudium

Das Beispiel der Segregationsanalyse von McGuffin und Huckle (1990) an Familien von Medizinstudenten illustriert eine weitere Analyse, bei der besonderes Augenmerk auf die Transmissionsparameter gelegt wird. Medizinstudenten im ersten und zweiten Jahr des Studiums an der Universität von Wales (UK) erhielten einen detaillierten Fragebogen zur Familiengeschichte. Sie wurden danach befragt, ob ihre Verwandten ersten und zweiten Grades auch Medizin studierten oder nicht. Der betrachtete Phänotyp ist "Medizinstudium ja/nein". 249 Personen, d.h. 85% der angeschriebenen Studenten, füllten den Fragebogen vollständig aus. Insgesamt ergab sich für die Angehörigen der Studierenden: 16% der 249 Väter und 6% der 249 Mütter studierten bereits Medizin, ebenso wie 22% der 137 Geschwister, 3% der 598 Großeltern und 2% der 1313 Onkel und Tanten mit Angaben.

Blick in die Geschichte 3: Mary-Claire King (1946 - , Abbey, 2005)

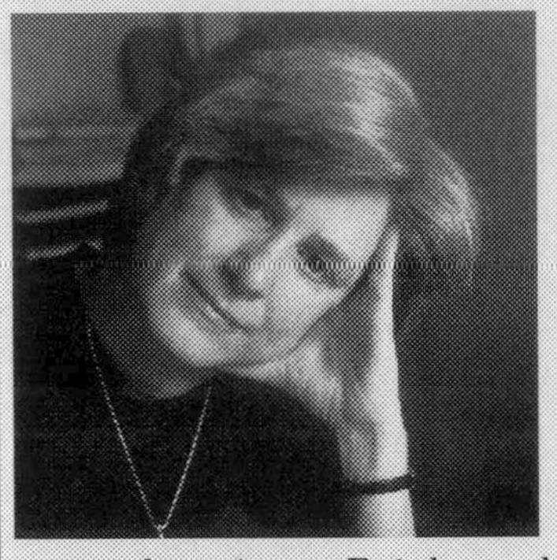

Mary-Claire King hat in 17 Jahren intensiver Forschung 1988 die Existenz des Gens BRCA1 als Hauptgen für Brustkrebs gezeigt (s. Kap. 3) und es 1990 lokalisiert (s. Kap. 4). Ihre Pionierarbeit führte zu einem neuen Verständnis komplexer Krankheiten, nämlich des Zusammenspiels zwischen komplexen und Mendelschen Krankheiten über Mendelsche Subformen. Dieses Paradigma wurde nun bereits für viele Krankheiten, z.B. Alzheimer und Diabetes nachgewiesen. Bei der endgültigen Einkreisung des Gens (das *positionelle Klonieren*) wurde King von Mark Skolnick (Miki et al., 1994) um wenige Wochen geschlagen. Skolnicks Firma Myriad Genetics löste durch ihr Patent auf BRCA1 weltweit eine ethische Debatte um die Patentierung des Gens aus.
Mary-Claire King blickt auf eine einmalige Wissenschaftlerinnenkarriere zurück. Sie studierte Biostatistik an der University of California in Berkeley. Mit ihrer Dissertation in Genetik zeigte sie, dass 99% der menschlichen Gene mit denen der Schimpansen übereinstimmen. Dieses erstaunliche Forschungsergebnis war 1973 auf dem Titelblatt der Zeitschrift Science zu sehen. King soll anlässlich der Auszeichnung des Magazins *Glamour* als *Woman of the Year* im Jahre 1993 gesagt haben: „I think there are two keys to being creatively productive. One is not being daunted by one's fear of failure. The second is sheer perseverance." Dies stellt sie für ihre Brustkrebsforschung unter Beweis, die sie 1975 begann und heute noch fortführt.
King setzt sich auch intensiv für Menschenrechte ein. 1984 begann sie mit den *Abuelas de Plaza de Mayo* in Argentinien zu arbeiten. Diese Frauengruppe kämpfte um ihre Enkel, die nach der Ermordung ihrer Kinder durch die Militärdiktatur verschleppt wurden. King entwickelte einen völlig neuen Test zur Feststellung der Verwandtschaftsbeziehungen zwischen Großmüttern und Enkeln auf der Basis der mitochondrischen DNA, die nur mütterlich vererbt wird. Sie konnte so über 50 argentinische Familien wieder vereinigen.
Die genannten Arbeiten sind nur die wichtigsten aus dem Wissenschaftlerinnenleben von Mary-Claire King, die jetzt in Seattle lebt und arbeitet und insgesamt vier Ehrendoktorwürden erhielt. Sie ist auch Mentorin und Rollenmodell. Sie sagt über Frauen in der Wissenschaft "I do think women tend to tackle questions in science that bridge gaps. We're more inclined to pull together threads from different areas, to be more integrative in our thinking." (Angier, 1993). King unterstützt Frauen auch hinsichtlich der geschlechtsspezifischen Forschung in der Medizin, die lange vernachlässigt wurde.

Für eine erste Einschätzung der familiären Aggregation wurde das "Risiko" Medizin zu studieren unter Verwandten ersten Grades dieser Studenten (13,4%) verglichen mit dem "Risiko" Medizin zu studieren in der Allgemeinbevölkerung (0,22%). Die zweite Angabe konnte leider nur aus einer Literaturquelle und nicht aus einer selbst rekrutierten Kontrollgruppe gewonnen werden. Eine fehlende Vergleichsgruppe kann die Validität der Ergebnisse stark gefährden. Jedoch soll die Angabe des Relativen Risikos für Verwandte ersten Grades der Medizinstudenten mit λ_1=61 hier nur verdeutlichen, dass der betrachtete Phänotyp eine deutlich größere familiäre Aggregation aufweist, als dies üblicherweise bei komplexen Krankheiten erwartet wird.
McGuffin und Huckle (1990) führten nun auf der Basis dieser Stichprobe eine Segregationsanalyse durch und wollten so zeigen, dass bei nicht adäquater Beachtung der Transmissionsparameter ein rezessives Hauptgen für den reinen Verhaltens-Phänotyp Medizinstudium postuliert wird. Auf die Konsistenz dieses Phänotyps mit einem rezessiven Mendelschen Gen wurde bereits in einer früheren Studie mit einfacheren Segregationsmethoden als der hier vorgestellten Analyse hingewiesen (Lilienfield, 1959). Wie bereits beim Brustkrebsbeispiel sind einige Eingabeparameter festzulegen. Berücksichtigt werden nur Kernfamilien, nicht aber entfernte Verwandte oder Kinder.
Die Autoren nehmen an, dass das Auswahlverfahren näherungsweise einfacher Selektion entspricht, da in der Stichprobe keine Familien mit mehreren Indexprobanden beobachtet wurden. Sie legen somit π=0,001 fest.
Für die Penetranzen werden zwei Liabilitätsklassen gebildet. Für alle Eltern und Geschwister, die bei der Fragebogenaktion bereits 18 Jahre alt sind, wird das "Risiko" Medizin zu studieren in der Allgemeinbevölkerung mit 0,22% angenommen. Für Geschwister unter 18 Jahren wird das "Risiko" Medizin zu studieren mit 0,005% angenommen, um einige wenige Studenten mit sehr jungem Alter zu berücksichtigen. Geschlechtsunterschiede, die insbesondere in der elterlichen Generation vorliegen, werden nicht modelliert.
Mit diesen Eingabeparametern werden in 249 Familien mittels des Maximum-Likelihood-Verfahrens die Parameter t, d, p_A, H, τ_1, τ_2 und τ_3 geschätzt. Die Transmissionsparameter untersuchen die vertikalen Transmission (s. Tabelle 3.4), auf die noch eingegangen wird. Tabelle 3.7 zeigt die Ergebnisse.
Das Modell 7 ohne Hauptgenkomponente und ohne polygene Komponente ist deutlich schlechter als die Modelle 1-6. Damit ergibt sich eine starke Evidenz für eine familiäre Transmission. Modell 9 mit rein kultureller Transmission (Umweltmodell, alle drei Transmissionsparameter gleich) und Modell 8 ohne Haupteffekt (p_A=0) werden ebenfalls verworfen.
Das multifaktorielle Modell 6 wird gegenüber dem gemischten Modell 1 abgelehnt. Das Hauptgen-Modell 2 erklärt die Daten vergleichbar gut wie das gemischte Modell 1. Daraus ergibt sich ein starker Hinweis auf ein Hauptgen

Tabelle 3.7. Ergebnisse der komplexen Segregationsanalyse bei den 249 Familien der Medizinstudenten. Maximum-Likelihood-Schätzer (ohne Klammer), festgelegte Parameter (mit Klammer), -2lnL+C für den Likelihood-Ratio-Test (vergl. Tabelle 3.5).

A

#	Modell	τ_1	τ_2	τ_3	H	d	t	p_A
1	gemischtes Modell	(1)	(0,5)	(0)	0,008	0,087	4,044	0,089
2	Hauptgen Modell	(1)	(0,5)	(0)	(0)	0,651	3,899	0,088
3	rezessives Hauptgen	(1)	(0,5)	(0)	(0)	(0)	7,619	0,088
4	vertikale Transmission V1	(1)	0,143	(0)	(0)	(0)	6,363	0,129
5	vertikale Transmission V2	1	0,668	0,637	(0)	(0)	7,254	0,038
6	multifaktorielles Modell	(1)	(0,5)	(0)	0,845	(0)	(0)	(0)
7	Modell ohne Vererbung	(1)	(0,5)	(0)	(0)	(0)	(0)	(0)
8	Kein Haupteffekt	(1)	(0,5)	(0)	(0)	(0)	0,762	(0)
9	Keine Transmission ($\tau_1 = \tau_2 = \tau_3$)	0,887	0,887	0,887	(0)	(0)	3,201	0,113

B

#	Modell	-2lnL+C	Vergleich	χ^2 (FG)
1	Gemischtes Modell	-2879,97	-	-
2	Hauptgen Modell	-2879,86	2 zu 1	0,11 (1)
3	Rezessives Hauptgen	-2879,86	3 zu 2	0,00 (1)
4	Vertikale Transmission V1	-2882,23	3 zu 4	2,37 (1)
5	Vertikale Transmission V2	-2888,78	3 zu 5	8,92 (3)
6	Multifaktorielles Modell	-2865,57	6 zu 1	14,40 (3)
7	Modell ohne Vererbung	-2716,40	7 zu 6	149,17 (1)
8	Kein Haupteffekt	-2716,39	8 zu 2	163,47 (1)
9	Keine Transmission	-2716,40	9 zu 2	163,46 (1)

gemäß Parsimony-Prinzip. Ebenso zeigt sich ein starker Hinweis auf einen rezessiven Erbgang, da Modell 3 die Daten ebenso gut erklärt wie Modell 2. Im ersten Modell der vertikalen Transmission (Modell 4) wird zusätzlich zu den anderen Parametern der Transmissionsparameter für einen heterozygoten Elter nicht auf den Mendelschen Wert 0,5 festgesetzt, sondern der Maximum-Likelihood-Schätzer mit τ_2=0,143 ermittelt, der von 0,5 deutlich abweicht. Modell 4 führt gegenüber dem rezessiven Modell nicht zu einer besseren Anpassung an die Daten. Im zweiten Modell der vertikalen Transmission (Modell 5) werden alle drei Transmissionsparameter geschätzt. Das (eingeschränkte) rezessive Modell (Modell 3) wird nun gegenüber dem (generellen) Modell mit freier Transmission (Modell 5) abgelehnt. Das dominante Modell wird wegen des Eingangsziels der Bestätigung des rezessiven Erbgangs nicht betrachtet. Als Ergebnis kann kein Nachweis für ein rezessives Gen gegeben werden, das zum Medizinstudium prädisponiert. Dies ergibt sich jedoch erst nach Einbeziehung aller Transmissionsparameter. Daher müssen diese Parameter zur

Vermeidung falsch positiver Resultate unbedingt mit untersucht werden. Ein rezessives Hauptgen für ein Medizinstudium wäre jedenfalls nicht plausibel. Die gleiche Vorsicht ist bei komplexen Phänotypen generell geboten.

3.4.7 Elston-Stuart-Algorithmus zur Berechnung der Likelihood

Likelihood-Ratio-Vergleiche zwischen Modellen sind zur Durchführung einer Segregationsanalyse notwendig. Die Berechnung der Likelihood wurde in Abschnitt 3.3 für Kernfamilien skizziert. Für Mehrgenerationenfamilien mit vielen Individuen (*erweiterte Stammbäume*) wird ein numerischer Algorithmus zur Berechnung der Wahrscheinlichkeiten benötigt. Der wichtigste dieser Algorithmen, der Elston-Stuart-Algorithmus (Elston und Stuart 1971), ermöglicht die Likelihoodberechnungen für Familien ohne Schleifen im Stammbaum (*without loops*), d.h. ohne Paarungen zwischen Verwandten. L bezeichne die Likelihood des beobachteten Phänotyps Y, bedingt auf ein genetisches Segregationsmodell M bei bekannter Stammbaumstruktur, d.h. die Verwandtschaftsbeziehungen sind bekannt. L kann durch Summation über alle genotypischen Konstellationen g_i, $i=1,\dots,n$, berechnet werden, wobei n die Anzahl der Individuen im Stammbaum bezeichnet. Hierbei wird der Satz von der totalen Wahrscheinlichkeit verwendet. Prinzipiell sind alle Kombinationen der Genotypen der Personen im Stammbaum zu berücksichtigen, die mit den beobachteten Phänotypdaten und dem gegebenen genetischen Modell kompatibel sind. Je größer die Anzahl der Personen im Stammbaum, umso größer wird die Anzahl der zu betrachtenden Konstellationen. Alle zu schätzenden Parameter seien gemeinschaftlich mit β bezeichnet. Dann gilt:

$$L(\beta|Y) = \sum_{g_1}\sum_{g_2}\cdots\sum_{g_n} P(Y|g_1 g_2 \cdots g_n)P(g_1 g_2 \cdots g_n)$$

Es wird vorausgesetzt, dass der Phänotyp einer Person nur vom Genotyp dieser Person abhängt, jedoch nicht von den Genotypen anderer Personen im Stammbaum, was in der Regel gilt. Jedoch gilt sie z.B. nicht, falls jüngere Geschwister eines Diabetikerkindes aufgrund der Erkrankung des Älteren ihr eigenes Ernährungsverhalten bereits frühzeitig umstellen und damit evtl. das Ausbrechen des Diabetes verhindern. Die Segregationsanalyse mittels Regressiver Modelle (Bonney, 1986) kann einige Abhängigkeiten berücksichtigen. Der Elston-Stuart-Algorithmus (Elston und Stuart 1971) ist die folgende rekursive Formel zur Berechnung der Likelihood L:

$$L = \sum_{g_1}\sum_{g_2}\cdots\sum_{g_n}\prod_{j=1}^{n} f(g_i)\prod_{k=1}^{n_1} p(g_k)\prod_{m=1}^{n_2} \tau(g_m|g_{m_1}g_{m_2}) \qquad (3.2)$$

Die Bezeichnungen sind wie folgt: n sei die Anzahl der Personen im Stammbaum. n_1 sei die Anzahl der *Gründer* (*founder*), d.h. der Personen ohne erfasste Eltern im Stammbaum. Im Allgemeinen sind dies die älteste Generation und Personen, die in den Stammbaum geheiratet haben (*married-in spouses*). n_2 sei die Anzahl der *Nicht-Gründer* , d.h. die Personen, deren Eltern im Stammbaum mit erfasst sind. Es gilt $n = n_1 + n_2$. g_i, $i=1,\ldots,n$, bezeichnet den Genotyp der $i$ten Person des Stammbaums. Die Parameter des genetischen Modells M teilen sich in drei Parametergruppen:

- *Populationsparameter:* Die Genotypverteilung der Gründer, $p(g_k)$, $k=1,\ldots,n_1$, wird durch die Genotypverteilung der Population bestimmt. Hierbei wird oft die Gesamtzahl der Parameter reduziert, indem das Hardy-Weinberg-Gleichgewicht vorausgesetzt und somit das jeweilige Produkt der Allelwahrscheinlichkeiten gebildet wird.
- *Transmissionsparameter:* Die Genotypverteilung der Nicht-Gründer wird durch Transmissionsparameter und die elterlichen Genotypen bestimmt. Hierbei ist $\tau(g_m|g_{m1}, g_{m2})$ die Wahrscheinlichkeit für den Genotyp des Kindes, wobei m_1 und m_2 die Eltern von m bezeichnen. Es wird vorausgesetzt, dass die Genotypen der Geschwister bedingt auf die Genotypen der Eltern unabhängig voneinander sind. Dies bedeutet, wenn man die Genotypen der Eltern kennt, sind die Wahrscheinlichkeiten für die Genotypen eines Kindes aufgrund der Mendelschen Gesetze bekannt, unabhängig von den Genotypen anderer Kinder (bedingte Unabhängigkeit). Weiterhin wird vorausgesetzt, dass die Transmission eines Elternteils unabhängig von der des anderen Elternteils ist. Anders ausgedrückt, die Mutter gibt mit Wahrscheinlichkeit 0,5 eines ihrer beiden Allele an jedes Kind ab, unabhängig davon, welches Allel der Vater abgibt. Daher ergeben sich die Transmissionswahrscheinlichkeiten der Eltern aus dem Produkt der Transmissionswahrscheinlichkeiten für die Eltern einzeln.
- *Penetranzparameter:* Die Penetranzen, $f(g_i)$, $i=1,\ldots,n$, beschreiben die Genotyp-Phänotyp-Beziehung für Individuum i. Es wird angenommen, dass der Phänotyp einer Person nur vom eigenen Genotyp abhängt.

Der Elston-Stuart-Algorithmus funktioniert gut für sogenannte *einfache Stammbäume* beliebiger Größe, selbst mit mehreren 100 Individuen. Berechnungen in *komplexen Stammbäumen*, d.h. Stammbäumen mit Schleifen aufgrund von Verwandtenehen, sind häufig nur mit approximativen Methoden, z.B. sogenannten *Markov-Chain-Monte-Carlo-* (*MCMC*)-Verfahren möglich. Die Likelihood einer Stichprobe aus insgesamt n_F Familien ergibt sich aus dem Produkt der Likelihoods für die einzelnen Familien, die unabhängig von einander sind. Numerisch einfacher ist es, den Logarithmus der Likelihood, hier mit l bezeichnet, zu betrachten. Der Logarithmus der Gesamt-Likelihood ist der Logarithmus des Produktes der einzelnen Likelihoods und damit gleich der Summe der Logarithmen der einzelnen Likelihoods.

$$l(\beta) = \sum_{i=1}^{n_F} l_i(\beta)$$

Daher wird die Berechnung der Maximum-Likelihood unter einem genetischen Modell numerisch auf der Basis der Log-Likelihoods durchgeführt. Die Maximum-Likelihood-Schätzer für die Parameter des genetischen Modells sind konsistent, d.h. wenn das angenommene prinzipielle Modell mit frei variierenden Parametern zutrifft, nähern sich mit großer Stichprobenzahl die Schätzer den Werten der Modellparameter an, die den Daten wirklich zugrunde liegen. Die große Stichprobenzahl kann bereits mit einigen wenigen oder sogar mit einem großen Stammbaum erfüllt sein, da die Stichprobengröße bei der Segregationsanalyse im Wesentlichen durch die Anzahl der beobachteten informativen Meiosen bestimmt wird.

3.5 Ausblick

Das Ziel der Segregationsanalysen ist es, die Existenz eines Hauptgens für den zu untersuchenden Phänotyp nachzuweisen und dabei den Übertragungsmodus, d.h. die Parameter des zugrunde liegenden genetischen Modells zu schätzen. Daher sollte soweit möglich das Übertragungsmuster über mehrere Generationen in großen Familienstammbäumen analysiert werden. Eine Segregationsanalyse wird jedoch häufig auf der Basis vieler kleiner Familien durchgeführt, da die Phänotypdaten für Personen über viele Verwandtschaftslinien hinweg häufig schwer direkt zu erhalten sind und Fragebogen-Informationen für entferntere Verwandte im Allgemeinen nicht zuverlässig genug sind. Beide erwähnten Beispiele verwendeten viele kleine Familien.
Zusammenfassend ist die Vorgehensweise wie folgt: Zunächst wird das generelle Modell angepasst. Es ist das umfassendste Modell, das noch betrachtet wird. Dann werden weitere Modelle angepasst, um festzustellen, welche eingeschränkten Modelle einen adäquaten Fit geben. Außerdem muss immer ein nichtgenetisches Modell angepasst werden, um sicherzustellen, dass die familiäre Häufung nicht ein rein zufälliger Effekt ist. Das Auswahlverfahren muss adäquat berücksichtigt werden. Inzidenzen oder Prävalenzen in der Population werden als Bedingungen für alle angepassten Modelle verwendet (Liabilitätsklassen). Die Modelle sollen flexibel sein, aber wiederum auch nicht

zu viele Parameter enthalten. Als generelles Modell werden beispielsweise meistens ein Hauptgen und nicht mehrere Hauptgene angenommen.
Die Segregationsanalyse ist ein gut geeignetes und sehr erfolgreiches Werkzeug für monogene Erkrankungen. Die großen Probleme der Segregationsanalysen komplexer Erkrankungen resultieren aus der unklaren Genotyp-Phänotyp-Beziehung, aus Schwierigkeiten bei der Definition des Phänotyps und aus der großen genetischen Heterogenität (s. Abschnitt 1.3.4). Im Brustkrebsbeispiel wurden zur Homogenisierung nur Familien kaukasischer Patientinnen mit Diagnose vor dem 55. Lebensalter ausgewählt. Zur Vermeidung falsch postulierter Hauptgene muss die Mendelsche Segregation nochmals mit den Transmissionsparametern überprüft werden, so wie das Beispiel Medizinstudium dies zeigte. Die Segregationsanalyse zum Brustkrebs ergab sowohl in den Kernfamilien als auch in der erweiterten Familie ein autosomal dominantes Hauptgen, wobei die Ergebnisse auch unter variierendem Parameter des Auswahlverfahrens stabil waren. Die Liabilitätsklassen waren als Eingangsparameter durch Vorgängerstudien bekannt. Mit dem hervorragenden Studiendesign, diesen guten Eingangsparametern und der exzellenten Sensitivitätsanalyse konnte diese Segregationsanalyse so erfolgreich sein.
Wenn es keine Hauptgene mit hoher Penetranz gibt, sondern einige wenige Gene mit moderatem Effekt, wird eine Segregationsanalyse sehr schwierig. Die Likelihoodfunktionen für die Modelle sind dann i.d.R. sehr flach. Damit führen zahlreiche Sets von Modellparametern zu ähnlichen Werten für die Likelihood und zu einer vergleichbaren Güte der Modellanpassung. Likelihood-Vergleiche sind hier äußerst problematisch und führen meistens nicht mehr zu signifikanten Modellunterschieden in der Anpassungsgüte.
Für eine erfolgreiche Segregationsanalyse sollte man sicherstellen, dass das globale und nicht ein lokales Maximum der Likelihoodfunktion bestimmt wird. Ein globales Maximum einer Funktion ist der größte Wert, den die Funktion annimmt. Ein lokales Maximum ist der Wert der Funktion an einer Stelle, in deren Umgebung die Funktion keine größeren Werte annimmt. Dazu sollte man die Analyse an einer Stichprobe mit ausreichend Information für alle zu schätzenden Parameter durchführen. Man kann prüfen, ob das gleiche Maximum von einer Vielzahl plausibler Eingangsparametern oder auch von zahlreichen Startpunkten bei MCMC-Verfahren erreicht wird. Weiterhin kann man die Likelihoodfunktion graphisch darstellen, um so einen flachen Verlauf zu erkennen. Bei einer flachen Likelihoodfunktion gibt es viele gleichgute Lösungen. Es wird kein klares Maximum mehr ausgemacht. Die Daten enthalten nicht genügend Information, um ein Modell klar zu identifizieren. Die Power einer Segregationsanalyse wird wesentlich durch die Zahl der Meiosen bestimmt, wobei das disponierende Allel auch in den Familien segregieren muss. Daher können sowohl viele kleine Stammbäume als auch

ein großer Stammbaum gegebenenfalls ausreichend für eine solche Analyse sein.
Es sollte zum Abschluss noch erwähnt werden, dass wegen der Schwierigkeiten der Segregationsanalysen bei komplexen Erkrankungen und der großen Effizienz der Laborverfahren heute häufig Kopplungs- und Assoziationsanalysen mit Markern ohne vorherige Segregationsanalysen durchgeführt werden. Dies kann auf Irrwege führen, zumal häufig die genetische Basis oder auch die familiäre Aggregation nicht hinreichend untersucht sind.

3.6 Programme

Einige übliche Computerprogramme für Segregationsanalysen sind im Folgenden aufgelistet (siehe auch http://linkage.rockefeller.edu/soft/).

BUGS (Bayesian inference Using Gibbs Sampling) ist eine flexible Software für die Analyse komplexer statistischer Modelle mit Bayesverfahren unter Verwendung von MCMC-Methoden. **Loki** (Heath 1997) im Programmpacket **PANGAEA** (Pedigree Analysis for Genetics And Epidemiological Attributes) untersucht einen quantitativen Phänotyp in großen Stammbäumen mittels MCMC-Methoden, der durch mehrere Loci determiniert sein kann.
MENDEL erlaubt Segregationsanalysen für eine kleine Anzahl Loci sowie Risikoberechnungen. Allelhäufigkeiten können mit Stammbäumen oder mit einer Zufallsstichprobe geschätzt werden. Ebenso werden Penetranzen geschätzt. Simulationen der genetischen Daten werden mit *"Gendropping"* von älteren Generationen ausgehend durchgeführt. Es werden Varianzkomponentenanalysen verwendet.
PAP (Pedigree Analysis Package). Mit Hilfe dieses Programms läßt sich die Likelihood für spezifische Parameterwerte berechnen und maximieren. Die unbekannten Parameter werden mit Streuungsmaß einer Stichprobe (Standardfehler) geschätzt. Das Programm berechnet die Wahrscheinlichkeit für jeden möglichen Genotyp der Familienmitglieder. Simulationen sind möglich.
POINTER basiert auf der komplexen Segregationsanalyse mit dem gemischten Modell. Es ist das Programm, das bei den beiden Beispielanalysen dieses Kapitels verwendet wurde.
SAGE (Statistical Analysis for Genetic Epidemiology) hat Routinen für Segregationsanalysen, die auf regressiven Modellen (Bonney 1984, 1986) beruhen. Die Äquivalenz mit dem gemischten Modell kann gezeigt werden (Demenais und Bonney, 1989).

3.7

3.7 Literatur

Bücher

Abbey CD (Hrsg.) (2005) Biography today scientists and inventors. Omnigraphics: Detroit

Elston RC, Olson JM, Palmer L (2002) Biostatistical Genetics and Genetic Epidemiology (Hrsg.). Wiley: Chichester, UK

Falconer DS, Mackay TFC (1989) Introduction to Quantitative Genetics. Longman: Essex

Farrer LA, Cupples LA (1998) Determining the Genetic Component of a Disease. In Haines JL, Pericak-Vance MA (Hrsg.) Approaches to Gene Mapping in Complex Human Diseases. Wiley: New York

Haines JL Pericak-Vance MA (Hrsg.) (1998) Approaches to Gene Mapping in Complex Human Diseases. Wiley: New York

Hodge SE, Ascertainment, in: Elston RC, Olson JM, Palmer L (2002) Biostatistical Genetics and Genetic Epidemiology (Hrsg.). 20-28

Khoury MJ, Beaty TH, Cohen BH (1993) Fundamentals of Genetic Epidemiology. Oxford University Press: New York

Sham P (1998) Statistics in Human Genetics. Wiley: London

Strachan T, Read AP (1999) Human Molecular Genetics. Wiley-Liss: New York

Artikel

Angier N (1993) The search for a breast cancer gene. Glamour: 91: 182

Bonney GE (1984) On the statistical determination of major gene mechanisms in continuous human traits: regressive models. American Journal of Human Genetics 18:731-749

Bonney GE (1986) Regressive logistic models for familial disease and other binary traits. Biometrics 42:611-625

Demenais F, Bonney GE (1989) Equivalence of the mixed and regressive models for genetic analysis I continuous traits. Genetic Epidemiology 6:597-617

Elston RC, Stuart J (1971) A general model for the analysis of pedigree data. Human Heredity 21:523-542

Heath SC (1997) Markov chain Monte Carlo segregation and linkage analysis for oligogenic models. American Journal of Human Genetics 61:748-760

Lalouel JM, Morton NE (1981) Complex segregation analysis with pointers. Human Heredity 31:312-321

Liang KY, Beaty TH (2000) Statistical designs for familial aggregation. Statistical Methods in Medical Research: 9:543-562

Lilienfield AM (1959) A methodological problem in testing a recessive genetic hypothesis in human disease. American Journal of Public Health 49: 199-214

Marshall E (2003) Preventing toxicity with a gene test. Science 302:588-590

McGuffin P, Huckle P (1990) Simulation of Mendelism revisited: The recessive gene for attending medical school. American Journal of Human Genetics 46:994-999

Miki Y Swensen J, Shattuck-Eidens D, Futreal PA, Harshman K, Tavtigian S, Liu Q, Cochran C, Bennett LM, Ding W, et al.(1994) A strong candidate for the breast and ovarian cancer susceptibility gene BRCA1. Science 266: 66-71

Morton NE (1959) Genetic tests under incomplete ascertainment. American Journal of Human Genetics 11:1-16

Newman B, Austin MA, Lee M, King MC (1988) Inheritance of human breast cancer: evidence for autosomal dominant transmission in high-risk families. Proceedings of the National Academy of Science USA 85:3044-3048

Paul SR, Liang KY, Self SG (1989) On testing departure from the binomial and multinomial assumptions. Biometrics 45:231-6

Risch N (1990) Linkage strategies for genetically complex traits. II. The power of affected relative pairs. American Journal of Human Genetics 46:229-241

Scholz M, Kraft HG, Lingenhel A, Delport R, Vorster EH, Bickeböller H, Utermann G (1999) Genetic control of lipoprotein(a) concentrations is different in Africans and Caucasians. European Journal of Human Genetics 7:169-178

Schwartz AG, Boehnke M, Moll PP (1988) Family risk index as a measure of familial heterogeneity of cancer risk: A population-based study in metropolitan Detroit. American Journal of Epidemiology 128: 524-535

Weinberg W (1927) Mathematische Grundlagen der Probandenmethode. Zeitschrift für Induktive Abstammungs- und Vererbungslehre 48:179-228

Yang Q, Khoury MJ, Rodriguez C, Calle EE, Tatham LM, Flanders WD (1998) Family history score as a predictor of breast cancer mortality: prospective data from the Cancer Prevention Study II, United States, 1982-1991. American Journal of Epidemiology 147:652-659

Webseiten

Laboratory of Statistical Genetics Rockefeller University. Softwareprogramme für genetische Analysen. http://linkage.rockefeller.edu/soft/

Verbundprojekt der Deutschen Krebshilfe (2003) Familiärer Brust- und Eierstockkrebs. www.krebshilfe.de/neu/infoangebot/fam_brustzentren.pdf

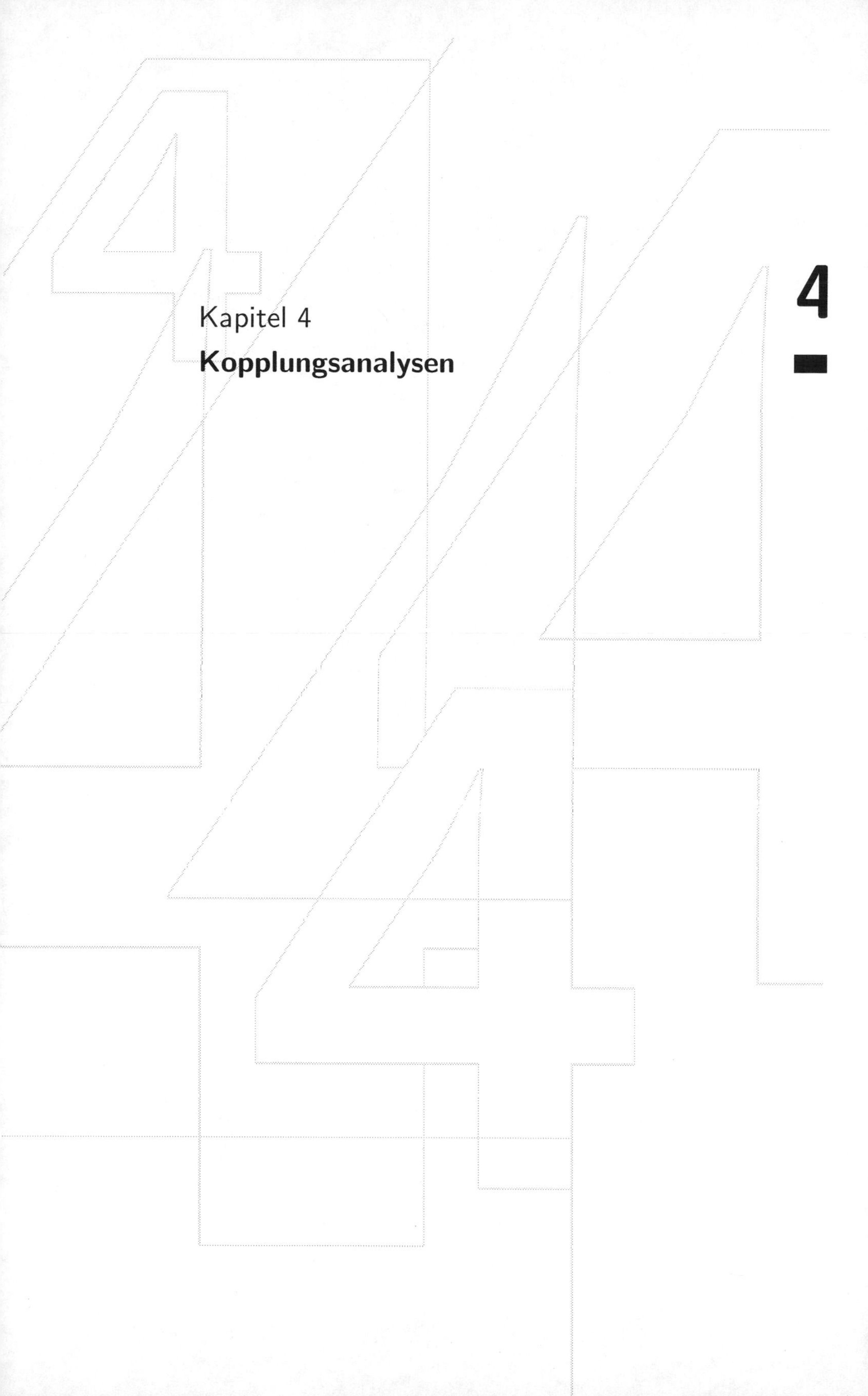

Kapitel 4
Kopplungsanalysen

4

4

4 Kopplungsanalysen 159

4 Kopplungsanalysen

4.1 Einleitung

Die Kopplungsanalyse ist ein zentrales Verfahren zur Lokalisation und Identifizierung disponierender Gene für Krankheiten, besonders erfolgreich bei monogenen Krankheiten und für Hauptgene bei komplexen Krankheiten. Sie nutzt die Tatsache aus, dass das gesuchte Gen in der Nähe des Markers liegen muss, wenn ein genetischer Marker und ein disponierendes Gen in Familien gemeinsam vererbt werden.

Zur Analyse dienen einerseits die *genomweite Suche*, d.h. die systematische Durchsuchung des gesamten Genoms anhand vieler gleichmäßig verteilter genetischer Marker, und andererseits die Untersuchung von Kandidatengenen (Clerget-Darpoux und Bonaiti-Pellié 1992). Genomweites Suchen wendet man an, wenn man keine oder ungenügende Informationen über die der Krankheit zugrunde liegenden biologischen bzw. biochemischen Prozesse hat. Ziel ist also die Lokalisierung eines disponierenden Gens im Genom. Liegen jedoch Informationen vor, die einen funktionellen Zusammenhang zwischen bestimmten Genen und der betrachteten Krankheit bzw. dem Phänotypen vermuten lassen oder diesen bereits belegen, so bezeichnet man diese Gene als *Kandidatengene*. Kandidatengene oder auch mehrere Gene in Kandidatengen-Regionen sind dann mögliche Risikofaktoren für die Krankheit. Bei einer Kandidatengenuntersuchung sind die Ziele der Nachweis der Beteiligung des Kandidatengens an der Krankheit und die Schätzung des genetischen Modells einschließlich einer Quantifizierung des Einflusses auf die Krankheit (Allelhäufigkeiten, Penetranzen) auch unter Berücksichtigung weiterer Variablen. Bei Untersuchungen von Genom-Regionen oder des ganzen Genoms werden die relevanten Genotypen des disponierenden Gens häufig nicht direkt beobachtet. Auch bei Kandidatengenen werden die relevanten Genotypen teilweise entweder nicht direkt beobachtet, oder sie werden gemeinschaftlich mit zahlreichen nicht relevanten Informationen beobachtet. Deswegen müssen Informationen über genetische Marker benutzt werden, die entweder Polymorphismen direkt im Kandidatengen sind oder sich in der Nähe des Kandidatengens befinden.

Abschnitt 4.1.1 stellt das Mendelsche Modell für zwei Loci unter Berücksichtigung der Rekombination dar (s. Abschnitt 1.1.2.2). In der *Zwei-Punkt-Kopplungsanalyse* sind die zwei Loci ein genetischer Marker und der disponierende Locus. Abschnitt 4.1.2 beschreibt *Kartierungsfunktionen*, mit denen man Rekombinationsraten in Morgan umwandeln kann und umgekehrt

(s. Abschnitt 1.1.2.2). Diese werden benötigt, da Kopplungsanalysen auf Rekombinationsraten basieren, genetische Karten jedoch in Morgan angegeben werden.

Im Anschluss führen wir die parametrischen sowie die modellfreien Kopplungsanalysen ein. Zur Durchführung der *parametrischen Kopplungsanalysen* werden Annahmen über das zugrunde liegende genetische Modell gemacht und zugleich der Parameter Rekombinationsrate geschätzt. Das zentrale parametrische Kopplungsverfahren ist die LOD-Score-Methode (Abschnitt 4.2). *Modellfreie Kopplungsverfahren* werden auch als *nichtparametrische Kopplungsverfahren* bezeichnet. Das genetische Modell muss hier nicht als bekannt angenommen werden. Ziel ist nicht die Schätzung der Rekombinationsrate, sondern der Nachweis der Kopplung. Die wichtigen nichtparametrischen Kopplungsverfahren basieren auf den *Identity-by-Descent-Verfahren.* Sie werden in Abschnitt 4.3 für dichotome Phänotypen (i.d.R. erkrankt/ nicht erkrankt) und in Abschnitt 4.4 für quantitative Phänotypen behandelt.

Sowohl genomweites Suchen als auch Kandidatengenuntersuchungen können mit parametrischen oder nichtparametrischen Methoden durchgeführt werden. Während die Abschnitte 4.1 bis 4.4 Zwei-Punkt-Verfahren behandeln, beschäftigen wir uns in Abschnitt 4.5 mit Mehrpunkt-Verfahren, wie sie für genomweites Suchen benötigt werden.

Bei komplexen Krankheiten sind häufig nichtparametrische Methoden zu bevorzugen, da über das zugrunde liegende genetische Modell wenig bekannt ist. Nichtparametrische Methoden weisen oft eine niedrige Power (s. Tabelle 1.9) auf, so dass die Wahl zwischen parametrischen und nichtparametrischen Verfahren sorgfältig abgewogen werden muss. Auf Aspekte des Studiendesigns, der Power und des Stichprobenumfangs wird innerhalb der einzelnen Abschnitte eingegangen. Ebenso stellen wir dort jeweils als Beispiel Kopplungsanalysen zur Identifizierung des BRCA1-Gens als disponierendes Gen für Brustkrebs dar. Zum Schluss finden sich ein Ausblick (Abschnitt 4.6) und ein Überblick über wichtige Softwareprogramme (Abschnitt 4.7).

Die klassische Vorgehensweise der Genetischen Epidemiologie ist es, zuerst die Existenz genetischer Risikofaktoren mittels familiärer Aggregation (s. Kapitel 3) nachzuweisen, bevor Studien mit genetischen Markern durchgeführt werden. Heutzutage werden häufig Markerstudien für Phänotypen auch ohne vorherige umfangreiche Segregationsanalysen durchgeführt. Eine erfolgreiche Kopplungsanalyse, bei der signifikant eine Kopplung zwischen dem Phänotyp und einem Gen bzw. einer Region nachgewiesen werden konnte, gilt als nachträglicher Nachweis für die Existenz eines disponierenden Gens (Ott 1999, S. 76).

4.1.1 Mendelsches Modell für zwei Loci mit Rekombination

Beim Vererbungsprozess zweier Genorte muss *genetische Kopplung* berücksichtigt werden (s. Abschnitt 1.1.2.2). Bei der Meiose bezeichnet ein *Crossover* den Austausch homologer Chromosomenabschnitte zwischen den beiden Genorten. Eine *Rekombination* zwischen dem disponierenden Locus D und dem Markerlocus M bzw. auch zwischen zwei Markerloci liegt vor, wenn eine ungerade Anzahl von Crossovern zwischen ihnen stattgefunden hat.

Rekombinationen zwischen zwei Loci können direkt beobachtet werden. Seien nun A und B zwei Loci mit den Allelen A_1, A_2, A_3 bzw. B_1, B_2, B_3. In Abb. 4.1.A ist die Mutter doppelt heterozygot mit den Haplotypen A_1B_1 und A_2B_2. So können nach der Meiose die nicht rekombinierten Haplotypen A_1B_1 und A_2B_2 bzw. die rekombinierten Haplotypen A_1B_2 und A_2B_1 vorliegen. Zur Feststellung, ob eine Rekombination bei der betrachteten Eltern-Kind Meiose stattgefunden hat, sind Eltern, die an einem Locus oder auch beiden Loci homozygot sind, also z.B. der Vater mit den Genotypen A_1A_1 und B_1B_1, nicht informativ.

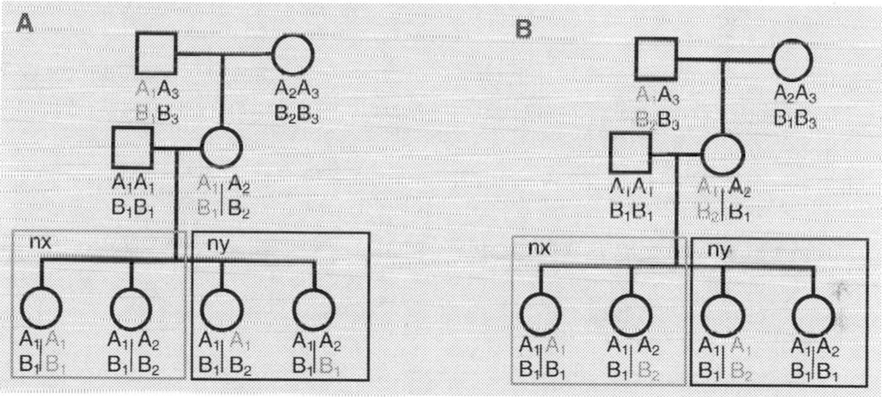

Abbildung 4.1. Familie mit Genotypisierung für zwei Loci A und B. In der letzten Generation sind nx+ny Kinder mit allen möglichen Haplotypen angegeben. A: nx Kinder zeigen mütterlicherseits eine nicht rekombinante, ny Kinder eine rekombinante Meiose. B: Die Phase der Mutter ist umgekehrt wie in A. nx Kinder zeigen mütterlicherseits eine rekombinante, ny Kinder eine nicht rekombinante Meiose.

Entscheidend für die Bestimmung einer Rekombination ist die *Phase*. Bei der Genotypisierung wird nur der Multilocus-Genotyp (hier: A_1A_2, B_1B_2) festgestellt, nicht aber die beiden Haplotypen, d.h. der *Diplotyp*, bestimmt. Betrachten wir weiterhin die Abbildungen 4.1.A und B. Grundsätzlich sind für die Mutter zwei Phasen möglich, nämlich i) sie hat die Haplotypen A_1B_1 und A_2B_2 (s. Abb. 4.1.A) oder ii) sie hat die Haplotypen A_1B_2 und A_2B_1

(s. Abb. 4.1.B). Oft lässt sich, wie hier für die Mutter, die Phase eines Elternteils mit Hilfe der Großeltern bestimmen. Auch homozygote Eltern ermöglichen unter Umständen die Festlegung der Phasen in ihren Nachkommen und damit die Beurteilung von Rekombinationsvorgängen im anderen Elternteil. Die *Rekombinationsrate* θ wird aus der Zahl der Rekombinanten, gemessen an der Gesamtzahl der gebildeten Gameten geschätzt. Sie ist ein Maß für den *genetischen Abstand* zwischen zwei Genorten. Liegen die Genorte auf zwei verschiedenen Chromosomen oder auf einem Chromosom weit auseinander, so besteht unabhängige Segregation zwischen den Loci, und es gilt $\theta = 0{,}5$. Besteht Kopplung, d.h. abhängige Segregation zwischen den Genorten, so ist die Rekombinationsrate $0 \leq \theta < 0{,}5$. Je näher die Genorte beieinander liegen, umso unwahrscheinlicher wird eine Rekombination. Bei vollständiger Kopplung, d.h. vollständiger Kosegregation, finden keine Rekombinationen statt, so dass $\theta = 0$ gilt.
Betrachten wir nun das einfache *Mendelsche Modell für zwei Loci*, nämlich für den disponierenden Locus D und den Markerlocus M, unter Berücksichtigung der Rekombinationsrate. Es lässt sich mit folgenden Parametern beschreiben (s. Abschnitt 1.2.3):

- Am disponierenden Locus D: Anzahl Allele n, Allele D_r, Allelhäufigkeiten $p(D_r)$, $r=1,\dots,n$ und Penetranzen f_{rs} für $r,s=1,\dots,n$. Diese Parameter beschreiben den *Vererbungsmodus ("mode of inheritance")*.
- Am Markerlocus M: Anzahl Allele m, Allele M_i, Allelhäufigkeiten $p(M_i)$, $i=1,\dots,m$.
- Zwischen disponierendem Locus D und Markerlocus M: Die Korrelation zwischen Marker- und Krankheitsgenort zeigt sich bei Kopplungsanalysen durch die Rekombinationsrate θ in Familien.

Der potentielle Nutzen eines Markers (ohne Berücksichtigung des Krankheitsgenortes) ergibt sich aus seiner genetischen Variabilität, d.h. aus der Allelanzahl und der Allelverteilung (und aus der guten Bestimmbarkeit der Allele im Labor). Da nur ein heterozygoter Elternteil informativ für die Bestimmung der Rekombinationsrate zu seinen Nachkommen sein kann, stellt die *Heterozygosität H* ein nützliches Maß der genetischen Variabilität dar. Für Kopplungsanalysen wird im Allgemeinen der *PIC (polymorphism information content) - Wert* als Maß angegeben, das zusätzlich den Partner einer Person mit berücksichtigt (s. Abschnitt 2.2.2.1, Abb. 4.1). Haben nämlich beide Eltern den gleichen Genotyp, so lässt sich die Rekombinationsrate der Nachkommen auch bei heterozygoten Elternteilen nicht bestimmen.

Beispiel: Kopplungsanalyse zum Brustkrebs (Hall et al. 1990)
In Abschnitt 3.4.5 haben wir die komplexe Segregationsanalyse zum Brustkrebs von Mary-Claire King und Kollegen (Newman et al. 1988) behandelt. Dieselbe Gruppe hat 1990 eine Kopplungsanalyse durchgeführt (Hall et al. 1990), die wesentlich zur Entdeckung des BRCA1-Gens als disponierendes Gen für Brustkrebs beigetragen hat, da sie auf die Lokalisation der Genregion auf Chromosom 17q21 hinwies.
Für diese Studie wurden 23 kaukasische Familien mit insgesamt 146 Brustkrebsfällen rekrutiert. Diese Familien zeigten Charakteristiken eines familiären Brustkrebses, d.h. junges Alter bei Diagnose, häufig beidseitiger Brustkrebs oder auch häufigeres Auftreten der Krankheit bei Männern. Der logistische Aufwand für die Studie war groß, und schließlich konnten 329 Verwandte aus 40 Staaten der USA und aus Puerto Rico, Kanada, Großbritannien und Kolumbien mit in die Studie einbezogen werden.
Bei Personen mit Brustoperationen wurde die Diagnose über die pathologischen Befunde, die Krankenhausakten und gegebenenfalls die Totenscheine verifiziert. Bei Personen ohne Brustoperationen wurde die Diagnose über Selbstangabe, über Totenscheine und über die Angabe von Verwandten verifiziert. Alle Personen mit Brustkrebs wurden als erkrankt betrachtet, alle Personen mit anderen Krebsdiagnosen, aber ohne Brustkrebs, als nicht erkrankt.
Die Tabellen 3.5 (1579 Kernfamilien) und 3.6 (eine Hochrisikofamilie) zeigen die Ergebnisse der vorangegangenen komplexen Segregationsanalyse. Da in der vorliegenden Studie auch Hochrisikofamilien betrachtet wurden, sind vor allem die Ergebnisse aus Tabelle 3.6 (A, Modell 8) relevant. Die Autoren nahmen also zunächst für die Kopplungsanalyse an, dass das gesuchte disponierende Gen ein dominantes Hauptgen mit einer Allelhäufigkeit von p=0,0042 ist. Hall et al. (1990) betrachteten in ihrer Kopplungsanalyse Allelhäufigkeiten zwischen p=0,0042 und p=0,02, um die Robustheit der Kopplungsresultate gegenüber dieser Schätzung der Allelhäufigkeit untersuchen zu können. Die Wichtigkeit eines solchen Vorgehens zeigt sich erst später im Kapitel.
Es wurden vier Marker untersucht, nämlich die RFLP Marker D17S78, D17S41 und D17S40 und der VNTR Marker D17S74. Der VNTR Marker wies mit mehr als 30 Allelen die höchste Heterozygosität auf, nämlich H=0,90.
Damit steht das genetische Modell für den disponierenden Locus D und die Marker M fest, und es muss nur noch die Rekombinationsrate bestimmt werden.

4.1.2 Kartierungsfunktionen

Die Bestimmung von Position, Reihenfolge und Abstand von Markern und Genen auf den Chromosomen wird *Kartierung* genannt. Bei einer *physikalischen Karte* werden Abstände in Basenpaaranzahlen gemessen. Der *genetische Abstand* zweier Loci ist die erwartete Anzahl von Crossovern zwischen ihnen und wird in Morgan (M) und cM centiMorgan, benannt nach T.H. Morgan (1866-1945), gemessen. 1 Morgan entspricht einer erwarteten Anzahl von einem Crossover. Da dieser Abstand auf Erwartungswerten basiert, ist er additiv. Damit gilt $d(A,C) = d(A,B) + d(B,C)$, wenn d jeweils den Abstand in cM zwischen zwei Markern bezeichnet und A, B und C drei Loci in dieser Reihenfolge sind. Die Gesamtlänge für das humane Genom beträgt ungefähr 38M, bei Frauen 46M und bei Männern 28M. Die einzelnen Chromosomenlängen bewegen sich ca. zwischen 0,7M und 3M, bei Frauen 0,8M – 3,6M und bei Männern 0,6M – 2,2M. Tabelle 4.1 (Kong et al. 2004) zeigt genetische und physikalische Chromosomenlängen, die anhand der Genotypisierungen von über 10.000 SNPs in einer Referenz-Familienstichprobe geschätzt wurden. Ein Teil dieser Stichprobe sind sogenannten *CEPH Familien* (des *C*entre d'*E*tude du *P*olymorphisme *H*umain, www.cephb.fr), die vielfältig als Referenz verwendet werden. Nach einem groben Richtwert entspricht ein cM bei kleinen Distanzen etwa einer Million Basenpaare.

Zur genetischen Kartierung schätzt man Rekombinationsraten zwischen Loci. Betrachtet man mehrere Loci auf einem Chromosom, dann sind die Rekombinationsraten zwischen ihnen nicht additiv, da es Mehrfachcrossover geben kann. Es gibt verschiedene *Kartierungsfunktionen*, die Rekombinationsraten in additive genetische Distanzen umrechnen. Sie basieren auf unterschiedlichen Annahmen über das Verhalten von Mehrfachcrossovern und führen somit auch zu unterschiedlichen Ergebnissen (Felsenstein 1979).

- Die *Kartierungsfunktion nach Morgan* setzt voraus, dass keine Mehrfachcrossover vorkommen. Es gilt $m = \theta$, wobei m den genetischen Abstand in centiMorgan (cM) bezeichnet.
- Die *Kartierungsfunktion nach Haldane* setzt statistische Unabhängigkeit und Poissonverteilung für die Crossoverereignisse voraus. Aus der Rekombinationsrate berechnet man den genetischen Abstand $m = -0,5\ ln\ (1 - 2\theta)$ bzw. $\theta = -0,5(1 - e^{-2|m|})$.
- Bei der *Kartierungsfunktion nach Kosambi* wird angenommen, dass Doppelcrossover mit wachsendem physikalischen Abstand zweier Loci zunehmen. Es gilt: $m = 0,25\ ln\ (\frac{1+2\theta}{1-2\theta})$ bzw. $\theta = 0,5\,\frac{e^{4m}-1}{e^{4m}+1}$.

Nach Morgan sind die Rekombinationsraten additiv, man kann sie also für kleine physikalische Distanzen ($\theta \leq 0{,}05$) 1:1 in cM umwandeln.

Für größere Distanzen gilt eher die Kartierungsfunktion nach Kosambi (Ott 1999, S. 21).

Tabelle 4.1. Genetische und physikalische Längen der Chromosomen des Menschen, bestimmt mittels Kosambi-Kartierungsfunktion anhand von über 10.000 SNPs in einer Referenzstichprobe (nach Kong et al. 2004).

Chromomsom	**Physikalische Länge** (Mb)	**Genetische Länge** (cM)		
		Durchschnitt	**Frauen**	**Männer**
1	245,13	286,5	358,0	221,7
2	243,16	263,3	338,6	191,6
3	198,96	225,1	282,3	170,2
4	191,51	212,2	273,2	154,7
5	180,32	208,2	264,9	155,5
6	169,96	192,2	247,6	140,9
7	158,06	189,0	237,8	142,2
8	145,70	173,3	220,2	132,3
9	135,81	168,7	198,4	141,1
10	134,60	173,5	216,5	133,2
11	134,08	163,8	205,3	124,3
12	131,43	174,2	213,8	137,2
13	94,45	128,9	157,0	102,5
14	85,13	123,8	146,7	101,8
15	79,69	130,2	157,1	106,5
16	89,51	134,2	159,5	110,9
17	81,18	137,5	164,6	113,0
18	75,33	124,2	148,3	102,3
19	62,78	112,2	126,3	99,3
20	61,38	102,5	125,3	82,1
21	33,22	68,5	80,5	58,4
22	33,11	86,1	93,4	79,4
X	152,27		184,8	
Gesamt	2916,77	3577,8	4600,1	2801,1

4.2

4.2 LOD-Score-Methode

4.2.1 Likelihood der Rekombinationsrate θ in Kernfamilien

Bevor wir die eigentliche LOD-Score-Methode (Morton 1955) einführen, werden wir in diesem Abschnitt die Likelihood der Rekombinationsrate θ zwischen zwei kodominanten Loci mit vollständiger Penetranz (z.B. zwei Marker-Loci) für die Meiosen eines Elternteils an seine Kinder, d.h. am Beispiel einer Geschwisterschaft, berechnen (s. Erläuterung der Maximum-Likelihood(ML)-Methode, Abschnitt 1.4.1). In Abschnitt 4.2.2 werden wir den LOD-Score einführen und an einigen Beispielen zeigen, wie dieser in Kernfamilien berechnet wird. In Abschnitt 4.2.3 erläutern wir den Elston-Stuart-Algorithmus zur Berechnung der Likelihood L(θ) in großen Stammbäumen, um LOD-Scores in Familienstichproben zu berechnen. Nach diesen Vorarbeiten führen wir in Abschnitt 4.2.4 die LOD-Score-Methode ein.

4.2.1.1 Phase bekannt

Abb. 4.1.A zeigt eine Familie mit doppelt heterozygoter Mutter mit bekannter Phase. Der Vater ist doppelt homozygot und damit nicht informativ für Kopplung. Eine solche Paarung nennt man *backcross*. Die Großeltern mütterlicherseits ermöglichen die Bestimmung der Phase der Mutter mit den Haplotypen $\mathrm{A_1B_1}$ und $\mathrm{A_2B_2}$. Die genaue Kinderzahl ist nicht angegeben, da wir eine allgemeine Formel für die Likelihood $L(\theta)$ einer Geschwisterschaft mit einem informativen Elternteil mit bekannter Phase geben wollen. Es gibt nx Kinder mit nicht rekombinanten Meiosen, also entweder Haplotyp A_1B_1 oder A_2B_2, sowie ny Kinder mit rekombinanten Meiosen, also A_1B_2 oder A_2B_1. Vom Vater wurde jeweils der Haplotyp A_1B_1 vererbt. Die Likelihoodfunktion ist (s. Gl. 1.5)

$$L(\theta) = \binom{n_x + n_y}{n_y} (1-\theta)^{n_x}\theta^{n_y} \tag{4.1}$$

wobei $n_x = \overline{R}$=*Anzahl nicht rekombinanter Meiosen* und $n_y = R$=*Anzahl rekombinanter Meiosen* ist. Der ML-Schätzer für θ ist der Anteil der rekombinanten Meiosen ny bezogen auf alle Meiosen $n_x + n_y$ (s. Abschnitt 1.4.1, Gl. 1.6).

4.2.1.2 Phase unbekannt

Wir betrachten weiterhin Abb. 4.1, nehmen jetzt aber an, dass die Großeltern mütterlicherseits nicht verfügbar und somit die Genotypen der Großeltern unbekannt sind. Damit ist auch die Phase der Mutter unbekannt. Es gibt zwei Möglichkeiten: Die Haplotypen der Mutter sind A_1B_1 und A_2B_2 (Phase I, Abb. 4.1.A) oder A_1B_2 und A_2B_1 (Phase II, Abb. 4.1.B).

Gl. 4.1 zeigt die Likelihood für Phase I und Gl. 4.2 für Phase II:

$$L(\theta) = \binom{n_x + n_y}{n_x} (1-\theta)^{n_y} \theta^{n_x} \tag{4.2}$$

wobei jetzt n_x=R und $n_y=\overline{R}$ ist. In Phase II sind also Meiosen rekombinant, die in Phase I nicht rekombinant sind, und umgekehrt. Um die vollständige Likelihood zu erhalten, wenden wir den Satz von der totalen Wahrscheinlichkeit (s. Gl. 1.1) an, wobei P_I die Wahrscheinlichkeit für das Auftreten von Phase I und P_{II} die für Phase II bezeichnen.

$$L(\theta) = \binom{n_x + n_y}{n_y} P_I (1-\theta)^{n_x} \theta^{n_y} + \binom{n_x + n_y}{n_x} P_{II} (1-\theta)^{n_y} \theta^{n_x} \tag{4.3}$$

Die beiden Binomialkoeffizienten sind identisch. Man nimmt im Allgemeinen an, dass beide Phasen gleich wahrscheinlich sind, also $P_I = P_{II} = 0,5$. Dies ist erfüllt, wenn *Kopplungsgleichgewicht* vorliegt, d.h. für alle Allelkombinationen i,j gilt $P(A_i B_j) = P(A_i)P(B_j)$. Auf die Untersuchung des Kopplungs(un-)gleichgewichts soll hier nicht näher eingegangen werden (s. Abschnitt 2.3 und Kapitel 5). Kopplungsanalysen setzen also in der Regel Kopplungsgleichgewicht voraus, wenn die Phase nicht eindeutig bestimmt werden kann. Dies gilt für alle in Kapitel 4 behandelten Verfahren. Aus Gleichung 4.3 ergibt sich die Likelihoodfunktion für eine Geschwisterschaft bei unbekannter Phase zu:

$$L(\theta) = \binom{n_x + n_y}{n_y} \left\{ \frac{1}{2}(1-\theta)^{n_x} \theta^{n_y} + \frac{1}{2}(1-\theta)^{n_y} \theta^{n_x} \right\} \tag{4.4}$$

Man beachte, dass wegen der Phasenunsicherheit jetzt n_x und n_y nicht mehr eindeutig als Anzahlen rekombinanter oder nicht rekombinanter Meiosen zugeordnet werden können.

Wären nun auch die Meiosen des Vaters informativ für Kopplung, so kann Gl. 4.4 ebenfalls verwendet werden, da in der Geschwisterschaft die rekombinanten und nicht rekombinanten Meiosen insgesamt bestimmt werden, ohne zu unterscheiden, ob diese Meiosen väterlicherseits (f=father) oder mütterlicherseits (m=mother) sind. Wird jedoch beispielsweise ein Imprinting-Effekt vermutet, so muss man die Herkunft der Meiosen unterscheiden, indem $L(\theta_m, \theta_f)$ und die zugehörigen ML-Schätzer für θ_m und θ_f bestimmt werden. Dies ist insbesondere deswegen wichtig, da Rekombinationsraten zwischen Männern und Frauen sehr unterschiedlich sind (s. Tab. 4.1). Khoury et al. (1993, S. 292) geben einen χ^2-Test für die Nullhypothese $\theta = \theta_m = \theta_f$ an, weisen aber auch darauf hin, dass die Power, einen Unterschied in den Rekombinationsraten aufzudecken, relativ niedrig ist.

4.2.2 LOD-Score-Berechnung in Kernfamilien

Der *LOD-Score* ist definiert als *L*ogarithmus zur Basis 10 der *Od*ds (Chance) der Likelihood $L(\theta)$ unter θ, verglichen mit der Likelihood $L(0{,}5)$ unter keiner Kopplung, d.h. θ=0,5:

$$\mathrm{LOD}(\theta) = \log_{10} \frac{L(\theta)}{L(0,5)} \quad . \tag{4.5}$$

Die LOD-Score-Funktion ist eine monotone Funktion der Likelihoodfunktion $L(\theta)$ mit konstantem $L(0{,}5)$. Damit nehmen beide Funktionen ihr Maximum für denselben Wert der Rekombinationsrate θ an, nämlich für den ML-Schätzer $\hat{\theta}$. Bei der LOD-Score-Methode, die wir weiter unten einführen, wird die LOD-Score-Funktion maximiert; den Wert der Funktion an dieser Stelle nennt man Maximum LOD-Score oder manchmal auch kurz Z-Score:

$$max\ \mathrm{LOD}(\theta) = Z(\hat{\theta}) \tag{4.6}$$

Wir werden nun $\hat{\theta}$ und den dazugehörigen $Z(\hat{\theta})$ Score zwischen einem Krankheitsgen D und einem Markerlocus M in mehreren Stammbäumen berechnen. Dabei nehmen wir ein autosomal dominantes Gen mit vollständiger Penetranz und sehr seltenem disponierenden Allel D an. Nicht erkrankte Personen tragen den Genotyp dd, bei Erkrankten wird der Genotyp DD vernachlässigt, so dass wir den Genotyp Dd annehmen. Somit lässt der Krankheitsstatus den Rückschluss auf den Genotyp am Krankheitsgen D eindeutig zu. Wir nehmen an, dass der Marker M in der betrachteten Familie drei Allele M_1, M_2 und M_3 hat.

4.2.2.1 Phase bekannt

Zunächst betrachten wir den Stammbaum in Abb. 4.2. Die Mutter ist nicht informativ. Die Phase des Vaters ergibt sich durch die Großeltern. Alle Kinder zeigen väterlicherseits nicht rekombinante Meiosen.
Mit Gl. 4.1 lässt sich die LOD-Score-Funktion wie folgt berechnen:

$$\begin{aligned} \mathrm{LOD}(\theta) &= \log_{10} \frac{L(\theta)}{L(0,5)} = \log_{10} \frac{(1-\theta)^5}{(0,5)^5} \\ &= 5 \log_{10}(1-\theta) + 5 \log_{10} 2 \\ &= 5 \log_{10}(1-\theta) + C \end{aligned} \tag{4.7}$$

wobei C eine Konstante bezeichnet, die nicht von θ abhängt. Konstanten sind zur Bestimmung des ML-Schätzers $\hat{\theta}$ nicht notwendig und werden bei der Likelihood häufig weggelassen.
Abb. 4.4 zeigt die LOD-Score-Funktion in Abhängigkeit von θ. Da der Logarithmus eine monotone Funktion ist, erkennt man sofort das Maximum bei

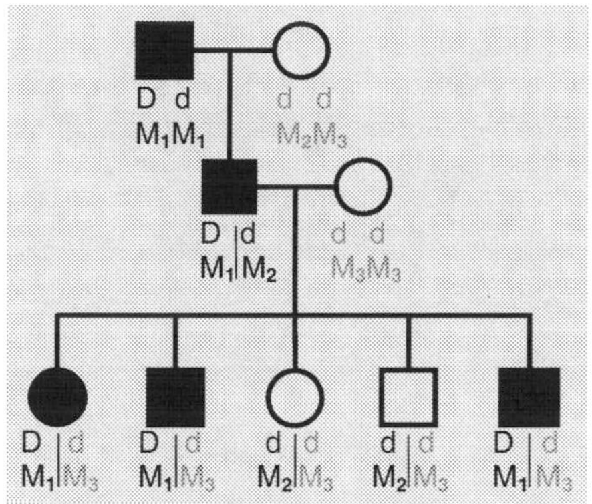

Abbildung 4.2. Stammbaum mit bekannter Phase, ohne Rekombination.

$\hat{\theta} = 0$. Der Maximum-LOD-Score $Z(\hat{\theta}) = 1,5$ ergibt sich durch Einsetzen von $\hat{\theta} = 0$ in Gl. 4.7.

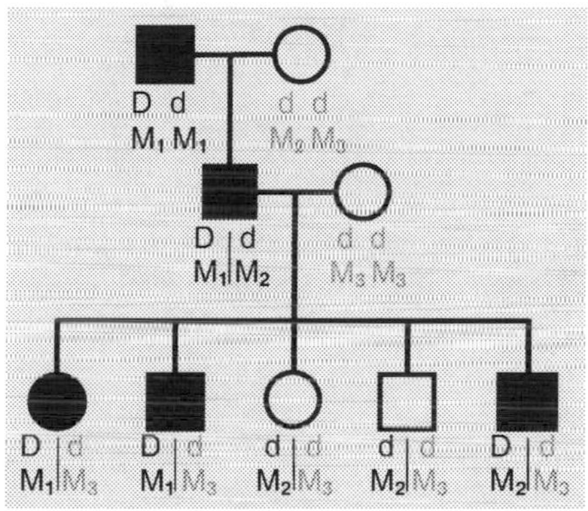

Abbildung 4.3. Stammbaum mit bekannter Phase, mit 1 Rekombination.

Der Stammbaum in Abb. 4.3 unterscheidet sich von dem in Abb. 4.2 durch eine rekombinante Meiose. Die LOD-Score-Funktion ist gegeben durch:

$$\begin{aligned} \mathrm{LOD}(\theta) &= \log_{10} \frac{L(\theta)}{L(0,5)} = \log_{10} \frac{5\theta(1-\theta)^4}{5(0,5)^5} \\ &= \log_{10} \theta + 4 \log_{10}(1-\theta) + 5 \log_{10} 2 \end{aligned}$$

Den ML-Schätzer für $\hat{\theta}$ erhält man durch Gleichsetzung der ersten Ableitung des LOD-Scores mit 0.

$$\frac{d\,\mathrm{LOD}(\theta)}{d\theta} = \frac{1}{\theta} - 4\frac{1}{1-\theta} = 0 \Rightarrow \hat{\theta} = 0,2$$

$\hat{\theta}$ ist der Quotient aus Anzahl rekombinanter durch Gesamtzahl aller Meiosen (s. Gl. 1.6) und ist wegen der beobachteten Rekombination nicht 0. Der Wert des Maximum-LOD-Scores $Z(\hat{\theta}) = \mathrm{LOD}(0,2) = 0,42$ ist niedriger als im ersten Beispiel ohne Rekombination (s. Abb. 4.4), da der LOD-Score die

Likelihood für die beobachteten Meiosen unter θ im Vergleich zur Nullhypothese θ=0,5 beschreibt. Die eine rekombinante Meiose führt dazu, dass die Wahrscheinlichkeit für Kopplung gegenüber keiner Kopplung nicht mehr so groß ausfällt wie im Beispiel ohne Rekombination.

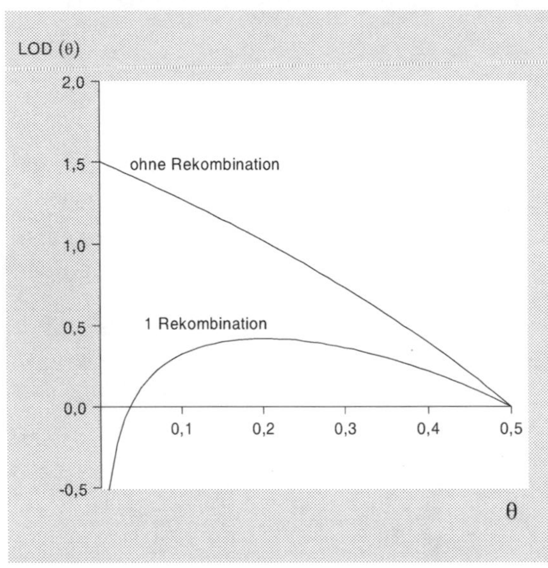

Abbildung 4.4. LOD-Score-Funktionen in Abhängigkeit von θ für Stammbäume mit bekannter Phase der Abb. 4.2 (ohne Rekombination) und Abb. 4.3 (1 Rekombination).

4.2.2.2 Phase unbekannt

Wir untersuchen nun, wie sich der LOD-Score verhält, wenn weniger Genotypisierungsinformationen vorliegen. Die Großeltern väterlicherseits sind nicht typisiert, somit fehlt Phaseninformation für den Vater. In Abb. 4.5 sei zunächst der Vater typisiert. LOD(θ) ergibt sich wie folgt:

$$\begin{aligned}\mathrm{LOD}(\theta) &= \log_{10}\frac{L(\theta)}{L(0,5)} = \log_{10}\frac{0,5\theta^5 + 0,5(1-\theta)^5}{(0,5)^5}\\ &= \log_{10}(\theta^5 + (1-\theta^5)) + 4\log_{10}2\end{aligned}$$

Die LOD-Score-Funktion ist maximal für $\hat{\theta} = 0$, $\hat{\theta} = 1$. Da $\hat{\theta} = 1$ nicht im erlaubten Parameterbereich für θ liegt, ist $\hat{\theta} = 0$ und somit $Z(\hat{\theta}) = 1,2$. Durch die fehlende Phaseninformation ist der ML-Schätzer für θ im Vergleich zu Abb. 4.2 gleichgeblieben, der Maximum-LOD-Score um -$\log_{10}$(0,5) = 0,3 gesunken.

In Abb. 4.5 nehmen wir nun weiter an, dass der Vater nicht typisiert wurde. Da die Mutter den Markergenotyp M_2M_2 hat und die Kinder M_1M_2 zeigen, hat der Vater mindestens ein M_1-Allel, also entweder den Genotyp M_1M_1 oder M_1M_x, wobei M_x alle Allele außer M_1 bezeichnet. Hat der Vater den

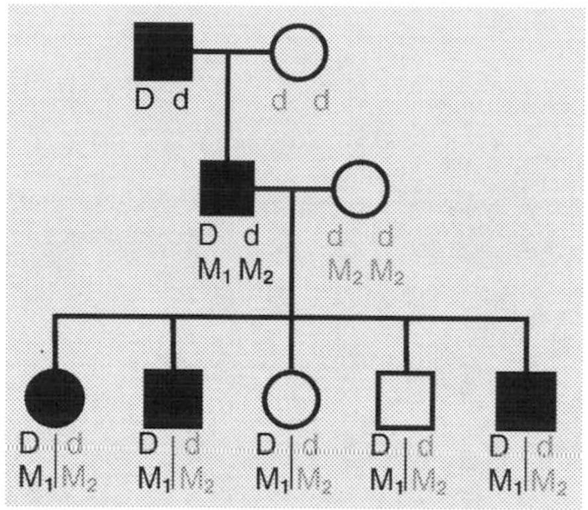

Abbildung 4.5. Stammbaum mit unbekannter Phase, keine Rekombination.

Genotyp M_1M_x, so gilt

$$L\left(\theta|M_1M_x\right)=\frac{1}{2}\theta^5+\frac{1}{2}\left(1-\theta\right)^5$$

Hat der Vater M_1M_1, so sind Rekombinationen beim Vater nicht beobachtbar, damit gilt für jeden Wert von θ:

$$L\left(\theta|M_1M_1\right)=1.$$

Wir setzen nun - wie allgemein bei Kopplungsanalysen üblich - voraus, dass das Hardy-Weinberg-Gleichgewicht (s. Abschnitt 2.2.2) gilt. Mit Hilfe des Satzes von der totalen Wahrscheinlichkeit (s. Gl. 1.1) ergibt sich aus den beiden Möglichkeiten für den Genotyp des Vaters der LOD-Score zu:

$$\begin{aligned}\mathrm{LOD}(\theta)&=\log_{10}\frac{L(\theta)}{L(0,5)}\\&=\log_{10}\frac{\frac{{p_{M1}}^2}{{p_{M1}}^2+2p_{M1}p_{Mx}}1+\frac{2p_{M1}p_{Mx}}{{p_{M1}}^2+2p_{M1}p_{Mx}}(\frac{1}{2}\theta^5+\frac{1}{2}(1-\theta)^5)}{\frac{{p_{M1}}^2}{{p_{M1}}^2+2p_{M1}p_{Mx}}1+\frac{2p_{M1}p_{Mx}}{{p_{M1}}^2+2p_{M1}p_{Mx}}(0,5)^5}\\&=\log_{10}\frac{{p_{M1}}^2+2p_{M1}p_{Mx}(\frac{1}{2}\theta^5+\frac{1}{2}(1-\theta)^5)}{{p_{M1}}^2+2p_{M1}p_{Mx}(0,5)^5}\end{aligned}$$

Entsprechend den Regeln für bedingte Wahrscheinlichkeiten wird die Likelihood auf $p_{M1}^2+2p_{M1}p_{Mx}=1$ für die möglichen Genotypen des Vaters normiert. Dies kürzt sich jedoch bei der LOD-Score-Funktion heraus.
Der ML-Schätzer ist $\hat{\theta}=0$. Für die Berechnungen nehmen wir nun weiter einen biallelischen Marker mit $P(M_x)=1-P(M_1)$ an. Für $P(M_1)=0,2$ gilt $Z(\hat{\theta})=0,6$, für $P(M_1)=0,001$ $Z(\hat{\theta})=1,198$. Das Ergebnis bei typisiertem heterozygoten Vater war $Z(\hat{\theta})=1,2$, also fast identisch wie hier, da bei seltenem Allel ein homozygoter Vater sehr unwahrscheinlich ist.

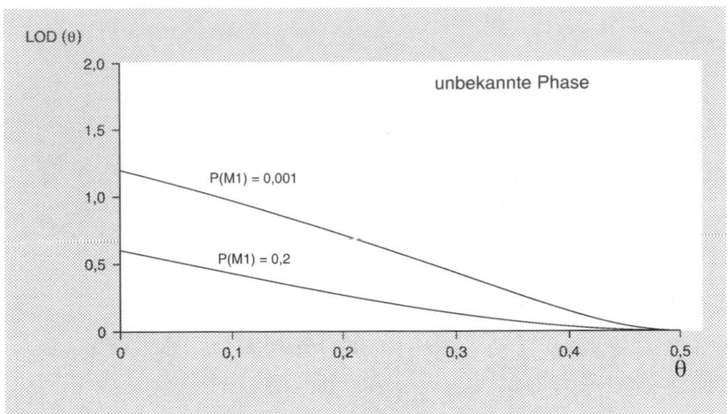

Abbildung 4.6. LOD-Score-Funktionen in Abhängigkeit von θ für den Stammbaum in Abb. 4.5 (unbekannte Phase, nicht-typisierter Vater) für $P(M_1) = 0,2$ und $P(M_1) = 0,001$.

Abb. 4.6 zeigt die LOD-Score-Funktion für die oben genannten beiden Allelhäufigkeiten. Sie hängt also bei einem nicht-typisierten Elternteil von der Markerallelhäufigkeit ab. Je seltener M_1 ist, umso größer ist die Wahrscheinlichkeit, dass nicht rekombinante Meiosen vorliegen. Die Allelhäufigkeiten werden häufig aus der Familienstichprobe geschätzt, falls essentielle Personen nicht genotypisiert sind. Bei hinreichend großer Stichprobe, ist dies in der Regel valider als Angaben zu Allelhäufigkeiten aus der Literatur, die sich häufig auf andere Populationen beziehen oder nur anhand weniger Personen geschätzt wurden. Die Schätzung der Allelhäufigkeiten muss die Abhängigkeiten der Familienangehörigen berücksichtigen, d.h. sie beruht entweder nur auf den Gründern, oder die Schätzungen sind komplizierter (Boehnke 1991). Als Sensitivitätsanalyse wird manchmal eine zusätzliche LOD-Score-Analyse unter der Annahme gleicher Allelhäufigkeiten für alle Markerallele durchgeführt; damit werden seltene Varianten als häufiger angenommen. Zeigen sich die Resultate qualitativ vergleichbar, wird dies als robustes Kopplungssignal gewertet.

4.2.3 LOD-Score-Berechnung in allgemeinen Familien

Die Berechnung der Likelihoodfunktion in großen Stammbäumen (ohne Schleifen) beruht auf dem Elston-Stuart-Algorithmus, den wir für Segregationsanalysen bereits in Abschnitt 3.4.7 kennengelernt haben.

$L(\theta)$ = $\mathrm{P(Y|M_0}$, θ, Stammbäume) bezeichne die Likelihood der beobachteten Phänotypen $Y{=}(\mathrm{Y}_D,\mathrm{Y}_M)$ am Krankheitslocus D (Y_D=zu untersuchender Phänotyp) und am Markerlocus M (Y_M=beobachtete Markergenotypen), bedingt auf ein genetisches Modell M_0, auf die Stammbaumstruktur und auf die Rekombinationsrate θ zwischen D und M. M_0 hat zwei Komponenten, nämlich die Segregationsparameter für den Krankheitslocus D (Allelhäufigkeiten, Penetranzen), die bereits aus vorhergehenden Segregationsanalysen bekannt sind oder als bekannt angenommen werden müssen, und die Allelhäufigkeiten für den Markerlocus M, die in der Regel aus den Daten geschätzt werden sollten. Damit entspricht M_0 dem Zwei-Locus-Modell (s. Abschnitt 4.1.1) ohne Berücksichtigung der Rekombination.

Die Likelihood $L(\theta)$ kann nun durch Summation über alle möglichen genotypischen Konstellationen g_i, i=1,...,n, berechnet werden, wobei n die Anzahl der Individuen im Stammbaum bezeichnet. Es sind alle Kombinationen der Genotypen zu berücksichtigen, die mit den beobachteten Phänotypdaten, den beobachteten Markerdaten und dem gegebenen genetischen Modell kompatibel sind. Die betrachteten Genotypen sind jetzt *Multilocus-Genotypen* für die beiden Loci D und M; bei der Segregationsanalyse wurden nur die Genotypen für D betrachtet. Die Rekombinationsrate θ spielt durch die Bildung neuer Haplotypen eine Rolle bei der Vererbung der Multilocus-Genotypen von Eltern auf Kinder. Da alle anderen Parameter des Zwei-Locus-Modells als Input Parameter in das Modell eingegeben werden, wird nur die Rekombinationsrate θ geschätzt. Wie bei der Segregationsanalyse wird vorausgesetzt, dass der Phänotyp einer Person nur von dem Genotyp am Krankheitslocus D dieser Person abhängt, jedoch nicht von den Genotypen anderer Personen im Stammbaum oder vom Genotyp am Markerlocus.

Der Elston-Stuart-Algorithmus (Elston und Stuart 1971) für Kopplungsanalysen ist die folgende rekursive Formel zur Berechnung der Likelihood L:

$$L(\theta) = \sum_{g_1} \sum_{g_2} \cdots \sum_{g_n} \prod_{j=1}^{n} f(g_j) \prod_{k=1}^{n_1} p(g_k) \prod_{m=1}^{n_2} t(g_m | g_{m1}, g_{m2}, \theta) \tag{4.8}$$

Hierbei sei n die Anzahl der Personen im Stammbaum, n_1 die Anzahl der Gründer und n_2 der Nicht-Gründer. Es gilt $n = n_1 + n_2$. g_i, i=1,...,n, bezeichnet den Multilocus-Genotyp der $i-$ten Person des Stammbaums, g_{m1} und g_{m2} sind die Multilocus-Genotypen der Eltern der Person m, m=1,...,n_2. Die Parameter des genetischen Modells für die beiden Loci können wie bei der Segregationsanalyse in drei Parametergruppen eingeteilt werden:

- *Populationsparameter:* Die Multilocus-Genotypverteilung der Gründer, $p(g_k)$, k=1,...,n_1, wird durch die Genotypverteilung der Population bestimmt. Hierbei wird oft die Gesamtzahl der Parameter reduziert, indem das Hardy-Weinberg-Gleichgewicht vorausgesetzt und somit das jeweilige Produkt der Allelwahrscheinlichkeiten gebildet wird.
- *Transmissionsparameter:* Die Genotypverteilung der Nicht-Gründer wird durch Transmissionsparameter und elterliche Genotypen bestimmt. Nur

dieser Parametersatz hängt von der Rekombinationsrate θ zwischen D und M ab. $t(g_m|g_{m1}, g_{m2}, \theta)$ ist die Wahrscheinlichkeit für den Multi-Locus-Genotyp des Kindes, wenn die Genotypen der Eltern gegeben sind.

- *Penetranzparameter:* Die Penetranzen $f(g_j)$, $j=1,\ldots,n$, parametrisieren die Genotyp-Phänotyp-Beziehung am Krankheitslocus D für jedes Individuum j. Wie oben erwähnt wird angenommen, dass der Phänotyp einer Person nur von seinem eigenen Genotyp am Krankheitslocus D abhängt.

Der Elston-Stuart-Algorithmus funktioniert gut für einfache Stammbäume beliebiger Größe und wenige Marker. Berechnungen in komplexen Stammbäumen sind häufig nur mit approximativen Methoden, z.B. Markov-Chain-Monte-Carlo-(MCMC-)Verfahren möglich. Die Komplexität des Algorithmus wächst linear mit der Zahl der Individuen im Stammbaum und exponentiell mit der Zahl der betrachteten Marker. Wir werden später (s. Exkurs 4) einen Algorithmus kennenlernen, der bei vielen Markerloci verwendet wird.
Der Logarithmus $l(\theta)$ der Gesamtlikelihood $L(\theta)$, also $l(\theta)=\log L(\theta)$, einer beliebigen Stichprobe aus n_F Familien ergibt sich aus der Summe der Logarithmen $l_i(\theta)$ der einzelnen Likelihoods $L_i(\theta)$ (s. Abschnitt 3.4.7), denn die einzelnen Stammbäume sind statistisch unabhängig.

$$l(\theta) = \sum_{i=1}^{n_F} l_i(\theta)$$

Abb. 4.7 zeigt stark vereinfacht verschiedene Formen der LOD-Score-Funktion. Bei einem typischen Funktionsverlauf für starke Kopplung ist die Likelihood unter θ=0 deutlich höher als unter θ=0,5. Der LOD-Score nimmt für θ=0 sehr hohe Werte an und fällt dann langsam monoton zu $Z(0{,}5)=0$ ab. Liegt keine Kopplung vor, ist der LOD-Score maximal für θ=0,5 und nimmt dort den Wert $Z(0{,}5)=0$ an. Je deutlicher die Likelihood unter θ=0,5 größer ist als für andere Rekombinationsraten, umso niedriger wird der LOD-Score. Die LOD-Score-Funktion nimmt monoton in Richtung θ=0 zu stark negativen Werten ab. Liegt schwache Kopplung vor, so nimmt die LOD-Score-Funktion ein positives Maximum im Wertebereich von $0 < \theta < 0,5$ an.
Beispiel: Kopplungsanalyse zum Brustkrebs (Hall et al. 1990)
Tabelle 4.2 und Abb. 4.8 zeigen die Zwei-Punkt-Kopplungsanalyse für Brustkrebs aller 23 Familien für den Marker D17S74 (Hall et al. 1990). Die 23 Familien sind nach dem mittleren Alter A bei Diagnose der Personen mit Brustkrebs sortiert. Tabelle 4.2 zeigt die LOD-Scores für verschiedene Rekombinationsraten. Da sich LOD-Scores summieren lassen, können mit Hilfe einer solchen Tabelle auch Ergebnisse mehrerer Studien zusammengefasst

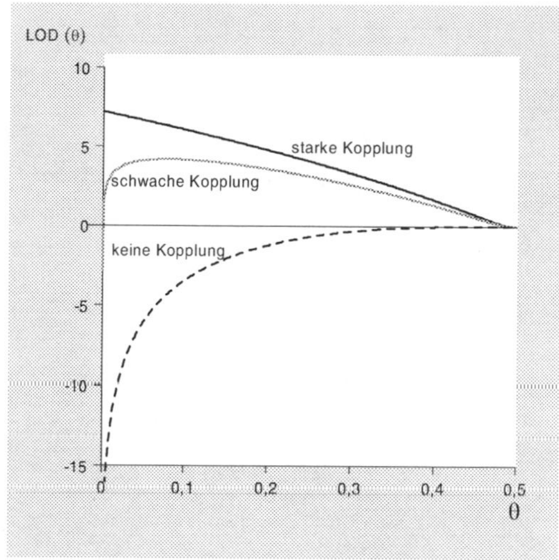

Abbildung 4.7. LOD-Score-Funktion bei starker (schwarz), schwacher (grau) und keiner Kopplung (gestrichelt).

werden. Abb. 4.8 zeigt die kumulativen LOD-Scores für festes θ=0,001 für alle Familien mit mittlerem Alter A oder jünger $Z_{kum}(A, \theta = 0,001)$.

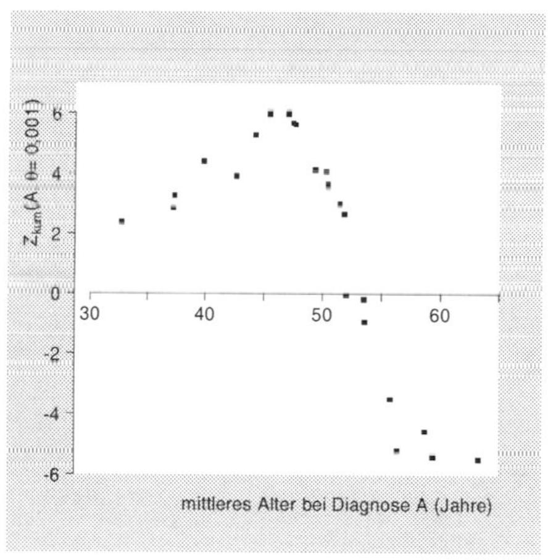

Abbildung 4.8. Kopplungsanalyse von 23 Familien mit Brustkrebs (nach Abb. 3, Hall et al. 1990). Kumulative LOD-Scores für festes θ=0,001 für alle Familien mit mittlerem Alter A oder jünger $Z_{kum}(A, \theta = 0,001)$.

4.2.4 LOD-Score-Methode

4.2.4.1 Sequentielle LOD-Score-Methode mit einfacher Alternative

Ursprünglich hatten Haldane und Smith (1947) das Verhältnis der Likelihoods $L(\theta)/L(0{,}5)$ eingeführt. Barnard (1949) verwendete den LOD-Score, um Werte für verschiedene Familien aufzusummieren. Morton (1955) setzte ihn in den Kontext des sequentiellen Testverfahrens von Wald (1947). Hier werden nacheinander Familien rekrutiert und nach jeder neuen Familie ein Test auf der Basis aller bisher verfügbaren Familien durchgeführt.

Tabelle 4.2. Kopplungsanalyse von 23 Familien mit Brustkrebs (nach Tab.1, Hall et al. 1990). LOD-Score für Kopplung zwischen Brustkrebs und D17S74.
A = mittleres Alter bei Diagnose, θ = Rekombinationsrate.

Familie	**A**	θ				
		0,001	0,10	0,20	0,30	0,40
1	32,7	+2,36	+1,89	+1,38	+0,82	+0,28
2	37,2	+0,50	+0,35	+0,21	+0,09	+0,02
3	37,3	+0,40	+0,29	+0,19	+0,09	+0,03
4	39,8	+1,14	+0,91	+0,64	+0,35	+0,11
5	42,6	−0,50	−0,25	−0,08	0,00	+0,03
6	44,2	+1,38	+1,06	+0,73	+0,41	+0,14
7	45,4	+0,70	+0,58	+0,40	+0,21	+0,05
8	47,0	0,00	+0,02	+0,02	+0,01	0,00
9	47,4	−0,31	+0,03	+0,06	+0,04	+0,01
10	47,6	−0,04	−0,06	−0,08	−0,08	−0,05
11	49,3	−1,51	−0,41	−0,13	−0,03	0,00
12	50,2	−0,06	−0,03	−0,02	−0,01	0,00
13	50,4	−0,41	−0,09	−0,02	−0,03	−0,04
14	51,4	−0,65	−0,18	+0,01	+0,06	+0,04
15	51,8	−0,35	−0,08	−0,02	−0,01	0,00
16	52,0	−2,71	−0,56	−0,20	−0,07	−0,02
17	53,5	−0,13	+0,04	+0,07	+0,05	+0,01
18	53,6	−0,75	−0,38	−0,18	−0,07	−0,02
19	55,8	−2,56	−0,93	−0,45	−0,20	−0,05
20	56,4	−1,71	−1,01	−0,56	−0,28	−0,11
21	58,7	+0,65	+0,50	+0,34	+0,18	+0,05
22	59,4	−0,85	−0,13	+0,04	+0,05	+0,02
23	63,3	−0,07	−0,02	0,00	0,00	0,00

Im Original-Testverfahren von Morton (1955) sind die Nullhypothese und die Alternative

$$H_0 : \theta = \frac{1}{2}, \qquad H_1 : \theta = \theta_1 \quad \left(mit\ \theta_1 < \frac{1}{2} \right).$$

Bei dem *sequentiellen Verfahren* sind im Gegensatz zu normalen, nicht-sequentiellen Testverfahren drei Testentscheidungen möglich. Morton wählte die kritischen Grenzen für die einzelnen Sequentialtests so, dass das Verfahren insgesamt die Fehler 1. und 2. Art α=0,001 und β=0,01 (s. Tab. 1.9) einhält. Es ergeben sich folgende Testentscheidungen und kritische Grenzen für das Verhältnis der Likelihoods $L(\theta)/L(0{,}5)$ bzw. den LOD-Score:

- Für $Z(\hat{\theta}) \geq 3$ wird für Kopplung, also für H_1, entschieden, und H_0 wird verworfen. $Z(\hat{\theta}) = 3$ entspricht der oberen kritischen Grenze A beim Wald-Test. ($\cong$ bedeutet "definiert als")

$$A \cong \frac{1-\beta}{\alpha} = \frac{0,99}{0,001} \approx 1000; \qquad \log_{10} 1000 = 3$$

- Für $Z(\hat{\theta}) \leq -2$ wird gegen Kopplung entschieden, also H_0 nicht verworfen, sondern angenommen. $Z(\hat{\theta}) = -2$ entspricht der unteren kritischen Grenze B beim Wald Test.

$$B \cong \frac{\beta}{1-\alpha} = \frac{0,01}{0,999} \approx 0,01; \qquad \log_{10} 0,01 = -2$$

  Im Unterschied zu normalen Tests kann man hier H_0 als richtig annehmen und nicht nur nicht verwerfen. Mortons LOD-Score-Methode kann also für *Kopplungs-Ausschluss* (*exclusion mapping*) verwendet werden.

- Für $-2 < Z(\hat{\theta}) < 3$, wenn also das Verhältnis der Likelihoods zwischen den Grenzen B und A bleibt, fällt keine Testentscheidung, sondern es sollten weitere Familien rekrutiert werden.

Mit der Wahl der Fehler 1. und 2. Art α=0,001 und β=0,01 erreichte Morton, dass die a posteriori Wahrscheinlichkeit für Kopplung mit 96% sehr hoch ist, obwohl die a priori Wahrscheinlichkeit für die Kopplung zwischen 2 Loci niedrig ist. Die a posteriori Wahrscheinlichkeit für Kopplung ergibt sich aus der Formel von Bayes (s. Abschnitt 1.2.4, Gl. 1.3)

$$P(H_1|Z \geq 3) = \frac{P(Z \geq 3|H_1)P(H_1)}{P(Z \geq 3|H_1)P(H_1) + P(Z \geq 3|H_0)P(H_0)} \tag{4.9}$$

wobei $\alpha = P(Z \geq 3|H_0)$ den Fehler 1. Art und $1-\beta = P(Z \geq 3|H_1)$ die Power angibt. Zur Berechnung von Gl. 4.9 fehlt noch die a priori Wahrscheinlichkeit für zwei Loci für Kopplung, $P(H_1)$, also die Wahrscheinlichkeit, dass zwei Loci gekoppelt sind, ohne dass ein Test durchgeführt wurde. Dies entspricht z.B. der Berechnung des positiven prädiktiven Werts eines diagnostischen Tests aus Sensitivität und Spezifität sowie der Krankheitsprävalenz.
Zur Festlegung von $P(H_1)$ machte Morton (1955) die Annahmen, dass es genau einen Krankheitslocus gibt, dass Marker und Genloci gleichmäßig auf dem Genom verteilt sind und dass die beiden Loci unabhängig voneinander auf dem Genom platziert werden. Außerdem setzte er für die oben aufgelisteten Grenzen voraus, dass es sich um Autosomen handelt.
Ein erster naiver Schätzer ist $P(H_1) = 1/22 \approx 0{,}05$. Mit diesem Schätzer ergibt sich durch einsetzen in Gl. 4.9 $P(H_1|Z \geq 3) = 0{,}98$. Die a priori Wahrscheinlichkeit kann aber noch verfeinert werden, da auch auf denselben

Chromosomen sehr weit auseinander liegende Loci keine Kopplung zeigen. Nach Wilson (1996) lässt sich die Wahrscheinlichkeit, dass zwei Loci innerhalb von c centiMorgan gelegen sind, wie folgt approximieren:

$$P(H_1) = \frac{2c(L - cn) + c(c-1)n}{L^2} \approx 0,026 \tag{4.10}$$

wobei $c = 115$ mit Kosambis Kartierungsfunktion (s. Abschnitt 4.1.2) $\theta = 0{,}49$ entspricht, n = 22 die Anzahl der (autosomalen) Chromosomen bezeichnet und $L = 3676,5$ sich aus Tab. 4.1 (Kong et al. 2004) ergibt. Mit Gl. 4.9 ist nun die a posteriori Wahrscheinlichkeit für Kopplung

$$P(H_1|Z \geq 3) = \frac{0,99 \cdot 0,026}{0,99 \cdot 0,026 + 0,001 \cdot 0,974} = 0,96 \tag{4.11}$$

Die niedrige a priori Wahrscheinlichkeit für Kopplung $P(H_1)$ ist der Grund für das niedrig angesetzte Signifikanzniveau α=0,001. Die Forderung einer hohen a posteriori Wahrscheinlichkeit für Kopplung verhindert, dass Forschungsressourcen zur weiteren Suche des Krankheitsgens in chromosomale Regionen investiert werden, die sich als falsch positiv herausstellen. Manchmal wird bei einem LOD-Score von 3 die *odds in favor of linkage,* also die Chance für Kopplung gegenüber keiner Kopplung, mit 1000:1 angegeben. Dies bedeutet, dass die beobachteten Daten der Stichprobe unter der Alternative eine 1000fach höhere Wahrscheinlichkeit hatten als unter der Nullhypothese. Man darf dies jedoch nicht mit dem Signifikanzniveau α verwechseln, das die Wahrscheinlichkeit für falsch positive Berichte für Kopplung darstellt. Bei der LOD-Score-Analyse bzgl. Loci auf dem Geschlechtschromosom sind einige Besonderheiten zu beachten, da Rekombinationen außer in der pseudoautosomalen Region nur bei Frauen auftreten (s. Abschnitte 1.1.1.1, 1.1.2.2). Gibt es klare Anzeichen für einen Erbgang auf dem Geschlechtschromosom, so kann die a priori Wahrscheinlichkeit für Kopplung zwischen disponierendem Locus und Marker deutlich höher und die Grenze für Kopplung niedriger angesetzt werden. Sie wird bei X-chromosomalem Erbgang üblicherweise bei $Z \geq 2$ angesetzt, ohne dass dies statistisch explizit begründet wird. Ist für eine Krankheit bekannt, dass ein X-chromosomaler Erbgang vorliegt, so wäre die nach der obigen Herleitung korrekte Grenze $Z \geq 1,2$.

4.2.4.2 LOD-Score-Methode mit zusammengesetzter Alternative

In Kopplungsstudien wird im Allgemeinen kein Sequentialverfahren mehr durchgeführt. Man betrachtet auch mit der Nullhypothese θ=0,5 keine Ein-Punkt-Alternative, sondern statt einer einzelnen Rekombinationsrate θ_1 alle möglichen Rekombinationsraten $\theta < 0{,}5$ für Kopplung. Die Rekombinationsrate wird mittels des ML-Schätzers $\hat{\theta}$ geschätzt.

$$H_0 : \theta = \frac{1}{2}, \qquad H_1 : \theta < \frac{1}{2}.$$

Für ein Zwei-Punkt-Verfahren (1 Marker, disponierender Locus) wird die Funktion Z(θ) für ein Raster von Rekombinationsraten angegeben, z.B. θ=0,4; 0,3; 0,2; 0,1; 0,05; 0,01; 0,005; 0,001; 0. Damit lassen sich LOD-Scores für den jeweils identischen Phänotyp und Marker aus verschiedenen Veröffentlichungen zu einem Gesamtwert für den LOD-Score addieren.
$Z(\hat{\theta})$ kann man zu einer Likelihood-Ratio-Teststatistik (s. Exkurs 3) umrechnen, wenn man die unterschiedlichen Basen im Logarithmus berücksichtigt:

$$\begin{aligned} 2\log_e 10 \log_{10} \frac{L(\hat{\theta})}{L(\theta=0,5)} &= 2\ln\left(\log_{10} 10^{\frac{L(\hat{\theta})}{L(\theta=0,5)}}\right) \\ &= 2\ln\frac{L(\hat{\theta})}{L(\theta=0,5)} \approx 4,6\, Z(\hat{\theta}) \quad (4.12) \\ &\approx 0,5\chi^2(1FG) + 0,5 \end{aligned}$$

Unter H_1 wird ein Parameter (generelles Modell) und unter H_0 kein Parameter geschätzt (eingeschränktes Modell). Dies würde nach Exkurs 3 besagen, dass 4,6·$Z(\hat{\theta})$ asymptotisch unter H_0 einer Chiquadratverteilung mit 1 FG entspricht. Die Verteilung ist hier jedoch komplizierter, da θ = 0,5 am Rand des Parameterraums liegt (Self und Liang 1987), die Alternative θ < 0,5 einseitig ist und Werte θ > 0,5 unzulässig sind. 4,6·$Z(\hat{\theta})$ folgt unter H_0 einer gemischten Verteilung, die zu 50% aus der Punktmasse 0 besteht (P(0)=0,5), da für θ=0,5 LOD(θ)=0 gilt. Die anderen 50% sind χ^2-verteilt mit 1 FG.
Der Grenzwert $Z = 3$ entspricht dem Wert 4,6 · 3 = 13,8 der χ^2-Verteilung, also P(χ^2 (1FG) > 13,8) = 0,0002. Wegen der Mischverteilung wird dieser p-Wert durch 2 dividiert, um das Signifikanzniveau zu erhalten: α = 0,0001. Dies entspricht einer einseitigen χ^2-Verteilung (Thomas 2004, S. 192).
Man beachte dieses unterschiedliche asymptotische Signifikanzniveau im Vergleich zum sequentiellen Verfahren mit einfacher Alternative im vorherigen Abschnitt. In kleinen Stichproben kann der asymptotische Wert jedoch das wahre Signifikanzniveau stark unterschätzen, wobei eine obere Grenze des Signifikanzniveaus durch 10^{-Z}=0,001 (mit P(Z > 3)< 1/A) gegeben ist (Chotai 1984). Eine Diskussion bzgl. relevanter p-Werte einschließlich Simulationsverfahren und genomweiter Signifikanzniveaus gibt Sham (Sham 1998, Abschnitt 3.13). Bei X-chromosomalem Erbgang mit der Grenze Z > 2 für Kopplung ist das Signifikanzniveau höchstens α=0,01 (Ott 1999, S. 67).
Falls $Z(\hat{\theta}) \geq 3$ wird vor allem bei Mehrpunkt-Verfahren die "Unterstützung", die die LOD-Score-Funktion für den geschätzten Wert $\hat{\theta}$ bietet, durch das 1-

LOD-*Supportintervall* beschrieben. Es umfasst alle Werte θ, für die

$$\text{LOD}(\hat{\theta}) - \text{LOD}(\theta) \leq 1$$

gilt (Ott 1999, Conneally et al. 1985, Blume 2002, S. 2569), d.h. diese Werte für die Rekombinationsrate werden fast so gut (maximal eine Einheit im LOD weniger) von den Daten unterstützt wie $\hat{\theta}$. Bei Mehrpunkt-Verfahren werden die Grenzen des 1-LOD-Supportintervalls häufig durch Nennung der Marker an diesen Grenzen angegeben. Ist das 1-LOD-Supportintervall sehr eng, so hat die LOD-Score-Funktion ein klar ausgeprägtes Maximum, ist es weit, so ist die LOD-Score-Funktion flach, und der Unterschied zwischen verschiedenen θ für die Likelihood (Wahrscheinlichkeit) der Daten ist nicht sehr ausgeprägt (s. Abb. 4.9). Auch Konfidenzintervalle werden angegeben (Thomas 2004, S. 193). Das 1-LOD-Supportintervall entspricht beim LOD-Score ungefähr einem 95% Konfidenzintervall.

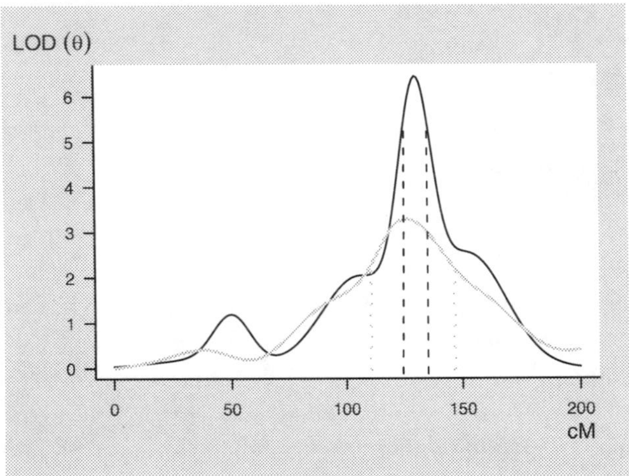

Abbildung 4.9. 1-LOD-Supportintervalle für 2 beispielhafte LOD-Score-Kurven. Enges Intervall und zugehörige Kurve schwarz, weites Intervall grau.

Zum Schluss möchten wir darauf hinweisen, dass der Anteil falsch positiver Kopplungsresultate bei einer zusammengesetzten Alternative $\theta < 0{,}5$ mit z.B. $P(\theta = 0,5|Z \geq 3) = 0{,}2$ gegenüber dem Wert 0,04 (s. Abschnitt 4.2.4.1, Gl. 4.11) bei einfacher Alternative stark erhöht sein kann (Genin et al. 1995, Wilson 1996). In einer berühmten Kopplungsanalyse zu Alzheimer (St. Georges-Hyslop et al. 1987) wurde mit einer großen Familie (Familie FAD4) Z > 2,46 erzielt. Dies führte trotz Lockerung des Kriteriums $Z \geq 3$ zu hohen Forschungsanstrengungen in der betrachteten Region des Chromosoms 21. Genin et al. (1995) zeigten, dass die Chance für einen falschen Kopplungs-

befund mindestens 2:1 ist. Einige Jahre später wurde FAD4 auf Kopplung mit Chromosom 14 untersucht, sie zeigte deutlich höhere Kopplungsbefunde.
Beispiel: Kopplungsanalyse zum Brustkrebs (Hall et al. 1990)
Die LOD-Score-Analyse für den Marker D17S74 aus Abb. 4.8 zeigt, dass der kumulative LOD-Score bei Familien mit jungem mittleren Diagnosealter zunächst bis auf 5,98 ansteigt, danach fällt er wieder. Für Familien mit jungem Diagnosealter ergibt sich also ein starker Kopplungsbefund. Würde man alle Familien ohne Berücksichtigung des Diagnosealters mit in die Analyse einbeziehen, so würde sich hieraus kein Kopplungsbefund ergeben, da der kumulative LOD-Score für θ=0,001 bei 23 Familien bei -5,48 liegt. Mit den beschriebenen Kriterien würde man Kopplung sogar ausschließen.
Es kann also äußerst wichtig sein, das Diagnosealter zu berücksichtigen. Da Abb. 4.8 keinen genauen Schwellenwert zeigt, bis zu welchem Diagnosealter die Familien einen Kopplungsbefund zeigen und ab welchem Diagnosealter sie klar keine Kopplung zeigen, stellen die Autoren die weiteren LOD-Score Ergebnisse für drei verschiedene Altersgruppen dar (s. Tab. 4.3).

Tabelle 4.3. Zweipunkt-LOD-Scores für Kopplung mit Brustkrebs für 4 Marker auf Chromosom 17q21 (nach Tab. 2, Hall et al. 1990). A = mittleres Alter bei Diagnose, θ = Rekombinationsrate.

Marker	$\boldsymbol{\theta}$ Familien 1-7 (A < 45)				
	0,001	0,10	0,20	0,30	0,40
D17S78	−0,84	−0,65	−0,16	−0,04	0,00
D17S41	−1,54	−1,12	−0,71	−0,36	−0,14
D17S74	+5,98	+4,83	+3,47	+1,97	+0,65
D17S40	+1,36	+1,01	+0,63	+0,30	+0,07

Marker	Familien 8-15 (46 ≤ A ≤ 51)				
	0,001	0,10	0,20	0,30	0,40
D17S78	+0,36	+0,95	+0,81	+0,48	+0,14
D17S41	+0,10	+0,51	+0,43	+0,26	+0,08
D17S74	−3,33	−0,80	−0,18	−0,05	−0,04
D17S40	−0,49	−0,12	+0,01	+0,06	+0,05

Marker	Familien 16-23 (A ≥ 52)				
	0,001	0,10	0,20	0,30	0,40
D17S78	−4,18	−1,25	−0,44	−0,12	−0,04
D17S41	−2,73	−1,03	−0,59	−0,35	−0,16
D17S74	−8,13	−2,49	−0,94	−0,34	−0,12
D17S40	−2,42	−0,71	−0,25	−0,05	−0,00

Es zeigt sich eine klare Kopplung zu D17S74 für Familien mit mittlerem Diagnosealter 45 Jahre oder jünger. Der LOD-Score bei θ=0,001 ist 5,98. Die LOD-Scores für diesen Marker sind in dieser Altersgruppe durchwegs positiv und nehmen mit zunehmendem Abstand zu D17S74 ab. Für Familien mit mittlerem Diagnosealter 46-51 Jahre nehmen die LOD-Scores Werte um die Null an. Nur direkt am Marker D17S74 zeigt sich ein stark negativer LOD-Score, so dass diese Familien eher nicht gekoppelt sind. Die Gruppe mit dem ältesten Diagnosealter zeigt in der Region nur negative Kopplungsergebnisse. Die Ergebnisse sind gegenüber einer möglichen Fehlerquelle wegen zu kleiner Allelhäufigkeiten am Krankheitslocus (s. auch Abschnitt 4.2.2.2 für Markerhäufigkeiten) sehr robust, da sie auf einer hervorragenden Segregationsanalyse mit geschätzter Allelhäufigkeit p=0,0042 aufbauen konnten und für das disponierende Allel Häufigkeiten von p=0,004 bis p=0,02 betrachtet wurden. (Die obigen Tabellen und Abbildungen beziehen sich auf p=0,01.)

4.2.4.3 LOD-Score-Methode bei komplexen Krankheiten

Alle Überlegungen bisher galten für eine monogene Krankheit. Sofern der Effekt eines Gens groß genug ist, kann das LOD-Score-Kriterium $Z \geq 3$ auch für oligogen (oligos=wenig) vererbte Krankheiten/Phänotypen angewendet werden (Morton 1998). Somit lassen sich auch Mendelsche Unterformen komplexer Krankheiten mit dieser Methode gut identifizieren.
Genetische Heterogenität kann direkt als zusätzlicher Parameter in die Analyse integriert werden. Evidenz für Kopplung in einigen Familien (Anteil α) und Evidenz gegen Kopplung in anderen (Anteil 1-α) ist ein wichtiger Hinweis auf genetische Heterogenität. Man maximiert den sogenannten *HLOD*, der auf der Likelihoodfunktion

$$\text{HLOD}(\alpha, \theta) = L(\alpha, \theta) = \alpha L(\theta) + (1 - \alpha)L(0,5)$$

basiert, wobei unter H_0 $\alpha = 1$ und $\theta = 0{,}5$ angenommen wird.
Beispiel: Kopplungsanalyse zum Brustkrebs (Hall et al. 1990)
Im vorherigen Abschnitt zeigte sich eine klare Heterogenität der Familien nach Diagnosealter. Bei deren Berücksichtigung ergibt sich für alle 23 Familien für die Kopplung mit Marker D17S74 ein max LOD = 3,28 für θ=0,014 und α=0,40. Der LOD-Score aller Familien ermöglicht also bei diesem Verfahren den Nachweis der Kopplung. Zugleich zeigt sich, dass nur weniger als die Hälfte der Familien einen Kopplungsbefund zeigen und dass die Rekombinationsrate, also der Abstand zu D17S74, jetzt etwas höher geschätzt wird. Diese Kopplungsanalyse konnte auf die Segregationsanalyse aus Abschnitt 3.4.5 aufbauen. Häufig kann bei komplexen Krankheiten der Übertragungsmodus nicht gut bestimmt werden. Er wird aber für die Eingangsparameter

M_0 (s. Abschnitt 4.2.3) der Kopplungsanalyse benötigt. Durch ein falsches Modell M_0 können Chromosomenregionen fehlerhaft ausgeschlossen werden, die in Wahrheit gekoppelt sind. Durch Mehrfachtesten können falsch-positive Kopplungen berichtet werden. Mehrfachtesten wird häufig durchgeführt, um verschiedene Segregationsmodelle und diagnostische Kriterien durchzuprobieren (s. auch Terwilliger und Ott 1994, Kapitel 25). Der LOD-Score wird dann über alle diese Szenarien maximiert. Falsche Markerallelhäufigkeiten, die oft nur sehr ungenau für eine Bevölkerung bestimmt sind, können zu einer ernsthaften Verzerrung führen (s. Abschnitt 4.2.2.2).
Die kombinierte Segregations-Kopplungsanalyse schätzt das Segregationsmodell M und θ gleichzeitig. Das Maximum des LOD-Scores für die Untersuchung eines Kandidatengens, bei dem $\theta = 0$ für ein Kandidatengen angenommen wird, nennt man *MOD-Score* (Clerget-Darpoux et al. 1986).

$$MOD\,(\theta; M) = \log_{10} \frac{L\,(\theta, M)}{L\,(0,5M)}$$

Die adäquate Korrektur für die Auswahlverzerrung (s. Abschnitt 3.3, Familien für Kopplungsanalysen sind häufig hochselektiert) kann durch Bedingung auf die beobachteten Phänotypen erfolgen (Thomas 2004, S. 197; Hodge und Elston 1994). Die kombinierte Segregations-Kopplungsanalyse mit gleichzeitiger Schätzung des Segregationsmodells M und θ führt häufig zu großen Varianzen und einer Quasi-Äquivalenz vieler Parametersätze hinsichtlich des Likelihoodprofils und somit zu nicht aussagekräftigen Ergebnissen.
Die LOD-Score-Analyse für komplexe Krankheiten ist also deutlich erschwert. Xu et al. (1998) geben einen detaillierten Überblick über den Einfluss verschiedener Aspekte wie Fehlspezifizierungen und Heterogenität auf die LOD-Score Analyse. Sie ist aber als parametrisches Verfahren den nichtparametrischen Verfahren (s. Abschnitt 4.3) in der Power überlegen, wenn sie valide durchgeführt werden kann. Sie kann oft besser Informationen in großen Stammbäumen nutzen, die mit vielen Mitgliedern aus mehreren Generationen oft den Schlüssel zur Identifizierung einer monogenen Variante einer Erkrankung (z.B. Kopplungsanalyse für Alzheimer, St. Georges-Hyslop et al. 1987) lieferten. Im Extremfall reicht ein Stammbaum, da für die Stichprobengröße die Zahl der informativen Meiosen von Eltern auf Kinder wichtig ist.
Besteht die vorhandene Stichprobe aus einer oder wenigen Familien, so ist es sinnvoll, sogenannte *ELODs* zu bestimmen. Dies sind die erwarteten LOD-Scores auf der Basis der Familienstrukturen, der Phänotypen und eines vorgegebenen Modells, die in der Regel über Simulationsprogramme ermittelt werden. So kann entschieden werden, ob es sinnvoll ist, Genotypisierungen für die Familie durchzuführen oder speziell bestimmte Familienmitglieder nachträglich zur Steigerung der Power zu rekrutieren.

Blick in die Geschichte 4: Jürg Ott (1939 -)

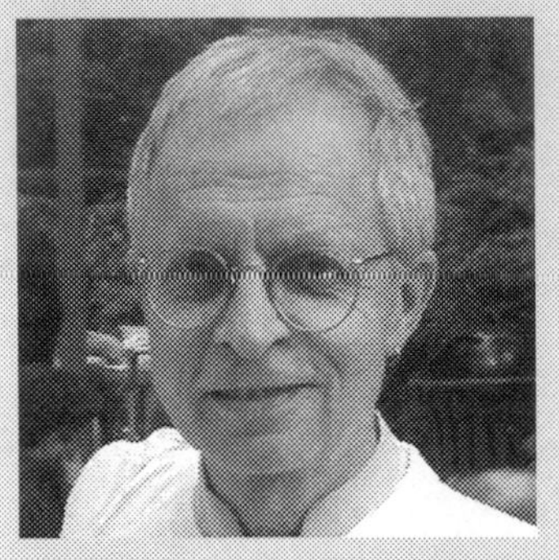

Einer der international bekanntesten Pioniere für Kopplungsanalysen ist Jürg Ott. Sein Labor für statistische Genetik an der Rockefeller Universität in New York ist eine zentrale Anlaufstelle für Kopplungsfragestellungen, für statistische Genetik insgesamt und für die verfügbare Software in diesem Bereich.

Jürg Ott stammt aus Schaffhausen in der Schweiz, lebt seit 30 Jahren in den USA und plant, zukünftig nach Peking zu ziehen. Nach seiner Schulzeit studierte er zunächst Zoologie in Zürich und wandte sich erst später der statistischen Genetik zu. Seitdem forscht er in diesem Bereich nicht nur über Fragestellungen der Kopplungsanalyse sondern über verschiedenste statistische Methoden zur Suche nach disponierenden Genen für Krankheiten. Man kann ihn als Generalisten in diesem Bereich bezeichnen, dem die Anwendung und die Verbreitung der Techniken und Programme ein besonderes Anliegen ist.

In seiner Zeit als Postdoc in Seattle (1972 - 1975) entwickelte er das erste Linkage Programm LIPED, das den Elston-Stewart-Algorithmus verwendet (Elston und Stewart 1971; Ott 1974), ein FORTRAN Programm für LOD-Score-Analysen, das deren breiten Einsatz erst möglich machte.

Sein Lehrbuch über Kopplungsanalysen (1. Auflage 1992, Ott 1999) ist der Klassiker zu diesem Thema. Zusammen mit Joe Terwillinger, seinem ehemals ersten Doktoranden, verfasste er später das viel genutzte Handbook of Human Genetic Linkage Analysis (Terwilliger und Ott 1994) für das weit verbreitete LINKAGE Programm.

Jürg Ott initiierte sehr frühzeitig Genkartierungskurse in New York und an verschiedenen Stellen in Europa sowie den Aufbau eines Genkartierungszentrums in Peking. Genetisch statistische Analysen sind ohne leistungsfähige Programme undenkbar. Die weltweit entwickelten Programme werden in seinem Institut gesammelt und in Form einer strukturierten Liste auf seiner Webseite zur Verfügung gestellt. Heute ist diese Liste die wertvollste Informationsquelle hierfür, sie verzeichnet zurzeit über 400 Einträge und mehrere hunderttausend Zugriffe (linkage.rockefeller.edu).

Unter seiner leitenden Editorenschaft hat sich Human Heredity zu einer Zeitschrift mit einem methodisch-statistischen Schwerpunkt für die genetische Forschung entwickelt.

4.3 Identity-by-Descent-Verfahren für dichotome Phänotypen

Modellfreie bzw. *nichtparametrische Kopplungsverfahren* werden bei komplexen Krankheiten häufig angewendet, da das genetische Modell nicht als bekannt angenommen werden kann. Sie haben das Ziel, Evidenz für Kopplung zu liefern, ohne die Rekombinationsrate zu schätzen (Elston 1998, Lander und Schork 1994, Teare und Barrett 2005). Bei multifaktoriellen Krankheiten, bei denen mehrere Gene und Umweltfaktoren eine Rolle spielen, sind sie häufig zu bevorzugen, da man sich hier vielfach nicht auf die parametrische LOD-Score-Analyse verlassen kann (s. Abschnitt 4.2.4.3).

Die nichtparametrischen Kopplungsverfahren sind sogenannte *Allele Sharing Methoden* oder auch *Identity-by-Descent-(IBD-)Methoden*. Sie basieren darauf, dass bei Kopplung zwischen Markerlocus M und Krankheitslocus D Verwandte mit gleichem Krankheitsstatus häufiger in den Markerallelen übereinstimmen, als ohne Kopplung zu erwarten wäre. Verwandte mit verschiedenem Krankheitsstatus stimmen hingegen weniger häufig überein. Als genetisches Ähnlichkeitsmaß wird hierbei der IBD-Status zwischen verwandten Personen verwendet, den wir in den Abschnitten 4.3.1 und 4.3.2 für einen Locus (M) bzw. zwei Loci (M, D) einführen. In Abschnitt 4.3.3 betrachten wir die *Affected-Sib-Pair-Methode* als häufigstes IBD-Verfahren für dichotome Phänotypen und in Abschnitt 4.4 IBD-Verfahren für quantitative Phänotypen.

4.3.1 Identity-by-Descent für einen Locus

Zwei genetische Ähnlichkeitsmaße zwischen Personen müssen unterschieden werden, der *Identity-by-Descent-(IBD-)Status* und der *Identity-by-State-(IBS-)Status*. Zunächst betrachten wir Geschwisterpaare einer Kernfamilie, bei der alle Personen für einen Markerlocus M typisiert wurden. Bei einem Elternpaar sind maximal vier verschiedene Markerallele möglich, die im Folgenden kurz mit 1, 2, 3 und 4 bezeichnet werden. Der *IBS-Status* zwischen zwei Personen ist die Anzahl der Allele, die für diesen Marker identisch sind. Da jede Person zwei Allele besitzt, kann der IBS-Status die Werte 0, 1 und 2 annehmen. Der *IBD-Status* ist definiert als die Anzahl der Allele, die identisch sind, *weil* sie von exakt demselben Allel bei einem gemeinsamen Vorfahren abstammen. Sie sind *der Herkunft nach gleich.*

Haben die Eltern vier verschiedene Allele, so ist IBD = IBS und IBD kann eindeutig bestimmt werden. Abb. 4.10 zeigt eine Kernfamilie mit der Genotypkombination 12x34 für die Eltern. Wir vergleichen den IBD-Status für vier der Töchter paarweise mit der fünften Tochter mit Genotyp 13. Für die Töchter II.1 und II.5 gilt IBD(13,13)=2, da beide Allele identisch (IBS) und auch identisch nach Herkunft (IBD) sind, für II.2 und II.5 gilt IBD(14,13)=1, da nur ein Allel identisch nach Herkunft ist. Gleiches gilt für die Töchter II.3 und II.5: IBD(23,13)=1. Der IBD-Status für die Töchter II.4 und II.5 schließlich nimmt den Wert IBD(24,13)=0 an. Tab. 4.4 zeigt den IBD-Status für alle möglichen Paare der Kinder von 12x34 Eltern und in der letzten Zeile die Verteilung des IBD-Status insgesamt. Dabei bezeichne π_i=P(IBD=i), i=0,1,2.

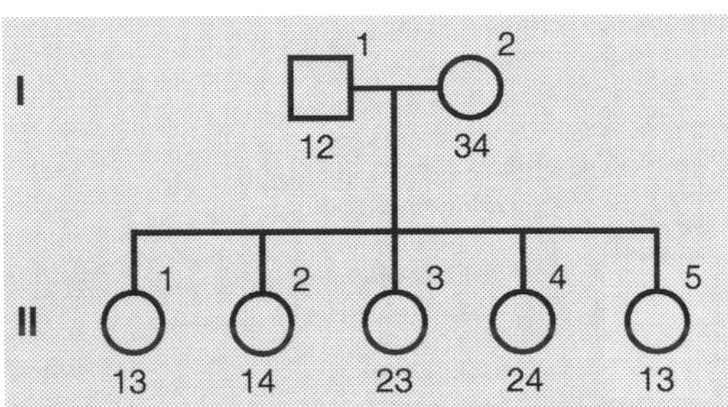

Abbildung 4.10. Kernfamilie mit vier verschiedenen Allelen und 5 Töchtern.

Nun betrachten wir Beispiele (s. Abb. 4.11) mit weniger als vier verschiedenen elterlichen Allelen. In Abb. 4.11.A sind die Eltern 12x13, also verschieden heterozygot mit einem gemeinsamen Allel. Die Kinder 12 und 13 haben Allel 1 gemeinsam, es gilt IBS = 1. Nun betrachten wir die Herkunft des Allels 1. Der Sohn hat Allel 2 vom Vater und somit das Allel 1 von der Mutter, die Tochter jedoch das Allel 3 von der Mutter und das Allel 1 vom Vater. Damit ist die Herkunft des Allels 1 bei den Geschwistern unterschiedlich und IBD=0.

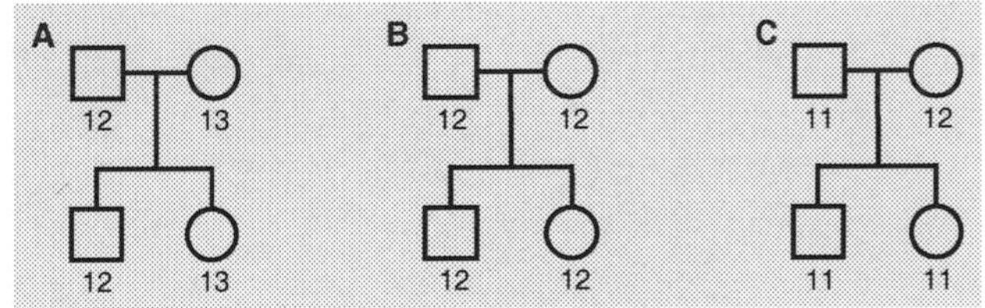

Abbildung 4.11. Eltern und zwei Kinder mit Genotypen für einen Marker. A: Eltern verschieden heterozygot, B: Eltern identisch heterozygot, C: Ein Elternteil homozygot.

Abb. 4.11.B zeigt gleichartig heterozygote Eltern 12x12. Die Kinder haben beide Allele gemeinsam (Genotypen 12,12), so dass IBS=2 gilt. Der IBD-Status kann nicht mehr eindeutig bestimmt werden. Falls beide Kinder Allel 1 vom Vater und Allel 2 von der Mutter geerbt haben, gilt IBD=2, ebenso falls beide Allel 1 von der Mutter haben und Allel 2 vom Vater. Hat

Tabelle 4.4. Identity-by-Descent-(IBD-)Verteilung zweier Geschwister bei 12x34 Eltern. Die Geschwister haben die möglichen Genotypen g_1 und g_2. Jede Genotypkombination der Geschwister ist nach Mendelscher Segregation bei 12x34 Eltern gleich wahrscheinlich.

g_1	g_2	IBD=0	IBD=1	IBD=2
13	13			X
	14		X	
	23		X	
	24	X		
14	13		X	
	14			X
	23	X		
	24		X	
23	13		X	
	14	X		
	23			X
	24		X	
24	13	X		
	14		X	
	23		X	
	24			X
π_i		$\pi_0 = 1/4$	$\pi_1 = 1/2$	$\pi_2 = 1/4$

jedoch ein Kind Allel 1 vom Vater und das andere Kind Allel 1 von der Mutter geerbt, so gilt wegen der unterschiedlichen Herkunft IBD=0. Insgesamt ergibt sich für den IBD-Status eine Wahrscheinlichkeitsverteilung mit P(IBD=0)=P(IBD=2)=$1/2$.

In Abb. 4.11.C ist ein Elternteil homozygot. Für die Kinder gilt IBS=2 (Genotypen 11,11). Da beide Kinder Allel 1 von der Mutter geerbt haben, gilt mindestens IBD=1. Da der Vater homozygot 11 ist, kann nicht entschieden werden, ob beide Kinder jeweils das gleiche Allel 1 hier auch nach großelterlicher Herkunft erhalten haben. Beispielsweise können beide das großmütterliche Allel 1 geerbt haben (IBD=2), oder eines kann das großmütterliche und eines das großväterliche Allel 1 geerbt haben (IBD=1). Für IBD müssen die Allele physikalische Kopien desselben Allels eines Vorfahren sein. So gilt: P(IBD=1)=P(IBD=2)=$1/2$.

Zusammenfassend können IBD- und IBS-Status die Werte 0, 1 und 2 annehmen. Der IBS-Status zwischen typisierten Individuen kann immer eindeutig bestimmt werden. Sicher eindeutig kann IBD zwischen Kindern in einer Kernfamilie dann angegeben werden, wenn Kinder und Eltern typisiert und die vier elterlichen Allele des Markers verschieden sind. Dann gilt IBD=IBS. Für beliebige Geschwisterpaare in der Population gilt dann insgesamt die IBD-Verteilung $\pi_2 = 1/4$, $\pi_1 = 1/2$ und $\pi_0 = 1/4$. In einer typisierten Kernfamilie kann für den IBD-Status zwischen Geschwistern häufig nur eine Wahrscheinlichkeitsverteilung angegeben werden. Dies geschieht umso häufiger, je weniger polymorph ein Marker ist.
Die IBD-Verteilung (π_2, π_1, π_0) für beliebige Paare eines festen Verwandtschaftstyps lässt sich entsprechend den Mendelschen Gesetzen berechnen. Bei zufälligen Paarungen muss der IBD-Status bei einem Eltern-Kind-Paar nach Mendel immer den Wert 1 annehmen, also π_1=1. Bei einem Großvater-Enkel-Paar gilt ebenso wie bei einem Halbgeschwisterpaar $\pi_0 = \pi_1 = 1/2$.

4.3.2 Identity-by-Descent für zwei Loci

Wir möchten nun die IBD-Verteilung für ein Geschwisterpaar an einem Markerlocus M in Abhängigkeit von der Rekombinationsrate θ zwischen M und dem Krankheitslocus bestimmen, um nachfolgend darauf basierende Tests erklären zu können. Für diese Berechnungen sei der Krankheitslocus biallelisch mit disponierendem Allel D und normalem Allel d, die Allele am Markerlocus seien weiterhin 1, 2, 3 und 4.
Im Folgenden treffen wir vereinfachende Annahmen, um wesentliche Elemente der Rechnungen demonstrieren zu können. Diese Annahmen sind jedoch in der Regel nicht notwendig. Es werden nur Kernfamilien betrachtet, die aus zwei nicht erkrankten Eltern und zwei erkrankten Kindern bestehen. Weiterhin wird vorausgesetzt, dass am Markerlocus alle Personen typisiert sind und die vier Markerallele der Eltern verschieden sind.
Wir betrachten zwei genetische Modelle, nämlich einen rezessiven Erbgang mit den Penetranzen $f_{DD} = 1$, $f_{Dd} = f_{dd} = 0$ (s. Abschnitt 1.2.3) und einen dominanten Erbgang ($f_{DD} = f_{Dd} > 0, f_{dd} = 0$) mit unvollständiger Penetranz und seltenem Allel D. Da die IBD-Verteilung für Paare erkrankter Geschwister (*ASP, affected sib pair*) ermittelt werden soll, haben beim rezessiven Erbgang beide Geschwister den Genotyp DD und die Eltern die Genotypen DdxDd. (Da die Eltern gesund sind, kann bei ihnen der Genotyp DD nicht vorliegen.) Beim dominanten Erbgang mit seltenem Allel D haben die Geschwister unter Vernachlässigung Homozygoter den Genotyp Dd. Somit ist die wahrscheinlichste Genotypkonstellation der Eltern Ddxdd, wobei wegen der unvollständigen Penetranz der Dd-Elternteil gesund sein kann.

In Abb. 4.12.A betrachten wir den rezessiven Erbgang. Die Eltern sind also am Krankheitslocus beide heterozygot. Die väterlichen Haplotypen sind 1D, 2d, die der Mutter 3D, 4d. Für beliebige Geschwister sind je nach Phase insgesamt 4 Haplotypen ohne Rekombination (1D, 2d, 3D, 4d) und 4 Haplotypen mit Rekombination (1d, 2D, 3d, 4D) möglich, wobei die Rekombinationsrate θ die Wahrscheinlichkeit für eine Rekombination beschreibt.

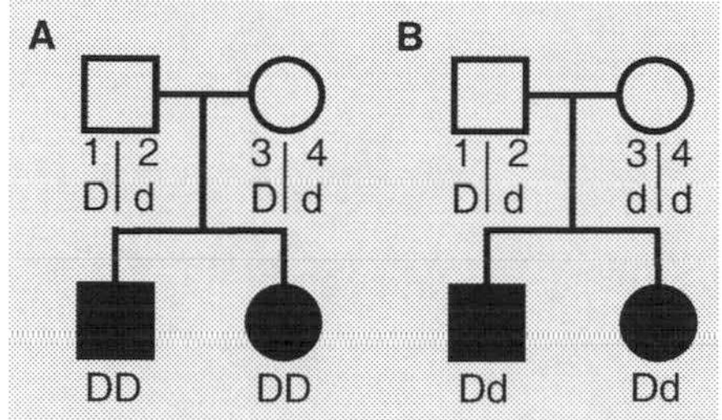

Abbildung 4.12. Erkranktes Geschwisterpaar mit Eltern. 1, 2, 3, 4 seien die Markerallele, D sei das disponierende und d das normale Allel am Krankheitslocus. A: rezessiv, B: dominant, D selten, unvollständige Penetranz.

Da die Geschwister beide erkrankt sind, können sie nur Haplotypen mit Allel D geerbt haben. Die Wahrscheinlichkeit π_2=P(IBD=2|ASP), dass für das erkrankte Geschwisterpaar am Markerlocus IBD=2 gilt, wird wie folgt ermittelt:

$$\begin{aligned}\pi_2 &= P(13,13) + P(14,14) + P(23,23) + P(24,24)\\ &= P(1D3D,1D3D) + P(1D4D,1D4D)\\ &+ P(2D3D,2D3D) + P(2D4D,2D4D)\\ &= (1-\theta)^4 + (1-\theta)^2\theta^2 + \theta^2(1-\theta)^2 + \theta^4\end{aligned}$$

wobei in der ersten Zeile die Wahrscheinlichkeiten für die verschiedenen Markergenotypen des Geschwisterpaares und in der zweiten Zeile diejenigen für die verschiedenen Haplotypen des Geschwisterpaares stehen. Durch Berücksichtigung der Phase können nun in der dritten Zeile diese Wahrscheinlichkeiten mit Hilfe von θ angegeben werden. Für $\pi_1$und π_0 ergibt sich

$$\begin{aligned}\pi_1 &= P(1D3D,2D3D) + P(1D3D,1D4D)\\ &+ P(2D3D,2D4D) + P(1D4D,2D4D)\\ &= 4\theta(1-\theta)[\theta^2 + (1-\theta)^2]\\ \pi_0 &= 1 - \pi_2 - \pi_1\end{aligned}$$

Da bei den Geschwisterpaaren die Geburtenreihenfolge, also z.B. (13, 23) oder (23, 13) nicht berücksichtigt wurde, ist in der obigen Gleichung für π_1 jeweils ein zusätzlicher Faktor 2 zu berücksichtigen. Die IBD-Verteilung ist somit für einen rezessiven Erbgang als Funktion von θ dargestellt. Sie hängt nicht von der Nummerierung der vier elterlichen Markerallele ab, die wir anfänglich

willkürlich festgelegt hatten, da letztlich nur die rekombinanten und nicht rekombinanten der vier möglichen Meiosen der Geschwister eingehen.
Nun betrachten wir den dominanten Erbgang mit seltenem Allel D und unvollständiger Penetranz in Abb. 4.12.B. Für π_2 ergibt sich

$$\begin{aligned}\pi_2 &= P(13,13) + P(14,14) + P(23,23) + P(24,24) \\ &= P(1D3d, 1D3d) + P(1D4d, 1D4d) + P(2D3d, 2D3d) + P(2D4d, 2D4d) \\ &= {}^1\!/\!_4[P(1D,1D) + P(1D,1D)] + {}^1\!/\!_4[P(2D,2D) + P(2D,2D)] \\ &= {}^1\!/\!_2[(1-\theta)^2 + \theta^2]\end{aligned}$$

wobei der von der Mutter stammende Haplotyp keine Rekombinationsinformation mehr enthält, da sie homozygot dd ist. Am Marker besitzt die Mutter den Genotyp 34. Daher ist die Wahrscheinlichkeit, dass die Geschwister z.B. dasselbe Allel 3 geerbt haben, $1/2 \cdot 1/2 = 1/4$.
Abb. 4.13 zeigt die IBD-Verteilung am Marker für erkrankte Geschwisterpaare in Abhängigkeit von θ für die beiden betrachteten Erbgänge. Unter θ=0,5 ergibt sich die IBD-Verteilung für einen Locus und beliebige Geschwisterpaare als (π_2, π_1, π_0) = (1/4, 1/2, 1/4), da der Genotyp ohne Kopplung am Krankheitslocus keinen Einfluss hat.

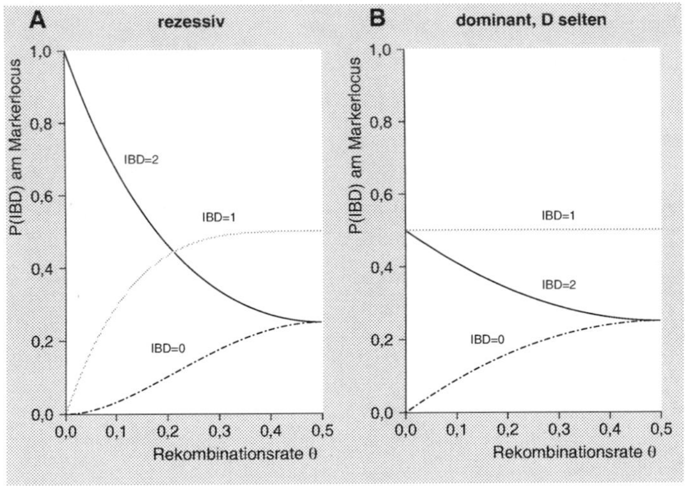

Abbildung 4.13. IBD-Verteilung für ein erkranktes Geschwisterpaar, π_2 durchgezogen, π_1 grau, π_0 gestrichelt. A: bei einem rezessiven Erbgang, vollständige Penetranz, B: bei einem dominanten Erbgang, D selten, unvollständige Penetranz.

Die IBD-Verteilung für die erkrankten Geschwisterpaare lässt sich für jedes genetische Modell berechnen. Hierzu wird zunächst mittels Bayes-Theorem

(s. Gl. 1.3) die Verteilung der Genotypkonstellationen der Elternpaarungen des ASPs ermittelt:

$$P(g_m, g_f|ASP) = \frac{P(ASP|g_m, g_f)P(g_m, g_f)}{P(ASP)}$$

g_m und g_f bezeichnen die Genotypen der Eltern, für die im Allgemeinen das Hardy-Weinberg-Gleichgewicht (s. Abschnitt 2.2.2) vorausgesetzt wird. Bei den obigen Beispielen wurde nur eine elterliche Genotypkonstellation betrachtet. Lässt man z.B. beim rezessiven Modell unvollständige Penetranz zu ($1 > f_{DD} > 0, f_{Dd} = f_{dd} = 0$), so müssen die elterlichen Genotypkonstellationen DdxDd, DDxDd und DDxDD berücksichtigt werden, und die IBD-Verteilung hängt nun von der Rekombinationsrate θ und der Allelhäufigkeit p_D ab, da letztere die relativen Häufigkeiten der elterlichen Genotypkonstellationen bei Eltern eines ASPs in der Bevölkerung bestimmt.
Nachdem die Genotypverteilung der Eltern bestimmt wurde, lässt sich die IBD-Verteilung durch Aufsummierung über alle möglichen Genotypkonstellationen bestimmen

$$P(IBD|ASP) = \sum P(IBD|\ g_m, g_f, ASP)P(\ g_m, g_f|ASP)$$

Als Beispiel soll hier die IBD-Verteilung für das obige rezessive Modell ($1 > f_{DD} > 0, f_{Dd} = f_{dd} = 0$) für θ=0 aufgeführt werden, wobei sich $\pi_2 \approx 1$ bei seltenem Allel mit Häufigkeit p_D ergibt

$$\pi_2 = \frac{1}{(1+p_D)^2}, \quad \pi_1 = \frac{2p_D}{(1+p_D)^2}, \quad \pi_0 = \frac{p_D^2}{(1+p_D)^2} \qquad (4.13)$$

Penetranzen spielen dann bei den Berechnungen eine Rolle, wenn Phänokopien bei den ASPs zugelassen werden. Allgemein hängt also die IBD-Verteilung von θ und den Parametern des genetischen Modells ab.

4.3.3 Affected-Sib-Pair-Methode

4.3.3.1 Affected-Sib-Pair-Methode bei eindeutigem IBD-Status

Nun betrachten wir *Affected-Sib-Pair-(ASP-)Methoden* als häufigste IBD-Verfahren für dichotome Phänotypen. Bei den ASP-Methoden (s. u.a. Penrose 1953, Day und Simons 1976) werden erkrankte Geschwisterpaare gemeinsam mit ihren Eltern rekrutiert und anschließend nach dem IBD-Status am betrachteten Marker klassifiziert. In diesem Abschnitt setzen wir zunächst voraus, dass der IBD-Status bei jedem Paar eindeutig bestimmt werden kann. N_0, N_1, N_2 seien die Zufallsvariablen der ASP-Anzahlen mit IBD=0, 1, 2 und n die Zahl aller ASPs, so dass $N_0+N_1+N_2$=n gilt. Alle ASP-Methoden vergleichen die beobachteten Anzahlen n_0, n_1, n_2 mit den erwarteten unter der Nullhypothese H_0. Die Testhypothesen für einen Kopplungstest, H_0 keine Kopplung gegen H_1 Kopplung, sind nun in der einfachsten Form

$$\begin{aligned} H_0 &: (\pi_0, \pi_1, \pi_2) = (\alpha_0, \alpha_1, \alpha_2) = (1/4, 1/2, 1/4) \\ H_1 &: (\pi_0, \pi_1, \pi_2) \neq (\alpha_0, \alpha_1, \alpha_2) = (1/4, 1/2, 1/4) \end{aligned} \tag{4.14}$$

wobei π_i und α_i, i=0, 1, 2, die (relative) IBD-Verteilung der Geschwister allgemein bzw. unter H_0 bezeichnen.
Drei einfache Tests bei bekanntem IBD-Status wurden schon sehr früh vorgeschlagen (s. Blackwelder und Elston 1985), nämlich der **χ^2-Test, der proportion-Test** und der **mean-Test**. Wir führen auch den **NPL-Score** und die **MLS-Statistik** ein. Sie sind deutlich komplizierter, können aber auch bei unklarem IBD-Status verwendet werden und sind daher in aktuellen Softwareprogrammen zur modellfreien Kopplungsanalyse implementiert.
χ^2-Test: Wendet man den *χ^2-Test* als Test für Kopplung an, so werden die drei beobachteten Anzahlen n_2, n_1, n_0 mit den erwarteten Anzahlen $(n\cdot 1/4,\ n\cdot 1/2,\ n\cdot 1/4)$ unter H_0 verglichen. Unter H_0 folgt die Teststatistik einer χ^2-Verteilung mit zwei Freiheitsgraden.

$$\begin{aligned} X^2 &= \frac{(n_0 - E(N_0|H_0))^2}{E(N_0|H_0)} + \frac{(n_1 - E(N_1|H_0))^2}{E(N_1|H_0)} + \frac{(n_2 - E(N_2|H_0))^2}{E(N_2|H_0)} \\ &= \frac{(n_0 - n/4)^2}{n/4} + \frac{(n_1 - n/2)^2}{n/2} + \frac{(n_2 - n/4)^2}{n/4} \end{aligned} \tag{4.15}$$

Wie Abb. 4.13 zeigt, steigt die Power des Tests mit zunehmender Kopplung, da damit auch die Abweichung der beobachteten IBD-Verteilung von $(n\cdot 1/4,\ n\cdot 1/2,\ n\cdot 1/4)$ steigt. Die Power hängt vom genetischen Modell ab. Beispielsweise sind die Unterschiede zu H_0 für den rezessiven Erbgang bei π_2 deutlich ausgeprägter als für den dominanten Erbgang.
proportion-Test: Dies führte zum *proportion-Test*, der untersucht, ob ein größerer Anteil Paare IBD=2 zeigt, als ohne Kopplung erwartet wird (H_0: $\pi_2 = 1/4$, H_1: $\pi_2 > 1/4$, also ein einseitiger Test). Der proportion-Test folgt unter H_0 einer t-Verteilung mit n-1 Freiheitsgraden (Suarez et al. 1978).
mean-Test: Da die Wahl des besten Testverfahrens vom genetischen Modell abhängt, ist der Begriff modellfrei etwas irreführend. Für viele Erbgänge hat der *mean-Test* t_m, der die mittlere Anzahl der IBD-Allele mit dem erwarteten Wert 1 vergleicht (H_0: meanIBD=1, H_1: meanIBD>1, also ein einseitiger Test), die höchste Power (Blackwelder und Elston 1985, Knapp et al. 1994a).

Er ist gegeben durch

$$\begin{aligned} t_m &= \frac{(2n_2 + 1n_1 + 0n_0) - (1/4 2 + 1/2 1 + 0)n}{\sqrt{(1/4(2-1)^2 + 0 + 1/4(0-1)^2)n}} \\ &= \frac{2n_2 + n_1 - n}{\sqrt{n/2}} = \sqrt{\frac{2}{n}}(n_2 - n_0) \end{aligned}$$

wobei der Nenner die Standardabweichung beschreibt und somit t_m unter H_0 einer Standardnormalverteilung N(0,1) folgt. Der mean-Test für ASPs ist äquivalent zu einer parametrischen LOD-Score-Analyse für einen rezessiven Erbgang (Knapp et al. 1994b).

NPL-Score: Für erkrankte Geschwisterpaare ist der mean-Test äquivalent zum *Nonparametric-Linkage-(NPL-)Score* (Kruglyak et al. 1996), der wie folgt gebildet wird:

$$\begin{aligned} Z &= \frac{1}{\sqrt{n}} \sum_{j=1}^{n} Z_j = \frac{1}{\sqrt{n}} \sum_{j=1}^{n} \frac{S_j - \mu_{j0}}{\sigma_{j0}} \\ &= \frac{1}{\sqrt{n}} \sum_{j=1}^{n} \sqrt{2}(S_j - 1) = \sqrt{\frac{2}{n}}(n_2 - n_0) \end{aligned}$$

wobei S_j, j=1,...,n, die Anzahl der IBD-Allele für das Geschwisterpaar j am Markerlocus mit Erwartungswert μ_{j0}=1 und Varianz $\sigma_{j0}^2 = 1/2$ unter der Nullhypothese H_0 bezeichnet. Z_j, j=1,...,n, bezeichnet also die Standardisierung von S_j (s. Abschnitt 1.2.2). Für den NPL-Score als Kopplungstest lassen sich Nullhypothese und Alternative wie folgt darstellen:

$$\begin{aligned} H_0 &: E(Z) = 0 \\ H_1 &: E(Z) > 0 \end{aligned}$$

MLS-Statistik: Die *Maximum-Lod-Score-(MLS-)Statistik* $\hat{T} = T(\hat{\pi}_0, \hat{\pi}_1, \hat{\pi}_2)$ (Risch 1990a,b) wird analog zum parametrischen LOD-Score mittels des Verhältnisses der Likelihoods $L(H_1)/L(H_0)$ gebildet:

$$\begin{aligned} T(\pi_0, \pi_1, \pi_2) &= \log_{10} \left[\frac{\prod_{j=1}^{n} \sum_{i=0}^{2} \pi_i}{\prod_{j=1}^{n} \sum_{i=0}^{2} \alpha_i} \right] \\ &= \log_{10} \frac{\pi_0^{n_0} \pi_1^{n_1} \pi_2^{n_2}}{\alpha_0^{n_0} \alpha_1^{n_1} \alpha_2^{n_2}} \\ &= n_0 \log_{10}(4\pi_0) + n_1 \log_{10}(2\pi_1) + n_2 \log_{10}(4\pi_2) \end{aligned}$$

wobei n, α_i, π_i, i = 0, 1, 2 und j = 1,..., n, weiter oben definiert wurden. Das Symbol Π beschreibt das Produkt über alle Geschwisterpaare j.
Für $\hat{T} = T(\hat{\pi}_0, \hat{\pi}_1, \hat{\pi}_2) = \max\ T(\pi_0, \pi_1, \pi_2)$ werden nun die Maximum-Likelihood-Schätzer (s. Abschnitt 1.4.1) unter der Alternative verwendet. Würde Gl. 4.14 und somit die uneingeschränkte Alternative angewendet werden, dann sind die ML-Schätzer

$$\hat{\pi}_i = \frac{n_i}{n} \qquad i = 0, 1, 2.$$

Intuitiv kann IBD im Mittel nicht seltener auftreten als unter H_0. Daher wird unter Verwendung des sogenannten *possible triangle* (Holmans 1993, James 1971, Suarez et al. 1978) die IBD-Verteilung unter der Alternative auf genetisch sinnvolle Parameter eingeschränkt. Die ML-Schätzer werden dann durch (iterative) Maximierung über diesen eingeschränkten Parameterraum bestimmt, was zu einer höheren Power führt:

$$\begin{aligned} H_0 : (\pi_0, \pi_1, \pi_2) &= (\alpha_0, \alpha_1, \alpha_2) = (1/4, 1/2, 1/4) \\ H_0 : (\pi_0, \pi_1, \pi_2) &\neq (\alpha_0, \alpha_1, \alpha_2) = (1/4, 1/2, 1/4) \\ \text{wobei } \pi_1 &\leq 1/2, 2\pi_0 \leq \pi_1, \pi_0 \geq 0 \end{aligned}$$

Für die Herleitung des möglichen Dreiecks (hier nicht dargestellt) wird der Zusammenhang zwischen der IBD-Verteilung und den Wiederholungsrisiken für Verwandte (s. Abschnitt 3.2) ausgenutzt. H_0 befindet sich am Rand des Parameterraums. Daher folgt die MLS-Statistik unter H_0 einer gemischten Verteilung mit Punktmasse 0 und χ^2-Verteilungen mit 1 und 2 Freiheitsgraden (s. auch Abschnitt 4.2.4.2). Es sollte noch erwähnt werden, dass diese Einschränkung des Parameterraums voraussetzt, dass die für die Krankheit disponierenden Gene nicht miteinander gekoppelt und keine Umweltfaktoren mit dem betrachteten Locus korreliert sind.

4.3.3.2 Affected-Sib-Pair-Methode bei unklarem IBD-Status

Ist der IBD-Status nicht eindeutig, so müssen mittels der Markerallelhäufigkeiten Wahrscheinlichkeiten für die IBD-Verteilung geschätzt werden. χ^2-Test, proportion-Test und mean-Test können in dieser Situation nicht verwendet werden. Risch (1990 a,b) und Holmans (1993) haben für die MLS-Statistik direkt die allgemeine Situation betrachtet.
MLS-Statistik: Die Maximum-Lod-Score-(MLS-)Statistik $\hat{T} = T(\hat{\pi}_0, \hat{\pi}_1, \hat{\pi}_2)$ wird analog zum vorherigen Abschnitt gebildet. Die allgemeine Formulierung

ist:

$$T(\pi_0, \pi_1, \pi_2) = \log_{10} \left[\frac{\prod_{j=1}^{n} \sum_{i=0}^{2} \pi_i w_{ij}}{\prod_{j=1}^{n} \sum_{i=0}^{2} \alpha_i w_{ij}} \right] = \sum_{j=1}^{n} \log_{10} \left[\frac{\sum_{i=0}^{2} \pi_i w_{ij}}{\sum_{i=0}^{2} \alpha_i w_{ij}} \right]$$

wobei n, α_i, π_i, i = 0, 1, 2, weiter oben definiert wurden und w_{ij} = P (beobachtete Markerdaten für Paar j | IBD = i für Paar j), i = 0, 1, 2, j = 1,..., n, bezeichnet.

Als Beispiel betrachten wir zwei erkrankte Geschwister, beide homozygot für das Allel D mit Häufigkeit p_D, und nehmen HWE an. Für dieses Paar j* gilt bei nicht typisierten Eltern:

$$w_{0j*} = p_D^4, \quad w_{1j*} = p_D^3, \quad w_{2j*} = p_D^2.$$

Bei IBD = 0 liegen vier D-Allele verschiedener Herkunft vor, bei IBD = 2 nur zwei. Daher trägt dieses Paar folgenden Anteil zur MLS-Statistik bei:

$$T_{j*}(\pi_0, \pi_1, \pi_2) = \log_{10} \frac{p_D^4 \pi_0 + p_D^3 \pi_1 + p_D^2 \pi_2}{p_D^4 \alpha_0 + p_D^3 \alpha_1 + p_D^2 \alpha_2}$$

Sind die Eltern nicht typisiert, so hängen die Gewichte w_{ij} von den Markerallelhäufigkeiten ab. Sind die Eltern typisiert, so sind die Gewichte konstant und hängen nur von der Häufigkeit der elterlichen Paarungen ab. In diesem Fall gilt für die Gewichte w_{ij}:

$$\begin{aligned} DD \text{ x } DD &: \; w_{0j*} = 1/4, \quad w_{1j*} = 1/2, \; w_{2j*} = 1/4 \\ DD \text{ x } Dd' &: \; w_{0j*} = 0, \quad w_{1j*} = 1/2, \; w_{2j*} = 1/4 \\ Dd' \text{ x } Dd' &: \; w_{0j*} = 0, \quad w_{1j*} = 0, \; w_{2j*} = 1 \end{aligned}$$

wobei hier d' alle anderen Allele außer D bezeichne. Betrachtet man ein Geschwisterpaar j* mit elterlicher Paarung DDxDD, so gilt für den Beitrag zu $T_{j*}(\pi_0, \pi_1, \pi_2)$

$$T_{j*}(\pi_0, \pi_1, \pi_2) = \log_{10} \frac{1/4\pi_0 + 1/2\pi_1 + 1/4\pi_2}{1/4 \cdot 1/4 + 1/2 \cdot 1/2 + 1/4 \cdot 1/4} = \log_{10} \frac{1 + \pi_1}{3/2}$$

Da $T_{j*}(\pi_0, \pi_1, \pi_2)$ bei Verwendung des möglichen Dreiecks (s.o.) für $\pi_1 = 1/2$ maximiert wird, ergibt sich für eine solche nicht informative Paarung ein MLS-Beitrag $\hat{T}_{j*}$ von 0.

NPL-Score: Auch für den NPL Score gibt es eine Erweiterung bei unvollständiger Information über den IBD-Status. Hierbei wird die exakte Anzahl der IBD-Allele für das Geschwisterpaar j, *Sj*, ersetzt durch die mittlere Anzahl der IBD-Allele, berechnet mittels der IBD-Verteilung für das Geschwisterpaar j bei gegebenen Markerdaten:

$$\overline{S}_j = \sum_{i=0}^{2} iP(S_j = i \mid \text{Daten})$$

Dann berechnet man die einzelne Standardisierung $\overline{Z}_j$ und die NPL-Statistik $\overline{Z}$:

$$\overline{Z}_j = \frac{\overline{S}_j - \mu_{0j}}{\sigma_{0j}}, \qquad \overline{Z} = \sum_j \gamma_j \overline{Z}_j = \sum_j \frac{1}{\sqrt{n}} \overline{Z}_j$$

wobei γ_j Gewichte für die einzelnen Familien sind. Kruglyak et al. (1996) verwenden $\gamma_j = 1/\sqrt{n}$ wie oben bereits definiert.
Die hier beschriebene NPL-Statistik ist bei unvollständiger Markerinformation konservativ, d.h. sie hat eine reduzierte Power (Cordell 2004). Bei schwacher Markerinformation passt sie die fehlenden Daten an die Nullhypothese an. Kong und Cox (1997) entwickelten einen Score-Test Z_{lr}, der im wesentlichen äquivalent zur NPL-Statistik ist und bei dem die exakte log Likelihood auch bei unvollständiger Markerinformation auf der Basis eines linearen (Z_{lr}-*lin*) oder exponentiellen Modells (Z_{lr}-*exp*) konstruiert wird. Dieses Modell wird durch einen Parameter δ parametrisiert, der die Größe der Abweichung der IBD-Verteilung von H_0 repräsentiert. Die Z_{lr}-Statistik ist

$$Z_{lr} = sign(\hat{\delta})\sqrt{2(\log L(\hat{\delta}) - \log L(0))}$$

Die Z_{lr}-Statistik weist die oben beschriebene reduzierte Power nicht auf.

4.3.3.3 Erweiterungen der Affected-Sib-Pair-Methode

Erweiterungen der ASP-Methoden wurden für *diskordante Geschwisterpaare*, d.h. Geschwister, bei denen eines erkrankt und eines nicht erkrankt ist, für weitere Verwandtschaftsbeziehungen wie z.B. Onkel-Neffe, für Gruppen von m Personen mit m $\geq$ 2 und auch allgemein für größere Stammbäume entwickelt (s. z.B. Shih und Whittemore 2001). Nicht alle besprochenen Methoden ermöglichen diese Erweiterungen. Häufig angewendet werden die NPL-Erweiterungen S_{pairs} und S_{all} für S_j in der NPL-Statistik Z_j (s. vorheriger Abschnitt, Whittemore und Halpern 1994). S_{pairs} betrachtet die Anzahl der IBD-Allele über alle Paare erkrankter Individuen einer Familie, S_{all} betrachtet die Anzahl der IBD-Allele im m-Tupel aller m erkrankter Personen der Familie und bildet alle möglichen m'-Tupel mit m'=2,...,m. Für ASPs sind beide Statistiken identisch. Für zahlreiche genetische Modelle, aber nicht immer, ist S_{pairs} im Vergleich zu S_{all} besser.

Nicht immer liefern erkrankte Geschwisterpaare das Design mit der größten Power (Risch 1990 a,b). Meistens trifft dies bei komplexen Krankheiten und kleinem Wiederholungsrisiko für Geschwister erkrankter Personen, λ_s, zu (s. Abschnitt 3.2). Bei großem λ_s und kleiner Rekombinationsrate θ sind hingegen entferntere Verwandtschaftspaare günstiger und bei großem λ_s und großem θ vor allem Großeltern-Nichte/Neffe-Paarungen. Jedoch lassen sich in der Praxis erkrankte Geschwisterpaare leichter rekrutieren.

Einige Verfahren betrachten IBS statt IBD (s. Abschnitt 4.3.1). Für größere Stammbäume ist die Affected-Pedigree-Member-(APM-)Methode (Weeks und Lange 1988) wichtig. Auf diese Methoden wird hier nicht weiter eingegangen, da sie in der Regel bzgl. Markerallelhäufigkeiten nicht robust sind und in der Praxis nicht so häufig Anwendung finden.

ASP-Methoden können auch dazu verwendet werden, die Anpassung der IBD-Daten im Vergleich zu einem bestimmten genetischen Modell zu untersuchen. Bei vollständiger Information über den IBD-Status kann man beispielsweise den χ^2-Test (s. Gl. 4.15) als χ^2-*Anpassungstest* zwischen den beobachteten Daten und den erwarteten Häufigkeiten unter dem angenommenen Modell nutzen.

Betrachten wir nun z.B. die 185 Geschwisterpaare mit Insulin Dependent Diabetes Mellitus (IDDM) in Tabelle 4.5. Beobachtet werden 104 Paare mit IBD=2 (56%), 70 Paare mit IBD=1 (38%) und 11 Paare mit IBD=0 (6%). Die Nullhypothese "keine Kopplung" wird klar verworfen. Untersucht man nun mittels χ^2-*Test* die Abweichung der beobachteten Anzahlen von denen, die bei einem rezessiven Modell mit einer Allelhäufigkeit für das disponierende Allele D von p_D=0,35 (s. Gl. 4.13) für θ=0 erwartet werden, so kann dieses Modell die vorliegenden Daten gut erklären. Da für ein dominantes Modell immer $\pi_2 \leq 0{,}5$ gilt, können hierdurch die Daten nicht erklärt werden.

Tabelle 4.5. Identity-by-Descent-(IBD-)Verteilung für den Locus DR der HLA-Region zweier Geschwister mit IDDM (Originaldaten Clerget-Darpoux et al. 1991). Angegeben sind beobachtete Anzahlen und Anteile sowie erwartete Anzahlen bei
A: keiner Kopplung und bei B: vollständiger Kopplung mit einem rezessiven Locus.

	IBD=2	IBD=1	IBD=0
Beobachtet (n_i, i = 2, 1, 0)	104	70	11
Beobachtet (%)	0,56	0,38	0,06
A: erwartet bei θ = 1/2 (%)	0,25	0,50	0,25
B: erwartet bei θ=0, p_D=0,35, rezessiv (%)	0,55	0,38	0,07

Beispiel: Kopplungsanalyse zum Brustkrebs (Hall et al. 1990)
In ihrer Kopplungsanalyse zum Brustkrebs führten die Autoren zusätzlich zu der parametrischen LOD-Score-Analyse auch eine nichtparametrische IBD-

Analyse durch. Da der Marker D17S74 mehr als 30 verschiedene Allele hat, kann hier der IBD-Status ausgezeichnet bestimmt werden (s. Tab. 4.6). Wegen der vorliegenden Heterogenität werden die Verwandtschaftspaare nach dem mittleren Diagnosealter A* der beiden Personen des Verwandtschaftspaares stratifiziert. Bei Schwestern ist IBD = 2, 1 oder 0 möglich. Verwandtschaftspaare zweiten oder dritten Grades können nur maximal 1 Allel IBD haben, also IBD = 1 oder 0. Bei den Paaren mit jungem mittleren Diagnosealter zeigt sich ein Überhang der Schwestern mit IBD = 2 und anderer Verwandtschaftstypen mit IBD = 1. Das Kopplungsresultat der parametrischen Kopplungsanalyse bestätigt sich durch das nichtparametrische Verfahren. (Ergebnisse des Tests sind im Artikel nicht angegeben.) Es zeigt sich jedoch gerade auch bei diesen erweiterten Familien ein Verlust an Power, da es insgesamt in den Kontingenztafeln nur sehr wenige Einträge gibt. Auch die APM-Methode zeigte die Kopplung zu D17S74. Durch diese Bestätigung mittels nichtparametrischer Kopplungsanalysen gewinnt die parametrische Kopplungsanalyse zusätzlich an Aussagekraft.
Zum Schluss sei vermerkt, dass bei den hier vorgestellten Methoden statt der gemeinsamen Betrachtung der Parameter des genetischen Modells und der Rekombinationsrate (genetischer Parametersatz) wenige Parameter im statistischen Test (modellfreier Parametersatz) betrachtet werden. Viele genetische Parametersätze führen zum gleichen modellfreien Parametersatz. Damit ist umgekehrt eine Schätzung der Parameter unpräzise. Dies gilt vor allem für die Lokalisation des disponierenden Locus. Betrachtet man einen Kandidatengenlocus, so kann θ=0 angenommen werden, wodurch sich die Präzision für die anderen Parameter erhöht (s. obiges Beispiel zum χ^2-Anpassungstest).

Tabelle 4.6. IBD-Verteilung für Marker D17S74 (nach Hall et al. 1990).

A*	Schwestern			2ten Grades		3ten Grades	
IBD	2	1	0	1	0	1	0
			alle Familien				
$\leq$ 45	14	4	0	19	5	8	4
46 - 55	5	8	0	9	2	4	4
$\geq$ 56	3	6	2	7	7	3	10
			Familien 1 bis 7				
$\leq$ 45	9	2	0	17	0	6	2
46 - 55	0	0	0	2	0	1	0
			Familien 8 bis 32				
$\leq$ 45	5	2	0	2	5	2	2
46 - 55	5	8	0	7	2	3	4
$\geq$ 56	3	6	2	7	7	3	10

4.4 Identity-by-Descent-Verfahren für quantitative Phänotypen

4.4.1 Ein-Locus-Modell mit Varianzkomponenten

Die geläufigsten Verfahren für die Kopplungsanalyse quantitativer Phänotypen sind das *Haseman-Elston-(HE-) Verfahren* und die *Varianzkomponenten-(VC-)Analyse.* Beide Methoden basieren auf einem Ein-Locus-Modell, wie es in ähnlicher Weise bereits bei der Segregationsanalyse verwendet wurde (s. Abschnitte 3.4.1, 3.4.3).

Wir nehmen an, dass ein einzelner Locus mit "normalem" Allel s und "disponierendem" Allel S ("susceptibility") dem quantitativen Phänotyp Y zugrunde liegt. Die Allelhäufigkeiten seien $p(S) = p$ und $p(s) = 1 - p = q$. Das genetische Modell für Y bei Vorliegen eines spezifischen Genotyps G_1=ss, G_2=Ss oder G_3=SS sei nun dargestellt durch

$$Y_{G_i} = \mu + g_i + e \qquad E(e) = 0, \quad Var(e) = \sigma_E^2 \ ,$$

wobei $\mu + g_i$, i=1,..., 3, den Mittelwert von Y für den Genotyp G_i und e die (zufallsverteilte) Abweichung von Y zu $\mu + g_i$ bezeichnet. Die Verteilung des Phänotyps Y in der betrachteten Population ist eine Mischverteilung und ergibt sich als gewichtete Verteilung über die drei Genotypen (s. Abb. 3.4 als Beispiel), wobei die Gewichte unter der Voraussetzung des Hardy-Weinberg-Gleichgewichts (s. Abschnitt 2.2.2) durch p^2, $2pq$, q^2 gegeben sind.

Eine übliche Notation für die Unterschiede der Mittelwerte zwischen den Genotypen ist

$$g_1 = g_{ss} = -a \qquad g_2 = g_{Ss} = d \qquad g_3 = g_{SS} = a \ . \tag{4.16}$$

Damit ist μ die gemeinsame Komponente der einzelnen genotypspezifischen Mittelwerte; der Abstand zwischen den Mittelwerten für die homozygoten Typen beträgt $2a$; d kennzeichnet die Lage des Mittelwerts der Heterozygoten. Mithilfe von d lassen sich beliebige genetische Ein-Locus-Modelle darstellen, z.B. ein rezessives ($d = -a$), ein dominantes ($d = a$) oder ein additives Modell ($d = 0$). Man beachte, dass auch in Abb. 3.4 die Lage der Mittelwerte der Genotypen durch drei Parameter modelliert wurde. Hier sind es die Parameter μ, a und d. Der Populationsmittelwert von Y beträgt

$$E(Y) = \mu + ap^2 + 2dpq - aq^2 \ .$$

Die gesamte (totale) Varianz des Phänotyps Y sei σ_T^2. Die genetische Varianz σ_G^2 ist in diesem Modell durch den betrachteten Locus verursacht, da wir keine polygene Komponente (s. Abschnitt 3.4.3) berücksichtigt haben. σ_E^2

steht für die nichtgenetischen Komponenten (E = Umwelt). Die *Heritabilität* (weite Definition, s. Abschnitt 3.2) ist

$$h^2 = \frac{\sigma_G^2}{\sigma_T^2} = \frac{\sigma_G^2}{\sigma_G^2 + \sigma_E^2} . \tag{4.17}$$

Die genetische Varianz σ_G^2 lässt sich weiter in eine additive σ_a^2 und eine dominante Varianz σ_d^2 zu $\sigma_G^2 = \sigma_a^2 + \sigma_d^2$ aufspalten, und diese Varianzen können mit Gl. 4.16 in Abhängigkeit der obigen Parameter angegeben werden. Für die Herleitungen verweisen wir auf die exzellenten Ausführungen zu Varianzkomponenten von Falconer und Mackay (1989):

$$\sigma_a^2 = 2pq\left[a - d(p-q)^2\right], \quad \sigma_d^2 = [2pqd]^2 . \tag{4.18}$$

4.4.2 Haseman-Elston-Verfahren

Haseman und Elston (1972) betrachten n unabhängige Geschwisterpaare j, $j = 1, \ldots, n$, für die ein quantitativer Phänotyp Y hinsichtlich Kopplung mit einem Marker untersucht werden soll. Ihr Verfahren basiert darauf (s. Abschnitt 4.3), dass Geschwister mit ähnlicher phänotypischer Ausprägung auch häufiger in den Markerallelen übereinstimmen als ohne Kopplung zu erwarten wäre, und dass Geschwister mit sehr unterschiedlicher phänotypischer Ausprägung weniger häufig in den Markerallelen übereinstimmen als ohne Kopplung zu erwarten wäre. Insofern ist es dasselbe Prinzip wie bei der Affected-Sib-Pair-Methode.
Die phänotypische Ähnlichkeit wurde bei Betrachtung des Phänotyps erkrankt ja/nein durch den gleichen Krankheitsstatus gesichert. Hier muss nun das phänotypische Ähnlichkeitsmaß für einen quantitativen Phänotyp definiert werden. Die beobachteten Phänotypen eines Geschwisterpaares j seien y_{j1} und y_{j2}. Dann gilt mit dem Ein-Locus-Modell des vorherigen Abschnitts

$$\begin{aligned} y_{j1} &= \mu + g_{j1} + e_{j1} \\ y_{j2} &= \mu + g_{j2} + e_{j2} \end{aligned}$$

Haseman und Elston (1972) betrachten weiter die beobachtete quadratische phänotypische Differenz der Geschwister:

$$z_j = (y_{j1} - y_{j2})^2 = ((g_{j1} - g_{j2}) + (e_{j1} - e_{j2}))^2 = ((g_{j1} - g_{j2}) + \varepsilon_j)^2, \tag{4.19}$$

wobei $\varepsilon_j = e_{j1} - e_{j2}$. Es gilt $E(\varepsilon_j) = 0$. Die Varianz des Fehlerterms sei $Var(\varepsilon) = \sigma_\varepsilon^2$. Im Ein-Locus-Modell ist also die quadratische Differenz der Phänotypen durch die Differenz der genotypischen Effekte der Geschwister und einen Fehlerterm gegeben.

Wir bestimmen nun (s. Tab. 4.7) die Verteilung der phänotypischen Differenzen Z_j sowie den IBD-Status IBD_j für jede Genotyp-Konstellation (G_{j1}, G_{j2}) der Geschwisterpaare j. Die Einträge für Z_j ergeben sich durch Einsetzen von (Gl. 4.16) in (Gl. 4.19). Die Einträge für IBD_j ergeben sich aus dem HWE sowie der Berücksichtigung der jeweiligen IBD-Allele. So ist z.B. die Wahrscheinlichkeit $\text{P(ss,ss|IBD} = 2) = \text{P}(s_1 s_2, s_1 s_2|\text{IBD} = 2) = q^2$, da zwei s-Allele mit den anderen zwei Allelen IBD sind und daher nur zwei von vier Allelen, hier mit s_1 und s_2 gekennzeichnet, als unabhängig und der Herkunft nach verschieden zu berücksichtigen sind. Auf diese Weise lassen sich alle Einträge für die IBD-Verteilung nachrechnen.

Tabelle 4.7. Verteilung der quadratischen phänotypischen Differenz Z_j und Identity-by-Descent-(IBD-)Verteilung zweier Geschwister mit Genotypen (G_{j1}, G_{j2}).

G_{j1}	G_{j2}	Z_j	$\text{IBD}_j{=}0$	$\text{IBD}_j{=}1$	$\text{IBD}_j{=}2$
ss	ss	ε_j^2	q^4	q^3	q^2
ss	Ss	$(-a-d+\varepsilon_j)^2$	$2pq^3$	pq^2	0
ss	SS	$(-2a+\varepsilon_j)^2$	p^2q^2	0	0
Ss	ss	$(a+d+\varepsilon_j)^2$	$2pq^3$	pq^2	0
Ss	Ss	ε_j^2	$4p^2q^2$	pq	$2pq$
Ss	SS	$(-a+d+\varepsilon_j)^2$	$2p^3q$	p^2q	0
SS	ss	$(2a+\varepsilon_j)^2$	p^2q^2	0	0
SS	Ss	$(a-d+\varepsilon_j)^2$	$2p^3q$	p^2q	0
SS	SS	ε_j^2	p^4	p^3	p^2

Nun stellen wir die phänotypischen Differenzen Z_j in Abhängigkeit von den IBD-Werten dar (Rechenschritte s. Haseman und Elston 1972). Hierzu müssen die entsprechenden Terme aus Tabelle 4.7 nach dem Satz der totalen Wahrscheinlichkeit (s. Abschnitt 1.2.4) aufsummiert und anschließend mit Gl. 4.18 zusammengefasst werden. Die aufzusummierenden Terme sind für $\text{IBD}_j{=}2$ sowie $\text{IBD}_j{=}1$ aufgeführt, sie ergeben sich analog für $\text{IBD}_j{=}0$.

$$
\begin{aligned}
E(Z_j|IBD_j = 2) &= E(\varepsilon_j^2\left[q^2 + 2pq + p^2\right]) = E(\varepsilon_j^2) = \sigma_\varepsilon^2 \\
E(Z_j|IBD_j = 1) &= E\{\varepsilon_j^2\left[q^3 + pq + p^3\right] + \left[(-a-d+\varepsilon_j)^2 + (a+d+\varepsilon_j)^2\right]pq^2 \\
&\quad + \left[(-a+d+\varepsilon_j)^2 + (a-d+\varepsilon_j)^2\right]p^2q\} \\
&= \sigma_\varepsilon^2 + \sigma_a^2 + 2\sigma_d^2 \\
E(Z_j|IBD_j = 0) &= \sigma_\varepsilon^2 + 2\sigma_a^2 + 2\sigma_d^2
\end{aligned}
\tag{4.20}
$$

Die erwartete quadratische phänotypische Differenz der Geschwister $E(Z_j)$ ist also für jeden IBD-Status eine Linearkombination der Varianzkomponenten. Wir wollen nun die Gl. 4.20 in Gl. 4.21 zusammenfassen. Hierzu benötigen wir die genetische Varianzkomponente $\sigma_G^2 = \sigma_a^2 + \sigma_d^2$, die Wahrscheinlichkeit für IBD = 1, $P(IBD_j = 1)$, sowie den erwarteten Anteil an Allelen, π_j^*, den ein Geschwisterpaar j identisch nach Herkunft hat. Ist der IBD-Status für das Geschwisterpaar eindeutig bekannt, so ist dieser Anteil für IBD = 0, 1 und 2 gegeben durch $\pi_j^* = 0$, $\pi_j^* = 0,5$ und $\pi_j^* = 1$. Allgemeiner kann der erwartete Anteil an Allelen aus der Verteilung möglicher IBD-Werte bestimmt werden:

$$\begin{aligned}
\pi_j^* &= 0 \cdot P(IBD = 0) + 0,5 \cdot P(IBD = 1) + 1 \cdot P(IBD = 2) \\
&= \frac{P(IBD = 1)}{2} + P(IBD = 2).
\end{aligned}$$

Hiermit lässt sich die erwartete quadratische phänotypische Differenz nun als lineare Regression darstellen.

$$\begin{aligned}
E(Z_j|IBD_j) &= (\sigma_\varepsilon^2 + 2\sigma_G^2) - 2\sigma_G^2\pi_j^* + \sigma_d^2 P(IBD_j = 1) \\
&= \alpha + \beta\pi_j^* + \gamma P(IBD_j = 1) \\
&= \alpha + \beta\pi_j^* \quad \text{wenn} \quad \sigma_d^2 = 0
\end{aligned} \tag{4.21}$$

wobei $\alpha = \sigma_\varepsilon^2 + 2\sigma_G^2$, $\beta = -2\sigma_G^2$ und $\gamma = \sigma_d^2$ die Regressionskoeffizienten bezeichnen, die sich aus den obigen Varianzkomponenten definieren. Bei der Haseman-Elston-Methode wird nun vorausgesetzt, dass die dominante Varianzkomponente vernachlässigbar ist, d.h. $\gamma = \sigma_d^2 = 0$ und $\sigma_G^2 = \sigma_a^2$. Da die dominante Varianzkomponente häufig sehr viel kleiner als die additive ist, ist dann das Verfahren auch i.d.R. robust gegenüber dieser Annahme.
Analog zu Abschnitt 4.3.2 muss die Regressionsgleichung 4.21 nun in Abhängigkeit des IBDs an dem zu untersuchenden Marker M betrachtet werden (Rechenschritte s. Haseman und Elston 1972), wobei θ die Rekombinationsrate zwischen Marker M und disponierendem Locus S bezeichnet und weiterhin $\sigma_d^2 = 0$ angenommen wird. Für $\sigma_d^2 = 0$ gilt dann:

$$\begin{aligned}
E(Z_j|IBD_j = i) &= (\sigma_\varepsilon^2 + 2\left(\theta^2 + (1-\theta)^2\right)\sigma_a^2) - 2\left(1 - 2\theta\right)^2 \sigma_a^2\pi_j^* \\
&= \alpha + \beta\pi_j^*
\end{aligned}$$

Bei vollständiger Kopplung gilt $\beta = -2\left(1 - 2\theta\right)^2 \sigma_a^2 = -2\sigma_a^2$ und bei fehlender Kopplung $\beta = 0$, da dann 1-2θ = 0 ist. Ohne Hauptgen gilt $\sigma_a^2 = 0$ und $\beta = 0$.
Der Test auf Kopplung bzgl. eines Hauptgenes *(Haseman-Elston-Verfahren)* nach Haseman und Elston(1972) untersucht im Rahmen der obigen linearen Regression folgende Hypothesen:

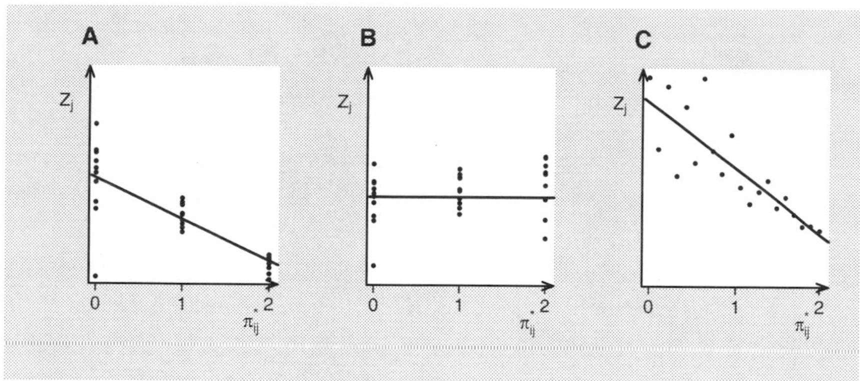

Abbildung 4.14. Haseman-Elston-Regression der quadratischen phänotypischen Differenz zweier Geschwister in Abhängigkeit von dem IBD-Status. A: mit Kopplung, eindeutiger IBD, B: ohne Kopplung, eindeutiger IBD, C: mit Kopplung, unklarer IBD-Status.

$$\begin{aligned} H_0 &: \ \beta = 0 \\ H_1 &: \ \beta < 0 \end{aligned} \tag{4.22}$$

Die zugrunde liegende Regression ist schematisch in Abb. 4.14 dargestellt. Abb. 4.14 C zeigt die Regression bei unklarem IBD-Status, wobei hier der mittlere Anteil an IBD-Allelen für ein Geschwisterpaar aus den Daten geschätzt wird. Diese Mittelung macht die Unterscheidung zu H_0 schwieriger (Cordell 2004). Ein unklarer IBD-Status führt wie bei den ASP-Verfahren (s. Abschnitt 4.3.3) zu einem Informationsverlust und damit zu erniedrigter Power.

Das Haseman-Elston-(HE-)Verfahren wird zum Test auf Kopplung verwendet, aber i.d.R. nicht zur Schätzung der Rekombinationsrate. In den Regressionskoeffizienten treten θ und die additive Varianzkomponente σ_a^2 gemeinsam auf, und γ wird gleich 0 gesetzt, was zu Ungenauigkeiten und Verzerrungen in der Schätzung führt. Verzerrungen für den Kopplungstest durch $\gamma = 0$ sind i.d.R. vernachlässigbar. Die lineare Regression setzt eine Normalverteilung der Residuen (s. Abschnitt 1.4.4) mit konstanter Varianz über den Wertebereich der X-Achse voraus. Eine Transformation der Variablen zur Erreichung der Normalverteilung kann angewendet werden. Die Variabilität zwischen den Phänotypen der Geschwister nimmt jedoch von IBD = 2 über IBD = 1 nach IBD = 0 häufig zu, wodurch die Annahme der konstanten Varianz verletzt wird. Dieses Problem lässt sich durch die Anwendung der *gewichteten Methode der kleinsten Quadrate* (*weighted least squares*) lösen (Amos et al. 1989). Für die zahlreichen Erweiterungen des HE-Verfahrens sei auf eine Spezialausgabe der Zeitschrift Human Heredity zum 30-jährigen Erscheinungsjubiläum

des Originalartikels sowie auf einen Überblicksartikel verwiesen (Ott (Hrsg.) 1998, Feingold 2001). U.a. finden sich dort eine Erweiterung für Kopplung mit dem X-Chromosom (Wiener et al. 2003) sowie Entwicklungen adäquater Regressionen für verschiedene Typen von Geschwistern auf der Basis sogenannter *verallgemeinerter Schätzgleichungen* (*Generalized Estimation Equations, GEE*, Olson und Wijsman 1993, Blossey et al. 1993), die robuste Schätzer der Kovarianzmatrix (s. nächster Abschnitt) verwenden. Einige Erweiterungen berücksichtigen zur Ausnutzung der vollen Information über die Phänotypen der zwei Geschwister nicht nur die Differenz $Y_{j1} - Y_{j2}$ sondern auch die Summe $Y_{j1} + Y_{j2}$. Auf der Basis dieser Größen entwickelte Elston (Elston et al. 2000) ein verbessertes HE-Verfahren (*Haseman-Elston-revised*), das näherungsweise mit der Varianzkomponentenanalyse (s. u.) identisch ist (Sham und Purcell 2001).
Powerberechnungen für das HE-Verfahren sind Powerberechnungen für den Test auf Steigung Null bei der linearen Regression unter Berücksichtigung eines Segregationsmodels, das im Idealfall adäquat geschätzt wurde (s. Kapitel 3). Sie sollten das verwendete HE-Verfahren berücksichtigen (Chen et al. 2004). Haseman-Elston-revised hat dabei eine größere Power als das ursprüngliche HE-Verfahren. Die Heritabilität eines QTLs (*quantitative trait locus*) muss mindestens 10% betragen, um zu realistischen Stichprobengrößen führen zu können.

4.4.3 Varianzkomponentenanalyse

Wir betrachten nun das gemischte Modell (s. Abschnitt 3.4.3), bestehend aus Hauptgen, polygener Komponente und Umweltkomponente, das wir der Einfachheit halber noch nicht im vorherigen Abschnitt betrachtet haben. Zusätzlich können noch Kovariablen in die Regressionsgleichung des gemischten Modells eingeführt werden. Für die Statistiker sei bemerkt, dass in diesem gemischten Modell die beobachteten Kovariablen die festen Effekte und die nicht-beobachteten die zufälligen Effekte im Sinne eines klassischen *Random-Effects-Modells* darstellen. Für die Varianz des Phänotyps gilt:

$$\mathrm{V}(y_j) = \sigma_a^2 + \sigma_d^2 + \sigma_P^2 + \sigma_E^2$$

Diese Addition der Varianzen setzt voraus, dass die polygene (P) und die Umweltkomponente (E) nicht miteinander korrelieren bzw. die Kovarianz (s.u.) zwischen ihnen Null ist.
Bei der *Varianzkomponentenanalyse* (*VC-Analyse, variance components analysis*) wird statt der quadratischen phänotypischen Differenz die Kovarianz zwischen zwei Personen betrachtet. Sie ist definiert durch (s. Abschnitt 1.2.2):

$$COV(Y_{j1},Y_{j2}) = \mathrm{E}(Y_{j1} - E(Y_{j1}))\mathrm{E}(Y_{j2} - E(Y_{j2})).$$

Für einen Stammbaum mit n Personen hat die Kovarianzmatrix Ω n Zeilen und n Spalten und trägt an der Position der i-ten Zeile und j-ten Spalte den Eintrag COV(Y_i,Y_j). An Position (i,i) steht die Varianz der i-ten Person. Amos (1994) modelliert nun die Kovarianzmatrix der phänotypischen Werte in einem Stammbaum in Abhängigkeit von den genetischen Varianzkomponenten, den IBD-Werten und der Rekombinationsrate in der folgenden Form:

$$COV(y_i,y_j|\pi_{ij}^*) = f(\theta,\pi_{ij}^*)\sigma_a^2 + g(\theta,\pi_{1j})\sigma_d^2 + \Phi_{ij}\sigma_P^2 + I\sigma_E^2, \qquad (4.23)$$

wobei $f(\theta,\pi_{ij}^*)$ für verschiedene Verwandtschaftstypen berechnet werden kann (Amos et al. 1990). Außer bei Geschwistern ist π_{1j} = P(IBD = 2) = 0, da andere Verwandtschaftspaare nur ein Allel gemeinsam nach Herkunft geerbt haben können. Für $\pi_{1j} = 0$ gilt jedoch $g(\theta,\pi_{1j}) = 0$, ohne dass hier auf die genauer Form von $f(\theta,\pi_{ij}^*)$ und $g(\theta,\pi_{1j})$ eingegangen werden soll. Damit entfällt die dominante Varianzkomponente σ_d^2 außer bei Geschwistern, aber auch bei Geschwistern wird sie häufig weggelassen, da wie beim HE-Verfahren σ_d^2=0 gesetzt wird. Der *Verwandtschaftskoeffizient* (*coefficient of relationship*, s. Abschnitt 2.2.1.5), Φ_{ij}, ist der erwartete Anteil an Allelen, die zwei verwandte Personen IBD haben, wenn das ganze Genom betrachtet wird. Er beschreibt also die genetische Korrelation zwischen den verwandten Personen außer am betrachteten Hauptgen, also die polygene Komponente. (I ist die *Identitäts-* oder *Einheitsmatrix*. Die Elemente der Matrix sind Einsen auf der Hauptdiagonalen und sonst Nullen. Sie dient dazu, die zufällige nichtgenetische Varianz eines Individuums σ_E^2 zu beschreiben, und ist daher nur für $i = j$ von Null verschieden.)

Dem gemischten Modell nach Abschnitt 3.4.3 liegen Normalverteilungsannahmen zugrunde. Die Normalverteilung ist eindeutig durch den Erwartungswert und die Varianz beschrieben (s. Abschnitt 1.2.2). Betrachten wir nun einen Stammbaum, so werden hier die Phänotypen durch eine multivariate Normalverteilung (eine Dimension pro Person) dargestellt, die eindeutig durch die Erwartungswerte und die Kovarianzmatrix Ω bestimmt wird. Die Varianzkomponenten und die Regressionskoeffizienten β für die Kovariablen X werden nun als Maximum-Likelihood-Schätzer mittels der Log-Likelihood der multivariaten Normalverteilung geschätzt:

$$\begin{aligned}\ln L(\sigma_a^2,\sigma_d^2,\sigma_P^2,\sigma_E^2,\beta|y,X) =& -\frac{n}{2}\ln(2\pi) - \frac{1}{2}\ln|\Omega| \\ & -\frac{1}{2}(y - X'\beta)'\Omega^{-1}(y - X'\beta) \qquad (4.24)\end{aligned}$$

wobei die Kovarianzmatrix aus Gl. 4.23 eingeht ($'$ bedeutet transponiert).

Der Test für Kopplung auf der Basis der Varianzkomponentenanalyse ist nun ein Likelihood-Ratio-Test (s. Exkurs 3). Unter der Nullhypothese betrachtet man ein rein polygenes Modell ohne Hauptgenkomponente, unter der Alternative lässt man das gemischte Modell zu. Der Test ist bei Nutzung der Log_{10}-Likelihood im Wesentlichen identisch zum klassischen LOD-Score. In der Kovarianzmatrix (s. Gl. 4.23) steht der Ausdruck $f(\theta, \pi^*_{ij})\sigma^2_a$ für die Kopplung mit dem Hauptgen. Aus der Form von f ergibt sich, dass sich θ und σ^2_a nicht gut gemeinsam schätzen lassen, daher wird häufig $\theta = 0$ gesetzt. Je nach den Parametern des Modells und der Familienkonstellation kann es zu Situationen kommen, in denen sich auch sonst nicht alle Parameter schätzen lassen. Die Schätzung der Heritabilität als Effektmaß ist möglich als Gesamtheritabilität (relativer Varianzanteil) im rein polygenen Modell. Die Aufteilung der Heritabilität in die des betrachteten QTLs (rel. Varianzkomponente, Hauptgen) und diejenige, die nicht auf den QTL zurückzuführen ist (rel. Varianzkomponente, Polygene) ist im gemischten Modell möglich. In der "Rest"-Heritabilität sind dann nicht nur Polygene sondern auch nicht betrachtete Hauptgene oder Oligogene enthalten.

Sind die Normalverteilungsannahmen verletzt oder gibt es Personen oder Stammbäume mit Phänotypen, die bzgl. des gemischten Modells sehr extrem sind (Ausreißer, s. Abschnitt 1.4.4), kann es zur Vergrößerung des Fehlers 1. Art und zu Verzerrungen der Schätzer kommen. Daher sollte mindestens eine Sensitivitätsanalyse stattfinden. Bei einer VC-Analyse von Scholz et al. (1999) z.B. zeigten sich bei einer genomweiten Suche (s. nächster Abschnitt) mehr als 40 LOD-Scores > 3. Bei dem betrachteten Phänotyp lagen beide genannten Probleme vor. Durch eine Logarithmus-Transformation des Phänotyps blieben nur noch 6 LOD-Scores > 1. Lassen sich keine Transformationen zur Normalverteilung durchführen, kann z.B. auf *Quasi-Likelihood*-Verfahren (Amos 1994, Amos et al. 1996) zurückgegriffen werden. Diese erlauben die Durchführung einer VC-Analyse, wenn zu wenig Information zur Bildung der Likelihoodfunktion vorhanden ist, dennoch aber Annahmen über die Mittelwerte und Kovarianzen gemacht werden können.

Bei der Varianzkomponentenanalyse ist es möglich, Stammbäume mit verschiedenen Verwandtschaftsgraden, Kovariablen, mehrere QTLs und mehrere Phänotypen gleichzeitig zu betrachten. Diese Erweiterungen können zu einer Erhöhung der Power führen.

Eine weitere Erhöhung der Power kann durch selektive Rekrutierung extremer Phänotypen für eine VC-Analyse erreicht werden. Die Stammbäume sind dann keine Zufallsstichprobe aus der Population mehr. Daher müssen die Likelihoods bei diesen Designs für die Auswahlverzerrung korrigiert werden, die Korrektur funktioniert prinzipiell wie in Abschnitt 3.3. Kernfamilien können z.B. danach rekrutiert werden, dass mindestens eines der Geschwister i einen besonders hohen (oder niedrigen) Phänotyp $y_i > \text{c}$ ($y_i < \text{c}$) hat, z.B. BMI > 30, also ein übergewichtiges Kind. Die Grenze c kann dabei entweder

durch einen Wert oder durch Quantile (s. Abschnitt 1.2.2) der Verteilung in der Bevölkerung (z.B. beim BMI entsprechend der Altersklasse und dem Geschlecht der Kinder) festgelegt werden. Üblich ist hierbei z.B. nur die obersten 10% der Verteilung zu rekrutieren. Familien können auch danach rekrutiert werden, dass nur extrem konkordante oder extrem diskordante Geschwisterpaare rekrutiert werden, also z.B. Geschwisterpaare, bei denen beide sehr dünn oder beide sehr dick sind bzw. von denen eines sehr dünn und das andere sehr dick ist. Bei diesen *Designs für extreme Geschwisterpaare* (Risch und Zhang 1995, 1996) kann die Power unter Umständen extrem steigen, vor allem, wenn nach einem seltenen Mendelschen Hauptgen gesucht wird. Um Stammbäume von Probanden mit extremen Werten aus einer Bevölkerung rekrutieren zu können, müssen jedoch große Kohorten zur Verfügung stehen. Dies erschwert die Rekrutierung einer hinreichenden Stichprobe aus Familien mit extremen Geschwisterpaaren in der Praxis sehr.
Zur weiteren Lektüre über VC-Analyse sei noch auf eine Spezialausgabe der Zeitschrift Behavior Genetics im Jahre 2004 verwiesen (Hewitt (Hrsg.) 2004).

4.5 Genomweite Kopplungsanalyse

4.5.1 Betrachtung mehrerer Marker

Bisher haben wir einen einzelnen Markerlocus M und seine Kopplung zu dem Krankheitsgenlocus D mittels der sogenannten Zwei-Punkt-Kopplungsanalyse untersucht. Nun wollen wir *Mehrpunkt Verfahren* zur Kopplungsanalyse entwickeln, d.h. wir untersuchen mehrere benachbarte Markerloci $t, t = 1, \ldots, T$, und ihre Kopplung zu D, weil dadurch der Informationsgehalt erhöht werden kann.

Die meisten heutigen *Mehrpunkt-Kopplungsanalysen* (*multipoint linkage analysis*) dienen dazu, das gesamte Genom oder auch bestimmte Regionen systematisch mit zahlreichen Markern auf Kopplung zu einem disponierenden Locus für eine Krankheit zu untersuchen. Hierfür ist im Gegensatz zu Kandidatengenen kein biologisches Vorwissen (z.B. Genfunktion) bzgl. der Krankheit erforderlich. Ein sehr typisches Design ist es, ca. 350-700 Mikrosatelliten mit einem durchschnittlichen Markerabstand von ca. 5-10cM in einem Geschwisterpaaransatz oder auch in größeren Familien hinsichtlich Kopplung zu betrachten.

Als frühes Bespiel betrachten wir die bereits mehrfach angesprochene Kopplungsanalyse zum Brustkrebs auf Chromosom 17 (Hall et al. 1990). Tab. 4.8 zeigt die Ergebnisse der LOD-Score-Analyse (s. Abschnitt 4.2) für 3 Marker, die gemeinsam in einer Mehrpunkt-Kopplungsanalyse untersucht wurden. Gegenüber der Originalveröffentlichung ist die Tabelle verkürzt dargestellt - unter Auslassung einiger Rekombinationsraten und ohne den vierten Marker. Die Tabelle gibt in der dritten Zeile die Markerkarte für die Marker relativ zum Marker D17S78 (in Einheiten für θ) an. Die LOD-Score Ergebnisse, die sich aus den Likelihoods bei simultaner Markerbetrachtung ergeben, sind getrennt für die Familien in den drei Altersgruppen für das mittlere Alter bei Krankheitsbeginn angegeben. In der Tabelle wurden auch LOD-Scores für Stellen ohne Marker interpoliert. Für D17S74 zeigt sich bei den Jüngeren gute Evidenz für Kopplung (max. LOD-Score 5,41 nahe bei D17S74) und auch Evidenz gegen Kopplung in den beiden anderen Altersgruppen.

Tabelle 4.8. Mehrpunkt-LOD-Scores (Programm LINKAGE) für 3 Marker auf Chromosome 17 in einer Kopplungsstudie zu Brustkrebs (Tab. 2, Hall et al. 1990, Tabelle verkürzt und ohne den vierten Marker dargestellt) mittleres Alter bei Diagnose A: Familien 1-7: A≤45 Jahre, Familien 8-15: 46≤A≤51 Jahre, Familien 16-23: A≥52 Jahre.

	Mehrpunkt-LOD-Score (Marker, genetischer Abstand θ zu D17S78)							
	D17S78		D17S41		D17S74			
Fam	0,000	0,060	0,100	0,140	0,160	0,184	0,208	0,256
1-7	+2,83	+3,47	+3,41	+4,60	+5,24	+5,41	+5,24	+4,48
8-15	-0,30	+0,03	-0,20	-2,71	-9,14	-5,61	-4,24	-2,78
16-23	-6,70	-5,52	-6,98	-7,94	-15,21	-8,94	-6,79	-5,03

Auch für den IBD-Status an einem Markerlocus t^* kann die Betrachtung benachbarter Marker zusätzliche Information liefern und somit zu einer Kopplungsanalyse mit größerer Power führen. Als Beispiel betrachten wir die Familie aus Abb. 4.15 mit drei typisierten Markern $t = 1$, 2 und 3. Die Marker seien auf dem Chromosom so eng benachbart, dass Doppelrekombinationen ausgeschlossen werden können. Die Genotypen der Marker sind bei jedem Mitglied der Familie untereinander angeordnet. Betrachten wir nur den mittleren Marker $t^* = 2$, so ist P(IBD = 1) = P(IBD = 2) = 1/2, da das Allel 5 identisch nach Herkunft geerbt wurde, dies aber bei den väterlichen Allelen 3 nicht geklärt werden kann. Betrachten wir alle drei Loci, so wurde jeweils der Haplotyp 1-3-2 vom Vater geerbt. Ohne Doppelrekombinationen gilt für $t^*=2$ somit P(IBD=2)=1. Mit Hilfe benachbarter Marker konnte der IBD-Status hier also eindeutig bestimmt werden.

Bei den heutigen Mehrpunkt-Verfahren wird der IBD-Status an einer Position t^* des Genoms unter Ausnutzung aller Informationen auch der benachbarten Marker möglichst genau bestimmt, um anschließend einen Kopplungstest am betrachteten Marker t^* durchzuführen. Hierzu wird nicht direkt der IBD-Status berechnet, sondern *Vererbungsvektoren* (*inheritance vectors*), die wir

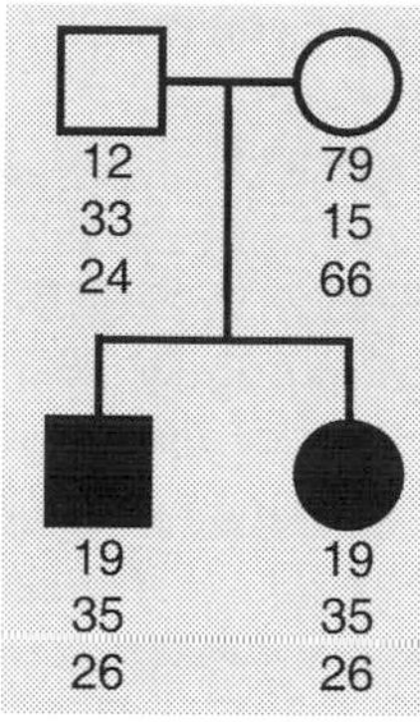

Abbildung 4.15. Kernfamilie mit 3 eng benachbarten Markern.

in Abschnitt 4.5.2 für einen Marker zunächst ohne Berücksichtigung der anderen einführen. Durch die Vererbungsvektoren werden Meiosen und damit die Vererbungswege im Stammbaum beschrieben. In Abschnitt 4.5.3 erklären wir das Mehrpunkt-Verfahren unter Berücksichtigung benachbarter Marker. Der hierbei verwendete Lander-Green-Algorithmus wird im Exkurs 4 beschrieben. Anschließend können parametrische und nichtparametrische Kopplungstests (s. Abschnitte 4.1-4.3) folgen. Das Verfahren betrachtet bei der Verteilung der Vererbungsvektoren die Marker gleichzeitig. Der anschließende Kopplungstest ist jedoch nicht "Mehrpunkt", vielmehr wird ein Kopplungstest für jeden einzelnen Marker durchgeführt. Bei einer typischen genomweiten Suche mit ca. 350-700 Mikrosatellitenmarker macht dies eine Adjustierung für das massive Mehrfachtesten (s. Abschnitt 1.4.3) erforderlich. Hierauf werden wir in Abschnitt 4.5.4 eingehen.

4.5.2 Vererbungsvektoren bei Betrachtung eines Markers

Der Vererbungsvektor $\vec{\nu}_t$ an einem Locus t beschreibt in einem Stammbaum die Herkunft der Allele bei den t=1,..., $2n$ elterlichen Meiosen aller n Nicht-Gründer (s. Abschnitt 1.3.3), d.h. ob das Allel großväterlicher- oder großmütterlicherseits vererbt wurde. Damit enthält er alle für die Kopplung relevanten Informationen. Der Pfeil bezeichnet einen Vektor. Die einzelnen Elemente des Vererbungsvektors, die keinen Pfeil tragen, sind für Nicht-Gründer i, i=1,...,n:

$$\nu_{t,i[0]} = \begin{cases} 0 \ \ paternale\ Meiose: & großväterliches\ Allel\ wurde\ geerbt \\ 1 \ \ paternale\ Meiose: & großmütterliches\ Allel\ wurde\ geerbt \end{cases}$$
$$\nu_{t,i[1]} = \begin{cases} 0 \ \ maternale\ Meiose: & großväterliches\ Allel\ wurde\ geerbt \\ 1 \ \ maternale\ Meiose: & großmütterliches\ Allel\ wurde\ geerbt \end{cases}$$

Für die i-te Person beschreibt die erste Position (bezeichnet durch [0]) die Herkunft bei der paternalen Meiose und die zweite Position (bezeichnet durch

[1]) die Herkunft bei der maternalen Meiose. Der so definierte Vererbungsvektor hat also insgesamt die Länge $2n$.

Als Beispiel betrachten wir Abb. 4.16.A mit Sohn und Tochter. Der Vererbungsvektor $\vec{\nu}_t$ hat die Länge 4. Die beiden ersten Positionen beschreiben die Vererbung beim Sohn und die beiden letzten die Vererbung bei der Tochter. Wir nehmen als *Gründer-Konvention* an, dass die Eltern (allgemein die Gründer) jeweils das linke Allel vom Großvater und das rechte Allel von der Großmutter geerbt haben. Außer bei den Gründern eines Stammbaums wird jedoch weiterhin das kleinere Allel bei Genotypen links genannt (s. Abschnitt 1.3.3). Der Vererbungsvektor ist dann $\vec{\nu}_t = (0,1,0,0)$. Die erste Position ist 0, da der Sohn vom Vater Allel 3, also das linke, großväterliche geerbt hat. Die zweite Position ist 1, da er von der Mutter Allel 2, also das großmütterliche geerbt hat. Die dritte und vierte Position sind 0, da die Tochter von beiden Eltern das linke Allel geerbt hat. An der ersten und dritten Position des Vererbungsvektors steht die Herkunft der paternalen Allele für das Geschwisterpaar. Die Geschwister haben beide das linke, großväterliche geerbt, damit ist dieses Allel identisch nach Herkunft. An der zweiten und vierten Position des Vektors steht die Herkunft der maternalen Allele. Die Geschwister haben hier Allele unterschiedlicher Herkunft geerbt, also gilt insgesamt IBD=1. Der IBD-Status lässt sich aus dem Vererbungsvektor eindeutig bestimmen.

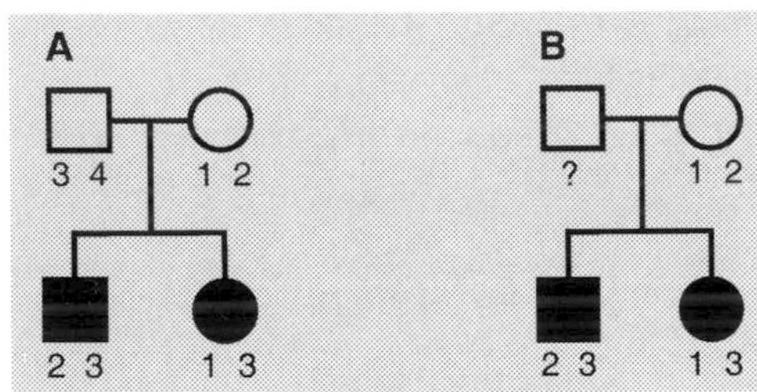

Abbildung 4.16. Kernfamilien mit zwei erkrankten Geschwistern und Eltern. A: vollständig typisiert, B: Vater nicht typisiert.

Als zweites Beispiel betrachten wir den Stammbaum in Abb. 4.16.B, bei dem der Vater nicht typisiert ist. Im Vererbungsvektor sind nur die mütterlichen Meiosen, also die Positionen zwei und vier, eindeutig bestimmt. An den Positionen eins und drei können die Werte 0 oder 1 auftreten. Die Wahrscheinlichkeiten $P(\vec{\nu})$ der vier möglichen Vererbungsvektoren hängen von der Allelhäufigkeit p_3 des Allels 3 ab. Sie sind in Tab. 4.9 aufgeführt, wobei X alle anderen Allele außer Allel 3 bezeichnet. Der Vater hat den Genotyp 33 oder 3X. Die Wahrscheinlichkeit, dass der Vater homozygot 33 ist, ist hier p_3 (bedingt auf die Stammbaum- und Genotyp-Information), da der Vater auf jeden Fall ein Allel 3 haben muss. Alle Vererbungskombinationen für die Allele der Geschwister haben dann die Wahrscheinlichkeit $1/4$. Ist der Vater heterozygot 3X, so tragen die Geschwister das gleiche Allel nach Herkunft, die beiden letzten Zeilen der Tabelle unterscheiden dann nur, ob die gleiche Herkunft großväterlicher- oder großmütterlicherseits ist. Beide Möglichkeiten sind gleichwahrscheinlich. Die letzte Spalte gibt an, wie die Wahrscheinlichkeiten für mehrere Vererbungsvektoren zu der Wahrscheinlichkeit für den IBD-Status zusammengefasst werden können.

Tabelle 4.9. Vererbungsverteilung und IBD-Status für Stammbaum 4.16.B.

$\vec{\nu}$	IBD	Genotyp des Vaters	$P(\vec{\nu})$	P(IBD)
(0,1,1,0)	0	33	$1/4 \cdot p_3$	$P(IBD{=}0) = 1/4 \cdot p_3$
(1,1,0,0)	0	33	$1/4 \cdot p_3$	
(0,1,0,0)	1	33 oder 3X	$1/4 \cdot p_3 + 1/2 \cdot (1-p_3)$	$P(IBD = 1)$
				$= 1/2 \cdot p_3 + (1-p_3)$
				$=1 - 1/2 \cdot p_3$
(1,1,1,0)	1	33 oder 3X	$1/4 \cdot p_3 + 1/2 \cdot (1-p_3)$	

Als letztes Beispiel betrachten wir den Stammbaum in Abb. 4.17.A und den Vererbungsvektor $\vec{\nu}_t$=(0,0,1,0,0,1). Die Markerallele der Gründer (d.h. der Großeltern und des Vaters) sind beliebig mit $M_1, \ldots, M_6$ nummeriert, man kann dies als "*Platzhaltergenotypen*" bezeichnen. Abb. 4.17.B zeigt, dass sich mit Hilfe des Vererbungsprozesses der "Vererbungsweg" der Gründerallele durch den Stammbaum nachzeichnen lässt, so dass sich die Genotypen der Nicht-Gründer (hier Mutter, Bruder der Mutter und Sohn) aus Vererbungsvektor und Platzhaltergenotypen ergeben. Für die Gründer haben wir wie beim ersten Beispiel angenommen, dass links das großväterliche Allel steht.

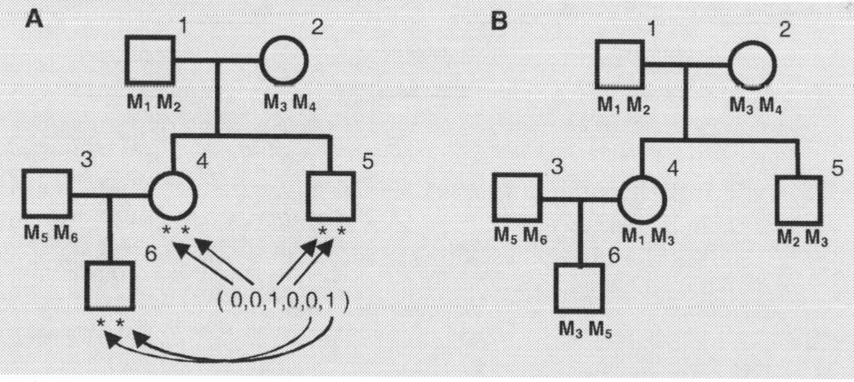

Abbildung 4.17. Stammbaum mit Platzhaltergenotypen für die Gründer. A: mit Vererbungsvektor für die Nicht-Gründer, B: mit Genotypen für die Nicht-Gründer.

Es lässt sich also einerseits aus einem Stammbaum der Vererbungsvektor bzw. dessen Wahrscheinlichkeitsverteilung bestimmen, und andererseits können in einem Stammbaum mit Hilfe des Vererbungsvektors und der Genotypen der Gründer die Genotypen der Nicht-Gründer bestimmt werden. Bei Kopplungsanalysen ist nur die Herkunft der Allele wichtig, jedoch nicht das spezifische Allel. Daher können die Genotypen der Eltern durch Durchnummerierung und die Herkunft der Allele durch die obige Gründer-Konvention festgelegt werden.

Nun wollen wir die Verteilung der Vererbungsvektoren im Stammbaum betrachten. Dazu müssen zunächst alle möglichen Meiosen aufgelistet werden. Für einen Stammbaum mit n Nicht-Gründern (n = non-founder) gibt es $2n$ Meiosen und damit 2^{2n} mögliche Vererbungsvektoren, da jede Position des Vererbungsvektors nur die Werte 0 oder 1 annehmen kann. Die Konvention, dass bei den f Gründern (f = founder) links das großväterliche Allel steht, wurde eingeführt, um die Zahl der zu betrachtenden möglichen Vererbungsvektoren auf 2^{2n-f} zu reduzieren. Es sei hier erwähnt, dass dies ohne Verfälschungen in der Analyse möglich ist und zu einer sehr wichtigen Reduktion der Rechenvorgänge im Computeralgorithmus führt. Die Gründer-Konvention fasst nämlich alle Vererbungsvektoren in einer Gruppe zusammen, bei denen die Kopplungsinformationen im Stammbaum identisch ist, und sich nur die unbeobachteten Meiosen von den Eltern der Gründer auf die Gründer unterscheiden würden. Daher kann diese Konvention ohne Verlust der Allgemeinheit für Kopplungsanalysen benutzt werden.

Ist für den Stammbaum keine Markerinformation φ (φ für Genotyp des Markers) bekannt, so bezeichnet man die Verteilung der Vererbungsvektoren als *a-priori-Verteilung*, und alle möglichen Vererbungsvektoren $j = 1, \ldots, 2^{2n-f}$ sind gleichwahrscheinlich:

$$P(\vec{\nu}_t = \vec{\nu}_{t,j}) = \frac{1}{2^{2n-f}} \text{ für } j = 1, \ldots, 2^{2n-f}.$$

Am Locus t kann man für jeden gegebenen Vererbungsvektor $\vec{\nu}_{t,j}$ die Wahrscheinlichkeit für die Markergenotypen im Stammbaum, $P(\varphi_t|\vec{\nu}_{t,j})$, mit Hilfe von Platzhaltergenotypen der Gründer (s. Beispiel im vorherigen Abschnitt) berechnen. Wir hatten am Ende des Abschnitts 4.5.1 das Ziel formuliert, die Verteilung der Vererbungsvektoren bei den in einem Stammbaum vorliegenden Markergenotypen zu berechnen. Diese Verteilung bezeichnet man als *a-posteriori-Verteilung* der Vererbungsvektoren, $P(\vec{\nu}_{t,j}|\varphi_t)$, und sie lässt sich nun mittels des Bayes-Theorems (s. Gl. 1.3) bestimmen:

$$P(\vec{\nu}_{t,j}|\varphi_t) = \frac{P(\varphi_t|\vec{\nu}_{t,j})P(\vec{\nu}_{t,j})}{\sum\limits_{j=1}^{2^{2n-f}} P(\varphi_t|\vec{\nu}_{t,j})P(\vec{\nu}_{t,j})} \tag{4.25}$$

4.5.3 Vererbungsvektoren bei Betrachtung mehrerer Marker

Nun betrachten wir zahlreiche Markerloci t, t=1,..., T, in einer genomweiten Suche mit den bekannten Rekombinationsraten $\theta_1, \theta_2, ..., \theta_{T-1}$ zwischen ihnen. Ziel ist die Bestimmung der a-posteriori-Verteilung der Vererbungsvektoren an einem Locus t^* bei Verwendung der Markerinformationen an allen Loci t. Formal ist dies die Erweiterung der Gl. 4.25:

$$P\left(\vec{\nu}_{t^*,j}|\varphi_1, \varphi_2, ..., \varphi_T\right) = \frac{P(\varphi_1, \varphi_2, ..., \varphi_T|\vec{\nu}_{t^*,j})P(\vec{\nu}_{t^*,j})}{\sum\limits_{j=1}^{2^{2n-f}} P(\varphi_1, \varphi_2, ..., \varphi_T|\vec{\nu}_{t^*,j})P(\vec{\nu}_{t^*,j})} \tag{4.26}$$

Gl. 4.26 ist rechnerisch schwierig. Die Berechnung der Vererbungsverteilung erfolgt durch den *Lander-Green-Algorithmus*. Dieser liefert eine rekursive Berechnung der Likelihood der Vererbungsvektoren (s. Exkurs 4, Gl. 4.27). Typisierte Nachbarmarker können hierbei zur Sicherung der IBD-Information beitragen (s. Abschnitt 4.5.1), so dass der Einfluss der Allelhäufigkeiten bei fehlenden Eltern auf eine genomweite Kopplungsanalyse deutlich geringer ist als bei Zwei-Punkt-Verfahren (s. Abschnitte 4.2.2 und 4.3.3.2).

Beim Lander-Green-Algorithmus wird über die verschiedenen Marker summiert, aber für jeden Marker muss der volle Vererbungsvektor aller Meiosen gebildet werden. Hieraus ergeben sich die Grenzen des Algorithmus: Die Zahl der Rechenschritte steigt linear mit der Markerzahl und exponentiell mit der Zahl der Meiosen. Grob wird die Durchführbarkeit des Algorithmus durch die Zahl $2n - f$ bestimmt, Stammbäume dürfen also für Mehrpunktanalysen nicht zu groß sein. Im Gegensatz hierzu darf die Markerzahl beim Elston-Stuart-Algorithmus (Gl. 4.8) nicht zu groß sein, da die Rechenschritte dort linear mit der Personenzahl und exponentiell mit der Markerzahl wachsen.

Exkurs 4: Der Lander-Green-Algorithmus

Der Lander-Green-Algorithmus (Lander und Green 1987) basiert auf einem *versteckten Markov-Modell* (*hidden Markov model*), das in Abb. 4.18 dargestellt ist. Es werden zwei Prozesse bzw. Ketten entlang eines Chromosoms betrachtet, nämlich die Markergenotypen, die an den Loci *t=1,...,T* beobachtet werden und die Vererbungsvektoren, die nicht beobachtet werden, sondern versteckt liegen.

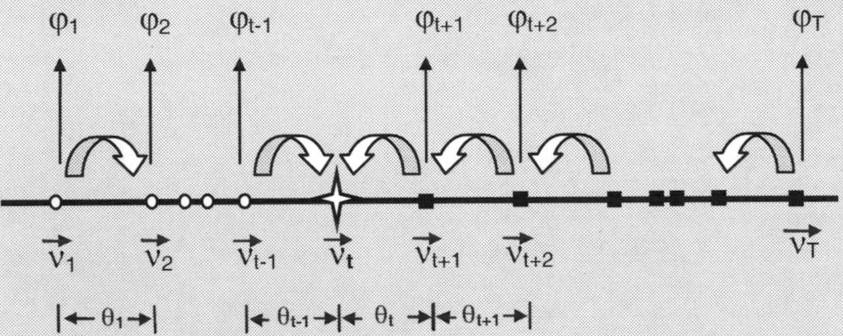

Abbildung 4.18. Markergenotypen und Vererbungsprozess im Genom als verstecktes Markov-Modell. Für die Position t im Genom seien φ_t die Markergenotypen. Der Vererbungsvektor $\vec{\nu}_t$ wird an Position t berechnet.

Die Vererbungsvektoren $\vec{\nu}_{t,i}$ werden durch eine *Markov-Kette* (*Markov chain*) dargestellt, wobei der erste Index beschreibt, an welcher Stelle t des Genoms der Vererbungsvektor betrachtet wird. Der zweite Index, i oder j, beschreibt die Realisation der Zufallsvariable Vererbungsvektor $\vec{\nu}_t$, also die genaue Kombinationen von 0 und 1 im Vektor. Bei einer Markov-Kette wird die Verteilung an der Stelle t nur durch die Verteilung an der Stelle $t-1$ bestimmt. Konkret gilt für die Verteilung der Vererbungsvektoren an der Stelle t

$$P(\vec{\nu}_{t,j}|\vec{\nu}_1, \vec{\nu}_2, ..., \vec{\nu}_T) = P(\vec{\nu}_{t,j}|\vec{\nu}_{t-1,i}) \qquad i,j = 1, ..., 2^{2n-f} \qquad t = 2, ..., T$$

Zwischen den Loci $t-1$ und t bestimmt die Rekombinationsrate θ die Veränderung des Vererbungsvektors. In Abb. 4.16.A ist der Vererbungsvektor (an der Position $t-1$) $\vec{\nu}_{t-1} = (0,1,0,0)$, somit ist ohne Rekombinationen auch $\vec{\nu}_t = (0,1,0,0)$. Liegt aber bei der väterlichen Meiose des Sohnes eine Rekombination zwischen $t-1$ und t vor und bei den anderen Meiosen nicht, so verändert sich der Vererbungsvektor zu $\vec{\nu}_t = (1,1,0,0)$. Dies geschieht mit der Wahrscheinlichkeit $\theta(1\text{-}\theta)^3$. Man zählt für den Übergang $\vec{\nu}_{t-1}$ nach $\vec{\nu}_t$ die b (b=bit) Rekombinationen zwischen $t-1$ und t.

$$P(\vec{\nu}_{t,j}|\vec{\nu}_{t-1,i}) = \theta^b(1-\theta)^{2n-f-b} \quad i,j = 1, ..., 2^{2n-f} \quad b = 0, ..., 2n-f$$

Mit Hilfe dieser Übergangswahrscheinlichkeiten kann man rekursiv den Vererbungsvektor an der Stelle t vom linken und vom rechten Chromosomenende her in der Kette der Marker bestimmen (s. Abb. 4.18). Die rekursive Formel des Lander-Green-Algorithmus für die Likelihood der Vererbungsvektoren des Stammbaums ist:

$$L = \sum_{\vec{\nu}_1} \sum_{\vec{\nu}_2} \ldots \sum_{\vec{\nu}_T} P(\vec{\nu}_1) \prod_{t=2}^{T} (\vec{\nu}_t | \vec{\nu}_{t-1}) \prod_{t=1}^{T} (\varphi_t | \vec{\nu}_t) \qquad (4.27)$$

wobei der letzte Term die Wahrscheinlichkeiten für die Markergenotypen bei Vorliegen eines Vererbungsvektors und der vorletzte Term die Übergangswahrscheinlichkeiten, die durch die Zahl der Rekombinationen bestimmt werden, beschreibt. Anschließend wird über alle Vererbungsvektoren summiert, die mit den beobachteten Markergenotypen kompatibel sind.
Für den Algorithmus wird die Markerkarte mit der Reihenfolge der Marker und den Rekombinationsabständen zwischen den Markern vorausgesetzt. Für eine beliebige Stelle x im Genom lässt sich der Vererbungsvektor auch ohne dort vorliegende Markergenotypen bestimmen, indem eine zusätzliche Position x in die (nicht beobachtete) Kette der Vererbungsvektoren eingefügt wird. An Stellen ohne Marker ist natürlich die Information über den Vererbungsvektor kleiner als an den Stellen der benachbarten Marker.

4.5.4 Genomweite Kopplungstests

In den Abschnitten 4.5.1-4.5.3 haben wir beschrieben, wie man die vollständigen Vererbungsinformationen, d.h. die IBD-Verteilung und den Vererbungsprozess im Stammbaum aus den Markergenotypen gewinnt. Der letzte Schritt der Mehrpunkt-Kopplungsanalysen ist die Einbeziehung des interessierenden Phänotyps, um schließlich an den einzelnen Positionen entlang des Genoms einen Kopplungstest durchzuführen. An jeder Position t^* wird ein parametrischer oder nichtparametrischer Kopplungstest durchgeführt. Hierzu platziert man an die Stelle t^* einen hypothetischen disponierenden Locus in die Karte der Marker, diese Stelle t^* hat die Rekombinationsraten θ^*_{t-1} und θ^*_t, wenn t^* zwischen den benachbarten Markern $t-1$ und t liegt. Nun wird angenommen, dass der Phänotyp nur vom Vererbungsvektor am disponierenden Locus t^* abhängt. Der (Zweipunktkopplungs-)Test für Position t^* lässt sich nun wie in den Abschnitten 4.2-4.4 beschrieben durchführen. Betrachtet man eine Position, an der ein Marker vorliegt, so ist die Rekombinationsrate des hypothetischen disponierenden Locus mit dem Marker an dieser Stelle 0 und es wird keine zusätzliche Rekombinationsrate in der Markerkarte benötigt.
Es werden also entlang des Genoms zahlreiche Tests durchgeführt. Eine Korrektur für das multiple Testen (s. Abschnitt 1.4.3) sollte hierbei die Kopplung und damit die starke Abhängigkeit der Marker berücksichtigen. Lander

und Kruglyak (1995) leiteten Richtlinien zur Beurteilung genomweiter Kopplungsanalysen ab, die sich daran orientieren, dass die Teststatistik mittels des Lander-Green-Algorithmus an jeder Stelle des Genoms bestimmbar ist ("dichtes Genom"). Sie definierten einheitliche Kriterien, die weite Akzeptanz gefunden haben und je nach Studiendesign und verwendeter Teststatistik zu unterschiedlichen Signifikanzgrenzen führen (s. Tab. 4.10).

Tabelle 4.10. Lander-Kruglyak-Kriterien für Signifikanz in genomweiten Kopplungsanalysen. Signifikanzgrenzen und LOD-Scores für die ASP-Methode (s. Abschnitt 4.3.3).

Kopplungsaussage	Erwartete Häufigkeit in genomweiter Suche	Festgelegte Signifikanzgrenze	LOD-Score
vermutet	1 mal	7×10^{-4}	2,2
signifikant	0,05 mal	2×10^{-5}	3,6
hoch signifikant	0,001 mal	3×10^{-7}	5,4
bestätigt	signifikant in 2 Scans		

Wegen der strengen Signifikanzgrenzen ist es bei praktisch gut realisierbaren Stichprobenzahlen sehr schwer, Kopplung signifikant nachzuweisen (s. z.B. Altmuller et al. 2001). Gerade deswegen ist es auch wichtig, vermutete Kopplungsregionen zu publizieren. Haben mehrere Forschergruppen eine genomweite Kopplungsanalyse zu einer Krankheit veröffentlicht, ist eine Metaanalyse der genomweiten Suchen (z.B. Wise et al. 1999) sinnvoll. Hierbei kann dann u.U. eine Region auffallen, die in mehreren Populationen die Grenzen knapp nicht erreichte.
Zum Schluss möchten wir nochmal kurz auf das Beispiel Brustkrebs mit der Kopplungregion auf Chromosom 17 zurückkommen (s. Abschnitt 4.5.1, Hall et al. 1990). Nachdem ein internationales Konsortium die Zahl der betrachteten Familien deutlich erhöhen konnte, gelang die weitere Eingrenzung der Kopplungsregion mit einer Mehrpunkt-Kopplungsanalyse. Hierbei zeigten vor allem Familien mit Brust- und Eierstockkrebs einen Kopplungsbefund (Easton et al. 1993). Im darauf folgenden Jahr konnte das für Brustkrebs disponierende Gen dieser Region, nämlich BRCA1 identifiziert werden (Miki et al. 1994). Der Hauptschritt zur Identifizierung des zweiten Brustkrebsgens BRCA2 ergab sich durch die Betrachtung von Hochrisikofamilien, die keine Kopplung zu BRCA1 zeigten (Wooster et al. 1994).

4.6 Ausblick

In diesem Kapitel haben wir die grundlegenden parametrischen und nichtparametrischen Kopplungsverfahren für quantitative und qualitative Phänotypen dargestellt.

Bei den Identity-by-Descent-Verfahren (Abschnitte 4.3, 4.4) haben wir die Identität nach Herkunft zwischen Allelen verschiedener Individuen betrachtet. Sind beide Allele eines einzigen Individuums identisch nach Herkunft und ist somit das Individuum homozygot, so spricht man von *Autozygosität* (*autozygosity*). Bei sehr seltenen rezessiven monogenen Mendelschen Phänotypen (monogene Krankheiten oder Subgruppen komplexer Krankheiten) tritt wegen möglicher Autozygosität die Erkrankung meistens bei Nachkommen aus Verwandtenehen auf. Je seltener das disponierende Allel ist, um so größer ist die Likelihood, das die Homozygosität eines Nachkommens aus Verwandtenehen tatsächlich Autozygosität darstellt. Kopplungsanalysen, die dies gezielt in die Likelihoodberechnungen für Kopplung einbauen, nennt man *autozygosity mapping* oder *homozygosity mapping* (Lander und Botstein 1987).

Bisher haben wir vorausgesetzt, dass die Verwandtschaftsverhältnisse bekannt sind und der Stammbaum keine Fehler aufweist. Falsche Verwandtschaften führen zu Analysefehlern; so ist z.B. der possible triangle (s. Abschnitt 4.3.3.1) für die MLS-Statistik bei Fehlern in den Verwandtschaftsverhältnissen nicht gültig (Leutenegger et al. 2002). Falsche Vaterschaften werden in den Familienstammbäumen mittels der Mendelschen Vererbungsgesetze überprüft. Jedoch ist es durchaus möglich, dass beispielsweise auch entferntere Verwandtschaften falsch angegeben werden. Oft kommt es bei einer Rekrutierungsaktion in einer Gegend auch vor, dass getrennt mehrere Familien rekrutiert werden, bei denen sich später herausstellt, dass sie in Wirklichkeit zu einer größeren Familie gehören. Auch Verwandtschaftsehen und kryptische Verwandtschaft (Leutenegger et al. 2003) müssen in der Analyse berücksichtig werden, wofür speziellere Verfahren entwickelt wurden.

Gerade bei Verwandtschaftsehen in größeren Stammbäumen sind die exakten Likelihood-Verfahren für Kopplungsanalysen sehr schnell nicht mehr möglich. Für diese komplexen Stammbäume mit Schleifen ist die Verwendung der MCMC-Verfahren zur approximativen Berechnung der Likelihood möglich (s. Abschnitt 4.2.3). Auch für große Stammbäume und viele Marker wie beispielsweise in genomweiten Suchen stoßen die exakten Verfahren an ihre Grenzen (s. Abschnitt 4.5.3). Hier gibt es die Möglichkeit, entweder approximative MCMC-Verfahren anzuwenden, oder beispielsweise einen großen Stammbaum in mehrere kleinere zu trennen und den damit verbundenen Informationsverlust über die Vererbung hinzunehmen, aber möglichst effektiv mit speziellen Trennungsalgorithmen vorzugehen.

Für genomweite Suchen haben wir weiter oben Mikrosatellitenmarker mit multiplen Allelen erwähnt. In neuerer Zeit wurden wegen der einfacheren technologischen Handhabung kommerzielle SNP-Chips für Kopplungsanalysen (z.B. von Illumina mit 6000 SNPs) entwickelt. Hierbei haben mehrere SNPs als Haplotypen denselben Informationsgehalt für Kopplung wie ein Mikrosatellitenmarker, da hier vor allem die Heterozygosität bzw. der PIC-Wert wichtig sind. Daher sind für eine Kopplungsanalyse weniger als 1000 Mikrosatellitenmarter aber mehrere Tausend SNPs notwendig. Die Verwendung dichterer SNPs für Kopplungsanalysen ist i.d.R. nicht angebracht, da die Kopplungsinformation eine höhere genetische Reichweite hat und die meisten Analyseverfahren für Kopplung gleichzeitig voraussetzen, dass kein Kopplungsungleichgewicht zwischen den Markern vorliegt. Genomweite Kopplungsverfahren mit Berücksichtigung des Kopplungsungleichgewichts sind aktuelles Forschungsthema in der Genetischen Epidemiologie.
Bei der Interpretation der Ergebnisse ist zu beachten, dass die Auflösungsmöglichkeiten für die exakte Lokalisation eines Gens über Kopplung begrenzt sind. Oft zeigt sich ein klarer Bias, da die Lokalisation des höchsten LOD Scores selbst bei klarer Signifikanz häufig nicht direkt an der richtigen Stelle liegt, sondern durchaus einige cM entfernt liegen kann. Auch ist das 1-LOD Intervall häufig groß. Im Anschluss an Kopplungsanalysen werden Finemappingstrategien zur präziseren Lokalisation angewendet. In der Regel werden alle Gene und damit auch sinnvolle Kandidatengene in der Region identifiziert und mit funktionellen Untersuchungen und Tierexperimenten abgeglichen. Das Finemapping selbst wird mit dichteren Markerkarten mittels Kopplung und vor allem auch mittels Assoziation (s. Kapitel 5) durchgeführt, da Assoziation bei bestehender Kopplung ein weit besseres Auflösungsvermögen zeigt. Für die Finemappingstrategien ist der oben erwähnte Bias in der Lokalisation von fundamentaler Bedeutung. Wie weit entfernt von dem niedrigsten p-Wert möchte man noch das Finemapping betreiben, bzw. wie weit entfernt muss man es noch betreiben, um richtig positive Resultate nicht im Finemapping-Schritt wegen des Bias auszuschließen? Falls die Linkagekurve keine klare und eng begrenzte Spitze zeigt, verwenden man als Faustregel häufig eine Reichweite von ± 30cM. Die Finemapping-Regionen für komplexe Krankheiten beinhalten in der Praxis häufig noch mehrere Hundert Gene. In den *Zweischrittverfahren* (1. Schritt: Kopplungsanalyse, 2. Schritt: Finemapping) hat sich auch gezeigt, dass die falsch-positiv Rate der Kopplungsbefunde in einem noch vertretbaren Maße ansteigt, wenn man für die Finemapping-Strategie die bisherige Stichprobe mit weiteren Familien verwendet, im Vergleich zu der Strategie, bei der für die ursprüngliche Analyse und das Feinmapping getrennte Stichproben genutzt werden. Daher sollte man für das Finemapping alle zur Verfügung stehenden Familien verwenden.

4.7 Programme

Das erste Programm **LIPED** (Ott 1974) für Zweipunktkopplungsanalysen wurde vor über dreißig Jahren entwickelt. Seitdem sind viele Programme für parametrische und nichtparametrische Kopplungsanalysen, für vorgeschaltete Qualitätsprüfungen und zur Abwicklung von Analysen publiziert worden. Unsere Zusammenstellung ist eine Auswahl, eine umfassende Sammlung mit Bezugshinweisen findet man auf J. Otts Webseite linkage.rockefeller.edu.

LINKAGE (Lathrop und Lalouel 1984) dient zur Schätzung von Rekombinationsraten sowie zur Berechnung von LOD-Scores für Zweipunkt- und Mehrpunktanalysen. Es können große Stammbäume, aber nur begrenzte Marker-/Allelzahlen bei Mehrpunktanalysen bearbeitet werden. Schnellere Versionen sind **FASTLINK** (Cottingham et al. 1993) und **VITESSE** (O'Connell und Weeks 1995).

GENEHUNTER (Kruglyak et al. 1996) nutzt den Lander-Green-Algorithmus und ist daher besonders geeignet für Mehrpunktanalysen in moderat großen Stammbäumen mit sehr vielen Markern. **ALLEGRO** (Gudbjartsson et al. 2000) ist eine schnellere Variante und hat fast denselben Funktionsumfang. **MERLIN** (Abecasis et al. 2002) erweitert den Lander-Green-Algorithmus, um noch größere Datenumfänge zu meistern. Die verschiedenen Versionen von GENEHUNTER erlauben je nach Softwaresuite parametrische und nichtparametrische Verfahren für dichotome und quantitative Merkmale. Mehrere GENEHUNTER-Versionen für spezielle Anwendungen wurden von Strauch entwickelt (z.B. imprinting, Strauch et al. 2000). Die Schätzung von Haplotypen ist mit gebotener Vorsicht möglich, da besonders im Finemapping-Bereich Voraussetzungen für die Haplotyp-Schätzverfahren verletzt sein könnten. **ACT** (Analysis of complex traits, z.B. de Andrade et al. 1999) erlaubt die Betrachtung multivariater Phänotypen in GENEHUNTER.

Für IBD-Berechnungen stehen neben den diversen GENEHUNTER Varianten zahlreiche Programme und Programmpackete zur Verfügung. In GENEHUNTER und **ASPEX** (affected sib pairs exclusing map, Hinds und Risch, online manual) ist MLS implementiert. In GENEHUNTER, Allegro und Merlin sind NPL und insbesondere die Z_{lr}-Statistik (Kong und Cox 1997) implementiert. Aus den oben beschriebenen Gründen (Cordell 2004) ist Z_{lr} zu bevorzugen.

Eine der bekannteren Programmsuiten ist **SAGE** (Statistical Analysis for Genetic Epidemiology, 2006), das von der Gruppe um Robert Elston entwickelt wurde und nun kommerziell vertrieben wird. Es enthält Programme für Segregations-, Kopplungs- und Assoziationsanalysen einschließlich parametrischer und nichtparametrischer Kopplungsanalysen. Auch die Haseman-

Elston-Verfahren (Haseman und Elston 1972, Drigalenko 1998) sind dort implementiert.
ACT (z.B. Amos 1994) betrachtet Varianzkomponentenanalyse mit ML- und Quasilikelihood-Verfahren. **SOLAR** (Sequential Oligogenetic Linkage Analysis Routines, Almasy und Blangero 1998) ist ein Programmpacket speziell für Varianzkomponentenanalyse quantitativer Phänotypen.
Rechenintensive Verfahren wie Markov-Chain-Monte-Carlo-(MCMC-)Verfahren sind beispielsweise in den Programmpaketen **GAP** (Genetic Analysis Package, Epicenter Software 1997, entwickelt von Duncan Thomas und Kollegen) und **PANGAEA** (Pedigree Analysis for Genetics And Epidemiological Attributes, entwickelt von Elizabeth Thomson und Kollegen) enthalten.
SAGE und einige andere Programmpackete verwenden auch eigene Routinen zur notwendigen Kontrolle der Datenqualität wie beispielsweise das Aufdecken von Mendelfehlern, d.h. Abweichungen von der Mendelschen Segregation in Familien bei den Markerdaten, sowie von falschen Verwandtschaftsangaben (z.B. Halbgeschwister statt Vollgeschwister) bei Mehrpunkt-Markerdaten. Eine graphische Darstellung zur Entdeckung von Verwandtschaftsfehlern bei genomweiten Suchen ist **GRR** (Graphical Representation of Relationships, Abecasis 2001).
Die Durchführung von Kopplungsanalysen bei einer genomweiten Untersuchung wird auch von neuen bequemen Oberflächen umfassend unterstützt. Datenqualitätskontrolle, die Nutzung alternativer genetischer Karten, der Ablauf der Analysen und die graphische Darstellung der Ergebnisse sind möglich:
ALOHOMORA (Rüschendorf und Nürnberg 2005) für SNP-Daten.
easyLINKAGE (Lindner und Hoffmann 2005) für Mikrosatellitendaten und **easyLINKAGE-plus** (Hoffmann und Lindner 2005) für SNP-Daten. Diese beiden Pakete ermöglichen parametrische und nichtparametrische Kopplungsanalysen mit optionalen Analyseprogrammen.
Mit **SLINK** (Weeks et al. 1990) oder **easyLINKAGE** kann in der Planungsphase die statistische Power der geplanten Studie simuliert werden; eine Auswahl weiterer Programme zur Powerberechnung für Geschwisterpaar-Studien sind **ASP** (Krawczak 2001) für qualitative Phänotypen und **TDT-PC** (Transmission Disequilibrium Test Power Calculator, Chen und Deng 2001), das auch Powerberechnungen für den mean-Test bei ASPs durchführen kann. Der **Genetic Power Calculator** (Sham et al. 2000) ist auch für Varianzkomponentenanalysen einsetzbar.
Als rang-basiertes Verfahren zur Metaanalyse genomweiter Suchen stehen **GSMA** (Genome Search Meta Analysis, Wise et al 1999) sowie **HEGESMA** (Heterogeneity and Genome Search Meta-Analysis, Zintzaras und Ioannidis 2005) zur Verfügung.

4.8 Literatur

Bücher

Falconer DS, Mackay TFC (1989) Introduction to Quantitative Genetics. Longman: Essex

Haines JL, Pericak-Vance MA (Hrsg.) (1998) Approaches to Gene Mapping in Complex Human Diseases. Wiley: New York

Khoury MJ, Beaty TH, Cohen BH (1993) Fundamentals of Genetic Epidemiology. Oxford University Press: New York

Ott J (1999) Analysis of Human Genetic Linkage. 3. Auflage Johns Hopkins University Press: Baltimore

Sham P (1998) Statistics in Human Genetics. Arnold: New York.

Terwilliger JD, Ott J (1994) Handbook of Human Genetic Linkage. Johns Hopkins University Press: Baltimore

Thomas D (2004) Statistical Methods in Genetic Epidemiology. Oxford University Press: New York

Wald A (1947) Sequential Analysis. Wiley: New York 1947

Xu J, Meyers DA, Pericak-Vance MA (1998) LOD Score Analysis. In Haines JL, Pericak-Vance MA (Hrsg.) (1998) Approaches to Gene Mapping in Complex Human Diseases. Wiley: New York

Artikel

Abecasis GR, Cherny SS, Cookson WO, Cardon LR (2001) GRR: Graphical representation of relationship errors. Bioinformatics 17:742-743

Abecasis GR, Cherny SS, Cookson WO, Cardon LR (2002) Merlin–rapid analysis of dense genetic maps using sparse gene flow trees. Nature Genetics 30:97-101

Almasy L, Blangero J (1998) Multipoint quantitative-trait linkage analysis in general pedigrees. American Journal of Human Genetics 62:1198-1211

Altmuller J, Palmer LJ, Fischer G, Scherb H, Wjst M (2001) Genomewide scans of complex human diseases: true linkage is hard to find. American Journal of Human Genetics 69:936-950. Erratum in: American Journal of Human Genetics (2001) 69:1413

Amos CI (1994) Robust variance-components approach for assessing genetic linkage in pedigrees. American Journal of Human Genetics 54:535-543

Amos CI, Dawson DV, Elston RC (1990) The probabilistic determination of identity-by-descent sharing for pairs of relatives from pedigrees. American Journal of Human Genetics 47: 842-853

Amos CI, Elston RC, Wilson AF, Bailey-Wilson JE (1989) A more powerful robust sib-pair test of linkage for quantitative traits. Genetic Epidemiology 6:435-449

Amos CI, Zhu DK, Boerwinkle E (1996) Assessing genetic linkage and association with robust components of variance approaches. Annals of Human Genetics 60: 143-160

Barnard GA (1949) Statistical inference. Journal of the Royal Statistical Society B 11:115-135

Blackwelder WC, Elston RC (1985) A comparison of sib-pair linkage tests for disease susceptibility loci. Genetic Epidemiology 2:85-97

Blossey H, Commenges D, Olson JM (1993) Linkage analysis of Alzheimer's disease with methods using relative pairs. Genetic Epidemiology 10:377-382

Blume JD (2002) Tutorial in Biostatistics. Likelihood methods for measuring statistical evidence. Statistics in Medicine 21:2563-2599.

Boehnke M (1991) Allele frequency estimation from data on relatives. American Journal of Human Genetics 48:22-25

Chen WM, Broman KW, Liang K-Y (2004) Quantitative trait linkage analysis by generalized estimating equations: unification of variance components and Haseman-Elston regression. Genetic Epidemiology 26:265-272

Chen WM, Deng HW (2001) A general and accurate approach for computing the statistical power of the transmission disequilibrium test for complex disease genes. Genetic Epidemiology 21:53-67

Chotai J (1984) On the lod score method in linkage analysis Annals of Human Genetics 48:359-378

Clerget-Darpoux F, Babron MC, Deschamps I, Hors J (1991) Complementation and maternal effect in insulin-dependent diabetes. American Journal of Human Genetics 49:42-48

Clerget-Darpoux F, Bonaïti-Pellié C (1992) Strategies based on marker information for the study of human diseases. Annals of Human Genetics 56:145-153

Clerget-Darpoux F, Bonaïti-Pellié C, Hochez J (1986) Effects of misspecifying genetic parameters in lod score analysis. Biometrics 42:393-399

Conneally PM, Edwards JH, Kidd KK, Lalouel J-M, Morton NE, Ott J, White R (1985) Report of the committee on methods of linkage analysis and reporting. Cytogenetics and Cell Genetics 40:356-359

Cordell HJ (2004) Bias toward the nullhypothesis in model-free linkage analysis is highly dependent on the test statistic used. American Journal of Human Genetics 74:1294-1302

Cottingham RW Jr, Idury RM, Schaffer AA (1993) Faster sequential genetic linkage computations. American Journal of Human Genetics 53:252-263

Day NE, Simons MJ (1976) Disease susceptibility genes - their identification by multiple case family studies. Tissue Antigens 8:109-119

de Andrade M, Amos CI, Thiel TJ (1999) Methods to estimate genetic parameters for quantitative traits. Genetic Epidemiology 17:64-76

Drigalenko E (1998) How sib-pairs reveal linkage. American Journal of Human Genetics 63:1243-1245

Easton DF, Bishop DT, Ford D, Crockford GP (1993) Genetic linkage analysis in familial breast and ovarian cancer: results from 214 families. The Breast Cancer Linkage Consortium. American Journal of Human Genetics 52:678-701

Elston RC (1998) Methods of linkage analysis – and the assumptions underlying them. American Journal of Human Genetics 63:931-934

Elston RC, Buxbaum S, Jacobs KB, Olson JM (2000) Haseman and Elston revisited. Genetic Epidemiology 19:1-17

Elston RC, Stewart J (1971) A general model for the genetic analysis of pedigree data. Human Heredity 21:523-542

Epicenter Software, Inc: GAP: The Genetic Analysis Package. Pasadena, CA, Epicenter Software, Inc 1997.

Feingold E (2001) Methods for linkage analysis of quantitative trait loci in humans. Theoretical Population Biology 60:167-180

Felsenstein J (1979) A mathematically tractable family of genetic mapping functions with different amounts of interference. Genetics 91:769-775

Genin E, Martinez M, Clerget-Darpoux F (1995) Posteriori probability of linkage and maximal lod score. Annals of Human Genetics 59:123-132

Gudbjartsson DF, Jonasson K, Frigge ML, Kong A (2000) Allegro, a new computer program for multipoint linkage analysis. Nature Genetics 25:12-13

Haldane JBS, Smith CAB (1947) A new estimate of the linkage between the genes for colour-blindness and hemophilia in man. Annals of Eugenics 14:10-31

Hall JM, Lee MK, Newman B, Morrow JE, Anderson LA, Huey B, King MC (1990) Linkage of early-onset familial breast cancer to chromosome 17q21. Science 250:1684-1689

Haseman JK, Elston RC (1972) The investigation of linkage between a quantitative trait and a marker locus. Behaviour Genetics 2:3-19

Hewitt JK (Hrsg.) (2004) Behavior Genetics 34: Ausgabe 2

Hodge SE, Elston RC (1994) Lods, Wrods and Mods. The interpretation of lod scores calculated under different models. Genetic Epidemiology 11:329-342

Hoffmann K, Lindner TH (2005) easyLINKAGE-Plus – automated linkage analyses using large-scale SNP data. Bioinformatics 21:3565-3567

Holmans P (1993) Asymptotic properties of affected-sib-pair linkage analysis. American Journal of Human Genetics 52:362-374

James JW (1971) Frequency in relatives for an all-or-none trait. Annals of Human Genetics 35:47-48

Knapp M, Seuchter SA, Baur MP (1994a) Linkage analysis in nuclear families. 1: Optimality criteria for affected sib-pair tests. Human Heredity 44:37-43

Knapp M, Seuchter SA, Baur MP (1994b) Linkage analysis in nuclear families. 2: Relationship between affected sib-pair tests and lod score analysis. Human Heredity 44:44-51

Kong A, Cox NJ (1997) Allele-sharing models: LOD scores and accurate linkage tests. American Journal of Human Genetics 61:1179-1188

Kong X, Murphy K, Raj T, He C, White PS, Matise TC (2004) A combined linkage-physical map of the human genome. American Journal of Human Genetics 75:1143-1148. Erratum in: American Journal of Human Genetics (2005) 76:373

Krawczak M (2001) ASP – a simulation-based power calculator for genetic linkage studies of qualitative traits, using sib-pairs. Human Genetics 109:675-677

Kruglyak L, Daly MJ, Reeve-Daly MP, Lander ES (1996) Parametric and nonparametric linkage analysis: a unified multipoint approach. American Journal of Human Genetics 58:1347-1363

Lander ES, Botstein D (1987) Homozygosity mapping: a way to map human recessive traits with the DNA of inbred children. Science 236:1567-1570

Lander ES, Green P (1987) Construction of multilocus genetic linkage maps in humans. Proceedings of the National Academy of Science USA 84:2363-2367

Lander ES, Kruglyak L (1995) Genetic dissection of complex traits: guidelines for interpreting and reporting linkage results. Nature Genetics 11:241-247

Lander ES, Schork NJ (1994) Genetic dissection of complex traits. Science 265:2037-2048, Erratum in Science (1994) 266:353

Lathrop GM, Lalouel JM (1984) Easy calculations of lod scores and genetic risks on small computers. American Journal of Human Genetics 36:460-465

Leutenegger AL, Genin E, Thompson EA, Clerget-Darpoux F (2002) Impact of parental relationships in maximum lod score affected sib-pair method. Genetic Epidemiology 23:413-425

Leutenegger AL, Prum B, Genin E, Verny C, Lemainque A, Thompson EA, Clerget-Darpoux F (2003) Estimation of the inbreeding coefficient using genomic data. American Journal of Human Genetics 73:516-523

Lindner TH, Hoffmann K (2005) easyLINKAGE: a PERL script for easy and automated two-/multi-point linkage analyses. Bioinformatics 21:405-407

Miki Y, Swensen J, Stattuck-Eidens D, Futreal PA, Harshman K, Tavtigian S, Liu Q, Cochran C, Bennett LM, Ding W, Bell R, Rosenthal J, Hussey C, Tran T, McCLure M, Frye C, Hattier T, Phelps R, Haugen-Strano A, Katcher H, Yakumo K, Gholami Z, Shaffer D, Stone S, Bayer S, Wray C, Bogden R, Dayananth P, Ward J, Tonin P, Narod S, Bristo PK, Norris FH,

Helvering L, Morrison P, Rosteck P, Lai M, Barrett JC, Lewis C, Neuhausen S, Cannon-Albright L, Goldgar D, Wiseman R, Kamb A, Skolnick MH (1994) A strong candidate for the breast and ovarian cancer susceptibility gene BRCA1. Science 266:66-71

Morton NE (1955) Sequential tests for the detection of linkage. American Journal of Human Genetics 7:277-318

Morton NE (1998) Significance levels in complex inheritance. American Journal of Human Genetics 62:690-697

Newman B, Austin MA, Lee M, King MC (1988) Inheritance of human breast cancer: evidence for autosomal dominant transmission in high-risk families. Proceedings of the National Academy of Science USA 85:3044-3048

O'Connell JR, Weeks DE (1995) The VITESSE algorithm for rapid exact multilocus linkage analysis via genotype set-recoding and fuzzy inheritance. Nature Genetics 11:402-408

Olson JM, Wijsman E (1993) Linkage between quantitative trait and marker locus: methods using all relative pairs. Genetic Epidemiology 10: 87-102

Ott J (1974) Estimation of the recombination fraction in human pedigrees: efficient computation of the likelihood for human linkage studies. American Journal of Human Genetics 26:588 597

Ott J (Hrsg.) (2003) Human Heredity 55: Ausgabe 2-3

Penrose LS (1953) The general sib-pair linkage test. Annals of Eugenics 18:120-144

Risch N (1990a) Linkage strategies for genetically complex traits. II. The power of affected relative pairs. American Journal of Human Genetics 46:229-241

Risch N (1990b) Linkage strategies for genetically complex traits. III. The effect of marker polymorphism on analysis of affected relative pairs. American Journal of Human Genetics 46:242-253

Risch N, Zhang H (1995) Extreme discordant sib pairs for mapping quantitative trait loci in humans. Sicence 268:1584-1589

Risch N, Zhang H (1996) Mapping quantitative trait loci with extreme discordant sib pairs: sampling considerations. American Journal of Human Genetics 59:1376- 1381

Ruschendorf F, Nurnberg P (2005) ALOHOMORA: a tool for linkage analysis using 10K SNP array data. Bioinformatics 21:2123-2125

Scholz M, Schmidt S, Loesgen S, Bickeböller H (1999) Analysis of principal component based quantitative phenotypes for Alcoholism. Genetic Epidemiology 17:S313-S318

Self SG, Liang J-Y (1987) Asymptotic properties of maximum likelihood estimators and likelihood ratio tests under non-standard conditions. Journal of the American Statistical Association 82:605-610

Sham PC, Cherny SS, Purcell S, Hewitt JK (2000) Power of linkage versus association analysis of quantitative traits, by use of variance-components models, for shibship data. American Journal of Human Genetics 66:1616-1630

Sham PC, Purcell S (2001) Equivalence between Haseman-Elston and variance-components linkage analyses for sib pairs. American Journal of Human Genetics 68:1527-1532

Shih MC, Whittemore AS (2001) Allele-sharing among affected relatives: non-parametric methods for identifying genes. Statistical Methods in Medical Research 10:27-55

St George-Hyslop PH, Tanzi RE, Polinsky RJ, Haines JL, Nee L, Watkins PC, Myers RH, Feldman RG, Pollen D, Drachman D (1987) The genetic defect causing familial Alzheimer's disease maps on chromosome 21. Science 235:885-890

Strauch K, Fimmers R, Kurz T, Deichmann KA, Wienker TF, Baur MP (2000) Parametric and nonparametric multipoint linkage analysis with imprinting and two-locus-trait models: application to mite sensitization. American Journal of Human Genetics 66:1945-1957

Suarez BK, Rice J, Reich T (1978) The generalized sib pair IBD distribution: its use in the detection of linkage. Annals of Human Genetics 42:87-94

Teare MD, Barrett JH (2005) Genetic Epidemiology 2 – Genetic linkage studies. Lancet 366:1036-1044

Weeks DE, Lange K (1988) The affected-pedigree member method of linkage analysis. American Journal of Human Genetics 42:315-326

Weeks DE, Ott J, Lathrop GM (1990) SLINK: a general simulation program for linkage analysis. American Journal of Human Genetics suppl 47:A204

Whittemore AS, Halpern J (1994) A class of tests of linkage using affected pedigree members. Biometrics 50:118-127.

Wiener H, Elston RC, Tiwari HK (2003) X-linked extension of the revised Haseman-Elston algorithm for linkage analysis in sib-pairs. Human Heredity 55:97-107

Wilson SR (1996) On calculating posterior probability of linkage. Annals of Human Genetics 60:359

Wise LH, Lanchbury JS, Lewis CM (1999) Meta-analysis of genome searches. Annals of Human Genetics 63:263-272

Wooster R, Neuhausen SL, Mangion J, Quirk Y, Ford D, Collins N, Nguyen K, Seal S, Tran T, Averill D, Fields P, Marshall G, Narod S, Lenoir GM, Lynch H, Feunteun J, Devilee P, Cornelisse CJ, Menko FH, Daly PA, Ormiston W, McManus R, Pye C, Lewis CM, Cannon-Albright LA, Peto J, Ponder BAJ, Skolnick MH, Easton DF, Goldgar DE, Stratton MR (1994) Localization of a breast cancer susceptibility gene, BRCA2, to chromosome 13q12-13. Science 265:2088-2090

Zintzaras E, Ioannidis JP (2005) HEGESMA: genome search meta-analysis and heterogeneity testing. Bioinformatics 21:3672-3673

Webseiten

ASPEX: http://aspex.sourceforge.net
CEPH: www.cephb.fr
http://linkage.rockefeller.edu
PANGAEA: www.stat.washington.edu/thompson/Genepi/pangaea.shtml
SAGE: genepi.cwru.edu

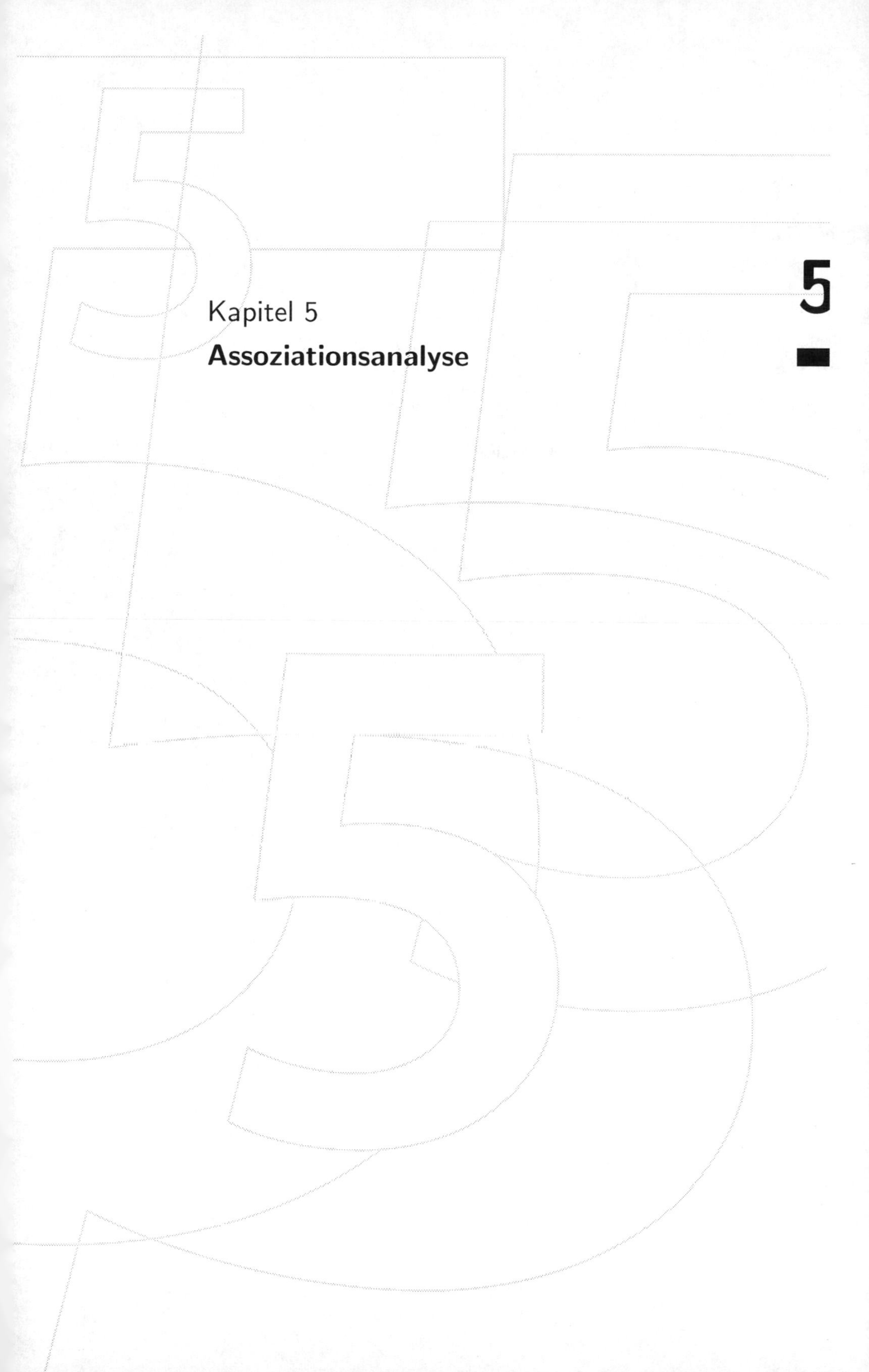

Kapitel 5

Assoziationsanalyse

5

5

5 Assoziationsanalyse

5.1 Einleitung

In genetischen Assoziationsstudien sollen statistische Zusammenhänge zwischen genetischen Polymorphismen und qualitativen oder quantitativen Merkmalen gefunden werden. Zum Beispiel vergleicht man bei Fällen und Kontrollen die Genotyphäufigkeiten an einem Markerlocus. Assoziationsstudien wurden bisher sehr erfolgreich eingesetzt, um entweder durch Kopplungsanalysen ermittelte Kandidatenregionen weiter einzugrenzen (Feinkartierung) oder Kandidatengene direkt zu untersuchen und die verantwortlichen Varianten zu finden. Man findet die folgenden Studienansätze:

Enger Kandidatenansatz: In einem engeren Kandidatenansatz untersucht man wenige Gene und Marker. Die betrachteten Gene liegen i.d.R. in einer kleinen Region auf dem Genom, die zuvor durch Kopplungsanalysen eingegrenzt worden ist, und sollten möglichst aufgrund anderer Untersuchungen wie funktioneller Tests oder Tiermodelle eine klare Verbindung zur Krankheit aufweisen. Dieser Ansatz hat bei vielen monogenen Krankheiten oder Mendelschen Subformen komplexer Krankheiten zur Identifikation des verursachenden Gens sowie der Krankheitsvarianten geführt. Ein Beispiel ist die Mukoviszidose (CF) (Kerem et al. 1989, s. Abschnitt 1.3.1.2). Der Bereich für das CF-Gen ließ sich in den 80iger Jahren durch verschiedene Kopplungsstudien und Haplotypanalysen in Familien auf ein kleines Intervall von etwa 500 kbp auf Chromosom 7 eingrenzen. In einer Assoziationsstudie wurden Fälle und Kontrollen zunächst mit Hilfe von Markern und nachfolgend durch den Vergleich kleiner Sequenzstücke in Kandidatengenen untersucht. Dabei stellte sich heraus, dass eine 3 bp große Deletion bei 145 von 200 Chromosomen bei Fällen und überhaupt nicht bei 198 Kontrollchromosomen auftrat. Nachfolgende funktionelle Untersuchungen bestätigten, dass damit das Mukoviszidosegen gefunden war. Die Deletion, heute bekannt als ΔF_{508}, stellte sich als die in Europa häufigste Mutation heraus. Der Gründereffekt (s. Abschnitt 2.3.1.2) trug entscheidend zum Erfolg dieser Assoziationsstudie bei, denn die charakteristische Deletion war bei den Patienten sehr häufig. Die Kenntnis des Mukoviszidosegens und seines Mutationsspektrums hat seitdem die Diagnostik der Mukoviszidose stark beeinflusst.

Erweiterter Kandidatenansatz: In einem erweiterten Kandidatenansatz prüft man möglichst umfassend Gene, die etwas mit der Pathophysiologie und dem Stoffwechselweg der Krankheit zu tun haben könnten, sowie zusätzliche Marker in flankierenden, regulatorischen Bereichen dieser Kandidaten.

Diese Strategie war zum Beispiel bei AIDS sehr erfolgreich. AIDS begann sich vor etwa 30 Jahren zu verbreiten und ist heute vor allem in Afrika das größte Gesundheitsproblem, wo 70% der weltweit über 42 Millionen Infizierten leben. Obwohl Infektionskrankheiten allgemein nicht vorrangig als genetische Krankheiten betrachtet werden, da die Infektionswahrscheinlichkeit und der Krankheitsverlauf zwischen Individuen sehr unterschiedlich sind, ist anerkannt, dass die Virusinfektion und -vermehrung durch Gene beeinflusst werden. Sehr schnell nach Bekanntwerden der Krankheit wurden Kohortenstudien begonnen, z.B. die Multicenter AIDS Cohort Study bei Homosexuellen und die Multicenter Hemophilia Cohort Study. In insgesamt sechs Kohortenstudien mit fast 8500 Risikopersonen wurde in einem erweiterten Kandidatenansatz nach ARGs (AIDS restriction genes) gesucht. Als erstes wurde die CCR5 $\Delta 32$ Variante eines Gens für einen Zelloberflächenrezeptor gefunden. Homozygote Träger der Variante sind vor HIV-1 Infektion komplett geschützt, bei Heterozygoten verläuft die Krankheit langsamer.
Seitdem wurden über 10 weitere protektive oder disponierende Varianten dieses Gens und anderer Gene entdeckt. Das relative Risiko für disponierende Varianten liegt im Bereich 1,1 – 1,8 (Cooke und Hill 2001).
Die Ergebnisse führten zu der Entwicklung neuer Therapeutika, die sich inzwischen in fortgeschrittenen Stadien der klinischen Erprobung befinden.
Genomweiter Ansatz: In einem genomweiten Ansatz werden sehr viele über das ganze Genom verteilte Marker auf ihren Zusammenhang mit der Krankheit untersucht. Genomweite Assoziationsstudien sind erst in den letzten Jahren durch die technische Entwicklung von Hochdurchsatzgenotypisierungsverfahren möglich geworden. Es liegen bisher nur wenige Ergebnisse vor. Eine der ersten erfolgreichen genomweiten Untersuchungen wurde zum Übergewicht durchgeführt (Herbert et al. 2006). Übergewicht ist ein Risikofaktor für Diabetes, Bluthochdruck, Schlaganfall und verschiedene Krebsformen. In einer Studie mit knapp 700 Trios wurden über 116000 SNPs typisiert und mit einem neu entwickelten Verfahren analysiert. Ein einziger SNP war genomweit signifikant und konnte in mehreren unabhängigen sehr großen Fall-Kontroll-Studien und familienbasierten Assoziationsstudien bestätigt werden. Homozygote Träger der gefundenen Variante sind im Mittel etwa eine Einheit im BMI (body mass index) schwerer als die Träger der anderen Genotypen. Das relative Risiko dieser Variante für den Phänotyp BMI ≥ 30 wird auf etwa 1,22 (Metaanalyse aller Fall-Kontroll-Studien, 95% Konfidenzintervall (95%-KI) 1,05 – 1,42) geschätzt. Die Autoren diskutieren als Kandidatengen das von diesem SNP 10 kb entfernte Gen INSIG2. Das INSIG2-Protein reguliert die Aktivität von Genen, die beim Fett- und Cholesterinstoffwechsel eine Rolle spielen.

Findet man eine valide statistische Assoziation zwischen der untersuchten Krankheit und einem Polymorphismus, so gibt es drei mögliche Erklärungen:

- Eine Variante des Polymorphismus ist kausal am Krankheitsgeschehen beteiligt.
- Die Variante befindet sich im Linkage Disequilibrium (s. Abschnitt 2.3.1) mit einer kausalen Variante.
- Es liegt keine disponierende Variante in der Nähe (1 und 2 treffen also nicht zu), der Zusammenhang wurde durch Confounder (s. Abschnitt 1.4.2) verursacht.

Man spricht von direkten Assoziationsstudien, wenn die kausale Variante des gesuchten disponierenden Gens sich unter den untersuchten Polymorphismen befindet (Abb. 5.1.A), sonst von indirekten Assoziationsstudien (Abb. 5.1.B). Die in indirekten Assoziationsstudien typisierten Marker zeigen also nur dann verschiedene Genotypverteilungen bei Fällen und Kontrollen, wenn sie mit der disponierenden Variante im Linkage Disequilibrium sind.

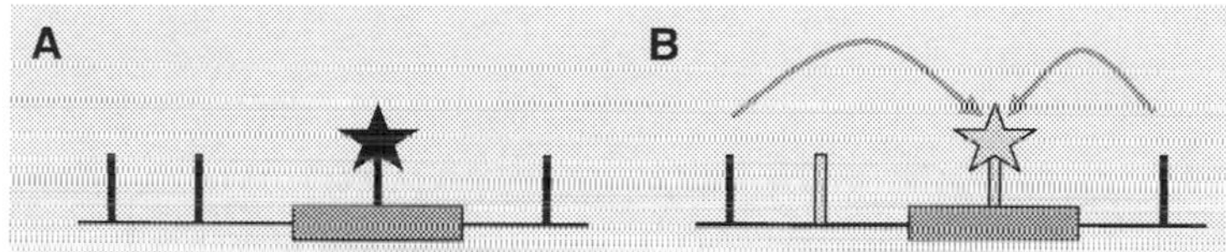

Abbildung 5.1. Schematische Darstellung von Assoziationsstudien, A: direkte und B: indirekte Assoziationsstudien, der Stern kennzeichnet die disponierende Variante, die typisierten Marker sind schwarz, die nicht typisierten grau dargestellt.

Die Besonderheiten der Untersuchung genetischer Faktoren, die durch die Biologie und die damit verbundenen Abhängigkeitsstrukturen sowie durch die Datenfülle gegeben sind, führten zur Entwicklung neuer Studiendesigns und Analyseansätze wie familienbasierte Assoziationsstudien, Verfahren zur Entdeckung und Berücksichtigung genetischer Populationsstratifikation und haplotypbasierte Verfahren. Wir behandeln populationsbasierte Assoziationsstudien in Abschnitt 5.2. Die dabei auftauchende Frage nach der Existenz genetischer Substrukturen und die Möglichkeiten, wie sie bei den Auswertungen berücksichtigt werden könnten, greifen wir in Abschnitt 5.2.2 auf. Familienbasierte Studien sind das Thema von Abschnitt 5.3. Die Nutzung von Haplotypen in Assoziationsstudien und die statistische Power werden bei den einzelnen Studientypen besprochen. Den aktuellen Stand des Wissens zu den derzeit stark beforschten genomweiten Assoziationsstudien fassen wir in Abschnitt 5.4 zusammen. Grundsätzliche Fragen der Interpretation der Ergebnisse genetischer Assoziationsstudien, die Replizierbarkeit sowie Gen-Gen- und Gen-Umwelt-Interaktionen kommen in Abschnitt 5.5 zur Sprache.

5.2

5.2 Populationsbasierte Assoziationsstudien

Der häufigste Studientyp in der Epidemiologie ist die Fall-Kontroll-Studie (s. Abschnitt 1.4.2). Man sammelt Fälle und Kontrollen und erhebt retrospektiv Expositionen, die mit dem Erkrankungsstatus zusammenhängen oder zusammenhängen könnten. Neue Risikofaktoren können durch den Vergleich ihrer Verteilungen bei Fällen und Kontrollen identifiziert werden. Bei genetischen Studien ist die Exposition das Gen. Daher verweisen wir für die grundlegenden Regeln zur Planung und Auswertung klassischer Fall-Kontroll-Studien auf die epidemiologische Literatur (z.B. Kreienbrock und Schach 2005).

5.2.1 Elementare Assoziationstests und Effektschätzer

Wir betrachten zunächst einen Markerlocus M mit zwei Allelen M_1 und M_2. In einer Populationsstichprobe der Größe n (Kohortenstudie oder Fall-Kontroll-Studie) lassen sich Krankheits- und Genotypzahlen als 2·3 oder 2·2 Kontingenztafel (s. Tab. 5.1.A, B) anordnen (vgl. auch Abschnitt 1.4.2).

Tabelle 5.1. Beobachtete Anzahlen bei einem Marker M mit den Allelen M_1 und M_2 in einer Fall-Kontroll-Studie der Stichprobengröße n, A: Genotypanzahlen, B: Genotypanzahlen bei einem dominanten Modell für Allel M_2 und C: Allelanzahlen.

A		M_1M_1	M_1M_2	M_2M_2	Summe
	krank	a	c	e	$a+c+e = n_K$
	nicht krank	b	d	f	$b+d+f = n_{\overline{K}}$
	Summe	$a+b = n_0$	$c+d = n_1$	$e+f = n_2$	n

B		M_1M_1	M_1M_2, M_2M_2	Summe
	krank	a	c+e	a+c+e
	nicht krank	b	d+f	b+d+f
	Summe	a+b	c+d+e+f	n

C		M_1	M_2	Summe
	krank	2a+c	c+2e	2a+2c+2e
	nicht krank	2b+d	d+2f	2b+2d+2f
	Summe	2a+2b+c+d	c+d+2e+2f	2n

In A werden alle Genotypen betrachtet, in B sind diejenigen zusammengefasst, bei denen das Allel M_2 vorkommt. Diese Betrachtungsweise ist sinnvoll, wenn ein dominantes Modell für das Allel M_2 angenommen wird. In C werden die Allelanzahlen bei den Kranken und Nichtkranken betrachtet. Diese Vorgehensweise ist sehr beliebt, da sich durch die Betrachtung der Allele die Stichprobengröße verdoppelt, aber sie ist nicht unbedingt erlaubt, wie wir gleich sehen werden.

Zur Vereinfachung bezeichnen wir die Genotypen nach der Anzahl ihrer M_2-Allele: $M_1M_1 = 0$, $M_1M_2 = 1$, $M_2M_2 = 2$, die Anzahl der Kranken sei $n_K = a + c + e$, die der Nichtkranken $n_{\overline{K}} = b + d + f$, und die Anzahlen der Personen mit den jeweiligen Genotypen seien $n_0 = a + b$, $n_1 = c + d$ und $n_2 = e + f$. Die Effekte werden durch die genotypischen relativen Risiken $\gamma_1 = P(K|1)/P(K|0)$ und $\gamma_2 - P(K|2)/P(K|0)$ beschrieben (s. Abschnitt 1.4.2, Gl. 4.21), wobei jeweils der Genotyp 0 als Referenz gilt. Wir sprechen von einem dominanten Modell, wenn die Krankheitswahrscheinlichkeit nur davon abhängt, ob mindestens ein Risikoallel vorhanden ist, dann gilt $\gamma_1 = \gamma_2$, und die beiden Genotypen werden zusammengefasst. Ein multiplikatives Modell liegt vor, wenn $\gamma_2 = \gamma_1^2$ gilt. In diesem Fall ist γ_1 das allelische relative Risiko, weil das relative Risiko mit jedem M_2-Allel um diesen Faktor vergrößert wird.

Wie in Abschnitt 1.4.2 erläutert, lassen sich in Fall-Kontroll-Studien keine relativen Risiken sondern nur Odds Ratios schätzen, die in Tabelle 5.2 zusammengestellt sind: Zur Bestimmung des heterozygoten Odds Ratios OR_{het} betrachtet man die Träger des heterozygoten Genotyps M_1M_2 im Vergleich zu Trägern des homozygoten Referenzgenotyps M_1M_1, zur Bestimmung des homozygoten Odds Ratios OR_{hom} die Träger des anderen homozygoten Genotyps M_2M_2 im Vergleich zu Trägern des homozygoten Referenzgenotyps M_1M_1 (s. die entsprechenden Spalten in Tab. 5.1.A). Damit entsprechen die Odds Ratios OR_{het} und OR_{hom} den relativen Risiken γ_1 und γ_2. Das Odds Ratio unter Annahme eines dominanten Modells OR_{dom}wird aus Tab. 5.1.B und das allelische Odds Ratio OR_{all} aus Tab. 5.1.C nach Gl. 1.8 (s. Abschnitt 1.4.2) gebildet. In der letzten Spalte stehen die auf die jeweilige Zeile bezogenen üblichen Schätzer für die Varianz des logarithmierten Odds Ratios $Var(\ln\widehat{OR})$, die hier nicht hergeleitet werden. Die Betrachtung des allelischen Odds Ratios ist nur unter Annahme des multiplikativen Modells sinnvoll.

In Abschnitt 1.4.1 haben wir gezeigt, dass die Genauigkeit von Punktschätzern für einen Parameter von der Stichprobengröße abhängt. Daher sollten immer neben den Punktschätzern auch Konfidenzintervalle angegeben werden. Ein approximatives 95% KI für das Odds Ratio erhält man jeweils durch:

$$\exp(\ln\widehat{OR}) \pm z_{1-\alpha/2}\sqrt{Var(\ln\widehat{OR})},$$

Tabelle 5.2. Schätzer für Odds Ratios in genetischen Fall-Kontroll-Studien für einen Marker M mit den Allelen M_1 und M_2, dabei seien OR_{het} das Odds Ratio der M_1M_2-Träger im Vergleich zu M_1M_1-Trägern, OR_{hom} das Odds Ratio von M_2M_2 im Vergleich zu M_1M_1, OR_{dom} das Odds Ratio unter Annahme eines dominanten Modells und OR_{all} das allelische Odds Ratio (s. Tab. 5.1).

Odds Ratio	$\widehat{OR}$	$Var(\ln\widehat{OR})$
OR_{het}	$\frac{c \cdot b}{a \cdot d}$	$\frac{1}{a}+\frac{1}{b}+\frac{1}{c}+\frac{1}{d}$
OR_{hom}	$\frac{e \cdot b}{a \cdot f}$	$\frac{1}{a}+\frac{1}{b}+\frac{1}{e}+\frac{1}{f}$
OR_{dom}	$\frac{(c+e) \cdot b}{a \cdot (d+f)}$	$\frac{1}{a}+\frac{1}{b}+\frac{1}{c+e}+\frac{1}{d+f}$
OR_{all}	$\frac{(2e+c) \cdot (2b+d)}{(2a+c) \cdot (2f+d)}$	$\frac{1}{2a+c}+\frac{1}{2b+d}+\frac{1}{2e+c}+\frac{1}{2f+d}$

wobei $z_{1-\alpha/2}$ das 97,5%-Quantil der Standardnormalverteilung ist (s. Abschnitt 1.2.2). Die Odds Ratios geben eine gute Näherung für das relative Risiko, wenn die Krankheit selten ist.
Verschiedene statistische Tests der Nullhypothese, dass der Marker nicht mit der Krankheit assoziiert ist, sind nun möglich (s. Abschnitt 1.4.3), wir betrachten vier Tests. Der Chiquadrattest χ^2_G mit zwei Freiheitsgraden (FG), basierend auf Tab. 5.1.A, und der Chiquadrattest χ^2_{Dom} mit einem FG, basierend auf Tab. 5.1.B. Ein dritter Test ist der *Armitage-Trendtest.* Untersucht man nämlich in einer Fall-Kontroll-Studie eine Exposition mit k Stufen, von der man annehmen kann, dass die Krankheitswahrscheinlichkeit mit wachsenden Stufen des Risikofaktors steigt, hat der Armitage-Trendtest bessere statistische Power als der Chiquadrattest für die dazugehörige 2·k Feldertafel. Es ist biologisch plausibel, dass mit der Anzahl der vorhandenen Risikoallele 0, 1, 2 die Krankheitswahrscheinlichkeiten $f_0 \leq f_1 \leq f_2$ (s. Abschnitt 1.3.2, Tab. 1.5) ansteigen. Der Test lässt sich ebenso auf ein protektives Allel mit niedrigeren Krankheitswahrscheinlichkeiten bei höherer Allelzahl anwenden. Die Teststatistik des Armitage-Trendtests, χ^2_{Tr}, in Anwendung auf Tab. 5.1.A definiert einen Chiquadrattest mit einem Freiheitsgrad und lautet:

$$\chi^2_{Tr} = \frac{n(n(c+2e) - n_K(n_1+2n_2))2}{n_K n_{\overline{K}}(n(n_1+4n_2) - (n_1+2n_2)2)}$$

Als vierten und letzten Test betrachten wir die Anwendung der Chiquadrat-Teststatistik auf die Allelzahlen in Tab. 5.1.C und bezeichnen sie mit χ^2_{All}. Jeder Test ist für die Situation am besten, für die er konstruiert worden ist. Daher zeigt χ^2_{Dom} die höchste Power der vier Tests, wenn in Wahrheit ein dominantes Modell vorliegt. Die wahren Zusammenhänge sind allerdings meistens unbekannt. Solange das homozygote relative Risiko γ_2 größer als das heterozygote relative Risiko γ_1 ist, ist χ^2_{Tr} geeignet und hat mehr Power als

χ^2_G, da der Trendtest nur einen Freiheitsgrad hat. Er ist also relativ robust und wird daher oft verwendet. χ^2_{All} ist asymptotisch nur dann chiquadratverteilt, wenn das Hardy-Weinberg-Gleichgewicht (HWE) in der Population gilt, aus der Fälle und Kontrollen stammen. Bei Abweichungen von dieser Annahme ist er antikonservativ, d.h. er erzeugt mehr falschpositive Ergebnisse, als durch das Signifikanzniveau festgelegt wird (Sasieni 1997), in diesem Fall ist dieser Test nicht zu empfehlen.
Der Test auf HWE wird bei Kontrollen eingesetzt, um nach Genotypisierungsfehlern oder Populationsstratifikation zu suchen (s. Abschnitt 2.2.2.3 und s.u.). Abweichungen vom HWE bei Fällen deuten aber möglicherweise auf eine Assoziation hin.
Es ist sinnvoll, Tests auf Assoziation im Rahmen von Regressionsmodellen durchzuführen, wenn zusätzliche Variablen berücksichtigt werden sollen. In Abschnitt 1.4.4 wurde bereits gezeigt, wie der Einfluss eines Markers auf einen dichotomen Phänotyp durch eine logistische Regressionsgleichung beschrieben werden kann und wie die entsprechenden Odds Ratios geschätzt werden können. Daher wird hier nicht näher darauf eingegangen. Wie dort beschrieben, kann für ein biallelisches Gen das multiplikative Modell mit einer Variablen kodiert werden. Will man kein multiplikatives Modell voraussetzen, können die Genotypen durch zwei Regressorvariablen X_{11} und X_{12} folgendermaßen kodiert werden:

M_1M_1: $X_{11} = 0$ und $X_{12} = 0$;
M_1M_2: $X_{11} = 0$ und $X_{12} = 1$;
M_2M_2: $X_{11} = 1$ und $X_{12} = 1$.

Die Regressionsgleichung lautet dann:

$$E(Y|X) = P(Y = 1|X) = \frac{\exp\left(\hat{a} + \hat{b}_{11}X_{11} + \hat{b}_{12}X_{12}\right)}{1 + \exp\left(\hat{a} + \hat{b}_{11}X_{11} + \hat{b}_{12}X_{12}\right)}$$

Bei dieser Kodierung gilt für das heterozygote und das homozygote Odds Ratio:

$$\widehat{OR}_{het} = \exp(\hat{b}_{12}) \text{ und } \widehat{OR}_{\text{hom}} = \exp(\hat{b}_{11} + \hat{b}_{12}).$$

Wir haben bisher der Einfachheit halber Marker mit zwei Allelen betrachtet. Mikrosatelliten können aber durchaus $m > 20$ Allele haben, daraus ergibt sich bei Betrachtung der Genotypverteilungen von Fällen und Kontrollen eine $\frac{m(m+1)}{2} \times 2$-Feldertafel. Der zugehörige allgemeine Assoziationstest (entsprechend χ^2_G) hat selbst für kleine Allelzahlen schon sehr wenig Power. Alternativ können einzelne 2×3 Tafeln analysiert werden, in denen jeweils ein Allel gegen alle anderen zusammengefasst geprüft wird. Dies löst das Problem jedoch nicht endgültig, denn es muss für multiples Testen korrigiert werden. Dabei

sind einfache Korrekturmethoden (s. Abschnitt 1.4.3) konservativ, denn die einzelnen Tests sind nicht statistisch unabhängig. Der Armitage-Trendtest wurde auch auf Marker mit vielen Allelen erweitert (Slager and Schaid 2001). Ein weiteres Problem entsteht, wenn es viele dünn besetzte Zellen gibt, denn dann folgt die Teststatistik nicht mehr einer Chiquadratverteilung. Hier kann man als Alternative seltene Allele zusammenfassen oder den exakten Fisher-Test (s. Exkurs 5) verwenden.
Ein anderer Ansatz besteht darin, Modellannahmen über die genotypischen relativen Risiken zu machen, z.B. über ein multiplikatives Modell, und Assoziationstests und Schätzungen für die Stärke der Effekte im Rahmen von Regressionsmodellen durchzuführen. Ein solches Modell könnte bei einem Repeatlocus sinnvoll sein, bei dem die Krankheitswahrscheinlichkeit von der Repeatzahl abhängig ist (s. Abschnitt 1.3.2). In einem Regressionsmodell können natürlich auch mehrere Polymorphismen betrachtet werden. Bei deren Auswahl bleibt das Problem des multiplen Testens und der kleinen Fallzahlen für Träger bestimmter Genotypkombinationen bestehen.

5.2.2 Populationsstratifikation

In genetischen Fall-Kontroll-Studien können positive Testergebnisse entstehen, ohne dass ein biologischer Zusammenhang (kausal oder LD, s. Abschnitt 5.1) zwischen dem untersuchten Marker und der Krankheit existiert, geringe Effekte können verstärkt oder wahre Assoziationen maskiert werden. Man spricht von *Populationsstratifikation* oder auch *genetischem Confounding,* wenn dies durch Subpopulationen oder Populationsmischung verursacht wird. Ein Confounder ist gemäß Definition (s. Abschnitt 1.4.2, S. 55) mit Exposition und Krankheit assoziiert. Damit kann genetisches Confounding nur dann auftreten, wenn in den Subpopulationen unterschiedliche Krankheitshäufigkeiten und verschiedene Allelhäufigkeiten vorliegen. Ein Beispiel ist in Abb. 5.2 illustriert. Wir betrachten gleich viele Fälle und Kontrollen, sie stammen aus zwei Subpopulationen P1 und P2. Da in P2 die Krankheitsprävalenz höher ist, stammt ein größerer Teil der Fälle aus P2, und umgekehrt finden sich bei den Kontrollen mehr Personen aus P1. Zusätzlich ist Genotyp AA in P2 sehr viel häufiger als in P1. Daher ergibt sich als Konsequenz eine höhere Häufigkeit des Genotyps AA bei den Fällen und damit eine statistische Assoziation des Allels A mit der Krankheit in der Gesamtpopulation.
Wie im Schema gezeigt, können so statistische Assoziationen entstehen, denen keine wahre Assoziation zugrunde liegt, denn in den beiden Subpopulationen P1 und P2 besteht keine Assoziation zwischen Allel A und der Krankheit, wie man aus der Abbildung erkennt (gleicher Anteil der Genotypen bei Fällen und Kontrollen in beiden Populationen).

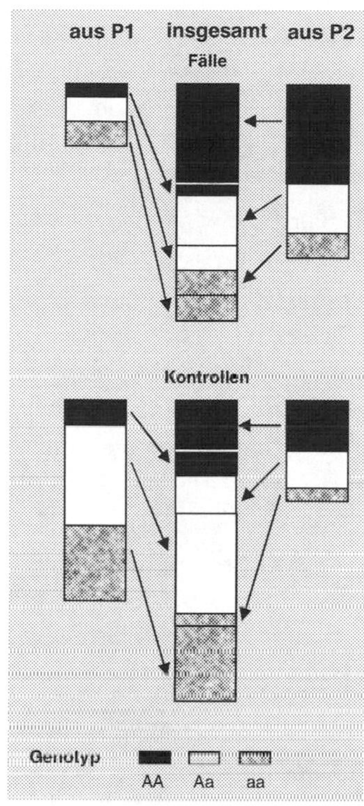

Abbildung 5.2. Schematische Darstellung der Populationstratifikation bezüglich eines Markers in einer Fall-Kontroll-Studie mit gleich vielen Fällen und Kontrollen, die sich jeweils aus Anteilen aus den Subpopulationen P1 und P2 mit unterschiedlichen Genotyphäufigkeiten zusammensetzen. Die Krankheitsprävalenz ist in P2 höher.

In der Regel gibt es keine unbekannten, streng getrennten Subpopulationen, sondern es gibt eine Populationsmischung. Darunter soll verstanden werden, dass die Population aus nicht völlig isolierten Herkunftspopulationen besteht, aber auch keine zufällige Partnerwahl existiert und jede Person mehr oder weniger genetische Anteile einer der Herkunftspopulationen trägt.
Die Messung der Ethnizität kann allerdings schwierig sein. Sie ist abhängig von den Migrationsbewegungen der jüngeren Geschichte sowie von der Existenz religiöser oder kultureller Isolate in derselben geographischen Region. Man sollte mindestens die Geburtsregion der Eltern, der Großeltern und die Herkunft nach Selbsteinschätzung erheben.
In der Literatur finden sich etliche Studien, bei denen vermutet wird, dass Assoziationen durch nicht berücksichtigte Populationsstratifikation entstanden sind. In einer Studie mit über 4900 Personen aus einer Indianergemeinde in Gila River im Süden von Arizona wurde zum Beispiel eine signifikante Assoziation eines Immunglobulinhaplotyps mit nicht-insulinabhängigem Diabetes Mellitus (Typ II Diabetes) entdeckt. Es stellte sich heraus, dass die Teilnehmer der Studie zu einem Teil kaukasische Vorfahren hatten. Die Prävalenz des Typ II Diabetes war etwa 14% bei Bewohnern mit 50% oder mehr Anteilen kaukasischer Vorfahren und bis zu knapp 40% sonst, die Häufigkeit des asso-

ziierten Haplotyps in diesen Subgruppen betrug 14,3% beziehungsweise 2,4%. Die gefundene Assoziation verschwand, als der Grad der kaukasischen Herkunft als Stratifikationsfaktor bei der Analyse berücksichtigt wurde (Knowler et al. 1988). Es handelte sich also nicht um einen kausalen Zusammenhang, sondern um genetisches Confounding.
Abweichungen vom HWE und LD zwischen Markern auf verschiedenen Chromosomen werden als Hinweise auf die Existenz von Substrukturen gedeutet, nachdem mögliche Genotypisierungsfehler abgeklärt sind (s. Abschnitt 2.2.2.3).
Verschiedene statistische Methoden wurden entwickelt, um diese Strukturen bei den statistischen Auswertungen zu entdecken und angemessen berücksichtigen zu können. Die bekanntesten sind die Methode der Genomischen Kontrollen (Devlin und Roeder 1999) und die Structured Association (Pritchard und Rosenberg 1999). Bei beiden werden zahlreiche zusätzliche Marker benötigt, von denen man annehmen kann, dass sie nicht mit der Krankheit assoziiert sind. Sie dienen dazu, die Stärke der Substruktur zu schätzen und die statistischen Tests geeignet zu korrigieren. Bisher geht man davon aus, dass mindestens 50 neutrale Marker typisiert werden sollten, wobei diese nötige Anzahl nicht abschließend geklärt ist.
Genomische Kontrollen: Wir betrachten zuerst die Methode der *Genomischen Kontrollen.* Liegt Populationsstratifikation vor, so folgt die Verteilung der üblichen χ^2-Teststatistik für jeden Marker M, $T(M)$, unter der Nullhypothese nicht mehr einer χ^2-Verteilung, sondern die Verteilung ist im Vergleich dazu um einen Faktor λ gestreckt. λ wird Varianzinflationsfaktor genannt und hängt bei diskreten Subpopulationen vom Fixationsindex F_{ST} (s. Abschnitt 2.2.3.1) ab. Durch die Typisierung von k zusätzlichen neutralen Markern $M_1, \ldots, M_k$ kann der Varianzinflationsfaktor geschätzt werden. Devlin und Roeder (1999) schlagen vor, den Median der Teststatistiken der neutralen Marker $T(M_1), \ldots, T(M_k)$, durch den Median der χ^2-Verteilung zu teilen: $\hat{\lambda} = Median(T(M_i))/0,4549$, i=1,... k. Die korrigierte Teststatistik für einen Kandidatenmarker K, $T(K)/\widehat{\lambda}$ hat dann unter der Nullhypothese approximativ eine χ^2-Verteilung. Die genomische Adjustierung ist leicht durchzuführen. Die Approximation passt gut bei sehr feiner Substruktur, das heißt bei der Existenz vieler Subpopulationen, sie wird allerdings bei großer Fallzahl schlechter.
Structured Association: Bei der Methode der *Structured Association* (SA) wird zunächst für jedes Individuum geschätzt, mit welcher Wahrscheinlichkeit es zu einer der Untergruppen gehört, wobei deren Anzahl vorgegeben ist. Diese Zugehörigkeitswahrscheinlichkeit bezieht man als Stratifikationsfaktor in die Auswertung ein. Dabei lassen einige Verfahren der SA nur diskrete

Subgruppen zu, während bei anderen auch eine Mischung von Verfahren abgebildet werden kann.
Es gibt eine kontroverse Diskussion über die Bedeutung der Populationsstratifikation in realistischen Studiendesigns. Während manche Autoren das Problem als sehr ernsthaft ansehen und viele der nicht replizierbaren Assoziationen aufgrund genetischer Substrukturen für falsch halten, wird andererseits die Meinung vertreten, dass die Verzerrung der Ergebnisse z.B. bei epidemiologisch gut geplanten und gut analysierten genetischen Assoziationsstudien für Krebskrankheiten in den USA bei Personen europäischer Herkunft kein großes Problem darstellt (Thomas und Witte 2002; Wacholder et al. 2002). Bei sorgfältiger Studienplanung wird man es vermeiden, Fall-Kontroll-Studien mit Teilnehmern aus verschiedenen geographischen Regionen durchzuführen, ohne dafür zu sorgen, dass Fälle und Kontrollen hinsichtlich ihrer Herkunft ausgeglichen sind. Selbst innerhalb einer geographischen Region muss die ethnische Herkunft zwischen Fällen und Kontrollen möglicherweise ausgeglichen oder eingeschränkt werden.
Die Stärke der Verzerrung hängt davon ab, wie groß die Unterschiede zwischen den Subgruppen hinsichtlich der Krankheitsprävalenz und der Genotyphäufigkeiten sind, sowie von den gewählten Signifikanzgrenzen. Wir haben in Abschnitt 2.2.3.3 gesehen, dass Allelhäufigkeiten zwischen einzelnen Populationen stark variieren können.
Wie stark ist nun versteckte Populationsstratifikation innerhalb Europas oder innerhalb Deutschlands existent und welche Bedeutung hat dies für genetische Fall-Kontroll-Studien?
Innerhalb des nationalen Genomforschungsnetzes (NGFN) wurden für jeweils etwa 700 Personen aus verschiedenen Gegenden Deutschlands (Norden, Süden und Nord-Ost/Ost) sehr kleine F_{ST}-Werte - maximal 0,0003 - beobachtet. Dies ist zu klein, um mit SA entdeckt zu werden. Trotz der kleinen F_{ST}-Werte reichten die geschätzten Varianzinflationsfaktoren von 1,38 bis 1,88. Dies demonstriert, dass auch bei geringer Populationsstruktur das Problem falsch positiver Assoziationsergebnisse existieren kann. Marchini et al. (2004) zeigten, dass dieses Problem in genomweiten Studien mit großen Fallzahlen und kleinen Signifikanzgrenzen gravierend wird. Für Studien innerhalb Deutschlands scheint also eine Adjustierung mit der Methode der Genomischen Kontrollen sinnvoll. Allerdings ist offen, wie viele neutrale Marker genutzt werden sollen. In sehr großen Fall-Kontroll-Studien mit mehr als 1000 Fällen und Signifikanzgrenzen von 10^{-3} und kleiner ist die Methode der Genomischen Kontrollen bei einer Anzahl von 50 – 100 neutralen Markern antikonservativ, sie liefert also mehr falsch positive Ergebnisse. Werden hingegen viele neutrale Marker benutzt, ist der Test konservativ, man verliert also Power (Marchini et al. 2004).

Die Maskierung wahrer Assoziationen oder falsch positive Assoziationen können auch durch *kryptische Verwandtschaft (cryptic relatedness)* hervorgerufen werden. Sie liegt vor, wenn z.B. die Fälle in der Stichprobe ohne Kenntnis der genauen Beziehung miteinander verwandt sind. Wendet man die üblichen Tests an, bei denen statistische Unabhängigkeit vorausgesetzt wird, so ist die Verteilung der Teststatistik nicht gültig. Gibt es zum Beispiel unter den Fällen viele enge Verwandte, dann sind hier für jeden Marker mehr Homozygote als bei den Kontrollen zu erwarten (s. Abschnitt 2.2.1.5), und es entsteht eine Genotypverteilung, die sich von der Kontrollgruppe unterscheidet, obwohl der Marker nicht mit der Krankheit zusammenhängt. Unter welchen Bedingungen kryptische Verwandtschaft bei Fall-Kontroll-Studien ein ernst zu nehmendes Problem darstellt, wurde kürzlich von Voight und Pritchard (2005) genauer untersucht. Verzerrungen durch kryptische Verwandtschaft sind nur dann zu erwarten, wenn z.B. die Fälle relativ eng miteinander verwandt sind. Bei Studien in großen gut gemischten Populationen konstanter Größe ist es sehr unwahrscheinlich, dass dies der Fall ist. Ganz anders ist es in insgesamt relativ kleinen Populationen, die vor nicht allzu langer Zeit schnell angewachsen sind. Kryptische Verwandtschaft kann auch eine wichtige Rolle in Populationen mit einem sehr hohen Anteil an Verwandtenehen spielen, wie etwa in Saudiarabien. In beiden Situationen kann zur Auswertung von Fall-Kontroll-Studien die Methode der Genomischen Kontrollen eingesetzt werden.

5.2.3 Haplotypbasierte Verfahren

Wir haben in Abschnitt 4.5 gezeigt, dass die Betrachtung von Haplotypen aus benachbarten Markern im Vergleich zur Analyse jedes einzelnen Markers den Informationsgehalt bezüglich der Phasenbestimmung für Kopplungsstudien deutlich erhöhen kann. Darüber hinaus dient bei monogenen Krankheiten die Länge des Haplotyps, den die Fälle gemeinsam tragen, zur Eingrenzung der chromosomalen Region. In Mehrgenerationenfamilien sind die als Ganzes vererbten Chromosomensegmente relativ lang, weil innerhalb der Familien nur wenige Rekombinationen stattgefunden haben. Auch bei Assoziationsstudien können Haplotypen aus funktionellen biologischen Gründen und wegen der Populationsgeschichte vorteilhaft sein. Assoziationsstudien auf der Basis von Haplotypen haben in manchen Situationen mehr statistische Power als die Analyse einzelner Marker (Schaid 2006).

Auf Modellvorstellungen über die Populationsgeschichte und darauf basierende neuere Verfahren gehen wir weiter hinten in diesem Abschnitt ein. Die Informationseinheiten für die biologische Funktion sind die proteinkodierenden Gene, deren Sequenzvarianten bei einem Menschen den maternal und paternal vererbten Haplotypen entsprechen. Möchte man Kandidatengene oder

einige Exons ausführlich untersuchen, ist es sinnvoll, auch Haplotypen zu betrachten, da aus funktionellen Gründen in der Tat eine Assoziation zu Haplotypen statt zu einzelnen Varianten existieren kann. Ein Beispiel ist die immer wieder gefundene Assoziation zwischen dem Risikogen Apolipoprotein-E (APOE) und der Alzheimer Krankheit (OMIM 104310). Die drei Hauptisoformen des Apolipoproteins-E werden durch die drei Allele $\varepsilon 2$, $\varepsilon 3$ und $\varepsilon 4$ kodiert (s. Abschnitte 1.4.2 und 1.4.3). Sie sind durch zwei SNPs definiert und unterscheiden sich in den Aminosäuren an Position 112 und an Position 158. Die Haplotypen auf einem Chromosomenstrang, bestimmt durch die (Aminosäure-)Positionen 112-158, entsprechen Cys-Cys, Cys-Arg und Arg-Arg und sind die Allele $\varepsilon 2$, $\varepsilon 3$ und $\varepsilon 4$. Dabei ist $\varepsilon 3$ das häufigste Allel und $\varepsilon 4$ das für Alzheimer disponierende Allel mit einer klaren Allel-Dosis-Beziehung.
Es wurden verschiedene Ansätze haplotypbasierter Assoziationsanalysen in Fall-Kontroll-Studien entwickelt. Falls die aus einer festen Zahl eng benachbarter Marker gebildeten Haplotypen direkt beobachtet werden können und ihre Anzahl überschaubar bleibt, lassen sie sich wie Allele eines multiallelischen Markers behandeln und mit einfachen Tests oder im Rahmen von Regressionsmodellen analysieren.
Im folgenden Beispiel wurden in einer Kandidatenregion für Asthma auf Chromosom 20 in Assoziationsanalysen bei 130 Fällen und 217 Kontrollen 135 SNPs genauer untersucht (Van Eerdewegh et al. 2002). Die kleinsten p-Werte für die Einzelmarkertests wurden im ADAM33 Gen gefunden. Die Ergebnisse für die SNPs innerhalb des ADAM33 Gens für die Untergruppe der Patienten aus UK sind in Tabelle 5.3 zusammengefasst.
Die Analyse der Zwei-SNP-Haplotypen hatte in dieser Situation eine deutlich größere Power (s. Tab. 5.3.B). Die Autoren verglichen die vier möglichen Haplotypen bei Fällen und Kontrollen mit einem Permutationstest für alle SNP-Paare und ermittelten sehr starke Signifikanz für die SNP-Kombinationen $10-5$ und $11-5$ im ADAM33 Gen. In vielen nachfolgenden Studien konnte die Assoziation des ADAM33 Gens mit dem Auftreten und dem Verlauf von Asthma bestätigt werden, allerdings blieb bis heute trotz ausführlicher molekulargenetischer Untersuchungen ungeklärt, welche Variante oder welcher Haplotyp kausal auf das Krankheitsgeschehen einwirkt (Holgate et al. 2006).
Je nach Anzahl der verwendeten Marker wird die Anzahl der Haplotypen schnell groß, daher steht dem möglichen Powergewinn durch die Betrachtung der Haplotypen ein Powerverlust durch die erhöhte Anzahl der Freiheitsgrade gegenüber. Probleme und Lösungsansätze sind dieselben wie bei der Verwendung multiallelischer Marker.

Tabelle 5.3. Ergebnisse einer Fall-Kontroll-Studie für Asthma, A: Einzel-SNP-Analysen, B: Haplotypanalyse basierend auf Zwei-SNP-Haplotypen (Van Eerdewegh et al. 2002).

A: Einzel-SNP-Analyse, exakter Fisher-Test, SNPs mit p < 0,05

SNP	Assoziiertes Allel	Fälle Häufigkeit %	Kontrollen Häufigkeit %	p-Wert
1	G	74	61	0,03
2	C	92	86	0,04
3	G	95	89	0,03
4	G	84	73	0,004
5	A	59	48	0,02
6	C	94	86	0,01
7	C	84	75	0,03

B: Zwei-SNP-Haplotypanalyse, Permutationstest, SNP-Paare mit p < 0,001

SNP-Paar	p-Wert
2 – 5	0,0003
8 – 5	0,0004
9 – 5	0,0005
10 – 5	0,000003
11 – 5	0,000005

In der Regel schätzt man die Haplotypverteilung bei Fällen und Kontrollen. Dabei kommen viele mögliche Haplotypen meist gar nicht vor. Die Haplotyphäufigkeiten können zwischen Fällen und Kontrollen mit einem Chiquadrattest verglichen werden. Bei kleinen Fallzahlen und/oder vielen Haplotypen benutzt man einen Permutationstest (Stephens et al. 2001). Zum Beispiel wurden in einer Studie zur Untersuchung der genetischen Basis einer Infektionskrankheit bei 69 Fällen und 37 Kontrollen vier SNPs in einem Kandidatengen typisiert. Die mit dem Programm PHASE geschätzten Haplotyphäufigkeiten sind in Abb. 5.3 für Fälle und Kontrollen, sortiert nach der Häufigkeit bei Kontrollen, gezeigt. Für neun Haplotypen bei den Fällen und sieben Haplotypen bei den Kontrollen wurden Häufigkeiten von weniger als 5% geschätzt. Die Haplotypen 1111, 1112, 1121 sind in der Grafik nicht aufgeführt, da ihre Häufigkeit auf null geschätzt wurde. Der Permutationstest (basierend auf 1000 Permutationen) ergab einen p-Wert von 0,004 und damit eine signifikant unterschiedliche Haplotypverteilung. Eine Möglichkeit zur weiteren molekularbiologischen Untersuchung dieser Ergebnisse besteht darin, die häufigen Haplotypen, die sich am meisten zwischen Fällen und Kontrollen unterscheiden, in Modellorganismen zu klonieren und ihre Expression zu untersuchen.

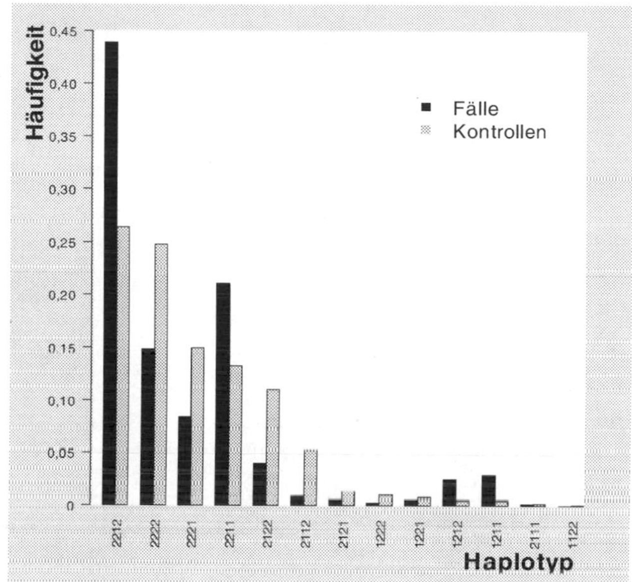

Abbildung 5.3. Haplotyphäufigkeiten in % (geschätzt mit PHASE, Stephens et al. 2001) für 69 Fälle und 37 Kontrollen, sortiert nach der Häufigkeit bei Kontrollen (mit frdl. Genehmigung von Dr. K. Schiebel, Erlangen).

Der Vergleich der einzelnen Haplotypen setzt die Annahme voraus, dass sie sich in der Population im Hardy-Weinberg-Gleichgewicht befinden, analog zur Betrachtung der Allele bei Markern. Insgesamt hängt das Ergebnis davon ab, ob die wahren funktionellen Komponenten hinreichend durch den Haplotyp abgebildet sind.

Wenn viele Haplotypen möglich sind, tauchen öfter auch sehr seltene Haplotypen auf. Um die Ungenauigkeit der Schätzung bei deren Häufigkeiten zu kompensieren und die Anzahl der Freiheitsgrade des Tests zu reduzieren, werden die seltenen Haplotypen oft weggelassen oder zu einer „Müll"-Kategorie zusammengefasst. Werden gerade für die Müll-Kategorie unterschiedliche Häufigkeiten bei Fällen und Kontrollen beobachtet, ist die Interpretation schwierig. Für komplexere Verfahren zur Behandlung dieser seltenen Haplotypen siehe z.B. Schaid (2004).

Bei den bisher beschriebenen Ansätzen wird vorher meist festgelegt, auf wie vielen Markern die Haplotypen für einen einzelnen Test basieren sollen. Um größere Bereiche zu analysieren, verwendet man sie in gleitenden Fenstern mit fester Markeranzahl als Fensterbreite.

In der Populationsgeschichte sind Haplotypen die biologischen Einheiten, die in zusammenhängenden Stücken von Generation zu Generation weitervererbt werden - nur unterbrochen durch seltene Rekombinationsereignisse (s. Abschnitt 2.3). Durch diesen Prozess und weitere evolutionäre Kräfte (s. Kapitel 2) entstand eine Struktur im menschlichen Genom, die vom internationalen HapMap Consortium genauer analysiert wurde. Es hat sich gezeigt, dass viele Segmente existieren, deren Variabilität durch wenige Haplotypen (Haplotypblöcke) erklärt werden kann. Segmente erhöhten Linkage Disequilibriums werden auch in der Gruppe von Personen mit einer genetisch komplexen Krankheit rund um ein disponierendes Allel erwartet. Dieses Erkenntnis ist der zentrale Ansatzpunkt zur Entwicklung neuer Methoden der haplotypbasierten Assoziationsanalyse.

Zur Erläuterung nehmen wir an, dass eine häufige, disponierende Variante S existiert. Dann erwarten wir bei einer Fall-Kontroll-Studie in einem kleinen Bereich rund um das disponierende Gen eine Haplotypstruktur, wie sie in Abb. 5.4 schematisch dargestellt ist. In der Populationsgeschichte ist irgendwann eine disponierende oder eine protektive Variante auf einem bestimmten Haplotypen entstanden (s. Abb. 5.4.A Generation I sowie Abschnitt 2.4.2). Nachkommen erben nicht nur die Variante, sondern auch Stücke des Gründerchromosoms um diesen Locus, wobei die Länge dieser gemeinsamen Stücke mit wachsender Generationenzahl bis zum Gründer durch die stattgefundenen Rekombinationen abnimmt. Manche Fälle tragen keinen Teil des Gründerhaplotyps, da sie wegen anderer Ursachen erkrankten, und umgekehrt finden sich bei manchen Kontrollen Stückchen des Gründerhaplotyps. Insgesamt haben Fälle trotzdem in der Nähe des disponierenden Locus ähnlichere Haplotypen und längere Stückchen gemeinsam als Kontrollen.

Neuere Assoziationstests basieren daher auf der Analyse der Korrelation zwischen der phänotypischen Ähnlichkeit der Personen und der Ähnlichkeit der Haplotypen in der Nähe eines Locus. Zum Beispiel vergleicht man mit der Haplotyp-Sharing-Statistik (HSS) die mittlere genetische Ähnlichkeit der Haplotypen bei den Fällen K mit der mittleren genetischen Ähnlichkeit bei den Kontrollen $\overline{K}$. Dabei wird die genetische Ähnlichkeit $G_{ij}(x)$ zwischen zwei Haplotypen i und j in der Nähe eines Locus x wie in Abb. 5.5 gezeigt gemessen (Levinson et al. 2001). Im Beispiel sind die Haplotypen der Marker M_1,..., M_7 eingezeichnet. Die genetische Ähnlichkeit wird hier am Locus M_4 gemessen. Sie ist durch die Anzahl der Marker definiert, bei denen beide Haplotypen gleiche Allele tragen. Hier ist also $G_{ij}(M_4) = 4$.

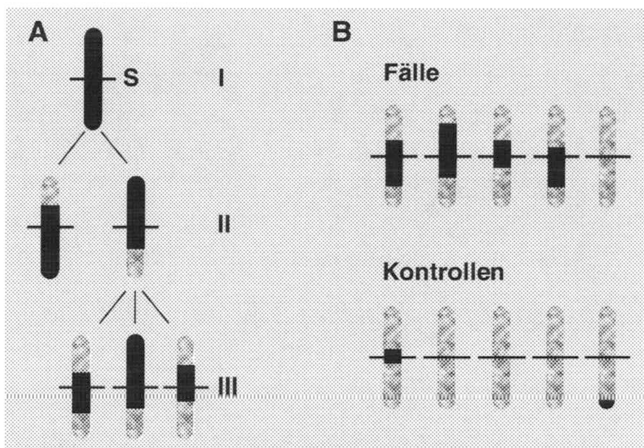

Abbildung 5.4. A: Der Gründerhaplotyp mit einer disponierenden Variante S wird bei Vererbung von Generation zu Generation verkleinert, B: Nach vielen Generationen tragen Fälle, aber sehr wenige Kontrollen in der Nähe des disponierenden Locus Stücke des Gründerchromosoms rund um S.

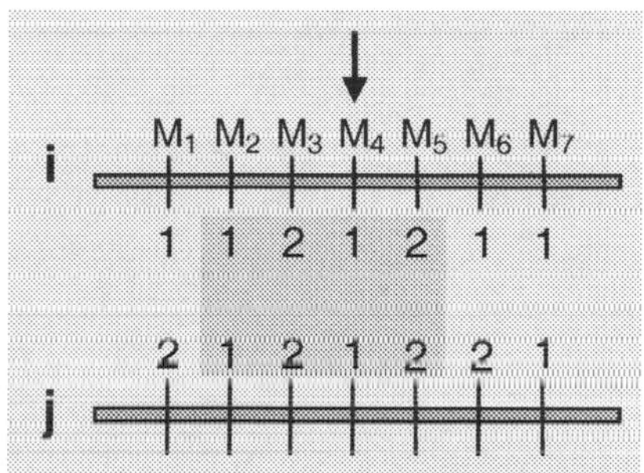

Abbildung 5.5. Haplotypen i und j an den Markerloci $M_1, \ldots, M_7$. Ausgehend von M_4 nach beiden Seiten sind die auf i und j gleichen Allele markiert.

Der Haplotyp-Sharing-Test ist ein statistischer Test an der Stelle x, bei dem Haplotypinformation aus der Nähe von x einbezogen wird. Durch die paarweisen Vergleiche der Haplotypen sowie die Konstruktion des Ähnlichkeitsmaßes werden keine Haplotypen fester Länge verwendet. Die Haplotyp-Sharing-Teststatistik wird nun wie folgt berechnet:

$$HSS(x) = \frac{1}{l_K} \sum_{\substack{i \neq j \\ i,j \in K}} G_{ij}(x) - \frac{1}{l_{\overline{K}}} \sum_{\substack{i \neq j \\ i,j \in \overline{K}}} G_{ij}(x),$$

wobei in der ersten Summe über alle beliebigen Haplotyppaare in der Gruppe der Fälle und in der zweiten Summe über alle Haplotyppaare in der Gruppe der Kontrollen summiert wird. Gibt es n_K Fälle und $n_{\overline{K}}$ Kontrollen, dann ist $l_K = \frac{2n_K(2n_K-1)}{2}$ die Anzahl der Paarvergleiche bei Fällen, $l_{\overline{K}}$ ist entsprechend definiert. Da sich die Verteilung von HSS unter der Nullhypothese, dass es keine Assoziation einer Variante von x mit der Krankheit gibt, nicht einfach beschreiben lässt, verwendet man einen Permutationstest.

Allgemeiner kann man eine Teststatistik der Form

$$T(x) = \sum_{i \neq j} G_{ij}(x) P_{ij}$$

verwenden, die die Korrelation genetischer Ähnlichkeit $G_{ij}(x)$ mit phänotypischer Ähnlichkeit P_{ij} der Personen beschreibt, von denen die Haplotypen stammen (Beckmann et al. 2005). Dies stellt einen sehr generellen Ansatz dar, der für qualitative und quantitative Merkmale, für populationsbasierte und familienbasierte Studien anwendbar ist.

Die Tests werden in einer Region angewendet, indem man sie an allen Loci durchführt und für das multiple Testen korrigiert (Obreiter et al. 2005). Zieht man die Möglichkeit in Betracht, dass es an einem Locus x mehrere disponierende Varianten geben kann, die unabhängig voneinander in der Geschichte entstanden sind, so stellt man sich in der Nähe des Suszeptibilitätsgens verschiedene Cluster untereinander ähnlicher Haplotypen bei den Fällen, aber nicht bei den Kontrollen vor. Die beschriebenen Tests lassen sich in dieser Situation ebenfalls nutzen, es wurden aber auch Verfahren entwickelt, die direkt Bezug auf die Existenz mehrerer Gründervarianten nehmen (Waldron et al. 2006). Angenommen, wir betrachten die Situation zweier verschiedener Gründervarianten. In der Nähe des betrachteten Locus werden zwei Cluster ähnlicher Haplotypen geschätzt, wobei wieder ein Ähnlichkeitsmaß benutzt wird. Jedem Individuum ordnet man nun die Anzahl 0, 1 oder 2 Haplotypen zu, die es in jedem dieser Cluster hat, und vergleicht deren Verteilung zwischen Fällen und Kontrollen.

Wir haben oben ein einfaches genetisches Ähnlichkeitsmaß beschrieben. Andere Definitionen z.B. unter Berücksichtigung genetischer Abstände werden verwendet, und es gibt Modifikationen, die Nichtübereinstimmungen an einzelnen Markerloci mit einer gewissen Strafe tolerieren. Darüber hinaus können Übereinstimmungen bei seltenen Allelen stärker bewertet werden als bei häufigen Allelen. Die Korrelationstests sowie die clusteranalytischen Verfahren basieren in der Regel auf der Annahme bekannter Haplotypen. Es ist üblich, für jede Person den wahrscheinlichsten Diplotyp zu verwenden (s. Abschnitt 2.3.2.1). Die weitere Entwicklung haplotypbasierter Assoziationsverfahren unter Berücksichtigung der Populationsgeschichte und die Berücksichtigung der Unsicherheit bei der Haplotypschätzung sind Gegenstand aktueller Forschung.

Exkurs: Exakte Tests und Permutationstests

Statistische Tests wie der χ^2-Test oder der t-Test sind approximative Tests, denn die Teststatistik folgt nicht exakt der angegebenen Verteilung, sondern approximiert sie mit hinreichend großer Stichprobengröße. Diese angegebene Verteilung nennt man Grenzverteilung, da sie streng genommen für den Grenzwert bei unendlich großer Stichprobengröße gilt. Die Approximation an diese Grenzverteilung wird umso besser, je größer die Stichprobe wird. Je nach Test und genauem Datentyp wird für eine gute Approximation eine mehr oder weniger große Stichprobengröße benötigt.

Bei einem χ^2-Test sollten die erwarteten Häufigkeiten in den Zellen für mehr als 20% der Zellen mindestens 5 betragen, und keine der beobachteten Anzahlen darf Null sein (Weiß 2005, S. 236). Andernfalls passt die Approximation nicht gut, und man verwendet für Kontingenztafeln den exakten Fisher-Test. Er heißt exakt, weil die Wahrscheinlichkeiten der beobachteten Tafel und noch extremerer Tafeln genau berechnet werden. Hierbei werden die Summen in den Spalten und Zeilen (Randsummen) auf die beobachteten Anzahlen der vorliegenden Stichprobe gesetzt. Bei einer Vierfeldertafel z.B. ordnet man die Zellen der Tafel so an, dass die erste Zelle die kleinste Anzahl enthält, und bildet alle weiteren möglichen Tafeln mit kleineren Anzahlen in dieser Zelle bei festbleibenden Randsummen. Die Einzelwahrscheinlichkeiten dieser Tafeln werden berechnet und zum p-Wert aufsummiert (s. Weiß 2005, S. 241). Der exakte Fisher-Test kann theoretisch bei beliebigen $k \times l$ Tafeln verwendet werden, allerdings ist er bei größeren Zellzahlen rechnerisch sehr aufwendig.

Wenn die Voraussetzungen für einen approximativen Test nicht erfüllt sind oder sich für eine komplexe Teststatistik keine Grenzverteilung ermitteln lässt, kann man einen Permutationstest anwenden. Permutationstests werden wie folgt durchgeführt: Angenommen, in zwei Stichproben der Größe 5 werden quantitative Werte $x_1, \ldots, x_5$ und $y_1, \ldots, y_5$ gemessen und die Teststatistik $T^* = \bar{x} - \bar{y}$ genutzt, um die Gleichheit der Erwartungswerte (H_0: $\mu_x - \mu_y = 0$) zu prüfen. Nun betrachtet man alle möglichen Permutationen, d.h. Zuordnungen, der gemessenen Werte zu zwei gleich großen Stichproben der Größe 5, das sind $\frac{10!}{5! \cdot 5!} = 252$ Möglichkeiten, und berechnet jeweils die Teststatistik T. Dies ergibt die vollständige Permutationsverteilung der Teststatistik, anhand derer man am p-Wert ablesen kann, wie wahrscheinlich der beobachtete Wert T^* oder extremere Werte sind.

Bei größeren Stichproben und komplexeren Teststatistiken bestimmt man nicht die exakte Permutationsverteilung, sondern approximiert sie durch eine zufällige Stichprobe der Größe n aller möglichen Permutationen. Damit der anhand dieser Stichprobe ermittelte p-Wert den p-Wert der exakten Permutationsverteilung gut approximiert, sollte eine gewisse Mindestanzahl von Permutationen durchgeführt werden. Ein praktischer Ansatz besteht darin,

n so zu wählen, dass z.B. das 99% KI (s. Abschnitt 1.4.1) für p eine vorgegebene Breite nicht überschreitet. Manly (1991, S. 32-36) empfiehlt n>1000, falls der wahre p-Wert etwa bei 0,05 liegt, und n>5000, falls der wahre p-Wert etwa bei 0,01 ist.
Durch dieses Verfahren kann also das computergenerierte Zufallsexperiment in einer beinahe beliebig großen Zahl von Replikationen durchgeführt werden. Es ist eine *Monte-Carlo-Simulation*, also ein Computer-Experiment zur Untersuchung eines interessierenden, aber mathematisch nur schwer lösbaren Sachverhalts durch einen stochastischen Simulationsalgorithmus. Auch *Markov-Chain-Monte-Carlo-(MCMC-) Methoden* gehören zu den Monte-Carlo-Simulationen. Sie werden häufig bei besonders hochdimensionalen Datenstrukturen, wie z.B. komplexen Stammbäumen, angewendet. MCMC ist im Wesentlichen eine Monte Carlo Integration unter Verwendung von Markov-Ketten. Eine Integration wird z.B. zur Berechnung der Likelihood bei Segregations- und Kopplungsanalysen benötigt. Die Markov-Kette ermöglicht in den Simulationen z.B. den Wechsel von den möglichen Genotypen eines Individuums zu den möglichen Genotypen seiner nächsten Verwandten im Stammbaum.

5.2.4 Quantitative Merkmale

Quantitative Merkmale wie Blutdruck oder BMI (body mass index) werden oft an einem Schwellenwert dichotomisiert, Bluthochdruck ja/nein oder Übergewicht ja/nein, und mit den Methoden der vorangegangenen Abschnitte analysiert. Dabei geht Information verloren und daher ist es sinnvoll, statistische Methoden zur Auswertung stetiger Merkmale zu verwenden. Da wir bei populationsbasierten Studien von statistisch unabhängigen Personen ausgehen, lassen sich die statistischen Standardmethoden einsetzen.
Betrachten wir zunächst ein Beispiel mit zwei genotypischen Gruppen, ein dominantes Modell an einem Markerlocus M. Die Messwerte in einer Zufallsstichprobe stammen von n_1 Nicht-Trägern bzw. n_2 Trägern des M_2–Allels. Wir bezeichnen sie mit $X_1,..., X_{n1}$ und $Y_1,..., Y_{n2}$. Wenn sich die Grundgesamtheit der Messwerte beider Gruppen durch Normalverteilungen mit gleicher Varianz darstellen lässt, die sich nur bezüglich ihrer Erwartungswerte M_1 und M_2 unterscheiden können, verwendet man den *t-Test* für *unverbundene Stichproben.*
Die Teststatistik lautet:

$$t = \frac{\overline{x} - \overline{y}}{s \cdot \sqrt{\frac{1}{n_1} + \frac{1}{n_2}}},$$

dabei sind $\overline{x}$ und $\overline{y}$ die geschätzten Mittelwerte der beiden Gruppen und s^2 der Varianzschätzer aus der Stichprobe, den man aufgrund der Annahme gleicher Varianzen in den beiden Gruppen durch Mittelung der geschätzten Varianzen in den einzelnen Gruppen s_1^2 und s_2^2 berechnet:

$$s^2 = \frac{(n_1 - 1)s_1^2 + (n_2 - 1)s_2^2}{n_1 + n_2 - 2}.$$

Die Nullhypothese H_0: $\mu_1 = \mu_2$ wird abgelehnt, falls die Teststatistik die kritische Grenze der t-Verteilung mit $n_1 + n_2 - 2$ Freiheitsgraden (FG) überschreitet, also falls $|t| >> t_{FG;1-\frac{\alpha}{2}}$.
Der Effekt des Genotyps ist hier durch die Differenz der Erwartungswerte gegeben. Ein Effekt lässt sich dann feststellen, wenn die Differenz der Mittelwerte auch relativ zu der Streuung groß ist (s. Abb. 3.1). Hier ist die Beurteilung durch das 95% Konfidenzintervall für die Differenz der Mittelwerte wichtig:

$$\overline{x} - \overline{y} \pm t_{FG;1-\frac{\alpha}{2}} \cdot s \cdot \sqrt{\frac{1}{n_1} + \frac{1}{n_2}}.$$

Die Voraussetzungen des Tests überprüft man empirisch durch Betrachtung der Histogramme der Gruppen und der üblichen Kenngrößen wie Mittelwert, Median, Schiefe und Kurtosis. Glücklicherweise ist der t-Test relativ robust (unempfindlich) gegenüber Abweichungen von der Normalverteilungsannahme. Geht man von verschiedenen unbekannten Varianzen zwischen den Gruppen aus, so wählt man den Welch-Test. Kann man die Normalverteilungsannahme nicht machen, so wählt man nichtparametrische Tests, d.h. Tests, die keine bestimmte Verteilung voraussetzen. Der bekannteste nichtparametrische Test ist der Mann-Whitney U-Test, bei dem statt der Messwerte Ränge betrachtet werden (s. Weiß 2005, S. 208 ff).
Der t-Test lässt sich immer dann anwenden, wenn zwei Gruppen gebildet werden, also z.B. beim dominanten, rezessiven oder additiven Modell. Betrachten wir alle drei möglichen Genotypen eines biallelischen Markers, so kann man dies durch ein Hauptgenmodell (s. Abschnitt 3.4.1) beschreiben. Man nimmt hierbei an, dass der Wert der Messgröße bei einer Person j mit dem Genotyp i, Y_{ij}, sich als Summe eines Erwartungswertes μ_i und eines standardnormalverteilten Fehlerterms ε_{ij} darstellen lässt: $Y_{ij} = \mu_i + \varepsilon_{ij}$, i bezeichne in unserem Beispiel die Anzahl der Risikoallele. Zur Untersuchung des Hauptgeneffektes führt man nun eine *einfaktorielle Varianzanalyse* durch, wobei der Faktor der Marker und die Faktorstufen die drei möglichen Genotypen sind. Für den globalen Hauptgeneffekt wird nun die Nullhypothese $H_0 : \mu_0 = \mu_1 = \mu_2$ gegen $H_1 : \mu_i \neq \mu_j$ für mindestens eine Kombination $i, j = 0, 1, 2$ mit $i \neq j$ getestet. H_0 bedeutet also, dass die untersuchte quantitative Größe für jeden Genotyp derselben Normalverteilung folgt. Die Teststatistik F beruht auf dem Vergleich der Varianz innerhalb der Faktor-

stufen (mean square error, MSE) und zwischen den Faktorstufen/Genotypen (mean square effect). Der *F-Test* testet dabei, ob das Verhältnis der beiden Varianzen signifikant größer ist als 1. Wir verzichten auf die Angabe des Tests und verweisen zur Vertiefung der *Analysis of Variance* auf das Lehrbuch von Fahrmeier und Hamerle (1984). Für den Fall eines signifikanten Ergebnisses werden zum Beispiel paarweise Vergleiche der Erwartungswerte unter Berücksichtigung des Mehrfachtestens durchgeführt und simultane Konfidenzintervalle berechnet. Ist der Faktor Genotyp signifikant, ist es biologisch sinnvoll, die Paarvergleiche $H_0 : \mu_0 = \mu_1$ gegen $H_1 : \mu_0 \neq \mu_1$ und $H_0 : \mu_1 = \mu_2$ gegen $H_1 : \mu_1 \neq \mu_2$ durchzuführen. Wird eine dieser Nullhypothesen signifikant abgelehnt, die andere jedoch nicht, kann man nach dem Sparsamkeitsprinzip (s. Exkurs 3) gegebenenfalls ein dominantes bzw. rezessives Modell vermuten. Dieses sollte aber nicht ohne direkte Betrachtung der Mittelwerte und Konfidenzintervalle erfolgen.

Die einfaktorielle Varianzanalyse lässt sich auch bei der Untersuchung eines quantitativen Phänotyps und eines Markers mit mehr als zwei Allelen verwenden. Sollen weitere mögliche Einflussgrößen berücksichtigt werden, darunter nicht nur kategorielle Variablen, sondern auch stetige Variablen, so formuliert man ein allgemeines Regressionsmodell (s. Abschnitt 1.4.4).

5.2.5 Power

Bei der Studienplanung ist eine der wichtigsten Fragen, wie groß die Stichprobe sein muss, damit ein in Wahrheit existierender Effekt einer einzelnen Variante mit der gewünschten Wahrscheinlichkeit (statistische Power, s. Abschnitt 1.4.3) entdeckt werden kann.

Der erforderliche Stichpobenumfang hängt von mehreren Parametern ab: vom Signifikanzniveau α, zu dem getestet werden soll; von der gewünschten Power; von der Art der Daten; von ihrer Verteilung; vom statistischen Test; und von der Größe des nachzuweisenden Effekts.

Wir betrachten eine direkte Fall-Kontroll-Studie und die Untersuchung einer disponierenden Variante D. Angenommen, es soll zum Signifikanzniveau α=0,05 getestet werden, und die gewünschte Power beträgt 0,8. Die erwarteten Genotyphäufigkeiten bei Fällen und Kontrollen sind von der Krankheitsprävalenz P(K), der Häufigkeit der disponierenden Variante D und den angenommenen genotypischen relativen Risiken γ_1 und γ_2 abhängig. Als Beispiel wählen wir P(K)=0,1; P(D)=0,2; $\gamma_1 = \gamma_2 = 2$. Tabelle 5.4.A zeigt, dass die Unterschiede bei den erwarteten Genotyphäufigkeiten relativ groß sind. Bei gleich vielen Fällen und Kontrollen ist die nötige Fallzahl für beide Gruppen 131 (χ^2-Test).

Bei indirekten Assoziationsstudien, also wenn die disponierende Variante nicht unter den untersuchten Markern ist, muss zusätzlich das Linkage Dise-

Tabelle 5.4. Erwartete Genotyphäufigkeiten in einer Fall-Kontroll-Studie der Krankheit K mit P(K)=0,1; P(D)=0,2; $\gamma_1 = \gamma_2 = 2$, A: für das disponierende Gen mit den Allelen D, d und B: für einen assoziierten Marker M mit D'=0,7 und der Allelhäufigkeit des assoziierten Allels $P(M_1)$=0,4 (berechnet mit GPC, Purcell et al. 2003).

A			B		
	Fälle	Kontrollen		Fälle	Kontrollen
DD	0,06	0,04	M_1M_1	0,19	0,16
Dd	0,47	0,30	M_1M_2	0,50	0,47
dd	0,47	0,66	M_2M_2	0,31	0,37

quilibrium zwischen dem disponierenden Allel D und dem typisierten Markerallel M_1 und dessen Häufigkeit berücksichtigt werden (Botstein und Risch 2003; Zondervan und Cardon 2004). Angenommen, in diesem Beispiel gilt: D'=0,7 und $P(M_1)$=0,4. Das LD und die Tatsache, dass $P(M_1)$ doppelt so groß ist wie P(D), reduziert die Unterschiede bei den erwarteten Genotyphäufigkeiten (Tabelle 5.4.B) und führt zu einer nötigen Fallzahl je Gruppe von 676 Personen. Wenn das LD zwischen M und D noch geringer ist, zum Beispiel D'=0,5, sind sogar 1408 Personen in jeder Gruppe erforderlich. Die Fallzahlen wurden hier mit GPC berechnet, was zu geringen Abweichungen gegenüber Quanto führt, denn GPC arbeitet mit dem relativen Risiko und Quanto mit dem Odds Ratio.

Tabelle 5.5 zeigt, dass für kleine Odds Ratios OR und eine geringe Häufigkeit des disponierenden Allels beim Testen eines Kandidatengens bereits sehr große Fallzahlen erforderlich sind.

Für quantitative Merkmale hängt die erforderliche Stichprobengröße von dem Unterschied der Mittelwerte und der Größe der Varianz ab (s. Abb. 3.4). Fallzahlberechnungen unter den verschiedenen Annahmen lassen sich bequem mit Fallzahlberechnungsprogrammen durchführen, die wir am Ende des Kapitels kommentieren.

Auf die in genomweiten Assoziationsstudien erforderlichen Fallzahlen gehen wir in Abschnitt 5.4 ein.

Zum Schluss dieses Abschnitts soll noch angemerkt werden, dass Berechnungen des Zusammenhangs zwischen Power und Fallzahl nicht nur während der Studienplanung wichtig sind. Auch nachdem eine Studie durchgeführt wurde, kann eine retrospektive Poweranalyse helfen herauszufinden, ob negative Ergebnisse durch mangelnde Stichprobengröße verursacht wurden, beziehungsweise welches der kleinste Effekt ist, den man mit der aktuellen Stichprobengröße hätte entdecken können, vorausgesetzt er ist in Wahrheit vorhanden.

Tabelle 5.5. Notwendiger Stichprobenumfang pro Gruppe bei einem χ^2-Test für ein dominantes Modell, Krankheitsprävalenz P(K)=0,1; α=0,05; Power = 0,8.

	Häufigkeit des disponierenden Allels D				
OR	0,05	0,1	0,2	0,3	0,4
1,2	5070	2939	2013	1897	2097
1,4	1423	835	584	561	630
1,6	703	417	297	290	330
1,8	436	261	189	187	216
2,0	305	184	136	136	158
2,5	166	102	78	80	95
3,0	122	69	54	57	69
3,5	84	53	42	45	55
4,0	67	43	35	38	47

5.3

5.3 Familienbasierte Assoziationsstudien

Wenn für die Fälle Familieninformationen gesammelt werden können oder aus Kopplungsstudien schon vorhanden sind, z.B. die Genotypen der Eltern oder der Geschwister der Fälle, können genetische Assoziationsstudien in Familiendesigns durchgeführt werden. Ein Vorteil dieser Designs besteht darin, dass sie robust gegen Populationsstratifikation sind. Wir erläutern ausführlich den *TDT (Transmission-Disequilibrium-Test)* für Trios sowie einige seiner Erweiterungen. Anschließend besprechen wir kurz zwei allgemeine Ansätze, die es erlauben, Kernfamilien mit mehreren erkrankten und gesunden Kindern und Mehrgenerationenfamilien zu analysieren. Beide können als Erweiterung des TDT betrachtet werden. Dies sind einerseits Verfahren, die auf der Anwendung bedingter Regressionsmodelle auf Fälle und ihre sogenannten *Pseudokontrollen* basieren und die hier als *Fall-Pseudokontroll-Regressionsmethoden* bezeichnet werden. Andererseits sind es Verfahren, bei denen die Korrelation zwischen Phänotyp und Genotyp ausgenutzt wird und die nach dem ersten dieser Verfahren als *FBAT-* (*Family-Based-Association-Test-*) Methoden bezeichnet werden. Die *MASC- (Marker-Association-Segregation-Chisquare-)* Methode, eine Modellierungsmethode unter Ausnutzung von Kopplung und Assoziation, wird am Schluss besprochen.

5.3.1 Der Transmission-Disequilibrium-Test (TDT)

Wir betrachten das in Abb. 5.6 gezeigte Trio. Von der Mutter wurde das weiße Allel vererbt und das schwarze nicht vererbt. Wenn Marker und Krankheit unabhängig sind, so wird unter der Annahme Mendelscher Transmission jedes Allel mit Wahrscheinlichkeit 0,5 an ein Kind vererbt. Daher ist die andere Möglichkeit, dass die Mutter das schwarze Allel an ihr krankes Kind vererbt und das weiße nicht, genauso wahrscheinlich. Wird allerdings z.B. das weiße Allel häufiger an kranke Kinder vererbt, ist dies ein Hinweis darauf, dass es mit dem gesuchten disponierenden Locus in Zusammenhang steht. Auf der Idee, vererbte und nicht vererbte Allele zu betrachten, basiert der TDT (Spielman et al. 1993).

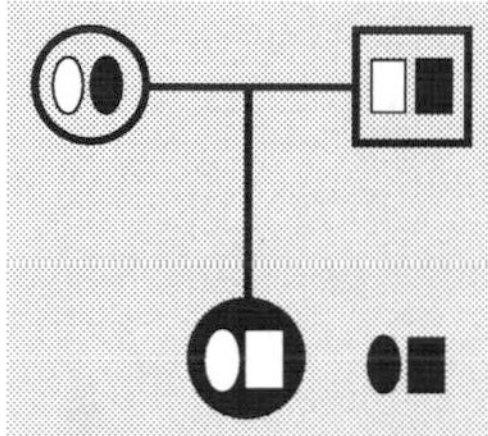

Abbildung 5.6. Kernfamilie mit einem erkrankten Kind. Weiß kennzeichnet die Allele, die von den Eltern an das erkrankte Kind übertragen wurden. Die schwarz gekennzeichneten Allele (rechts neben dem Kind dargestellt) wurden nicht an das erkrankte Kind übertragen.

Wir betrachten nun den biallelischen Marker M mit den Allelen M_1 und M_2. Die aus einer Stichprobe von n Trios gewonnenen Daten lassen sich für die auf das Kind übertragenen Allele wie in Tab. 5.6 zusammenstellen. Da die Transmission der Allele bei der Mutter und dem Vater jeweils unabhängig verläuft, gibt es in den vier Feldern der Kontingenztafel insgesamt 2n Einträge.

Tabelle 5.6. Kontingenztafel für die Anzahl der Kombinationen von vererbten und nicht vererbten Allelen eines biallelischen Markers mit den Allelen M_1 und M_2 bei n Trios.

	nicht übertragenes Allel		
übertragenes Allel	M_1	M_2	
M_1	a_{11}	a_{12}	
M_2	a_{21}	a_{22}	
Summe			2n

Das vererbte (übertragene, transmitted) und das nicht vererbte (nicht übertragene, non-transmitted) Allel sind verbunden, da beide zu einem Elternteil gehören. Daher ist der McNemar-Test für verbundene Stichproben in dieser Situation ein angemessener Test. Angewandt auf Allelzahlen wie in Tabelle 5.6 heißt er TDT. Mit ihm prüft man, ob das Allel M_1 genauso häufig wie das Allel M_2 von einem heterozygoten Elternteil an ein krankes Kind vererbt wird. Die Teststatistik lautet:

$$TDT = \frac{(a_{12} - a_{21})^2}{(a_{12} + a_{21})}. \tag{5.1}$$

Die Nullhypothese und damit auch die Alternative des Tests sind simultane Hypothesen:

$$H_0 : \theta = 0,5 \text{ oder D } = 0 \tag{5.2}$$

$$H_1 : \theta \neq 0,5 \text{ und D} \neq 0$$

Unter der Nullhypothese "keine Kopplung *oder* keine Assoziation" hat die Teststatistik asymptotisch eine χ^2-Verteilung mit einem Freiheitsgrad. Der Standard McNemar Schätzer für das allelische Odds Ratio und die Varianz des logarithmierten Odds Ratios lauten:

$$\widehat{OR} = \frac{a_{12}}{a_{21}}, \qquad Var(ln\widehat{OR}) = \frac{1}{a_{12}} + \frac{1}{a_{21}}.$$

Wenn das multiplikative Modell gilt, dann ist das McNemar Odds Ratio ein Schätzer für das allelische Risiko (s. Thomas, 2004 S. 275-276 und Abschnitt 5.2.1). Da ein homozygotes Elternteil zwei gleiche Allele aufweist, liefert es immer den Beitrag 1 zu den Anzahlen a_{11} oder a_{22} in der Kontingenztafel, die keine Information über bevorzugte Transmission eines Allels gegenüber dem anderen enthalten. Es gehen nur die Anzahlen a_{12} und a_{21} aus den grau markierten Zellen in die Teststatistik ein.

Angenommen für die Krankheit gibt es ein Gen mit dem disponierenden Allel S und dem normalen Allel s. Es sei P(S)=p, P(M_1)=q sowie θ die Rekombinationsrate zwischen dem Marker M und dem disponierenden Gen und D das Linkage Disequilibrium zwischen S und M_1.

In Tabelle 5.7 sind die Wahrscheinlichkeiten für die Kombinationen von übertragenen und nicht übertragenen Allelen bei einem Trio eingetragen.

Tabelle 5.7. Wahrscheinlichkeiten für die Kombinationen von übertragenen und nicht übertragenen Allelen M_1 und M_2 bei Trios mit einem erkrankten Kind, θ bezeichnet die Rekombinationsrate und D das Linkage Disequilibrium.

	nicht übertragenes Allel	
übertragenes Allel	M_1	M_2
M_1	$q^2 + \frac{qD}{p}$	$q(1-q) + \frac{(1-\theta-q)D}{p}$
M_2	$q(1-q) + \frac{(\theta-q)D}{p}$	$(1-q)^2 - \frac{(1-q)D}{p}$

Für die Teststatistik des TDT spielen nur die Terme in den schattierten Zellen eine Rolle, sie hängen von D und θ ab. Weil homozygote Elternteile keine Information über Kopplung liefern können, kommt θ in den Formeln der nicht schattierten Zellen nicht vor.

Für eine Stichprobe aus Trios ist der TDT einerseits ein gültiger Test auf Kopplung, H_0: θ=0,5, und andererseits ein Test auf Assoziation, H_0: D=0. Als Kopplungstest hat er keine Power, wenn keine Assoziation vorliegt. In diesem Fall sind die Wahrscheinlichkeiten in den schattierten Zellen in Tabelle 5.7 gleich, und folglich ist der Erwartungswert des TDT für jedes θ >0 null. Zur Veranschaulichung dient die Überlegung, dass bei starker Kopplung zwar in jeder Familie das Markerallel auf dem Haplotyp des disponierenden Allels an das kranke Kind vererbt wird, es sich aber in den einzelnen Familien um verschiedene Allele handelt, wenn keine Assoziation vorliegt.

Als Test auf Assoziation hat der TDT nur dann Power, wenn Kopplung vorliegt. Andernfalls, also für θ=0,5, sind die Terme in den schattierten Zellen in Tabelle 5.7 (unabhängig von der Größe von D) wieder gleich und der Erwartungswert des TDT null. Daraus ergibt sich die wichtige Eigenschaft, dass der TDT robust gegen Populationsstratifikation ist. Es werden nämlich positive Testergebnisse vermieden, wenn zwar allelische Assoziation wegen Populationsstratifikation, aber keine Kopplung vorliegt (s. Tabelle 5.7). Dies stellt einen großen Vorteil des Triodesigns im Vergleich zu populationsbasierten Studien dar.

Es stellt sich die Frage, ob der TDT auch in Kernfamilien mit mehreren erkrankten Kindern so angewendet werden kann, indem die transmittierten und nicht transmittierten Allele für jedes Elternteil und jedes Kind gezählt werden. Wird in solchen Familien auf Kopplung getestet, dann sind unter der Nullhypothese die Transmissionen eines elterlichen Allels an mehrere Kinder statistisch unabhängige Ereignisse. In dieser Situation stellt der TDT also einen gültigen Test auf Kopplung dar.

Dies gilt nicht beim Test auf Assoziation. Wenn nämlich unter der Nullhypothese D=0 Kopplung vorliegt, dann sind die Transmissionen eines elterlichen Allels an mehrere erkrankte Kinder keine unabhängigen Ereignisse mehr, denn in einer Familie wird das Markerallel, das mit dem disponierenden Allel auf einem Haplotyp liegt, mit der Wahrscheinlichkeit 1-θ an ein erkranktes Kind vererbt. Der TDT ist in Kernfamilien mit mehreren erkrankten Kindern kein gültiger Test auf Assoziation.

Als Beispiel wenden wir den TDT auf Daten zur Untersuchung der Multiplen Sklerose an.

Die Multiple Sklerose (OMIM 126200) ist eine Erkrankung des zentralen Nervensystems. Es handelt sich wahrscheinlich um eine Autoimmunkrankheit, der möglicherweise eine Virusinfektion zugrunde liegt. Die Inzidenz im

nördlichen Europa ist ca. 30-60/100.000. Die Erkrankung tritt in der Regel zwischen dem 20. und 40. Lebensjahr auf und zeigt sowohl leichte als auch schwere Verlaufsformen.
Bei nur ca. 3% - 12% der Erkrankten wird eine familiäre Häufung beobachtet. Das Risiko von Verwandten ersten Grades eines Patienten ist jedoch um einen Faktor der Größenordnung 20 höher als das Risiko in der Allgemeinbevölkerung. Bei der Untersuchung von Kandidatengenen in Fall-Kontroll-Studien hatten vor allem die DR2 Allele des HLA-Systems immer wieder konsistent eine - allerdings nur schwache - Assoziation gezeigt.
Der DR-Locus wurde mittels TDT in einer Stichprobe von 49 Patienten und deren Eltern aus der Bretagne untersucht. Alle DR-Allele außer dem Kandidaten DR2 wurden aufgrund der Vorergebnisse aus populationsbasierten Assoziationsstudien zu DRX zusammengefasst.

Tabelle 5.8. Übertragene und nicht übertragene DR Allele bei 49 Multiple Sklerose Patienten. Andere Allele außer dem Kandidaten DR2 wurden zu DRX zusammengefasst.

	nicht übertragenes Allel	
übertragenes Allel	DR2	DRX
DR2	2	29
DRX	8	59

Bei den heterozygoten Eltern wird 29 mal das Allel DR2 übertragen und 8 mal nicht. Die Teststatistik (s. Gl. 5.1) lautet:

$$TDT = \frac{(29-8)^2}{(29+8)} = 11,9$$

Der p-Wert des Tests ist p=0,0006, es besteht also ein hochsignifikanter Hinweis auf Kopplung und Kopplungsungleichgewicht zwischen dem DR Locus und einem prädisponierenden Gen für Multiple Sklerose.
Insgesamt gilt, dass bei Stichproben, bestehend aus Trios mit jeweils einem erkrankten Kind, dieselbe Teststatistik einen Test auf Kopplung und einen Test auf Assoziation liefert, hierbei wird die Gültigkeit der Mendelschen Transmissionswahrscheinlichkeiten vorausgesetzt.
Der TDT ist für viele Situationen erweitert worden, in denen er in der ursprünglichen Form nicht angewendet werden konnte. Dazu gehören Kernfamilien mit erkrankten und gesunden Kindern, quantitative Phänotypen, Marker mit mehr als zwei Allelen, Haplotypen, Familien mit fehlenden Genotypen und die Betrachtung zweier Loci.

Bei der Untersuchung von Erkrankungen, die erst in höherem Lebensalter auftreten, können die Eltern oft nicht genotypisiert werden, es existieren aber häufig gesunde Geschwister. Für diese Situation wurde der *S-TDT* (*Sib-TDT*, Spielman und Ewens 1998) entwickelt. Hier betrachtet man Geschwisterschaften mit mindestens einem erkrankten und einem gesunden Geschwister, die verschiedene Genotypen tragen und bei denen die Eltern nicht typisiert sind. Als Teststatistik T für einen Marker M mit den Allelen M_1 und M_2 betrachtet man die Anzahl der M_1 Allele bei den erkrankten Geschwistern in allen Geschwisterschaften i=1,..., n. Der S-TDT ist ein Permutationstest (s. Exkurs 5). Ihm liegt die Annahme zugrunde, dass unter H_0 pro Geschwisterschaft die Verteilung der Genotypen auf erkrankte und nicht erkrankte Geschwister gleich wahrscheinlich ist. Die Verteilung von T unter der Annahme zufälliger Transmission dieses Allels wird durch Permutation des Krankheitszustands innerhalb der einzelnen Geschwisterschaften jeweils unter Beibehaltung der Anzahl gesunder und erkrankter Personen bestimmt. Analog zum TDT ist der S-TDT ein Test auf Kopplung, der nur statistische Power hat, wenn Assoziation vorliegt, und er ist ein Test auf Assoziation für Geschwisterschaften mit genau einem erkrankten und einem gesunden Geschwister. Der Permutationstest wird vor allem angewendet, wenn die Stichproben klein sind. Für den Erwartungswert und die Varianz für T unter der Nullhypothese haben Spielman und Ewens auch analytische Ausdrücke hergeleitet. Für große Stichproben kann daher die Teststatistik

$$\text{S-TDT} = \sum_i \frac{(T_i - E(T_i))}{\sqrt{var(T_i)}}$$

gebildet und durch eine Standardnormalverteilung approximiert werden. Dabei wird über alle Geschwisterschaften isomiert.

Bei vielen Studien liegt nicht genau ein Familientyp vor, sondern z.B. Trios mit erkrankten Kindern und typisierten Eltern sowie Geschwisterschaften mit einem typisierten Elternteil und solche ohne typisierte Eltern. Bei nicht typisierten Eltern lässt sich manchmal die Transmission rekonstruieren. Wir nehmen als Beispiel an, dass bei einem Trio der Genotyp des Vaters fehlt, die Mutter heterozygot M_1M_2 ist und das erkrankte Kind den Genotyp M_1M_1trägt. Dann hat die Mutter das Allel M_1 vererbt und das Allel M_2 nicht. Hätte das Kind den Genotyp M_1M_2,wäre die Transmission durch die Mutter nicht klar. Bezieht man die Trios mit einem nicht typisierten Elternteil und einem homozygoten Kind in den TDT ein und die anderen nicht, ohne für diese Auswahl zu korrigieren, wird eine Verzerrung erzeugt, die zu Powerverlust oder erhöhtem Fehler 1. Art führen kann (Curtis und Sham 1995). Zur Analyse einer Stichprobe mit gemischten Kernfamilienstrukturen entwi-

ckelte Knapp (1999) den *RC-TDT* (*Reconstruction-Combined-Transmission-Disequilibrium-Test*). Die Familien mit mindestens einem erkrankten Kind werden in die folgenden Typen unterteilt:
Typ 1: Beide Eltern sind typisiert, mindestens ein Elternteil ist heterozygot mit dem interessierenden Allel M_1(TDT-Struktur).
Typ 2: Entweder eines oder beide Elternteile fehlen, können aber rekonstruiert werden (rekonstruierbare Familien).
Typ 3: Eines oder beide Elternteile sind nicht genotypisiert und können nicht rekonstruiert werden, es gibt aber mindestens ein gesundes und ein erkranktes Kind mit verschiedenen Genotypen (S-TDT-Struktur).
Typ 4: Alle anderen Familien. Familientyp 4 kann nicht ausgewertet werden und damit auch nicht zur Teststatistik beitragen. Er muss weggelassen werden.
Die jeweiligen Teil-Teststatistiken für die Familientypen 1-3 müssen für die Auswahlverzerrung (s. auch Abschnitt 3.3) korrigiert werden, da jeweils nur eine definierte Auswahl und keine repräsentative Stichprobe aus der Bevölkerung für diesen Typ rekrutiert und ausgewertet wurde.
Knapp (1999) betrachtet die Anzahl T_i der M_1 Allele unter den erkrankten Kindern und bestimmt die bedingte Verteilung der Teststatistik unter Berücksichtigung des Familientyps. Der Test lautet:

$$\text{RC-TDT} = \sum_i \frac{(T_i - E(T_i|F_i))}{\sqrt{var(T_i|F_i)}},$$

wobei über alle Familien i summiert wird und F_i den Auswahltyp in jeder Familie bezeichnet. Der RC-TDT ist ein gültiger Test auf Kopplung und nutzt die Stichproben-Information umfassend.
Untersucht man einen Marker mit mehr als zwei Allelen, ist häufig unklar, welches Markerallel mit dem disponierenden Allel assoziiert sein könnte. Eine Möglichkeit besteht darin, jedes Markerallel einzeln auf Assoziation mit der Krankheit zu testen und das Mehrfachtesten zu berücksichtigen. Eine bestehende Assoziation kann allerdings dadurch verdeckt werden, dass ein anderes Allel in der gleichen Richtung assoziiert ist, z.B. sind in kaukasischen Populationen die Antigene DR3 und DR4 beide stark mit insulinabhängigem Diabetes Mellitus (IDDM, OMIM 222100) assoziiert (Svejgaars et al. 1980). Daher wurden Erweiterungen des TDT auf multiallelische Marker entwickelt (z.B. Bickeböller und Clerget-Darpoux 1995).
Es existieren auch verschiedene Vorschläge, um quantitative Merkmale in Triostudien zu analysieren. Eine Übersicht geben Kistner und Weinberg (2004). Allison (1997) schlug Verfahren vor, bei denen untersucht wird, ob die Verteilung des Merkmals sich bei den Kindern, die ein bestimmtes Allel geerbt

haben, von den anderen unterscheidet. Unter der Nomalverteilungsannahme kann ein t-Test angewandt werden. Hier wird das Merkmal in Abhängigkeit vom Genotyp der Kinder betrachtet. Umgekehrt kann im logistischen Modell der Genotyp X beim Kind als Zufallsgröße in Abhängigkeit des beobachteten Phänotyps Y und der elterlichen Genotypen P und M betrachtet werden, P(X|M,P,Y), und ein Test auf Kopplung und Assoziation konstruiert werden (*QPL, quantitative polynomious logistic model*, Kistner und Weinberg 2004). Es wurde gezeigt, dass der QPL-Test robust gegenüber Populationsstratifikation ist, keine Normalverteilungsannahme nötig hat und mehr Power aufweist als andere Methoden, wenn das disponierende Allel dominant oder rezessiv wirkt.

5.3.2 Die Fall-Pseudokontroll-Regressionsanalyse

Die Häufigkeiten eines biallelischen Markers in Trios lassen sich auch als Genotyphäufigkeiten wie in Tabelle 5.9 darstellen. Die Genotypen der Fälle können beobachtet werden (entsprechend dem „weißen Genotyp“ in Abb. 5.6), während die Kontrollgenotypen aus den jeweils nicht an den Fall vererbten Allelen konstruiert sind (entsprechend dem „schwarzen Genotyp“ in Abb. 5.6). Eine solche Kontrolle wird auch als *Pseudokontrolle* bezeichnet. Wenn zum Beispiel das erkrankte Kind in der Familie in Abb. 5.6 den Genotyp M_1M_2 trägt und die Eltern M_1M_1 und M_1M_2 tragen, so hat die Pseudokontrolle aus den nicht übertragenen Allelen den Genotyp M_1M_1.

Tabelle 5.9. Genotyphäufigkeiten eines biallelischen Markers bei n Fall-Eltern-Trios.

	M_1M_1	M_1M_2	M_2M_2	Summe
Fälle	b_{10}	b_{11}	b_{12}	n
Pseudokontrollen	b_{20}	b_{21}	b_{22}	n

Den Test, bei dem die Genotyphäufigkeiten in Tabelle 5.9 mittels Chiquadrattest als unverbundene Stichproben verglichen werden, nennt man *HRR-Test* (Falk und Rubinstein 1987). Die χ^2-Verteilung ist unter der Nullhypothese (Gl. 5.2) nicht die passende Verteilung. Eine passende Auswertung der Genotyphäufigkeiten, die auch robust gegen Populationsstratifikation ist, ist die Analyse als individuell gematchte Fall-Kontroll-Studie mit bedingter logistischer Regression, die wir jetzt erläutern.

Angenommen, die Daten von i=1,..., n Trios wurden erhoben, Y_1 bezeichnet den Phänotyp der Fälle, und Y_0 ist der Phänotyp der Pseudokontrollen, X_{i1} und X_{i0} sind Kodierungen des Genotyps für den i-ten Fall und die i-te Pseudokontrolle. Für die nachfolgende Formel verzichten wir auf die Durchnummerierung der Trios und nehmen als Beispiel ein dominantes Modell, das heißt X_j=1, für Fälle j=1 und Kontrollen j=0, wenn ein oder zwei disponierende Alle des biallelischen Markers vorliegen. Andere Möglichkeiten der Kodierung des Genotyps sind in Abschnitt 5.2.1 erläutert. Das logistische Modell für die Erkrankungswahrscheinlichkeit lautet dann für die Fälle:

$$P(Y_1 = 1|X_1) = \frac{\exp(a + bX_1)}{1 + \exp(a + bX_1)}$$

(s. Abschnitt 1.4.4), und damit gilt

$$P(Y_1 = 0|X_1) = 1 - \frac{\exp(a + bX_1)}{1 + \exp(a + bX_1)} = \frac{1}{1 + \exp(a + bX_1)}.$$

Für die Pseudokontrollen können die entsprechenden Wahrscheinlichkeiten aufgestellt werden. Zur Schätzung der Maximum-Likelihood-Parameter des logistischen Modells wird nun die bedingte Likelihood der Daten berechnet und anschließend maximiert. Diese ist das Produkt der folgenden bedingten Wahrscheinlichkeiten für jedes Fall-Pseudokontroll-Paar Y_1, Y_0:

$$P(Y_1 = 1|Y_0 = 0, X_1, X_0)$$

$$= \frac{P(Y_1 = 1|X_1)P(Y_0 = 0|X_0)}{P(Y_1 = 1|X_1)P(Y_0 = 0|X_0) + P(Y_1 = 0|X_1)P(Y_0 = 1|X_0)}$$

$$= \frac{\left(\frac{exp(a+bX_1)}{1+exp(a+bX_1)}\right)\left(\frac{1}{1+exp(a+bX_0)}\right)}{\left(\frac{exp(a+bX_1)}{1+exp(a+bX_1)}\right)\left(\frac{1}{1+exp(a+bX_0)}\right) + \left(\frac{1}{exp(a+bX_1)}\right)\left(\frac{exp(a+bX_0)}{1+exp(a+bX_0)}\right)}$$

$$= \frac{exp(bX_1)}{exp(bX_1) + exp(bX_0)}.$$

Dieser Regressionsansatz erlaubt die Berücksichtigung mehrerer Allele am untersuchten Genlocus oder mehrerer Loci oder Haplotypen, die Behandlung fehlender Werte sowie die Analyse von Kernfamilien mit mehreren Kindern. Ein Vorteil der bedingten logistischen Regression besteht darin, dass die Daten aus Kernfamilien in ähnlicher Weise wie populationsbasierte Fall-Kontroll-Daten betrachtet werden können. Es gibt Vorschläge, anstatt einer Pseudokontrolle mehrere zu verwenden. Ist zum Beispiel in einem Trio die Mutter M_1M_2, der Vater M_3M_4 und das Kind M_1M_3, dann bildet man alle möglichen Genotypen, die ein Kind von den Eltern erben könnte, aber nicht geerbt hat, und verwendet diese als Pseudokontrollen. Hier sind dies M_1M_4, M_2M_3 und M_2M_4 (für eine Übersicht siehe Cordell et al. 2004). Es ist ungeklärt, ob die Verwendung einer oder dreier Pseudokontrollen besser geeignet ist.

5.3.3 Die FBAT-Methode

Die FBAT (Family-Based-Association-Test)-Methode wurde als eine Verallgemeinerung des TDT für Kernfamilien mit erkrankten und gesunden Geschwistern, Mehrgenerationenfamilien sowie quantitative und qualitative Phänotypen so konstruiert, dass die Robustheit gegenüber Populationsstratifikation erhalten blieb (Laird und Lange 2006).

Man berechnet die Kovarianz der genetischen Information und der Phänotypen bei den Kindern und summiert sie zu U auf. Die FBAT-Statistik ist definiert als

$$FBAT = \frac{U^2}{Var(U)}.$$

Wie beim TDT werden die Genotypen der Kinder als Zufallsvariable betrachtet und auf die elterlichen Genotypen sowie die beobachteten Phänotypen der Kinder bedingt. Der FBAT wird für große Stichproben durch eine Chiquadratverteilung mit einem Freiheitsgrad approximiert.

Wenn mehr als ein Kind in den Familien vorkommt, hängt die Varianz von U von der Nullhypothese ab. U ist definiert durch

$$U = \sum_{ij} T_{ij}(X_{ij} - E(X_{ij}|S_i)).$$

Summiert wird über alle Familien i und alle Kinder j.

$T_{ij} = Y_{ij} - \mu$ ist der durch einen Parameter μ normierte Phänotyp Y_{ij}. Die Normierung legt man in Abhängigkeit vom Phänotyp und der Struktur der untersuchten Familien fest. Zum Beispiel ist μ für quantitative Phänotypen der Stichprobenmittelwert und bei der Untersuchung von Trios ist μ null.

X_{ij} bezeichnet den kodierten Genotyp und erlaubt die Betrachtung eines dominanten oder rezessiven Modells, eines kodominanten Modells, multiallelischer Marker, mehrerer Gene oder Haplotypen. S_i bezeichnet eine Statistik, mit der die Markergenotypen der Gründer (bei Kernfamilien der Eltern) zusammengefasst werden. Sie wird hier nicht näher beschrieben. Man erkennt jedoch den bedingten Erwartungswert bei gegebenen elterlichen Genotypen, der die Robustheit der Statistik gegenüber Populationsstratifikation sichert. Der Erwartungswert von U, bedingt auf die elterlichen Genotypen, ist durch die Normierung auf den bedingten Erwartungswert null. Für den dichotomen Phänotyp krank/gesund stimmt der FBAT für Trios mit dem TDT überein.

Für komplexere Phänotypen wurden passende Kodierungen T entwickelt, Literaturhinweise dazu und zu der Varianz von U werden in dem Übersichtsartikel von Laird und Lange (2006) gegeben.

5.3.4 Power

Die statistische Power hängt bei familienbasierten Assoziationsstudien von denselben Parametern ab wie die Power der populationsbasierten Fall-Kontroll-Studien (s. Abschnitt 5.2.5), und es gelten qualitativ dieselben Aussagen. Wie Tabelle 5.10 zeigt, sind bei kleinen relativen Risiken RR und seltenen disponierenden Allelen sehr große Anzahlen von Trios erforderlich. Beim Vergleich mit Tabelle 5.5 muss berücksichtigt werden, dass pro Trio drei Personen genotypisiert werden müssen und dass Quanto bei populationsbasierten Fall-Kontroll-Studien mit vorgegebenem Odds Ratio und hier mit dem relativen Risiko arbeitet, wobei der Effekt des Letzteren bei seltenen Erkrankungen nicht sehr groß ist. Für häufige Krankheiten benötigt man in der Regel mehr Trios als Fall-Kontroll-Paare, um dieselbe Power zu erreichen, und eine noch höhere Anzahl diskordanter Geschwisterpaare ohne Eltern. Für sehr seltene Krankheiten hat das Triodesign mehr Power.

Tabelle 5.10. Anzahl der Trios, dominantes Modell, Krankheitsprävalenz P(K)=0,1; α=0,05 im TDT-Test; Power = 0,8, direkte Assoziationsstudie; berechnet mit Quanto Version 1.1 (Gauderman et al. 2002).

	Häufigkeit des disponierenden Allels				
RR	0,05	0,1	0,2	0,3	0,4
1,2	4934	2836	1905	1753	1885
1,4	1368	800	554	522	573
1,6	668	397	283	272	304
1,8	410	248	181	177	201
2,0	285	175	130	130	149
2,5	152	97	76	78	91
3,0	101	66	54	57	68
3,5	75	50	42	46	55
4,0	59	41	35	39	47

5.3.5 Die MASC-Methode

Die *MASC-* (*Marker-Association-Segregation-Chisquare-*, Clerget-Darpoux et al. 1988) Methode erlaubt die flexible Modellierung des Einflusses eines Kandidatengens bei einer komplexen Krankheit. Ziel ist es zu prüfen, ob das jeweilige Gen an der Entstehung der Krankheit beteiligt ist, und gegebenenfalls den Erbgang aufzuklären und die genetischen Parameter zu schätzen.

Für MASC werden Kernfamilien über ein erkranktes Kind, den Index-Patienten (IP), rekrutiert. Die Familien werden dann in zwei Schritten hierarchisch klassifiziert (s. Abb. 5.7).

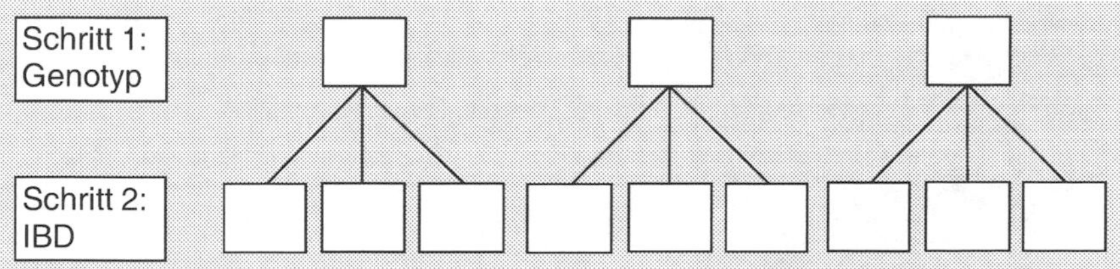

Abbildung 5.7. Hierarchische Klassifizierung des Index-Patienten mit seiner Familie in MASC.

Im ersten Schritt erfolgt die Stratifizierung der Familien gemäß dem Markergenotypen des IP. Hierbei wird die Information über das LD verwendet (Generalisierung der *AGFAP*- (*Antigen-Genotype-Frequencies-Among-Patients*-Methode, Thomson 1983). Im zweiten Schritt erfolgt die Unterklassifikation gemäß dem IBD-Status zwischen dem IP und einem der Geschwister (ASP-Methode, s. Abschnitt 4.3.3). In allen Unterklassen wird die erwartete Anzahl von IP's gemäß einem vorgegebenen genetischen Modell berechnet und mit den beobachteten Anzahlen verglichen. Die Parameter des genetischen Modells können durch die Minimierung einer Summe unabhängiger Chiquadrat Statistiken geschätzt werden, und anschließend können Signifikanztests durchgeführt werden. Bestimmte genetische Modelle werden mit Hilfe eines Chiquadrat-Anpassungstests getestet. Die Bestimmung der Freiheitsgrade erfolgt aufgrund bekannter Regeln für Chiquadrattests in Kontingenztafeln. Alternativ können auch Likelihoods berechnet werden.
MASC ist robust gegenüber dem Stichprobenerhebungsverfahren, da man auf den Krankheitsstatus der Familienmitglieder bedingen kann.
Tabelle 4.5 zeigt den IBD-Status am Locus DR von 185 Familien mit Geschwisterpaaren, die an IDDM erkrankt sind. Die IBD-Verteilung wird durch ein rezessives Modell gut erklärt, die Genotypverteilung (AGFAP) wird durch ein dominantes Modell gut erklärt. Erst die simultane Nutzung der Kopplungs- und Assoziationsinformationen in MASC erlaubt es, zwei eng gekoppelte Gene in der HLA Region zu postulieren (Clerget-Darpoux et al. 1991).

Blick in die Geschichte 5: Françoise Clerget-Darpoux (1946 -)

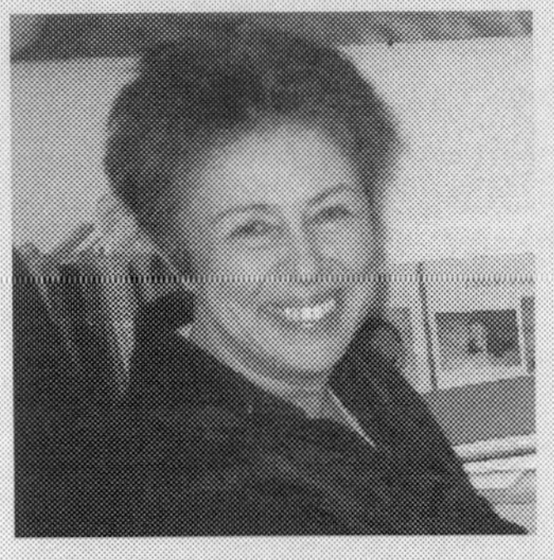

Françoise Clerget-Darpoux forscht seit mehr als 20 Jahren über Kopplung und Assoziation an vorderster Front. Eine sehr häufig zitierte Publikation behandelt die Fehlspezifizierung genetischer Parameter in der LOD-Score-Analyse (Clerget-Darpoux et al. 1986). So ist eines ihrer Hauptforschungsthemen die Untersuchung von Methoden unter verschiedenen Populationsbedingungen und genetischen Modellen, um Defizite bestehender Methoden aufzudecken und anschließend neue, bessere Methoden zu entwickeln. Sie ist eine frühe Verfechterin der Entwicklung und Anwendung von Strategien für Kandidatengene und Kandidatengen-Pathways zur Aufschlüsselung multifaktorieller Krankheiten (Clerget-Darpoux und Bonaïti-Pellié 1992). Im Folgenden geben wir einige Beispiele ihrer methodischen Entwicklungen.

Sie entwarf den MOD-Score, ein parametrischer LOD-Score um ein Kandidatengen mit festgesetzter Rekombinationsrate null (vollständige Kopplung) zu untersuchen. Das Ziel ist es, die Rolle des betrachteten Kandidatengens bei einer komplexen Krankheit zu erhellen, indem über alle Parameter des (generellen) genetischen Modells maximiert wird.

Clerget-Darpoux leistete Pionierarbeit für die simultane Verwendung von Kopplung und Assoziation. Sie demonstrierte durch die Entwicklung der MASC-Methode, was für ein großer Vorteil damit erreichbar ist (Clerget-Darpoux et al. 1988). MASC integriert den IBD-Status mit der Assoziation, um den Einfluss eines Kandidatengens zu identifizieren und das zugrunde liegende genetische Modell zu schätzen. Die gleiche Idee der Verbindung von Kopplung und Assoziation motivierte sie, einige TDT-Erweiterungen zu entwickeln. In neuerer Zeit konzentriert sich ihre Arbeit auf Populationsstrukturen wie Blutsverwandtschaften und Gründerpopulationen.

Ihr Hauptziel ist die genetische Aufschlüsselung komplexer Krankheiten, besonders von Autoimmun- und neurologischen Erkrankungen. Hierfür entwickelt sie mit großer Ausdauer und Hartnäckigkeit neue statistische Methoden. Sie fördert die Genetische Epidemiologie durch die Bildung von Forschungsnetzwerken, Workshops und Ausbildungsprogrammen, in denen sie einen sehr aktiven Part spielt. Ihre eigene Ausbildung in Mathematik und Humangenetik ist eine ideale Voraussetzung für die effektive Integration dieser beiden Gebiete. Während ihrer gesamten wissenschaftlichen Laufbahn hatte sie eine herausragende Führungsrolle in den französischen, europäischen und internationalen Fachgesellschaften, wofür sie 1999 den "leadership award" der Internationalen Genetisch Epidemiologischen Gesellschaft erhielt.

5.4 Genomweite Assoziationsstudien

Bei genetischen Assoziationsstudien im erweiterten Kandidatenansatz typisiert man in und um die Gene in den interessierenden Regionen typischerweise wenige bis maximal einige hundert Marker. Durch die Entwicklung der SNP-Chip Hochdurchsatztechnologie können heute extrem viele ($10^5 - 10^6$) über das gesamte Genom verteilte SNPs effizient bestimmt werden. Dies macht die Analyse genetisch komplexer Krankheiten genomweit mit SNP-Chips in Assoziationsstudien möglich. Man spricht von *genomweiten Assoziationsstudien* (*GWAS*). Sie werden z.B. durchgeführt, wenn es keine Kandidatenregionen gibt oder wenn viele Kandidaten möglicherweise mit widersprüchlichen Ergebnissen vorliegen. Wenige genomweite Assoziationsstudien wurden bisher veröffentlicht (Klein et al. 2005; Herbert et al. 2006; Smyth et al. 2006), und viele werden gerade durchgeführt (Thomas et al. 2005).
Der Erfolg einer GWAS hängt davon ab, wie gut der verwendete Markersatz die Variation im Genom erfasst, genauer, wie groß das Linkage Disequilibrium zwischen den disponierenden Varianten und den typisierten SNPs oder daraus gebildeten SNP-Haplotypen ist (s. Abschnitte 2.3.1, 5.2.5 sowie Tabelle 5.3).

5.4.1 Die Erfassung der genetischen Variation durch SNP-Chips

Mehr als vier Millionen validierte SNPs sind inzwischen für das menschliche Genom verfügbar, trotzdem ist es aufgrund von experimentellen und ökonomischen Restriktionen zurzeit noch nötig, sie auf eine möglichst informative und trotzdem noch praktikable Untermenge zu reduzieren. Daher wurden sogenannte SNP-Chips entwickelt. Sie bestehen aus winzigen Mengen allelspezifischer Sonden, die zum Beispiel auf einer kleinen Quarzfläche aufgebracht werden. Für Hunderttausende benötigt man Träger von weniger als 2 cm^2 Größe, um die Sonden räumlich sicher voneinander unterscheidbar unterzubringen. Das Detektionsprinzip basiert auf einer allelselektiven Hybridisierung. Dazu werden alle Genabschnitte der zu untersuchenden DNA-Probe, die einen SNP enthalten, zunächst mithilfe der Polymerasekettenreaktion (s. Exkurs 1) amplifiziert. Anschließend werden die PCR-Produkte an die Oberfläche eines SNP-Chips hybridisiert. Für jeden SNP sind zur Identifikation der beiden Allele zwei entsprechende Sonden vorhanden. Bindet das PCR-Produkt nur an eine der beiden DNA-Sonden, so liegt der entsprechende Genotyp in homozygoter Form vor. Sind dagegen Bindungen an beide Sonden zu beobachten, liegt der untersuchte Polymorphismus heterozygot vor. Die in der Hybridisierungsreaktion eingesetzten Fragmente werden mit Fluoreszenzmarkierungen versehen, so dass die Signale mit Hochleistungsscannern automatisch ausgelesen werden können.

Einige bekannte SNP-Chips für GWAS sind in Tabelle 5.11 aufgeführt. Bei diesen Chips wurden die SNPs entweder zufällig, physikalisch gleichmäßig über das Genom verteilt ausgewählt, ohne die existierenden LD-Strukturen zu berücksichtigen, oder sie basieren auf den beobachteten LD-Strukturen und wurden mit Hilfe einer Selektionsmethode für tagSNPs ausgewählt (s. Abschnitt 2.3.2.3). Ein weiterer SNP-Chip, der nach funktionellen Aspekten konstruiert wurde, ist der Illumina Human-1 Beadchip mit 6000 SNPs, der in Kopplungsstudien verwendet wird.
Im Rahmen des HapMap Projekts entstand eine Datenbank mit mehr als 10^6 SNPs, die in vier Populationen mit insgesamt 269 Individuen typisiert wurden. Zusätzlich wurden bei 48 Personen 10 Regionen der Größe 500 kb (die ENCODE Regionen, International HapMap Consortium 2005) vollständig sequenziert. Die vollständig sequenzierten Regionen erlauben die Beurteilung der Variation und des Anteils der SNPs, der hier durch die SNP-Chips erfasst werden kann (*Abdeckung der Variation, coverage*). Für jeden dort gefundenen SNP wurde bestimmt, wie groß das LD zu einem SNP in einem der verfügbaren SNP-Chips ist. Das verwendete LD-Maß ist der Korrelationskoeffizient r^2 (s. Abschnitt 2.3.1.3). Wie gut die SNP-Chips die gesamte Variation im Genom erfassen, wird in Tabelle 5.11 durch den Prozentsatz der durch Sequenzierung gefundenen SNPs dargestellt, die ein LD von z.B. $r^2 \geq 0{,}8$ mit einem typisierten SNP aufweisen. Diese werden auch als *80%-Proxies* bezeichnet.

Tabelle 5.11. Erfassung des Anteils (%) der Varianten (Häufigkeit des selteneren Allels HsA>5%) aus den ENCODE Regionen, die ein $r^2 \geq 0{,}8$ mit einem SNP aus dem entsprechenden SNP-Chip aufweisen, CEU: europäische Herkunft, JPT+CHB: Japaner aus Tokyo und Han Chinesen aus Peking, YRI: Yoruba aus Nigeria (Barrett und Cardon 2006).

	SNP-Typen	CEU	JPT+CHB	YRI
Illumina HumanHap300	tagSNPs	75	63	28
Affymetrix 500K	zufällig	65	66	41
Affymetrix 111K	zufällig	31	31	15
Affymetrix 500K + 175K tag	Kombination	86	79	49

In der europäischen Stichprobe werden demnach mit den ersten beiden Chips 75% bzw. 65% aller häufigen Varianten erreicht (bei einem r^2 von mind. 0,8). Es wird deutlich, dass bei der zufälligen Auswahl der SNPs die Erfassung der Varianten schlechter ist als bei gezielt ausgewählten tagSNPs. Für alle hier genannten Chips in allen Stichproben ist das mittlere r^2 größer als 0,95. Die Erfassung der Variation in YRI ist wegen des geringeren LDs in dieser Population viel niedriger, und es wird deutlich, dass die tagSNP Selektion auf die CEU Stichprobe am besten angepasst ist. Die Zusammenfassung von zwei oder drei SNPs zu Haplotypen kann den Erfassungsanteil um 9%-25% steigern (Pe'er et al. 2006). Es ist anzumerken, dass zwar die Mehrheit der häufigen Varianten mit den SNP-Chips entdeckt werden kann, dass aber trotzdem z.B. mit dem Affymetrix 500K Chip 20% der häufigen SNPs nur ein r^2 von weniger als 0,5 aufweisen. Seltene Varianten im Genom sind sehr viel schlechter erfasst, da für SNP-Chips häufige Varianten ausgewählt wurden. Auch in den sequenzierten Regionen können seltene Varianten bei der kleinen Anzahl von 48 Personen insgesamt nicht sicher entdeckt werden.

5.4.2 Statistische Auswertung und das Multiplizitätsproblem

Zur Auswertung genomweiter Assoziationsstudien werden die in den vorangegangenen Abschnitten besprochenen punktweisen Assoziationstests für alle Marker einzeln eingesetzt. Zusätzlich benutzt man Methoden, die auf lokalen Haplotypen basieren, um den Informationsgehalt zu steigern. Bei der Fülle der Tests steht das Problem des multiplen Testens im Vordergrund. Angenommen, der genomweite Fehler 1. Art α_g=0,05 soll eingehalten werden, dann ergibt die Verwendung des 500K SNP Chips und einer einfachen Bonferroni Korrektur (s. Abschnitt 1.4.3), dass für jeden einzelnen SNP zum punktweisen Niveau von $\alpha_p=10^{-7}$ getestet werden muss. Bei einem relativen Risiko von 2 und weniger, das wir für kausale Varianten komplexer Erkrankungen erwarten, bedeutet dies sehr große erforderliche Stichproben. Zum Beispiel sind im dominanten Modell mit einem relativen Risiko von 2, einer Krankheitsprävalenz von 0,1, einer Häufigkeit des disponierenden Allels von 0,1 und einer gewünschten Power von 80% knapp 900 Fälle und 900 Kontrollen erforderlich, bei einem relativen Risiko von 1,2 und ansonsten gleichen Bedingungen jeweils über 14000 Fälle und 14000 Kontrollen. Bei diesen Berechnungen wurde davon ausgegangen, dass es sich um eine direkte Assoziationsstudie handelt. Ist dies nicht der Fall und kann man jede häufige Variante als 80% Proxy erreichen, benötigt man etwa doppelt so viele Personen wie bei einer direkten Assoziationsstudie (Thomas et al. 2005).

Die meisten Studien werden im Mehrstufendesign durchgeführt, weil dieses Design bei fast gleichgroßer Power wie im einstufigen Design zu einer deutlichen Reduktion der Genotypisierungskosten führt. Eine zweistufige Studie zur Untersuchung disponierender Varianten für Brustkrebs wird z.B. in Großbritannien durchgeführt (Thomas et al. 2005 Appendix). Die erste Stufe besteht aus 400 Fällen und 400 Kontrollen, typisiert mit 200.000 SNPs. Alle Marker, die einen p-Wert $\leq$ 0,05 aufweisen, werden im zweiten Schritt an zusätzlichen 4600 Fällen und 4000 Kontrollen typisiert. Wählt man in einem *Zweischrittverfahren* die Stichproben gleich groß, ist der Genotypisierungsaufwand für Schritt 1 am größten, Schritt 2 erfordert zwar sehr viel weni-

ger Genotypisierungen, dafür aber maßgeschneiderte Chips. In der aktuellen Forschung werden zahlreiche Stufendesigns entwickelt und deren statistische Eigenschaften untersucht (Lin 2006; Skol et al. 2006; Wang et al. 2006).
Bei familienbasierten Assoziationsstudien für quantitative Merkmale gibt es die Möglichkeit, zwei Stufen anhand einer Zufallsstichprobe aus der Population durchzuführen. Im ersten Schritt werden die Phänotypen und Genotypen der Kinder noch nicht betrachtet, sondern eine lineare Regression der elterlichen Genotypen auf die erwarteten Genotypen der Kinder durchgeführt. Die Power für die nachfolgende Assoziationsanalyse hängt für jeden Marker von den beobachteten elterlichen Genotypen und der geschätzten Effektstärke ab. Die k SNPs mit der höchsten Power (k-Rang-Verfahren) werden ausgewählt und dann im zweiten Schritt auf Assoziation getestet (Laird und Lange 2006). Diese Methode wurde z.B. von Herbert et al. (2006) verwendet.

5.5

5.5 Ausblick

Häufigkeiten disponierender Allele für komplexe Krankheiten: Zwei Hypothesen werden hierzu diskutiert: Die *"common-disease-common-variant"(CDCV) - Hypothese* besagt, dass mehrere häufige Allele an der Krankheitsentstehung beteiligt sind und dass unverwandte Fälle zu einem relativ hohen Anteil dieselben Allele tragen. Die *"multiple - rare - variant" - Hypothese* besagt, dass komplexe Krankheiten durch sehr viele verschiedene Varianten mit niedrigen Allelhäufigkeiten beeinflusst werden. Für viele komplexe Krankheiten gibt es vermutlich sowohl einige häufige als auch mehrere seltene disponierende Varianten. Dies wird auch als *Heterogenitätsmodell* bezeichnet. Wenn disponierende Allele für komplexe Krankheiten ein vergleichbares Spektrum der Allelhäufigkeiten aufweisen wie alle anderen Varianten im Genom, haben zwar die meisten eine Häufigkeit von weniger als 0,01, die übrigen sind jedoch für mehr als 90% der genetischen Unterschiede zwischen den Individuen verantwortlich und sollten daher auch einen großen Beitrag zur Entstehung komplexer Krankheiten liefern (Wang et al. 2005). Disponierende Allele für einige Krankheiten wie zum Beispiel Diabetes waren vermutlich positiver Selektion ausgesetzt, weil sie in den Zeiten reduzierter Energieaufnahme einen selektiven Vorteil bedeuteten. Dies macht die höhere Häufigkeit mancher disponierender Allele plausibel. Umgekehrt könnte eine Verringerung der Häufigkeit anderer disponierender Varianten in kodierenden Bereichen vorliegen. Vermutlich gibt es mehrere häufige und viele seltene Varianten, die zur familiären Häufung komplexer Krankheiten beitragen, wobei die meisten nur einen sehr kleinen Effekt haben und nur wenige ein größeres relatives Risiko aufweisen (s. Abschnitt 1.3.4 zur Klassifikation der Gene in Hauptgene,

Oligogene und Polygene), eine ausführlichere Diskussion findet man in Wang et al. 2005.

Fehlende Werte und Genotypisierungsfehler: Wenn man annimmt, dass fehlende Werte und Genotypisierungsfehler zufällig und unabhängig vom Fall-Kontroll-Status auftreten, so ist in Fall-Kontroll-Studien zwar reduzierte Power, aber keine Erhöhung der falsch positiven Assoziationen zu erwarten. Sollten Fälle und Kontrollen nicht in derselben Art genotypisiert werden oder sich die DNA in unterschiedlichem Zustand befinden, so dass etwa bei den Fällen mehr fehlende Werte vorkommen, so können auch falsch positive Ergebnisse auftreten. So zeigten zum Beispiel (Klein et al. 2005) in einer Fall-Kontroll-Studie zur Untersuchung der altersabhängigen Makulardegeneration mit 96 Fällen und 50 Kontrollen, typisiert mit mehr als 100.000 SNPs, dass von den zwei genomweit signifikant assoziierten SNPs einer auf fehlende Werte zurückzuführen war. In familienbasierten Assoziationsstudien wird ein Teil der Genotypisierungsfehler entdeckt, weil sie eine offensichtliche Verletzung der Vererbungsregeln erzeugen, andere hingegen nicht. Diese Verzerrung kann zur Erhöhung des Fehlers 1. Art führen, insbesondere wenn die punktweisen Signifikanzgrenzen sehr klein und die Allelhäufigkeiten der Marker gering sind.

Gen-Gen- und Gen-Umwelt-Wechselwirkungen: Bei genetisch komplexen Krankheiten ist zu erwarten, dass die Wahrscheinlichkeit für das Entstehen der Krankheit oder ihre Ausprägung von vielen Gen-Gen- und Gen-Umwelt-Wechselwirkungen beeinflusst wird. Einfache Beispiele für Wechselwirkungen gibt es auch bei monogenen Krankheiten. Betrachten wir die Stoffwechselkrankheit Phenylketonurie: Homozygote Anlageträger zeigen bei der Geburt keine Symptome. Wird die Krankheit diätisch behandelt, entwickeln sich die Kinder normal, andernfalls kommt es zu schweren geistigen Entwicklungsstörungen und verschiedenen anderen Symptomen. Im statistischen Sinn sind Interaktionen die Nicht-Additivität von Effekten auf einer definierten Skala. Zum Beispiel für einen dichotomen Phänotyp $K/\overline{K}$, die Genotypen G eines disponierenden Gens sowie einen Umweltfaktor E lautet ein logistisches Modell mit Wechselwirkungsterm

$$P(K|G,E) = \frac{\exp(a + b_1G + b_2E + b_3GE)}{1 + \exp(a + b_1G + b_2E + b_3GE)}.$$

Die Parameter a, b_1 und b_2 sind die der sogenannten Haupteffekte, b_3 ist der Parameter für den Gen-Umwelt-Wechselwirkungseffekt. Der Test auf Interaktion prüft, ob das Modell mit dem Wechselwirkungsterm besser passt als ohne. Statistisch signifikante Wechselwirkungsterme in einem Regressionsmodell erlauben keinen Rückschluss auf die Existenz biologischer Wechselwirkungen, ihre Berücksichtigung kann jedoch die statistische Power zur

Entdeckung disponierender Varianten vergrößern, die nur in Untergruppen relevant sind. Man kann auch einen genetischen Globaltest durchführen, der das Modell mit b_1 oder $b_3 \neq 0$ gegen das Modell mit $b_1 = b_3 = 0$ testet. Dieser kann gegenüber einem reinen Haupteffektmodell manchmal eine höhere Power aufweisen, falls statistische Interaktionen von Bedeutung sind.

Sollen viele Gene und Umweltfaktoren auf Interaktion untereinander geprüft werden, entsteht sofort ein gravierendes Multiplizitätsproblem. Da das Signifikanzniveau für das multiple Testen korrigiert werden muss, sind zur Entdeckung von Wechselwirkungen sehr große Stichproben nötig. Meist werden daher nur Wechselwirkungen zwischen Faktoren getestet, die aus biologischen Gründen oder wegen anderen Vorwissens postuliert worden sind. Hier kann es dann auch vorkommen, dass Gene, die allein keinen Hauptgen-Effekt bzw. keinen marginalen Effekt aufweisen, erst durch die Betrachtung der Interaktion als disponierend identifiziert werden können. Ein Verfahren, das speziell für diesen Zweck entwickelt wurde, ist der 2-Locus-TDT (Kotti et al. 2007).

Replizierbarkeit von Assoziationsergebnissen: Eine gefundene statistische Assoziation ist nur dann glaubhaft, wenn sie von einer oder mehreren unabhängigen Studien bestätigt werden kann oder andere Experimente einen kausalen Zusammenhang nachweisen. Viele Assoziationsergebnisse werden jedoch in weiteren Studien nicht bestätigt, dabei gibt es auch Situationen, in denen Varianten anderer Gene eine Assoziation aufweisen oder dieselben Varianten eine Assoziation in die andere Richtung zeigen. Die Frage, warum scheinbar widersprüchliche Resultate existieren können, wird in der Literatur ausführlich diskutiert (Botstein und Risch 2003; Hirschhorn und Daly 2005; Palmer und Cardon 2005). Viele der publizierten Assoziationen sind vermutlich zufällige falsch positive Ergebnisse, denn es werden sehr viele Assoziationsstudien mit zu kleinen Stichproben durchgeführt, wobei nur diejenigen mit „signifikanten" Ergebnissen in der Literatur auftauchen (*Publikationsbias, publication bias*). Andere Gründe für die Nicht-Replizierbarkeit wahrer Assoziationen umfassen die unterschiedliche Definition des Phänotyps, das Vorhandensein allelischer bzw. genetischer Heterogenität, ein anderes Studiendesign oder die Typisierung anderer Markersätze. Weitere mögliche Quellen für diskrepante Ergebnisse haben wir bereits ausführlicher behandelt:

- sie können durch unterschiedliche Formen der Populationsstratifikation oder durch kryptische Verwandtschaft verursacht werden;
- sind die Studien in verschiedenen Populationen durchgeführt worden, können andere Allelhäufigkeiten der Marker und der disponierenden Gene sowie unterschiedliche LD-Strukturen zu größerer oder kleinerer statistischer Power führen;
- es können unterschiedliche Effektstärken vorliegen und verschiedene Kombinationen disponierender Gene zur Krankheitsentstehung beitragen;

- Nicht-Replizierbarkeit kann durch fehlende Werte oder Genotypisierungsfehler (Fehler der Studie) sowie durch Gen-Gen- und Gen-Umwelt-Wechselwirkungen (Effektmodifikation) bei gleichzeitigem Confounding verursacht werden (s. Abschnitt 1.4.2).

Genomweite Assoziationsstudien bieten den großen Vorteil, dass hinreichend viele Marker zur Schätzung genetischer Substrukturen automatisch zur Verfügung stehen und dass der Publikationsbias vieler einzelner Kandidatenstudien entfällt.

5.6 Programme

Fallzahl- und Powerberechnung

Die im Folgenden genannten Fallzahl- und Powerberechnungsprogramme sind sowohl für populationsbasierte Fall-Kontroll-Studien als auch für einfache familienbasierte Studien, für dichotome oder quantitative Merkmale einsetzbar. **GPC** (Genetic Power Calculator, Purcell et al. 2003) ermöglicht die Berücksichtigung des LD und berechnet für Fall-Kontroll-Studien die erwarteten Genotyphäufigkeiten bei Fällen und Kontrollen. Bei **QUANTO** (Gauderman 2002) sind nur direkte Assoziationsstudien vorgesehen, es können Gen-Umwelt- und Gen-Gen-Wechselwirkungen berücksichtigt werden. Mehrere genotypische relative Risiken und mehrere Allelhäufigkeiten lassen sich in einem Programmlauf abarbeiten. **PAWE** (Gordon et al. 2002) gestattet die Untersuchung der Auswirkungen von Genotypisierungsfehlern auf die erforderliche Fallzahl. **CaTS** (Skol et al. 2006) wurde für die Planung zweistufiger genomweiter populationsbasierter Fall-Kontroll-Studien entwickelt.
Für spezielle Familienstrukturen oder Verfahren sind in den Paketen zur Auswertung oft Unterprogramme zur Fallzahl und Powerberechnung enthalten.

Auswertungsprogramme

Für die Auswertung von Assoziationsstudien mit Chiquadrattests oder im Rahmen von Regressionsmodellen sind die klassischen kommerziellen Auswertungsprogamme **SAS**, **R**, **SPSS**, **STATA** und viele mehr geeignet. Der einfache TDT lässt sich mit vielen verschiedenen Programmen durchführen, für die Erweiterungen gibt es jeweils Spezialsoftware, die in der Sammlung http://linkage.rockefeller.edu/soft/list.html aufgelistet ist.
Für die in Abschnitt 5.3.3 besprochenen familienbasierten Assoziationsverfahren gibt es das Programmpaket **FBAT** (Rabinowitz und Laird 2000).
Für die Fall-Pseudokontroll-Regressionsmethoden für familienbasierte Assoziationsstudien werden Unterprogramme zur Erzeugung der Fall-Pseudokontroll-Genotypen innerhalb der Software STATA angeboten (Cordell et al.

2004). Die bei GWAS erzeugten Datenmengen verursachen Zeitprobleme, hier werden aktuell Datenbanken und Auswertungsprogramme entwickelt. Haplotypbasierte Analyseverfahren erfordern die Schätzung der Haplotypverteilung bei Fällen und Kontrollen oder als weniger gute, aber gebräuchliche Methode, die Schätzung des am besten passenden Haplotyppaares für jede Person in der Studie. Beispielhaft seien die folgenden Programme genannt: **PHASE** (Stephens et al. 2001) oder **Haploview** (Barrett et al. 2005) für Fall-Kontroll-Studien und Trio-Studien, **Chaplin** (Epstein und Satten 2003) und **HAPLO.STAT** (Schaid et al. 2002).

5.7

5.7 Literatur

Bücher

Fahrmeier L und Hamerle A (1984) Multivariate statistische Verfahren. W de Gruyter: Berlin

Kreienbrock L, Schach S (2005) Epidemiologische Methoden. 4. Auflage Spektrum Akademischer Verlag: Heidelberg

Manly BFJ (1991) Randomization and Monte Carlo Methods in Biology. Chapman and Hall: London

Thomas D (2004) Statistical Methods in Genetic Epidemiology. Oxford University Press: Oxford

Weiß C (2005) Basiswissen Medizinische Statistik. 3. Auflage Springer: Berlin Heidelberg New York

Artikel

Allison DB (1997) Transmission-disequilibrium tests for quantitative traits. American Journal of Human Genetics 60:676-690

Barrett JC, Cardon LR (2006) Evaluating coverage of genome-wide association studies. Nature Genetics 38:659-662

Barrett JC, Fry B, Maller J, Daly MJ (2005) Haploview: analysis and visualization of LD and haplotype maps. Bioinformatics 21:263-265

Beckmann L, Thomas DC, Fischer C, Chang-Claude J (2005) Haplotype sharing analysis using Mantel statistics. Human Heredity 59:67-78

Bickeböller H, Clerget-Darpoux F (1995) Statistical properties of the allelic and genotypic transmission/disequilibrium test for multiallelic markers. Genetic Epidemiology 12:865-870

Botstein D, Risch N (2003) Discovering genotypes underlying human phenotypes: past successes for mendelian disease, future approaches for complex disease. Nature Genetics 33 Suppl:228-237

Clerget-Darpoux F, Babron MC, Deschamps I, Hors J (1991) Complementation and maternal effect in insulin-dependent diabetes. American Journal of Human Genetics 49:42-48

Clerget-Darpoux F, Babron MC, Prum B, Lathrop GM, Deschamps I, Hors J (1988) A new method to test genetic models in HLA associated diseases: the MASC method. Annals of Human Genetics 52:247-258

Clerget-Darpoux F, Bonaiti-Pellie C (1992) Strategies based on marker information for the study of human diseases. Annals of Human Genetics 56:145-153

Clerget-Darpoux F, Bonaiti-Pellie C, Hochez J (1986) Effects of misspecifying genetic parameters in lod score analysis. Biometrics 42:393-399

Cooke GS, Hill AV (2001) Genetics of susceptibility to human infectious disease. Nature Reviews Genetics 2:967-977

Cordell HJ, Barratt BJ, Clayton DG (2004) Case/pseudocontrol analysis in genetic association studies: A unified framework for detection of genotype and haplotype associations, gene-gene and gene-environment interactions, and parent-of-origin effects. Genetic Epidemiology 26:167-185

Curtis D, Sham PC (1995) A note on the application of the transmission disequilibrium test when a parent is missing. American Journal of Human Genetics 56:811-812

Devlin B, Roeder K (1999) Genomic control for association studies. Biometrics 55:997-1004

Epstein MP, Satten GA (2003) Inference on haplotype effects in case-control studies using unphased genotype data. American Journal of Human Genetics 73:1316-1329

Falk CT, Rubinstein P (1987) Haplotype relative risks: an easy reliable way to construct a proper control sample for risk calculations. Annals of Human Genetics 51:227-233

Gauderman WJ (2002) Sample size requirements for association studies of gene-gene interaction. American Journal of Epidemiology 155:478-484

Gordon D, Finch SJ, Nothnagel M, Ott J (2002) Power and sample size calculations for case-control genetic association tests when errors are present: application to single nucleotide polymorphisms. Human Heredity 54:22-33

Herbert A, Gerry NP, McQueen MB, Heid IM, Pfeufer A, Illig T, Wichmann HE, Meitinger T, Hunter D, Hu FB, Colditz G, Hinney A, Hebebrand J, Koberwitz K, Zhu X, Cooper R, Ardlie K, Lyon H, Hirschhorn JN, Laird NM, Lenburg ME, Lange C, Christman MF (2006) A common genetic variant is associated with adult and childhood obesity. Science 312:279-283

Hirschhorn JN, Daly MJ (2005) Genome-wide association studies for common diseases and complex traits. Nature Reviews Genetics 6:95-108

Holgate ST, Yang Y, Haitchi HM, Powell RM, Holloway JW, Yoshisue H, Pang YY, Cakebread J, Davies DE (2006) The genetics of asthma: ADAM33 as an example of a susceptibility gene. Proceedings of the American Thoracic Society 3:440-443

International HapMap Consortium (2005) A haplotype map of the human genome. Nature 437:1299-1320

Kerem B, Rommens JM, Buchanan JA, Markiewicz D, Cox TK, Chakravarti A, Buchwald M, Tsui LC (1989) Identification of the cystic fibrosis gene: genetic analysis. Science 245:1073-1080

Klein RJ, Zeiss C, Chew EY, Tsai JY, Sackler RS, Haynes C, Henning AK, SanGiovanni JP, Mane SM, Mayne ST, Bracken MB, Ferris FL, Ott J, Barnstable C, Hoh J (2005) Complement factor H polymorphism in age-related macular degeneration. Science 308:385-389

Knapp M (1999) The transmission/disequilibrium test and parental-genotype reconstruction: the reconstruction-combined transmission/ disequilibrium test. American Journal of Human Genetics 64:861-870

Knowler WC, Williams RC, Pettitt DJ, Steinberg AG (1988) Gm3;5,13,14 and type 2 diabetes mellitus: an association in American Indians with genetic admixture. American Journal of Human Genetics 43:520-526

Kistner EO, Weinberg CR (2004) Method for using complete and incomplete trios to identify genes related to a quantitative trait. Genetic Epidemiology 27:33-42

Kotti S, Bickeböller H, Clerget-Darpoux F (2007) Strategy for detecting susceptibility genes with weak or no marginal effect. Erscheint in Human Heredity

Laird NM, Lange C (2006) Family-based designs in the age of large-scale gene-association studies. Nature Reviews Genetics 7:385-394

Levinson DF, Kirby A, Slepner S, Nolte I, Spijker GT, te Meerman G (2001) Simulation studies of detection of a complex disease in a partially isolated population. American Journal of Medical Genetics 105:65-70

Lin DY (2006) Evaluating statistical significance in two-stage genomewide association studies. American Journal of Human Genetics 78:505-509

Marchini J, Cardon LR, Phillips MS, Donnelly P (2004) The effects of human population structure on large genetic association studies. Nature Genetics 36:512-517

Obreiter M, Fischer C, Chang-Claude J, Beckmann L (2005) SDMinP: a program to control the family wise error rate using step-down minP adjusted P-values. Bioinformatics 21:3183-3184

Palmer LJ, Cardon LR (2005) Shaking the tree: mapping complex disease genes with linkage disequilibrium. Lancet 366:1223-1234

Pe'er I, de Bakker PI, Maller J, Yelensky R, Altshuler D, Daly MJ (2006) Evaluating and improving power in whole-genome association studies using fixed marker sets. Nature Genetics 38:663-667

Pritchard JK, Rosenberg NA (1999) Use of unlinked genetic markers to detect population stratification in association studies. American Journal of Human Genetics 65:220-228

Purcell S, Cherny SS, Sham PC (2003) Genetic Power Calculator: design of linkage and association genetic mapping studies of complex traits. Bioinformatics 19:149-150

Rabinowitz D, Laird N (2000) A unified approach to adjusting association tests for population admixture with arbitrary pedigree structure and arbitrary missing marker information. Human Heredity 50:211-223

Sasieni PD (1997) From genotypes to genes: doubling the sample size. Biometrics 53:1253-1261

Schaid DJ, Rowland CM, Tines DE, Jacobson RM, Poland GA (2002) Score tests for association between traits and haplotypes when linkage phase is ambiguous. American Journal of Human Genetics 70:425-434

Schaid DJ (2004) Evaluating associations of haplotypes with traits. Genetic Epidemiology 27:348-364

Schaid DJ (2006) Power and sample size for testing associations of haplotypes with complex traits. Annals of Human Genetics 70:116-130

Skol AD, Scott LJ, Abecasis GR, Boehnke M (2006) Joint analysis is more efficient than replication-based analysis for two stage genome-wide association studies. Nature Genetics 38:209-213

Slager SL, Schaid DJ (2001) Case-control studies of genetic markers: power and sample size approximations for Armitage's test for trend. Human Heredity 52:149-153

Smyth DJ, Cooper JD, Bailey R, Field S, Burren O, Smink LJ, Guja C, Ionescu-Tirgoviste C, Widmer B, Dunger DB, Savage DA, Walker NM, Clayton DG, Todd JA (2006) A genome-wide association study of nonsynonymous SNPs identifies a type 1 diabetes locus in the interferon-induced helicase (IFIH1) region. Nature Genetics 38:617-619

Spielman RS, Ewens WJ (1998) A sibship test for linkage in the presence of association: the sib transmission/disequilibrium test. American Journal of Human Genetics 62:450-458

Spielman RS, McGinnis RE, Ewens WJ (1993) Transmission test for linkage disequilibrium: the insulin gene region and insulin-dependent diabetes mellitus (IDDM). American Journal of Human Genetics 52:506-516

Stephens M, Smith NJ, Donnelly P (2001) A new statistical method for haplotype reconstruction from population data. American Journal of Human Genetics 68:978-989

Svejgaars A, Platz P, Ryder LP (1980) Insulin-dependent diabetes mellitus, in Histocompatability testing 1980, Terasaki PI (Hrsg.), UCLA Tissue Typing Laboratory, Los Angeles, 638-655

Thomas DC, Haile RW, Duggan D (2005) Recent developments in genome-wide association scans: a workshop summary and review. American Journal of Human Genetics 77:337-345

Thomas DC, Witte JS (2002) Point: population stratification: a problem for case-control studies of candidate-gene associations? Cancer Epidemiology Biomarkers & Prevention 11:505-512

Thomson G (1983) Investigation of the mode of inheritance of the HLA associated diseases by the method of antigen genotype frequencies among diseased individuals. Tissue Antigens 21:81-104

Van Eerdewegh P, Little RD, Dupuis J, Del Mastro RG, Falls K, Simon J, Torrey D, Pandit S, McKenny J, Braunschweiger K, Walsh A, Liu Z, Hayward B, Folz C, Manning SP, Bawa A, Saracino L, Thackston M, Benchekroun Y, Capparell N, Wang M, Adair R, Feng Y, Dubois J, FitzGerald MG, Huang H, Gibson R, Allen KM, Pedan A, Danzig MR, Umland SP, Egan RW, Cuss FM, Rorke S, Clough JB, Holloway JW, Holgate ST, Keith TP (2002) Association of the ADAM33 gene with asthma and bronchial hyperresponsiveness. Nature 418:426-430

Voight BF, Pritchard JK (2005) Confounding from cryptic relatedness in case-control association studies. Public Library of Science Genetics 1:e32

Wacholder S, Rothman N, Caporaso N (2002) Counterpoint: bias from population stratification is not a major threat to the validity of conclusions from epidemiological studies of common polymorphisms and cancer. Cancer Epidemiology Biomarkers Prevention 11:513-520

Waldron ER, Whittaker JC, Balding DJ (2006) Fine mapping of disease genes via haplotype clustering. Genetic Epidemiology 30:170-179

Wang H, Thomas DC, Pe'er I, Stram DO (2006) Optimal two-stage genotyping designs for genome-wide association scans. Genetic Epidemiology 30:356-368

Wang WY, Barratt BJ, Clayton DG, Todd JA (2005) Genome-wide association studies: theoretical and practical concerns. Nature Reviews Genetics 6:109-118

Zondervan KT, Cardon LR (2004) The complex interplay among factors that influence allelic association. Nature Reviews Genetics 5:89-100

Webseiten:

http://linkage.rockefeller.edu/soft/list.html

OMIM Online Mendelian Inheritance in Man: www3.ncbi.nlm.nih.gov/omim/

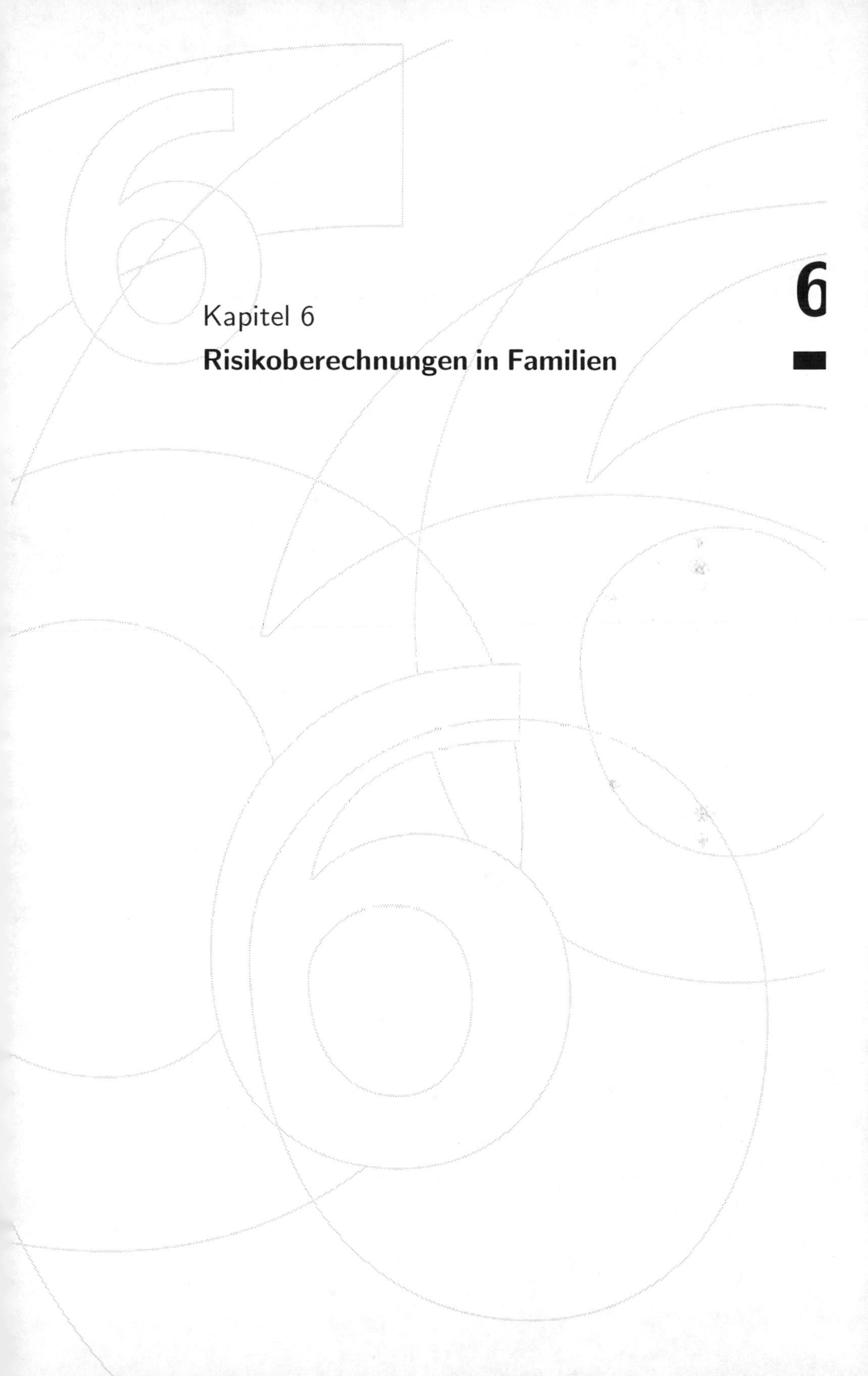

Kapitel 6

Risikoberechnungen in Familien

6

6

6 Risikoberechnungen in Familien

6.1 Einleitung

In der genetischen Beratung fragen Mitglieder aus Familien nach dem Risiko für das Auftreten einer Krankheit bei sich selbst oder bei zukünftigen Kindern, wenn in ihren Familien eine genetisch bedingte Krankheit vermutet wird. Falls bei einfachen monogenen Krankheiten eine Mutation im verantwortlichen Gen direkt nachgewiesen werden kann und aus dieser Mutation auch der Ausbruch der Krankheit folgt (vollständige Penetranz), sind klare Aussagen für jedes getestete Familienmitglied möglich. Bei unvollständiger Penetranz oder wenn keine molekulargenetische Untersuchung durchgeführt wurde, kann man nur eine unsichere Aussage in Form einer Krankheitswahrscheinlichkeit machen. Die Bestimmung dieser Wahrscheinlichkeit wird als Teil der genetischen Beratung aufgefasst (s. Exkurs 6, S. 293). In einfachen Situationen genügen Grundkenntnisse der Humangenetik zur Quantifizierung der Krankheitswahrscheinlichkeit. Schon bei wenigen verkomplizierenden Faktoren für monogene Krankheiten erfordern die Risikoschätzungen in der Regel umfangreiche Berechnungen. Dies ist der Fall, wenn

- Ratsuchende mit den Kranken weitläufiger verwandt sind
- Informationen über genetische Marker oder diagnostische Tests einbezogen werden müssen
- Abweichungen vom klassischen Mendelschen Modell (s. Abschnitt 1.3.2) vorliegen.

Besonders schwierig ist es bei genetisch komplexen Krankheiten, da mehrere Gene und eventuell nichtgenetische Risikofaktoren eine Rolle spielen. Bei solchen Krankheiten verwendet man oft Schätzungen der empirischen Wiederholungsrisiken aus Familienstudien, worauf wir hier nicht näher eingehen. Voraussetzung für Risikoberechnungen bei monogenen Krankheiten oder bei Krankheiten mit Hauptgenen ist die Formulierung eines genetischen Modells mit Parametern wie Allelhäufigkeiten und Penetranzen (s. Abschnitt 1.2.3). Für Ratsuchende berechnet man zunächst mithilfe der Bayesschen Formel (Gl. 1.4) die Genotypwahrscheinlichkeiten auf der Basis des genetischen Modells und unter Einbeziehung der familienspezifischen Informationen und schließt daraus auf die Krankheitswahrscheinlichkeit für ein zukünftiges Kind. In vielen einfachen Familiensituationen lassen sich die Risikoberechnungen gut von Hand beziehungsweise mit einem Taschenrechner bestimmen. In Abschnitt 6.2.1 tragen wir die formalen Grundlagen der Risikoberechnung unter Annahme eines genetischen Modells zusammen. Wir führen im Abschnitt 6.2.2 die Anwendung der Bayesschen Formel mit dem Bayesschen Rechentableau ein. Im Abschnitt 6.3 werden die wichtigsten Familiensituationen bei monogenen Krankheiten besprochen, wobei wir ausführlicher auf die Duchennesche Muskeldystrophie eingehen. Abschnitt 6.4 ist der Risikoberechnung bei Brust- und Eierstockkrebs als Beispiel einer genetisch komplexen Krankheit mit monogenen Sonderformen gewidmet. In Abschnitt 6.6 beschreiben wir Programme zur Risikoberechnung.

6.2

6.2 Wahrscheinlichkeiten in Stammbäumen

6.2.1 Formalisierung der Berechnung

Das Krankheitsrisiko einer ratsuchenden Person aus der Allgemeinbevölkerung für eine Krankheit K ist ohne weitere Infomationen die Prävalenz P(K) (s. Abschnitt 1.4.2). Bei genetisch bedingten Krankheiten wird es auch als genetisches Risiko oder, falls in der Familie bereits Mitglieder erkrankt sind, als Wiederholungsrisiko bezeichnet. Für monogene Krankheiten ist das Auftreten von K abhängig vom Genotyp g_j am Krankheitsgenort, wobei g_j, j=1, ..., k, die möglichen Genotypen und $P(K|g_j)$ die Penetranzen (s. Abschnitt 1.2.3) am Krankheitsgenort bezeichnen.
Nach dem Satz von der totalen Wahrscheinlichkeit (Gl. 1.1) gilt:

$$P(K) = \sum_{j=1}^{k} P(K|g_j)P(g_j). \tag{6.1}$$

Die ursprüngliche Frage "krank: ja oder nein?" setzt damit die Beantwortung der Frage "Welcher Genotyp?" voraus. Man nimmt an, dass bei monogenen Krankheiten und einem bekannten Genotyp am Krankheitsgenort das Krankheitsrisiko nicht mehr von anderen Familienmitgliedern abhängt (bedingte Unabhängigkeit). Wenn der Genotyp nicht direkt getestet werden kann, erlauben Informationen über die Familie der Ratsuchenden und Wissen über das genetische Modell der Krankheit Wahrscheinlichkeitsaussagen über die verschiedenen Genotypen g_j.
Zusätzliche korrelierte Variablen können Hinweise auf den Genotyp am Krankheitsgenort liefern. Zum Beispiel sind die Kreatinkinasewerte bei Überträgerinnen der Duchenneschen Muskeldystrophie (DMD) im Mittel höher als bei Frauen mit zwei normalen Allelen. Oft nutzt man Haplotypinformationen von Markern, die innerhalb des Gens liegen oder einen geringen genetischen

Abstand zum Gen haben. Werden solche Marker im Stammbaum typisiert, erhält man Wahrscheinlichkeitsaussagen für die Genotypen am Krankheitsgenort. Trägt etwa eine ratsuchende Person den gleichen Haplotyp, den ihre beiden DMD-kranken Brüder von der Mutter geerbt haben, so ist ihre Überträgerinnenwahrscheinlichkeit sehr hoch.

Das Handwerkszeug für die Risikoberechnung besteht also aus zwei Teilen:

1. Bestimmung des genetischen Modells inklusive der Modellierung korrelierter Variablen
2. Berechnung der Genotypwahrscheinlichkeiten unter Nutzung des genetischen Modells sowie der Familienkonstellation und der Ausprägungen der korrelierten Variablen.

Die Bestimmung des genetischen Modells einer Krankheit ist Gegenstand von Segregationsanalysen (s. Kapitel 3). Zum Modellierungsschritt gehört die Beschreibung der gemeinsamen Verteilungen der korrelierten Variablen.

Die Genotypwahrscheinlichkeiten einer ratsuchenden Person i im Stammbaum sind abhängig von der gesamten Familienstruktur Fam, dem genetischen Modell M sowie den korrelierten Informationen Z. Berechnet wird die bedingte Wahrscheinlichkeit $P(g_i|M, Fam, Z)$, die wir im Folgenden mit $P(g_i)$ abkürzen.

Die Likelihood eines Stammbaums mit n Personen, $i = 1, ..., n$, setzt sich aus den Wahrscheinlichkeiten der Genotypkonstellation aller Familienmitglieder bei gegebener phänotypischer Information Φ in der Familie zusammen und lässt sich mittels des Elston-Stewart-Algorithmus (s. Abschnitt 4.2.3, Gl. 4.22) zerlegen. Hier wird das genetische Modell mit seinen Parametern als bekannt vorausgesetzt und die bedingte Genotypverteilung geschätzt.

$$L(g_1, ..., g_n|M, Fam, Z) = P(g_1, ..., g_n|\Phi) = \prod_{i=1,...,n} P(\Phi_i|g_i) \prod_{i=1,...,n_1} f(g_i) \prod_{i=1,...,n_2} P(g_i|g_{Pi}, g_{Mi}) \quad (6.2)$$

n_1 bezeichnet die Anzahl der Gründer und n_2 die Anzahl der Nicht-Gründer. Wenn Markergenotypen bestimmt werden können, dann beinhaltet g_i nicht den Genotyp sondern den Diplotyp aus Markerloci und dem Krankheitslocus zusammen, dabei trägt die i-te Person den vom Vater geerbten Haplotyp g_{Pi} und den von der Mutter geerbten Haplotyp g_{Mi}.

Wie in Abschnitt 3.4.7 beschrieben verwendet man als Genotypwahrscheinlichkeiten für Gründer die entsprechenden Populationshäufigkeiten, für Nichtgründer sind sie aus den Diplotypen ihrer Eltern berechenbar. Bei Betrachtung mehrerer Loci nutzt man sowohl die Vererbungsregeln als auch die als bekannt angenommenen Rekombinationswahrscheinlichkeiten zwischen den betrachteten Loci. Je nach genetischem Modell für die Krankheit betrachtet

man auch die Möglichkeit von Neumutationen und die bedingten Verteilungen der korrelierten Variablen.
Bei X-chromosomaler Vererbung sind alle Komponenten der Gleichung 6.2 geschlechtsspezifisch zu formulieren.
Die gesuchte Wahrscheinlichkeit, dass eine ratsuchende Person i im Stammbaum am Krankheitsgenort den Genotyp g_{ij} hat, ergibt sich als bedingte Likelihood:

$$P(g_{ij}) = \frac{\sum L(g_1, ..., g_n | M, Fam, Z, g_{ij})}{\sum L(g_1, ..., g_n | M, Fam, Z)}, \tag{6.3}$$

wobei im Nenner über alle möglichen g's summiert wird, die bei den einzelnen Personen im Stammbaum vorkommen könnten und im Zähler über solche, für die Person i den Genotyp g_{ij} hat, jeweils unter Berücksichtigung von M, Fam, Z und den beobachteten Phänotypen.

6.2.2 Bedingte Wahrscheinlichkeit im Bayesschen Rechentableau

Die Berechnung der Bayesschen Formel lässt sich für einfache Familiensituationen leicht innerhalb eines Rechentableaus durchführen. Diese Technik soll hier erläutert werden, da wir sie für die Beispiele verwenden. Sie wird in Tabelle 6.1.A an einem Beispiel gezeigt, Tabellenteil 6.1.B enthält die dazu gehörenden Formeln für den Stammbaum.

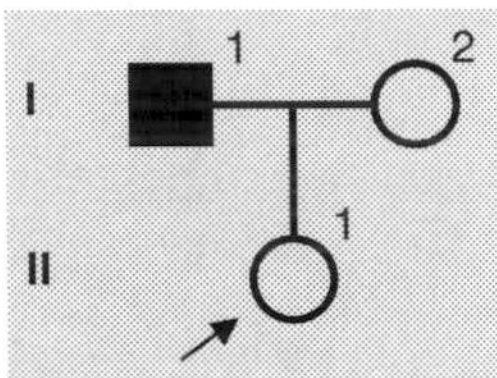

Abbildung 6.1. Kernfamilie mit einer autosomal dominanten Krankheit mit reduzierter Penetranz f= 0,6; der Pfeil kennzeichnet die Person, für die im folgenden Schritt eine Berechnung durchgeführt wird.

In der Familie in Abb. 6.1 hat der Vater I.1 eine seltene autosomal dominante Krankheit. Die Ratsuchende II.1 kann Überträgerin sein, da die Krankheit eine reduzierte Penetranz hat. Es gilt $f_{dd} = 0$, $f_{Dd} = f_{DD} = 0,6$ (s. Abschnitt 1.3), letztere mit f abgekürzt. Bei seltenen autosomal dominanten Krankheiten sind Träger zweier Krankheitsallele DD so selten, dass man für Handrechnungen annimmt, dass Kranke heterozygot Dd sind. Nach den Mendelschen Vererbungsregeln hat II.1 das Allel D und das Allel d jeweils mit Wahrscheinlichkeit 0,5 von ihrem Vater geerbt. Ihre Mutter I.2 wird aufgrund analoger Überlegungen als homozygot dd angenommen. Daher bleiben für die Genotypen der Ratsuchenden die zwei Möglichkeiten Dd und dd, die über den Spalten der Tab. 6.1.A stehen. Wie eben erläutert haben beide die in **Zeile 1** eingetragene Wahrscheinlichkeit 0,5. Allgemein verwendet man als a-priori Wahrscheinlichkeiten für die möglichen Genotypen die Werte, die

Tabelle 6.1. A: Bayessches Rechentableau für den Stammbaum aus Abb. 6.1, (D Krankheitsallel, DD vernachlässigt), B: Bayessches Rechentableau allgemein.

A

Ratsuchende II.1	heterozygot Dd	homozygot dd
1: a-priori	**0,5**	**0,5**
2: bedingt II.1 gesund	**0,4**	**1,0**
3: gemeinsam	0,2	0,5
4: a-posteriori	$0{,}2/0,7 = 0,29$	$0{,}5/0,7 = 0,71$

B

	heterozygot Dd	homozygot dd
1: a-priori	$\boldsymbol{P(Dd)}$	$\boldsymbol{P(dd)}$
2: bedingt II.1 gesund	$\boldsymbol{P(\overline{K}\mid Dd)}$	$\boldsymbol{P(\overline{K}\mid dd)}$
3: gemeinsam	$P(\overline{K}\mid Dd)P(Dd)$	$P(\overline{K}\mid dd)P(dd)$
4: a-posteriori	$\frac{P(\overline{K}\mid Dd)P(Dd)}{P(\overline{K}\mid Dd)P(Dd)+P(\overline{K}\mid dd)P(dd)}$ $=P(Dd\mid Z)$	$\frac{P(\overline{K}\mid dd)P(dd)}{P(\overline{K}\mid Dd)P(Dd)+P(\overline{K}\mid dd)P(dd)}$ $=P(dd\mid Z)$

beim momentanen Stand des Wissens vorliegen.
In **Zeile 2** stehen die bedingten Wahrscheinlichkeiten für das Ereignis Person II.1 ist gesund, $\overline{K}$, unter der Annahme, dass die Spaltenüberschrift gültig ist.
Zeile 3 beinhaltet die gemeinsamen Wahrscheinlichkeiten für den Genotyp und die Beobachtung, die man als Produkt der Einträge in der jeweiligen Spalte ermittelt.
Vergleicht man die beiden Einträge, so sieht man, dass die Wahrscheinlichkeit für Genotyp *homozygot und gesund* 2,5 mal so groß wie die Alternative ist. Um sie als bedingte Wahrscheinlichkeiten interpretieren zu können, müssen die gemeinsamen Wahrscheinlichkeiten noch so normiert werden, dass sie als Summe 1 ergeben. In **Zeile 4** ist daher jeweils der Wert aus Zeile 3 dividiert durch die Summe der Wahrscheinlichkeiten aus Zeile 3 eingetragen. Da zusätzliche Informationen berücksichtigt wurden, nennt man sie a-posteriori Wahrscheinlichkeit.
In Tabelle 6.1.B sind die Berechnungen für das Beispiel als Formeln aufgeschrieben und man sieht, dass die gesuchte bedingte Wahrscheinlichkeit durch schrittweise Berechnung der einzelnen Terme der Bayesschen Formel ermittelt wurde: Z ist die zusätzliche Information, die einbezogen werden soll. Die fett gedruckten Terme müssen eingefügt werden, die weiteren Berechnungen erfolgen nach dem beschriebenen Schema. Die Summe der Einträge in der letzten Spalte muss eins ergeben.

6.3

6.3 Monogene Krankheiten

Risikoberechnungen für monogene Krankheiten lassen sich in vielen Familiensituationen von Hand durchführen. Bei den Überschlagsrechnungen werden zugunsten rechentechnischer Vereinfachung solche Risikoanteile vernachlässigt, die im Verhältnis zu anderen sehr klein sind. Beispielsweise geht man bei seltenen autosomal dominanten Krankheiten davon aus, dass die Betroffenen heterozygot am Krankheitsgenort sind, denn zwei Krankheitsallele kommen bei diesen Personen äußerst selten vor (s. Abschnitt 2.2.2.1).
Bei Kindern (allgemein bei weiteren direkten Nachkommen) von Personen, die eine autosomal dominante Krankheit haben, vernachlässigt man die Wahrscheinlichkeit von Neumutationen, weil sie im Verhältnis zur Wahrscheinlichkeit sehr klein sind, dass ein Krankheitsallel geerbt wurde. Wenn die Möglichkeit der direkten Genotypisierung nicht besteht, die chromosomale Lokalisation des verantwortlichen Gens aber bekannt ist, kann die Bestimmung der Genotypen von gekoppelten DNA-Markern wichtige Hinweise auf die Heterozygotenwahrscheinlichkeit einzelner Familienmitglieder liefern. Diese Situation tritt auf, wenn das Gen noch nicht gefunden wurde, oder wenn noch keine Technik zur Suche der Krankheitsmutationen etabliert werden konnte. Wie man Markerinformationen einbezieht, demonstrieren wir bei der Duchenneschen Muskeldystrophie, da hier die sogenannte *indirekte Diagnostik* (auch *Haplotypanalyse* genannt) noch häufig angewandt wird. Sie wurde bis vor einigen Jahren auch bei Brustkrebs verwendet, als die chromosomale Region der Krankheitsgene BRCA1 und BRCA2 bekannt war, aber noch keine Tests auf relevante Mutationen zur Verfügung standen.
Selbst wenn molekulargenetische Tests für ein Gen vorhanden sind, kann man mit ihnen meist nicht alle Krankheitsmutationen finden. Sie haben eine Sensitivität von weniger als 100%, während man ihre Spezifität meist als vollständig annimmt. Wir werden am Beispiel der Mukoviszidose (auch Cystische Fibrose, CF) zeigen, wie negative Testergebnisse berücksichtigt werden können.

6.3.1 Autosomal dominante Krankheiten

Bei vollständiger Penetranz und Abwesenheit von Phänokopien hat jedes Kind eines kranken Elternteils und eines gesunden Elternteils (Paarungstyp *Dd* x *dd*) 50% Wahrscheinlichkeit, ebenfalls zu erkranken. Dabei haben wir das kranke Elternteil als heterozygot am Krankheitslocus angenommem. Kinder gesunder Eltern können nur dann die Krankheit bekommen, wenn es auf einem der beiden Allele des Krankheitsgens zu einer Neumutation gekommen ist. Die Neumutationsrate wird mit μ bezeichnet. Es kommt also mit einer Wahrscheinlichkeit von $2\mu(1-\mu)$ auf den Chromosomen zu einer Mutation, wobei die Wahrscheinlichkeit einer zweifachen Neumutation vernachlässigt wurde. Bei reduzierter Penetranz können auch Gesunde ein Krankheitsallel vererben, als Beispiel siehe Abb.6.2.A Person II.1. Es ergibt sich aus den Berechnungen, dass der gesunde Sohn eines Kranken mit der Wahrscheinlichkeit von 29% heterozygot ist. Sein Kind erbt das Allel D mit der Wahrscheinlichkeit 50%. Bei einer Penetranz von 60% beträgt damit die Krankheitswahrscheinlichkeit eines Kindes von II.1 $0,29 \cdot 0,5 \cdot 0,6 = 0,087 = 8,7\%$.

Für den Stammbaum in Abb. 6.2.A betrachten wir nun ganz allgemein bei unbekannter Penetranz die Wahrscheinlichkeit, dass direkte Nachkommen von II.1 die Krankheit bekommen. Wie zuvor nehmen wir an, dass I.1 ein normales und ein Krankheitsallel am verantwortlichen Locus trägt und dass I.2 zwei normale Allele besitzt. Über die Krankheitswahrscheinlichkeit von Person III.1 soll eine Aussage gemacht werden, zuvor berechnen wir die Heterozygotenwahrscheinlichkeit des Vaters II.1. Die geringe Wahrscheinlichkeit, dass II.2 zufällig auch eine Krankheitsmutation trägt, wird wieder vernachlässigt. Tabelle 6.2 ist die dazu gehörige Bayessche Rechentabelle. Person II.1 erbt die Krankheitsmutation mit Wahrscheinlichkeit 50% von ihrem Vater. Dies benutzen wir als a-priori Wahrscheinlichkeit in der ersten Zeile der Rechentabelle. Die Information, dass II.1 gesund ist, wird durch die weiteren Berechnungen als Bedingung einbezogen.

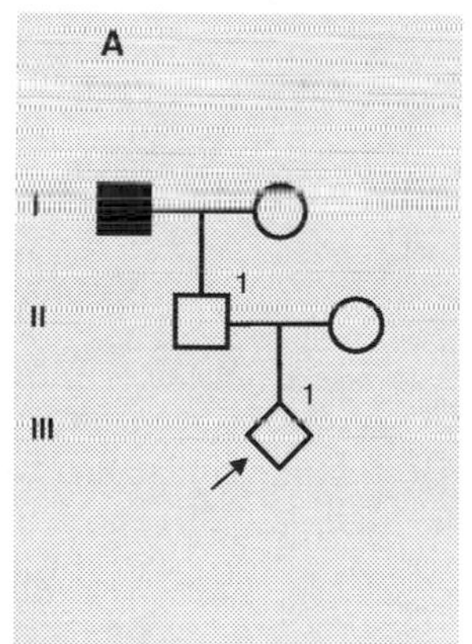

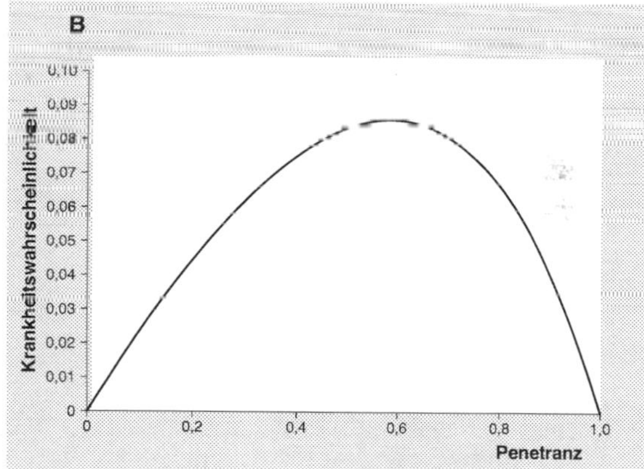

Abbildung 6.2. A: Stammbaum, B: Krankheitswahrscheinlichkeit der Person III.1 in Abhängigkeit von der Penetranz.

Ein Kind der Person II.1 hat also eine Krankheitswahrscheinlichkeit $1/2 f \frac{(1-f)}{(2-f)}$, denn das Krankheitsallel wird von II.1 mit Wahrscheinlichkeit $1/2$ an III.1 vererbt und III.1 entwickelt die Krankheit mit Wahrscheinlichkeit f, wenn es heterozygot ist. Diese Wahrscheinlichkeit ist in Abb. 6.2.B in Abhängigkeit von der Penetranz dargestellt. Die Möglichkeit, dass II.2 ebenfalls hetero-

Tabelle 6.2. Heterozygotenwahrscheinlichkeit der gesunden Person II.1 in Abb. 6.2.A bei reduzierter Penetranz f für Krankheitsallel D.

Person II.1	heterozygot Dd	homozygot dd
a-priori	1/2	1/2
bedingt II.1 gesund	$1-f$	1
gemeinsam	$1/2(1-f)$	1/2
a-posteriori	$\frac{1/2(1-f)}{1/2(1-f)+1/2}=\frac{1-f}{2-f}$	$\frac{1/2}{1/2(1-f)+1/2}=\frac{1}{2-f}$

zygot ist, wird vernachlässigt. Gesunde Kinder von II.1 machen es weniger wahrscheinlich, dass II.1 die Krankheitsmutation von seinem Vater geerbt hat. Wie stark diese Reduktion ist, hängt von der Penetranz ab. Abbildung 6.3.A zeigt die Familiensituation, für die nun die Krankheitswahrscheinlichkeit eines weiteren Nachkommen berechnet werden soll. Die Informationen, dass II.1 gesund ist und dass er ein gesundes Kind hat, sind statistisch unabhängig bedingt auf seinen Genotyp am Krankheitsgenort. Daher können die einzelnen Zusatzinformationen als zusätzliche Zeilen in der Bayestabelle aufgeführt werden (s. Tabelle 6.3).

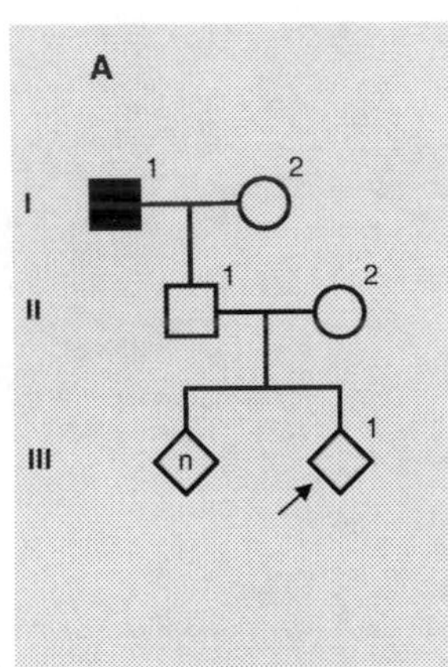

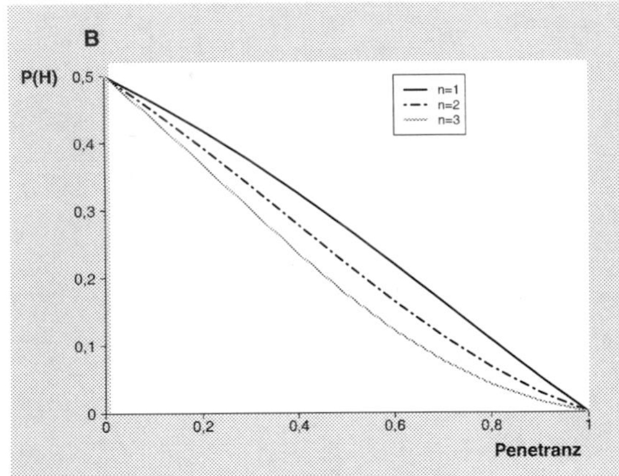

Abbildung 6.3. A: Stammbaum, B: Heterozygotenwahrscheinlichkeit von II.1 in Abhängigkeit von Penetranz und Anzahl n gesunder Kinder.

Bisher haben wir die Situation betrachtet, dass die Ratsuchenden Kinder der kranken Familienmitglieder sind. Falls andere Verwandte Ratsuchende sind, können populationsgenetische Annahmen, die wir bisher vernachlässigt haben, eine wichtige Rolle spielen. In der Familie in Abb.6.4.A wird nach der Krankheitswahrscheinlichkeit für ein Geschwister der Kranken gefragt.

Tabelle 6.3. Heterozygotenwahrscheinlichkeit der gesunden Person II.1 aus Abb. 6.3.A bei Berücksichtigung von n gesunden Kindern III.1 - III.n und reduzierter Penetranz f.

Person II.1	heterozygot Dd	homozygot dd
a-priori	$1/2$	$1/2$
bedingt II.1 gesund	$1-f$	1
n gesunde Kinder III.1 .... III.n	$(1/2(1-f)+1/2)^n$	1
gemeinsam	$1/2(1-f)(1/2(1-f)+1/2)^n$	$1/2$
a-posteriori	$\frac{(1-f)(1/2(1-f)+1/2)^n}{(1-f)(1/2(1-f)+1/2)^n+1}$	$\frac{1}{(1-f)(1/2(1-f)+1/2)^n+1}$

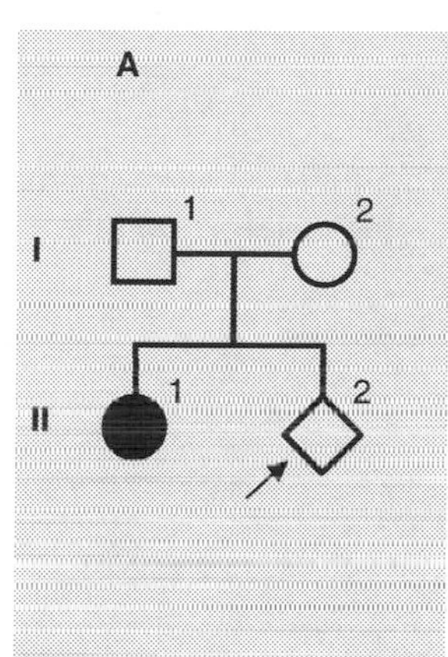

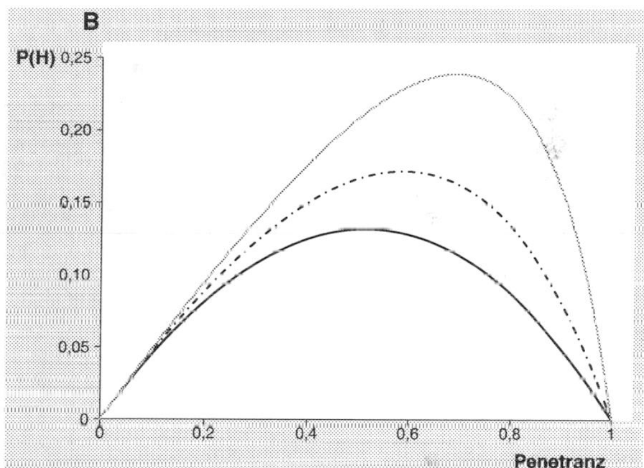

Abbildung 6.4. A: Stammbaum, B: Heterozygotenwahrscheinlichkeit für Geschwister einer Betroffenen in Abhängigkeit von der Penetranz f und der Fitness.

Falls keines der beiden Elternteile I.1 und I.2 eine Krankheitsmutation trägt, kann die ratsuchende Person nur Überträgerin der Krankheit an ihr Kind sein, wenn ein neues Krankheitsallel (Neumutation) in der väterlichen oder der mütterlichen Meiose aufgetreten ist. Die Heterozygotenwahrscheinlichkeit lässt sich mit Hilfe der Bayesschen Formel berechnen. Sie ist sowohl von der Häufigkeit p für das Krankheitsallel als auch von der Penetranz f und der Neumutationsrate μ abhängig.

Die a-priori Wahrscheinlichkeit, dass I.1 und I.2 heterozygot sind, ist mit $(2pq)^2$ so klein, dass sie für die Überschlagsrechnung vernachlässigt werden kann. Die Wahrscheinlichkeit, dass genau eines der beiden Elternteile heterozygot ist, ist das Doppelte der Heterozygotenhäufigkeit in der Population. Das heterozygote Elterteil ist mit der Wahrscheinlichkeit $1-f$ gesund, ein Kind erbt mit der Wahrscheinlichkeit $1/2$ das Krankheitsallel und erkrankt mit der Wahrscheinlichkeit f, oder es erbt das ursprünglich normale Allel,

das durch Neumutation zu einem Krankheitsallel wurde. Haben beide Elternteile normale Allele am Krankheitsgenort, dann ist Neumutation die einzige Möglichkeit, durch die ein Kind die Krankheit bekommen könnte. Neumutation kann beim Vater oder unabhängig davon bei der Mutter auftreten, die Möglichkeit, dass bei beiden eine Neumutation auftritt, kann wieder vernachlässigt werden.
Ohne weitere Annahmen über die unbekannten Parameter lässt sich die a-posteriori Wahrscheinlichkeit nicht berechnen. Man macht die folgenden populationsgenetischen Annahmen. Wenn von Generation zu Generation die Inzidenz I einer Krankheit gleich bleibt, so nimmt man die Existenz eines *Mutations-Selektions-Gleichgewichtes* an. Dabei entsteht die gleiche Anzahl an Krankheitsmutationen durch Neumutationen wieder, die durch eingeschränkte Fitness (Fit) aussterben. Die Fitness bezeichnet die relative Fortpflanzungswahrscheinlichkeit von Personen mit einem bestimmten Genotyp im Vergleich zu der mit der maximalen Fortpflanzungswahrscheinlichkeit. Daraus ergibt sich $\mu = I/2 \cdot (1 - Fit)$ (Haldane 1949). Die Inzidenz kann

Tabelle 6.4. Heterozygotenwahrscheinlichkeit für ein Geschwister der Kranken in Abb.6.4 Person II.2, Häufigkeit des Krankheitsallels p+q=1.

Person II.2	I.1 oder I.2 heterozygot Dd	beide nicht heterozygot
a-priori	$\approx 4pq$	1-4pq $\approx$1
bedingt heterozygotes Elternteil gesund	$1-f$	1
bedingt II.1 krank	$1/2f + 1/2\mu f \approx 1/2f$	$2 \cdot \mu \cdot f$
gemeinsam	$1/2f \cdot (1-f) \cdot 4pq$	$2 \cdot \mu \cdot f$
a-posteriori	$\frac{1/2f \cdot (1-f) \cdot 4pq}{1/2f \cdot (1-f) \cdot 4pq + 2 \cdot \mu \cdot f}$	$\frac{2 \cdot \mu \cdot f}{1/2f \cdot (1-f) \cdot 4pq + 2 \cdot \mu \cdot f}$

man unter Vernachlässigung der Personen mit zwei Krankheitsmutationen etwa als $I = 2pqf$ annehmen. Es lässt sich zeigen (Haldane 1949)

$$\text{P(I.1 oder I.2 sind heterozygot)} = \frac{1-f}{1-f \cdot Fit} \quad \text{und}$$

$$\text{P(II.2 krank)} = \frac{1-f}{1-f \cdot Fit} \cdot 1/2 \cdot f.$$

Blick in die Geschichte 6: Thomas Bayes (1701? - 1761)

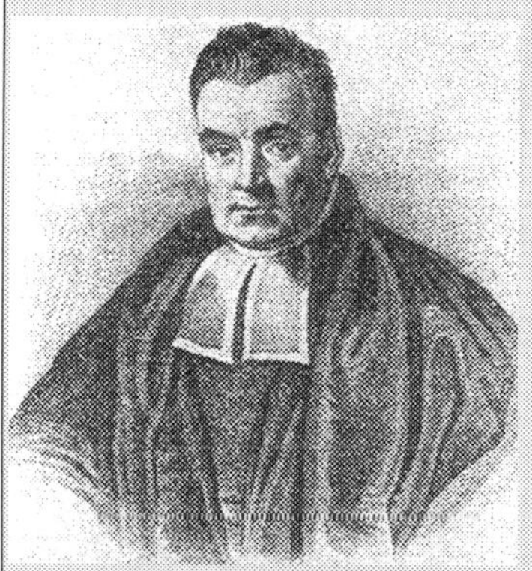

Thomas Bayes ist der Namensgeber für das Bayessche Theorem zum Rechnen mit bedingten Wahrscheinlichkeiten. Es hat in der Genetischen Epidemiologie eine besondere Bedeutung, da die Abhängigkeiten in Familien ein zentrales Thema darstellen. Bayes studierte presbyterianische Theologie, Philosophie und Mathematik und übernahm 1733 als Pfarrer eine Gemeinde in Turnbridge Wells, einem Badeort in Südengland. Seine ersten Publikationen waren theologische Werke, darüber hinaus veröffentlichte er etliche, auch mathematische Artikel anonym. Als er 1742 für Mathematik und Philosophie in die Royal Society gewählt wurde, war er auf diesem Gebiet als Wissenschaftler eigentlich nicht bekannt. Er arbeitete in der Mathematik zunächst über unendliche Reihen und interessierte sich erst später, etwa 1755, für Wahrscheinlichkeiten. Über Bayes wurde viel geforscht und spekuliert. Dies kann auch darauf zurückzuführen sein, dass die Person des Forschers Thomas Bayes in mehrerer Hinsicht mit Geheimnissen behaftet ist. Es gibt sehr wenige direkte Quellen von ihm, zum Beispiel wurden nur drei seiner Briefe und ein Notizbuch überliefert, die alle undatiert waren. Er wuchs in einer nonkonformistischen Gemeinde in England auf, deren Geburtsregister - möglicherweise aus Angst vor Diskriminierung - geheimgehalten worden war und nicht überliefert wurde, so dass sein genaues Geburtsdatum nicht bekannt ist. Das einzige bekannte Bild, das für ein Porträt von Bayes gehalten wird, zeigt einige Widersprüchlichkeiten, die zu Zweifeln daran führten, ob es sich wirklich um ein Porträt von ihm handelt. Die Publikation "Essay towards Solving a Problem in the Doctrine of Changes", anhand derer er als Urheber der Bayesschen Formel gilt, wurde von seinem Freund Richard Price nach seinem Tod an die Royal Society geschickt und 1763 publiziert. Hier wird weit mehr als nur die Bayessche Formel angegeben. Die Arbeit enthält die Herleitung dafür, wie die a-posteriori Verteilung für den Parameter einer Binomialverteilung aus der Likelihood unter der Annahme einer uniformen a-priori Verteilung berechnet werden kann. Einige Forscher haben sich später Gedanken darüber gemacht, ob Bayes tatsächlich der Autor dieser Arbeit war. Im zwanzigsten Jahrhundert interessierten sich mehrere Wissenschaftler wieder für seine Arbeiten, besonders Sir R.A. Fisher beschäftigte sich viel damit. Bayes gilt als derjenige, der die Grundlagen für das Konzept der Wahrscheinlichkeit gelegt hat und es in Zusammenhang mit dem induktiven Schließen brachte. (Nach Bellhouse 2004)

In Abb 6.4.B sind Erkrankungswahrscheinlichkeiten für die Fitnesswerte von $0,1$, $0,5$ und $0,8$ dargestellt. Die Krankheitswahrscheinlichkeit steigt mit wachsender Fitness, sie wird für $Fit = 0,8$ nicht größer als 24%.
Weitere gesunde Kinder der Partner I.1 und I.2 bezieht man analog zu dem Vorgehen in Tabelle 6.3 in die Berechnungen mit ein.
Zuletzt soll in diesem Abschnitt die Berechnung bei altersabhängiger Penetranz besprochen werden (s. Abschnitt 1.3.2, Tab. 1.4). Hier liefert das Alter der Familienmitglieder, in dem sie noch gesund sind, einen Beitrag zur Heterozygotenwahrscheinlichkeit der Ratsuchenden. In Abb. 6.5 ist ein Stammbaum dargestellt, bei dem der Großvater des 25-jährigen Ratsuchenden von einer autosomal dominanten Krankheit mit reduzierter Penetranz betroffen ist. Der Vater ist gesund und 60 Jahre alt. Um die Krankheitswahrscheinlichkeit für III.1 bis zum Alter von 80 Jahren zu berechnen, bestimmt man zuerst die Heterozygotenwahrscheinlichkeit von II.1.
In Tabelle 6.5 ist die Penetranz der (fiktiven) Krankheit in Alterklassen eingetragen, und Tabelle 6.6 zeigt die Bayestabelle zur Berechnung der a-posteriori-Heterozygotenwahrscheinlichkeit für den Vater des Ratsuchenden.

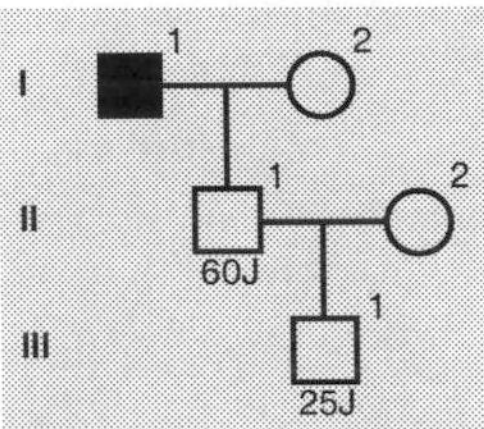

Abbildung 6.5. Stammbaum bei reduzierter, altersabhängiger Penetranz

Tabelle 6.5. Kumulative Penetranz in Altersklassen für eine fiktive Krankheit.

Alter	-29	30-39	40-49	50-59	60-69	70-80
P(krank)	0,20	0,22	0,25	0,30	0,50	0,60
P(gesund)	0,80	0,78	0,75	0,70	0,50	0,40

Tabelle 6.6. Bayestabelle für den Stammbaum in Abb. 6.5.

Person II.1	heterozygot Dd	homozygot gesund dd
a-priori	0,50	0,50
bedingt mit 60 J. gesund	0,70	1
gemeinsam	0,35	0,50
a-posteriori	0,35/0,85 = 0,41	0,59

Daraus folgt, dass III.1 mit Wahrscheinlichkeit $1/2 \cdot 0,41 = 0,205$ heterozygot ist. Mit welcher Wahrscheinlichkeit erkrankt III.1 bis zum Alter von 80 Jahren, bedingt darauf, dass er im Alter von 25 Jahren noch gesund ist? Hier setzt man die Definition der bedingten Wahrscheinlichkeit ein und liest die Krankheitswahrscheinlichkeiten aus Tabelle 6.5 ab.
P(krank bis zum Alter von y | mit x Jahren noch gesund) = P(krank zwischen x und y Jahren)/P(bis x Jahren gesund) $= 0,205 \cdot (0,6 - 0,2)/0,8 = 0,1025$.
Wir sehen bei altersabhängigen Penetranzen den Effekt, der auch bei der Berechnung der Erkrankungswahrscheinlichkeiten für Brust- und Eierstockkrebs (s. Abschnitt 6.4) eine Rolle spielt. Gesunde Familienmitglieder reduzieren die Heterozygotenwahrscheinlichkeit. Je älter die gesunden Personen sind, umso aussagekräftiger ist diese Information in Abhängigkeit vom Verlauf der Penetranz.

Exkurs 6: Genetische Beratung

Die genetische Beratung ist ein ärztliches Angebot an alle, die eine angeborene Fehlbildung, Behinderung oder genetisch bedingte Krankheit haben oder für sich oder ihre Nachkommen vermuten. Sie kann aus verschiedenen Gründen indiziert sein, z.B. wenn genetische Krankheiten in den Familien festgestellt wurden, bei Einnahme von Medikamenten während der Schwangerschaft, bei Verwandtenehen, bei vorangegangenen Aborten, bei erhöhtem Alter der Partner oder bei unerfülltem Kinderwunsch. Die ratsuchenden Personen sollen entsprechend ihrer individuellen Fragestellung Informationen zu den jeweiligen Krankheitsbildern erhalten und gegebenenfalls bei der Entscheidungsfindung unterstützt werden. Dabei handelt es sich z.B. um die Entscheidung für oder gegen eigene Kinder, für oder gegen die Fortsetzung einer Schwangerschaft oder um Maßnahmen zur Früherkennung und Krankheitsprophylaxe.
Ein genetisches Beratungsgespräch folgt meist einer bestimmten Struktur:

- Klärung der Fragestellung und des Beratungsziels
- Formulierung des Beratungsangebots
- Anamnese, Stammbaumanalyse und Befundzusammenstellung
- Eventuell molekulargenetische Diagnostik
- Medizinisch-genetische Befundinterpretation einschl. Risikoberechnung
- Information über die Erkrankung
- Aufklärung über die Möglichkeiten weiterführender Diagnostik
- Besprechung der Handlungsoptionen und ihrer Konsequenzen

Die genetische Beratung beinhaltet medizinisch-genetische und psychosoziale Aspekte. Nach dem Berufskodex wird das Prinzip der nicht-direktiven Beratung angewandt. Die Berater helfen durch die Beratungsgespräche, die subjektiven Interessen der Ratsuchenden zu klären, so dass diese selbst entscheiden können, ohne von den Beratern in die eine oder die andere Richtung gedrängt zu werden. Sowohl vor als auch nach molekulargenetischer Diagnostik findet Beratung statt. Mögliche Ergebnisse diagnostischer Tests sowie ihre Konsequenzen werden vorab besprochen, und die Ratsuchenden können sich auch gegen die Testung entscheiden (das Recht auf Nichtwissen).
Auch nach ausführlicher Diagnosestellung und Stammbaumanalyse kann oft keine sichere Aussage über einen Krankheitseintritt gemacht werden, sondern es muss eine Krankheitswahrscheinlichkeit berechnet werden. Es gehört zu den Aufgaben der beratenden Ärzte und Ärztinnen, die Krankheitswahrscheinlichkeiten zu ermitteln, zu interpretieren und sie den Ratsuchenden zu erläutern. Die Risikowahrnehmung durch die Ratsuchenden ist subjektiv und hängt neben der Schwere der Krankheit und den Therapiemöglichkeiten von verschiedenen weiteren Faktoren wie dem gesellschaftlichen Umfeld, der psychosozialen und ökonomischen Situation der Familie ab. Ein besonderes Problem besteht, wenn für Familienangehörige, die keine Beratung gesucht haben, eine hohe Krankheitswahrscheinlichkeit ermittelt wird. Nach Abwägung möglicher Handlungsoptionen für die Hochrisikopersonen werden diejenigen aus der Familie, die in der Beratungsstelle waren, gebeten, Kontakt mit ihren Verwandten aufzunehmen und ihnen ebenfalls eine Beratung zu empfehlen. Eine aktive Kontaktaufnahme durch den genetischen Berater erfolgt nicht. Die Beratung wird durch einen ausführlichen Brief an die Ratsuchenden mit den wichtigsten Inhalten des Gesprächs abgeschlossen.
Bei der genetischen Beratung steht die medizinisch-genetische Diagnosestellung im Vordergrund. Zusätzlich kann den Ratsuchenden auf Wunsch auch Kontakt zu Selbsthilfegruppen vermittelt werden, und sie erhalten dort Informationen zu psychosozialen Hilfen und möglichen Fördermaßnahmen. In seltenen Fällen können Präventionsmaßnahmen wie eine Diät bei Stoffwechselkrankheiten oder die Vermeidung bestimmter Arzneimittel ergriffen werden. Im Bereich der familiären Krebskrankheiten werden für Risikopersonen engmaschigere Vorsorgeprogramme angeboten. Zum Beispiel können Frauen mit sehr hohem Brust- und Ovarialkrebsrisiko an einem intensivierten Früherkennungsprogramm teilnehmen. Bei abgeschlossener Familienplanung und einem Alter über 35 Jahren wird ihnen eine vorbeugende Brust- und Eierstockentfernung empfohlen (Schmutzler et al. 2003). (Weiterführendes zur genetischen Beratung: Tariverdian und Buselmaier 2004, S.305-309, Harper 2004, Reif und Baitsch 1985).

6.3.2 Autosomal rezessive Krankheiten

Wir haben in Kapitel 2 beschrieben, welche verschiedenen populationsgenetischen Kräfte auf die Genotyphäufigkeiten einwirken können. Für die Risikoberechnungen bei rezessiven Krankheiten gehen wir trotzdem davon aus, dass bezüglich des betrachteten Genorts Hardy-Weinberg-Gleichgewicht vorliegt. Die Heterozgotenwahrscheinlichkeit $H = 2pq$ kann daher aus der Inzidenz q^2 berechnet werden. Reduzierte Penetranz spielt hier bei den Risikoberechnungen meist keine Rolle und wird deshalb nicht behandelt. Daraus ergibt sich direkt, dass Nachkommen unverwandter Partner, in deren Familien keine Krankheitsfälle aufgetreten sind, mit einer Wahrscheinlichkeit von $2pq \cdot 2pq \cdot 1/4$ erkranken. Für die häufigste rezessive Krankheit Mukoviszidose mit einer Heterozygotenhäufigkeit von etwa 1/20 ist dies $1/20 \cdot 1/20 \cdot 1/4 = 0{,}000625$, das entspricht rund 6 von 10.000.
Ganz allgemein gilt für die Krankheitswahrscheinlichkeit eines Kindes

$$P(K) = P(H_{Vater}) \cdot P(H_{Mutter}) \cdot 1/4. \tag{6.4}$$

Die Heterozygotenwahrscheinlichkeiten der Elternteile H_{Vater}, H_{Mutter} können hauptsächlich durch folgende Informationen beeinflusst werden:

- Es sind Krankheitsfälle in der Familie vorgekommen.
- Die Partner sind verwandt.
- Es liegen molekulargenetische Testergebnisse vor.

Wenn ein ratsuchendes Paar bereits ein Kind mit einer autosomal rezessiven Krankheit hat, ist das Risiko für ein weiteres Kind 1/4, da beide Elternteile Überträger sein müssen. Ist in der Familie eine Person betroffen, kann man eine Abschätzung der Heterozygotenwahrscheinlichkeit der gesunden Angehörigen (s. Abb. 6.6) entnehmen, falls keine Verwandtenehen unter den nahen Vorfahren vorliegen. Es ist jeweils die Wahrscheinlichkeit angegeben, mit der ein gesundes Familienmitglied von einem gemeinsamen Vorfahr eines der beiden Krankheitsallele der erkrankten Person in der Familie geerbt hat.
Nach Gl. 6.4 und den Heterozygotenwahrscheinlichkeiten aus Abb. 6.6 berechnet man die Krankheitswahrscheinlichkeiten für die Ratsuchenden aus Abb. 6.7.

$$\begin{aligned}
A &: P(K) = 2/3 \cdot H \cdot 1/4 = 1/120 \approx 0{,}83\% \quad \text{für H} = 1/20\\
B &: P(K) = 2/3 \cdot 1/4 \cdot 1/4 = 1/24 \approx 4{,}17\%\\
C &: P(K) = 1/2 \cdot 1/2 \cdot 1/4 = 1/16 \approx 6{,}25\%\\
D &: P(K) = 1/16 \cdot H \cdot 1/4 = 1/1280 \approx 0{,}078\% \quad \text{für H} = 1/20
\end{aligned}$$

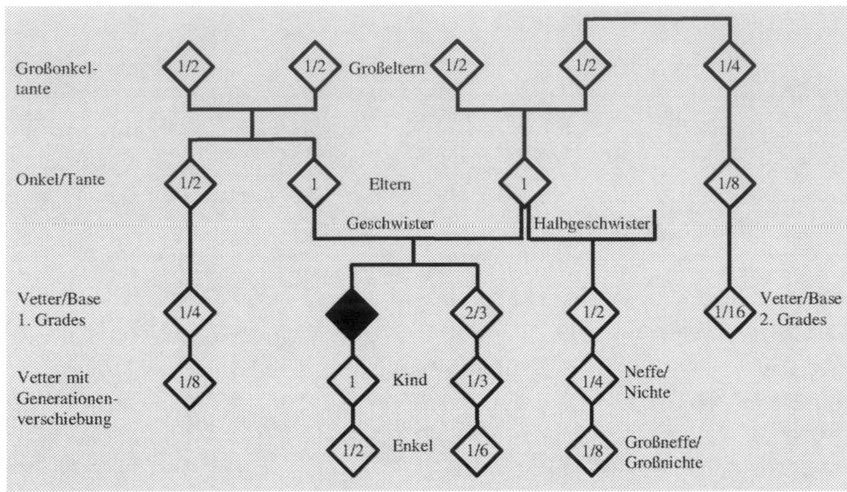

Abbildung 6.6. Heterozygotenwahrscheinlichkeit für gesunde Verwandte einer kranken Person durch Vererbung von einem gemeinsamen Vorfahren.

Es wurde dabei vernachlässigt, dass Partner Krankheitsallele nicht nur per Vererbung von einem gemeinsamen Vorfahren, sondern auch aus der Population durch eingeheiratete Partner ererbt haben könnten. Dadurch spielt die Allelhäufigkeit keine Rolle und eine übersichtliche Darstellung in Form der Graphik (s. Abb. 6.6) ist möglich. Allerdings können auch eingeheiratete Partner ein Krankheitsallel in die Familie einbringen (Populationswahrscheinlichkeit für Heterozygotie). Dies spielt nur eine geringe Rolle, wenn die Krankheit sehr selten ist, oder wenn die Verwandtschaft der ratsuchenden Person zur betroffenen Person in der jeweiligen Familie relativ nah ist (wie in Abb. 6.7 A-C). Genaue Berechnungen lassen sich unter Nutzung von Programmen wie LINKAGE durchführen. Angenommen die Krankheit in den Beispielfamilien ist Mukoviszidose (s. Abschnitt 1.3.1.2), dann liefern die Berechnungen der Krankheitswahrscheinlichkeiten mit dem LINKAGE-Programm unter Verwendung der Allelhäufigkeit 0,0256 für das Krankheitsallel die folgenden Krankheitswahrscheinlichkeiten für das jeweilige Kind A: $P(K) = 0{,}83\%$ B: $P(K) = 4{,}4\%$ C: $P(K) = 6{,}3\%$ D: $P(K) = 0{,}1\%$. Obwohl also die Heterozygotenwahrscheinlichkeit für den gesunden Vetter 2. Grades eines Betroffenen mit Mukoviszidose bei genauer Rechnung nicht 6,25% sondern 9,728% beträgt, ist der Unterschied bei der Krankheitswahrscheinlichkeit für ein Kind mit einem unverwandten Partner ohne familiäre Vorgeschichte für diese Krankheit sehr gering.

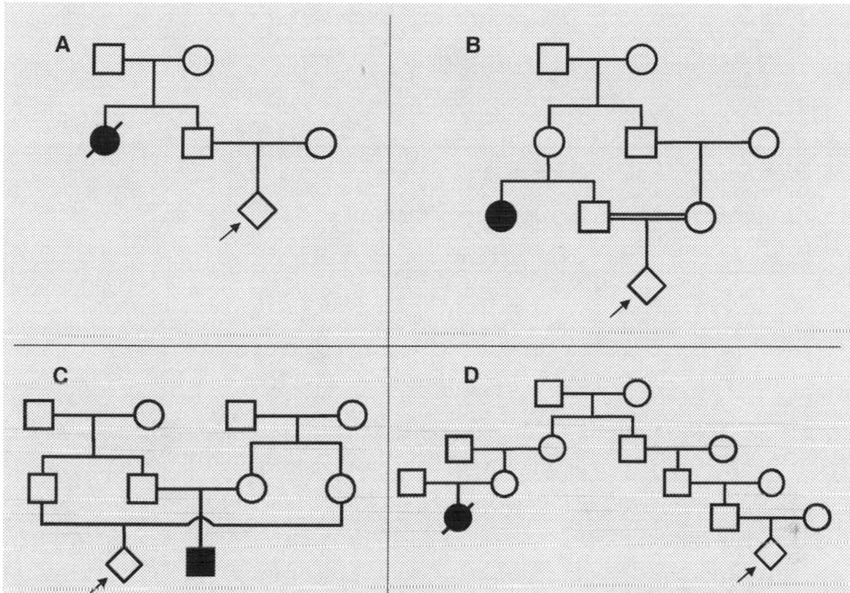

Abbildung 6.7. Beispielstammbäume mit positiver Familiengeschichte mit und ohne Verwandtenehe. A: ein Kind unverwandter Partner, die Schwester des Vaters ist betroffen, B: ein Kind von Cousin und Cousine 1. Grades, die Schwester des Vaters und damit die Cousine der Mutter ist betroffen, C: zwei Schwestern heiraten zwei Brüder, eines der Paare hat ein betroffenes Kind, D: ein Kind unverwandter Eltern, die Cousine 2. Grades des Vaters ist betroffen.

Hat ein Paar bereits gesunde Kinder, so wird es dadurch unwahrscheinlicher, dass beide Elternteile heterozygot sind. Die Berechnung des Risikos für ein Kind des Paares aus Abb. 6.7.C, wenn es bereits zwei gesunde Kinder hat, wird in Tab. 6.7 gezeigt. Wenn beide Eltern heterozygot sind, erwartet man ein krankes Kind mit einer Wahrscheinlichkeit von 0,25; daher ist hier die a-posteriori Wahrscheinlichkeit gegenüber der Situation ohne gesunde Kinder nicht sehr viel geringer.

Für viele Krankheiten existieren bereits molekulargenetische Tests, mit denen ein großer Teil der Krankheitsmutationen entdeckt werden kann. Bei

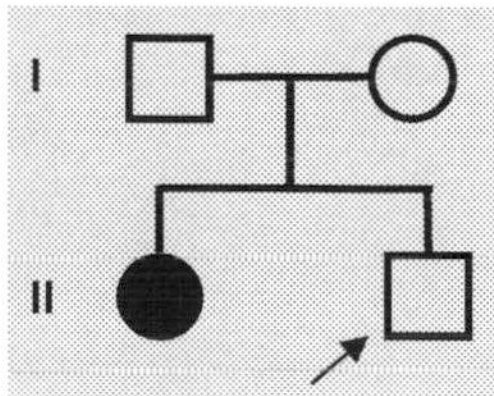

Abbildung 6.8. Negatives Testergebnis beim Bruder einer Betroffenen.

Tabelle 6.7. Risiko für ein Kind des Paares aus Abb. 6.7.C mit zwei gesunden Kindern.

	beide Eltern heterozygot	höchstens ein Elternteil heterozygot	Summe
a-priori	0,25	0,75	
bedingt 2 gesunde Kinder	$3/4 \cdot 3/4 = 0,56$	1,00	
gemeinsam	0,14	0,75	0,89
a-posteriori	0,16	0,84	
Krankheitswahrscheinlichkeit für das nächste Kind: $1/4 \cdot 0,16 = 0,04$			

Mukoviszidose testet man im molekulargenetischen Labor des Instituts für Humangenetik in Heidelberg das Vorhandensein der 29 häufigsten Mutationen (zwei zusätzliche bei Personen türkischer Herkunft). Dabei werden 89% der heterozygoten Überträger bei Westeuropäern, 90% bei Nordeuropäern und 50% bei türkischen Personen entdeckt. Dies ist die Testsensitivität S. Negative Testergebnisse bei Überträgern kommen also durch Mutationen zustande, die im Testspektrum nicht erfasst werden. Daher sind die Ergebnisse des molekulargenetischen Tests in einer Familie voneinander abhängig. Werden beide Elternteile negativ getestet, dann ist bei dem Kind kein positives Ergebnis zu erwarten, selbst wenn es von den Eltern jeweils eine Krankheitsmutation geerbt hat. Man geht davon aus, dass der Test bei Personen mit zwei normalen Allelen keine positiven Ergebnisse liefert, er besitzt also eine Spezifität von 100%. Wie stark der Effekt eines negativen Testergebnisses ist, hängt von der a-priori Heterozygotenwahrscheinlichkeit ab. (Genau dies ist das Bayessche Prinzip). Bei dem Bruder einer Betroffenen verringert ein negativer Heterozygotentest die a-priori Wahrscheinlichkeit von 67% auf 17% (s. Tab. 6.8).

Tabelle 6.8. Einbeziehung des negativen Ergebnisses eines molekulargenetischen Tests mit 90% Sensitivität S und 100% Spezifität.

	heterozygot	homozygot gesund
a-priori	0,67	0,33
bed.Test neg.	1-S=0,10	1,00
gemeinsam	0,067	0,33
a-posteriori	0,169	0,831

Wenn das a-priori-Risiko geringer ist, hat ein negativer Test einen anderen Einfluss.

In Deutschland hat etwa 1 von 1.000 Neugeborenen eine genetisch bedingte Stoffwechsel- oder genetisch bedingte hormonelle Krankheit. Damit ein Neugeborenenscreening sinnvoll sein kann, muss es eine Therapie geben, die bei frühem Einsatz eine drohende Behinderung vermeidet oder mildert, so wie es bei der Phenylketonurie und einer Reihe anderer Stoffwechselkrankheiten der Fall ist. Ein Neugeborenenscreening für Mukoviszidose wird in Deutschland nicht durchgeführt, da der klinische Nutzen eines präsymptomatischen Tests nicht nachgewiesen ist. Die Organisation des Neugeborenenscreenings und die Leistungskataloge der einzelnen Zentren für Neugeborenensceening sind in Deutschland uneinheitlich. Einen Überblick und Verweise gibt die Süd-Westdeutsche Arbeitsgemeinschaft Neugeborenenscreening (www.sw-ans.de).

Zum Schluss dieses Abschnitts soll die Situation eines verwandten Paares diskutiert werden, wenn in beiden Familien keine rezessive Krankheit bekannt ist. Das Risiko für ein Kind eines verwandten Paares, an einer rezessiven Krankheit zu erkranken, ist höher als für ein Kind unverwandter Partner, da die Ratsuchenden beide eine Kopie desselben Allels mit einer Krankheitsmutation von einem gemeinsamen Vorfahren ererbt haben könnten. In Abschnitt 2.2.1.5 wurde bereits der Inzuchtkoeffizient F einer Person am Beispiel eines Kindes von Cousin und Cousine 1. Grades eingeführt. Bezeichnet q die Häufigkeit des Krankheitsallels, dann ist gemäß der Definition von F eine Person mit einer Wahrscheinlichkeit von $F \cdot q + (1 - F) \cdot q^2$ betroffen. Im Vergleich zur Populationshäufigkeit q^2 ist die Krankheitswahrscheinlichkeit daher höher mit relativem Risiko (s. Abschnitt 1.4.2):

$$RR = \frac{F \cdot q + (1 - F) \cdot q^2}{q^2}.$$

RR ist also der Faktor, um den die Krankheitswahrscheinlichkeit eines gemeinsamen Kindes von Partnern mit Inzuchtkoeffizient F höher ist als in der Allgemeinbevölkerung.

In Tabelle 6.9 ist der Inzuchtkoeffizient für verschiedene Familienkonstellationen gezeigt. Betrachten wir ein Kind von Cousin und Cousine 1. Grades im Vergleich zu einem Kind unverwandter Partner jeweils ohne Familienhistorie für die entsprechende Krankheit. Die Wahrscheinlichkeit für Mukoviszidose (Allelhäufigkeit 0,026) ist 27/10.000 in Vergleich zu 6,8/10.000. Die Wahrscheinlichkeit für die seltenere Phenylketonurie (Allelhäufigkeit 0,01) ist 11/10.000 im Vergleich zu 1/10.000 (Allelhäufigkeiten s. Tariverdian und Buselmaier 2004).

Tabelle 6.9. Inzuchtkoeffizient für ausgewählte Familiensituationen, s. Abschnitt 2.2.1.5.

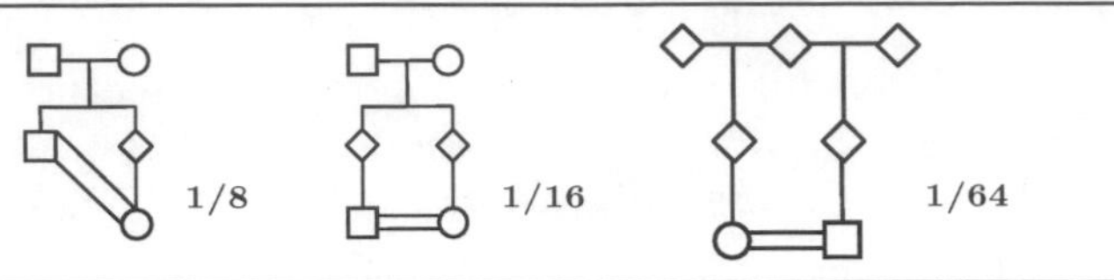

Die Frage nach der Risikoerhöhung für irgendeine schwere, rezessive Erbkrankheit lässt sich nicht allgemein beantworten, da hierzu alle schweren rezessiven Krankheiten und deren Allelhäufigkeiten bekannt sein müssten. Untersuchungen zu dieser Frage sind in Vogel und Fuhrmann (1975, S.107-110) beschrieben.

6.3.3 X-chromosomal rezessive Krankheiten

6.3.3.1 Duchennesche Muskeldystrophie als letale Krankheit

Die Muskeldystrophie vom Typ Duchenne (DMD) ist wegen ihrer hohen Inzidenz von 3 in 10000 Lebendgeburten und des schweren Krankheitsverlaufes ein wichtiges Thema in der genetischen Beratung und Diagnostik. Heterozygote Trägerinnen eines Krankheitsallels zeigen in der Regel keine Symptome, betroffene Jungen haben keine Nachkommen, die Krankheit ist genetisch letal. Bei dem DMD-Patienten kann die Diagnose meist sicher gestellt werden, und die Identifikation der verursachenden Mutation ist möglich, wenn es sich um eine Deletion oder Duplikation handelt. Die Krankheitsallele bestehen zu 60-70% aus Deletionen, 2-4% Duplikationen und aus Microdeletionen und Punktmutationen (Emery 1993). Das verursachende Gen ist das Dystrophingen auf dem kurzen Arm des X-Chromosoms (s. Abschnitt 1.3.1.5).

Neben der Familienstruktur gibt es bei DMD weitere Informationen, die einen statistischen Zusammenhang mit den Genotypen am Dystrophingenort zeigen und daher in der klinischen Routine bei Risikoberechnungen berücksichtigt werden müssen. Diese sind:

- flankierende und intragenetische Marker, mit deren Hilfe festgestellt werden kann, ob eine Ratsuchende eine Kopie desselben Haplotypen am Dystrophingenort wie der DMD-Kranke trägt. Weil das Gen sehr groß ist, gibt es sehr viele Möglichkeiten, an welcher Stelle innerhalb des Gens eine krankheitsauslösende Mutation liegen könnte. Punktmutationen können oft nicht gefunden werden. Innerhalb des Gens gibt es aber viele Markerorte, deren Haplotyp bestimmt werden kann. Abhängig vom genetischen Abstand benachbarter Marker kann eine Krankheitsmutation durch ein oder mehrere Crossover auf einen anderen Haplotyp transportiert werden. Daher ist der Zusammenhang zwischen dem messbaren Haplotyp und der Krankheitsmutation zufallsbehaftet.

- Serumkreatininkinasewerte (CK-Werte) bei Frauen, die Hinweise auf den Genotyp der Ratsuchenden am Dystrophingenort liefern, da bei heterozygoten Überträgerinnen im Mittel höhere CK-Werte vorliegen (Emery 1993, Keller et al. 1996).
- Tests auf das Vorliegen einer Deletion und eines Normalallels bei Frauen (auch kurz als Heterozygotentests bezeichnet), die zum Beispiel mit der PCR Technik MLPA (mutiplex ligation dependent probe amplification, s. Janssen et al. 2005) durchgeführt werden können.

CK und Heterozygotentests sind besonders wichtig, wenn der Patient nicht für molekulargenetische Untersuchungen zur Verfügung steht.
Damit für die Ratsuchenden Überträgerinnenwahrscheinlichkeiten berechnet werden können, braucht man Informationen über die a-priori-Wahrscheinlichkeiten in der Population, die wir nun herleiten (s. Tab. 6.10). Wir nehmen vereinfachend an, dass die Neumutationsrate μ bei Männern und Frauen gleich ist. Da der Anteil der Kranken unter den männlichen Neugeborenen etwa konstant ist (Emery 1993), ist die Annahme eines Mutations-Selektions-Gleichgewichts gerechtfertigt. Dadurch lassen sich die Inzidenz und der Anteil der heterozygoten Überträgerinnen in der Population als Vielfache der Mutationsrate ausdrücken.

Tabelle 6.10. Mutations-Selektions-Gleichgewicht für X-chromosomal rezessive, letale Krankheiten, H: Anteil heterozygoter Frauen, I: Anteil betroffener Jungen, μ: Neumutationsrate.

Heterozygote Frauen	**betroffene Jungen**	
H	I	Generation T
1/2		Transmission
1/2H	1/2H	Vererbung
2μ	μ	Neumutationen
1/2 H + 2μ	1/2 H + μ	Generation T+1

Angenommen, in Generation T gibt es in einer Population den Anteil H von heterozygoten Frauen und I von DMD-Kranken unter Jungen. In der nächsten Generation können Jungen DMD entweder bekommen, weil sie mit Wahrscheinlichkeit 1/2 ein Krankheitsallel von einer heterozygoten Mutter ererben, das sind dann insgesamt $1/2 \cdot H$, oder weil auf ihrem X-Chromosom im Dystrophingen mit der Wahrscheinlichkeit μ eine neue Krankheitsmutation in der mütterlichen Meiose entsteht. Heterozygote Mädchen in Generation $T+1$ haben das Krankheitsallel entweder von ihrer Mutter geerbt, oder auf dem mütterlichen oder väterlichen X-Chromosom ist eine Neumutation entstanden. Die Neumutationswahrscheinlichkeit ist 2μ, da sie zwei X-Chromosomen besitzen. Da DMD-Kranke keine Kinder haben, können Mädchen die Krankheitsmutation nicht von ihrem Vater erben. Die Annahme eines Mutations-Selektions-Gleichgewichts bedeutet, dass die Rate an Heterozygoten und an betroffenen Jungen sich nicht verändert. Es gilt also $\mathrm{H} = {}^1\!/_2 H + 2\mu$ und damit $H = 4\mu$ und $\mathrm{I} - {}^1\!/_2 H + \mu = 3\mu$. Daraus kann man ablesen, dass ohne weitere Informationen in der Familie 1/3 der DMD-Fälle Neumutationen und 2/3 von der Mutter ererbt worden sind. Eine zufällig gewählte Frau aus einer Population ist also mit einer Wahrscheinlichkeit von 4μ Überträgerin. Dies verwendet man als a-priori Wahrscheinlichkeit für die Risikoberechnungen. In Tabelle 6.11 wird die Berechnung der Heterozygotenwahrscheinlichkeit einer Frau mit einem gesunden und einem DMD-Sohn demonstriert.

Tabelle 6.11. Heterozygotenwahrscheinlichkeit für die Mutter eines DMD-Sohnes und eines gesunden Sohnes.

	Mutter ist Überträgerin	Mutter ist nicht Überträgerin
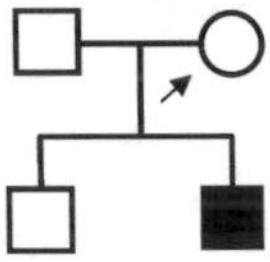 a-priori	4μ	$1 - 4\mu \approx 1$
bedingt		
gesunder Sohn	1/2	$1 - \mu \approx 1$
erkrankter Sohn	1/2	μ
gem Wahr.	μ	μ
a-posteriori	$\mu/(\mu+\mu)$=1/2	$\mu/(\mu+\mu)$=1/2

Weitere Informationen können die allein aufgrund des Stammbaums berechnete Überträgerinnenwahrscheinlichkeit verändern. Wir werden CK-Werte, Markerinformation und Heterozygotentests auf Deletionen einzeln betrachten.

CK-Werte: Die Verteilung der Serumkreatininkinasewerte ist bei Nichtüberträgerinnen (Kontrollen) anders als bei DMD-Überträgerinnen (s. Abb. 6.9). Überträgerinnen haben im Mittel höhere und breiter gestreute Werte als Nichtüberträgerinnen. Für die logarithmierten Werte können jeweils Normalverteilungen angepasst werden, deren Parameter (Mittelwert, Varianz) von dem verwendeten Messgerät abhängig sind.
Darüber hinaus wurde für die CK-Verteilungen eine Altersabhängigkeit gefunden, das heißt hohe CK-Werte bedeuten für ältere Frauen eine geringere Heterozygotenwahrscheinlichkeit als für jüngere Frauen. Daher wurde nicht eine Normalverteilung für log(CK) für alle Überträgerinnen sondern jeweils eine pro Altersklasse modelliert (s. Keller et al. 1996). Für die Risikobe-

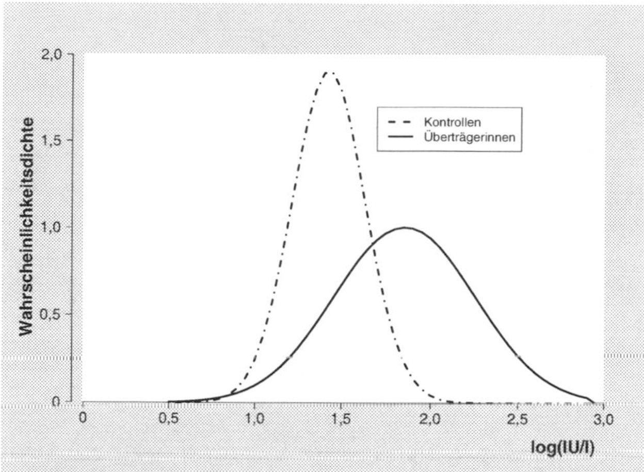

Abbildung 6.9. Verteilung der log(CK) Werte (Keller et al. 1996), für Labore mit Normbereich 8-126 IU/l.

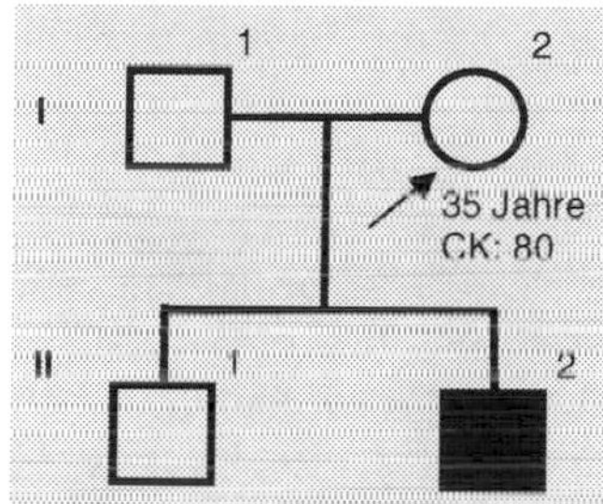

Abbildung 6.10. DMD Familie mit CK Information.

rechnungen lassen sich die log(CK) Verteilungen direkt verwenden oder, wie wir jetzt zeigen werden, die Odds Ratios (s. Abschnitt 1.4.2), die in Tabelle 6.12 für verschiedene Altersklassen und CK-Wert-Klassen aufgelistet sind. Man erhält sie aus den log(CK) der einzelnen Altersklassen, indem man die Fläche unter der Kurve aus Abb. 6.9 für Überträgerinnen über dem Intervall auf der X-Achse, in dem der beobachtete Wert liegt, durch die entsprechende Fläche bei Kontrollen dividiert. Aus Tabelle 6.12 kann abgelesen werden, dass eine 35-jährige Frau mit einem CK von 80 2,8 mal wahrscheinlicher Überträgerin ist als Nichtüberträgerin, während bei einer 25-jährigen Frau dieses Verhältnis 8,9 beträgt. Verändert sich das Messgerät, muss eine neue Verteilung erstellt werden.

Weiß man von der Ratsuchenden aus dem Beispiel in Abb. 6.10 zusätzlich, dass sie 35 Jahre alt ist und einen CK-Wert von 80 hat, dann erhöht sich ihre Heterozygotenwahrscheinlichkeit auf 74 %, wie die Berechnung in Tabelle 6.13 zeigt. Wir wissen, die Mutter eines DMD-Sohnes ist mit der Wahrscheinlichkeit 1/2 Überträgerin. Dies ist die a-priori Wahrscheinlichkeit für die nach-

Tabelle 6.12. Odds Ratios für Überträgerinnenstatus in Abhängigkeit vom Alter der Probandin für Labore mit Normbereich 8-126 IU/l, *dieser Schätzwert hat ein breites Konfidenzintervall, da er auf sehr wenigen Beobachtungen beruht (nach Keller et al. 1996).

CK	Alter		
	16-29	30-50	>50
-22	0,1	0,2	0,3
23-29	0,2	0,2	0,3
30-35	0,3	0,3	0,3
36-45	0,6	0,4	0,4
46-56	1,2	0,6	0,5
57-71	3,0	1,2	1,0
72-89	8,9	2,8	2,0
90-112	31*	7,3	4,8

folgenden Berechnungen. Da es in der Bayestabelle nur auf das Verhältnis der Einträge in den beiden Spalten ankommt, kann in der Überträgerinnenspalte direkt das Odds Ratio für den beobachteten CK-Wert und für Nichtüberträgerinnen der Wert 1 eingesetzt werden.

Markerinformation: In der Familie in Abb. 6.11 sind unter den Personensymbolen zeilenweise die Genotypen von vier Markern eingetragen, die das Dystrophingen überdecken. Bei den Männern ist auf dem X-Chromosom jeweils nur ein Allel vorhanden. Person I.2 ist für alle Marker heterozygot und trägt andere Allele als I.1. Das Krankheitsallel D und das Normalallel d können nicht direkt unterschieden werden, die Markergenotypen sind jedoch messbar. I.2 wird mit fast 100%iger Wahrscheinlichkeit als Überträgerin betrachtet, da sie zwei DMD-Söhne hatte. Die Markerhaplotypen für II.3 ergeben sich aus denen ihres Vaters, die wahrscheinlichsten Haplotypen für II.3 ergeben sich aus denen ihrer Kinder. II.3 kann nur dann Überträgerin sein, wenn bei ihren Brüdern eine Doppelrekombination zwischen zwei Markern so stattgefunden hat, dass die Mutation auf dem anderen Haplotypen vererbt wurde. Wenn die Marker dicht nebeneinander liegen, ist die Wahrscheinlichkeit hierfür sehr klein. Wir werden sie nun für zwei Marker berechnen.
Angenommen zwischen zwei Markern M_1 und M_2 mit der Rekombinationswahrscheinlichkeit θ liegt eine Krankheitsmutation M und die Rekombinationswahrscheinlichkeit zwischen M_1 und M ist θ_1 und die zwischen M und M_2 ist θ_2. Angenommen die Region ist so klein, dass die Rekombinationsraten additiv sind, d.h. $\theta_1 + \theta_2 = \theta$. Bei den folgenden Überlegungen werden Mehrfachrekombinationen höherer Ordnung vernachlässigt. Die Wahrscheinlichkeit P, dass es zwischen M_1 und M und zwischen M und M_2 rekombiniert, die beiden Markerhaplotypen aber gleich bleiben, ist: $P = \frac{\theta_1 \cdot \theta_2}{1-\theta}$. Diese

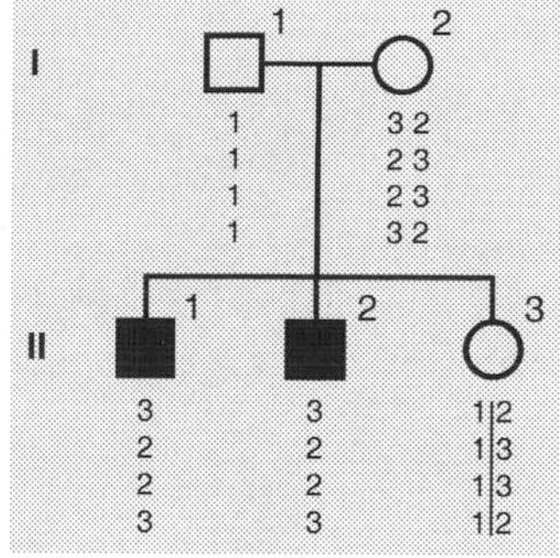

Abbildung 6.11. Stammbaum mit Genotypen von vier Markern im Dystrophingen.

Tabelle 6.13. Einbeziehung des CK-Wertes für die Ratsuchende I.2 in Abb. 6.10 unter Nutzung von Tab. 6.12.

	Mutter ist Überträgerin	Mutter ist keine Überträgerin
a-priori	1/2	1/2
bedingt Mutter CK = 80 U/l, Alter 35 Jahre	2,8	1
gemeinsam	$1/2 \cdot 2,8$	1/2
a-posteriori	$\frac{1/2 \cdot 2,8}{1/2 \cdot 2,8+1/2} = 0,74$	$\frac{1/2}{1/2 \cdot 2,8+1/2} = 0,26$

Wahrscheinlichkeit ist maximal, wenn θ_1 und θ_2 gleich sind und beträgt dann $P_{\max} = \frac{\theta^2}{4(1-\theta)}$.
Beträgt die Rekombinationsrate zwischen zwei Markern zum Beispiel 10% und liegt die Krankheitsmutation genau in der Mitte zwischen beiden Markern, dann ist die Wahrscheinlichkeit für eine Doppelrekombination etwa 0,07%.
Die Typisierung von Markern liefert also wichtige Zusatzinformationen. Nicht immer sind alle Marker informativ. Für die Personen II.1 und II.2 im Stammbaum in Abb. 6.11 ist der Marker informativ, da die Mutter heterozygot ist und der Vater noch ein anderes Allel trägt. Im folgenden Beispiel (s. Abb. 6.12 und Tab. 6.14) nehmen wir an, dass am Genende kein informativer Marker gefunden werden konnte. Zwischen dem letzten typisierten Marker und dem Genende sei die Rekombinationsrate $\theta = 5\%$. Zur Vereinfachung betrachten wir nur einen Marker. Angenommen die Krankheitsmutation ist direkt am Genende lokalisiert und II.2 ist mit fast 100% Wahrscheinlichkeit Überträgerin, da sie sowohl einen kranken Sohn als auch einen kranken Bruder hat. Ohne Markerinformationen hätte die Ratsuchende III.2 eine Überträgerin-

nenwahrscheinlichkeit von etwa 50%. Diese reduziert sich durch die Markerinformationen auf 9,5%, denn die Ratsuchende trägt nicht dasselbe Allel wie der kranke Bruder (s. Abb. 6.12). Die Einträge in der Bayestabelle 6.14 werden nun im Einzelnen besprochen.

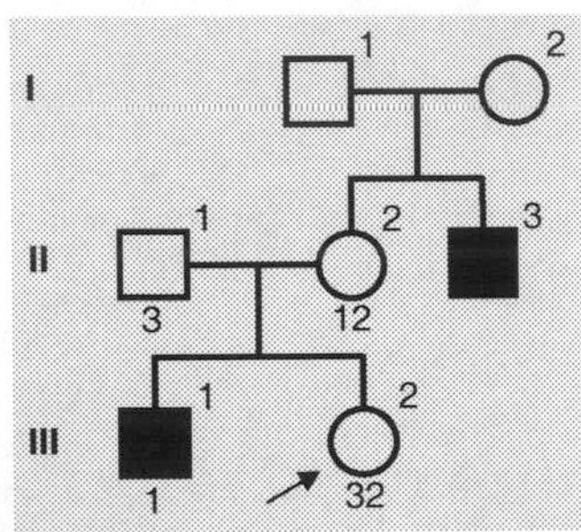

Abbildung 6.12. Stammbaum mit Markergenotypen.

Tabelle 6.14. Einbeziehung der Markerinformation, Krankheitsallel D, Normalallel d, Allele am Markerlokus 1,2,3, mögliche Haplotypen $D-1$, $D-2$, $d-1$, $d-2$, $d-3$. C = Carrier = Überträgerin, NC = non-carrier = Nichtüberträgerin.

	C (Überträgerin)			
II.2	**1**			
Haplotyp	$D-1/d-2$ 1/2		$d-1/D-2$ 1/2	
III.1 DNA	1/2 $D-1$ $\mathbf{1-\theta}$		1/2 $D-1$ $\boldsymbol{\theta}$	
III.2	C **1/2** $d-3/D-2$ $\boldsymbol{\theta}$	NC **1/2** $d-3/d-2$ $\mathbf{1-\theta}$	C **1/2** $d-3/D-2$ $\mathbf{1-\theta}$	NC **1/2** $d-3/d-2$ $\boldsymbol{\theta}$
gem.W.	$1/8(1-\theta)\theta$	$1/8(1-\theta)^2$	$1/8(1-\theta)\theta$	$1/8\,\theta^2$

Wahrscheinlichkeit III.2(C):
$1/4(1-\theta)\theta\,/\,[1/8(1-\theta)^2 + 1/4(1-\theta)\theta + 1/8\,\theta^2] = 2\theta - 2\theta^2 \approx$ **9,5%**

Im Stammbaum in Abb. 6.12 sind die Personennummern über den Symbolen notiert, die Markergenotypen darunter. Da Männer nur ein X-Chromosom haben, ist hier jeweils nur ein Allel für Genort und Marker vorhanden. Da die Mutter II.2 des DMD-Kranken noch einen Bruder mit DMD hat, betrachten wir nur den Fall, dass sie Überträgerin ist. Die jeweiligen bedingten Wahrscheinlichkeiten sind in Tab. 6.14 durch Fettdruck hervorgehoben. Für die Haplotyppaare von II.2 gibt es zwei Möglichkeiten, da ihr Sohn III.1 das Allel D geerbt hat. Die bedingte Wahrscheinlichkeit für die beiden möglichen Haplotypen ist jeweils 1/2 unter Annahme von Linkageequilibrium (s. Abschnitt 2.3.1.1 und 4.2.1.2). Falls der Haplotyp $D - 1$ vorliegt, hat keine Rekombination von II.2 nach III.1 stattgefunden. Die Wahrscheinlichkeit hierfür ist $1 - \theta$. Andernfalls muss eine Rekombination stattgefunden haben, dieses Ereignis hat die Wahrscheinlichkeit θ. Nun müssen jeweils noch die Möglichkeiten für III.2 betrachtet werden. Der väterliche Haplotyp ist $d - 3$. Falls II.2 den Haplotyp $d - 2$ trägt, kann III.2 nur Überträgerin ($C =$ *carrier*) sein, wenn es rekombiniert hat. Ist sie keine Überträgerin ($NC =$ *non carrier*), hat es nicht rekombiniert. Falls II.2 den Haplotyp $d - 1$ trägt, liegt die umgekehrte Situation vor: Rekombination, falls III.2 Nichtüberträgerin ist, und keine Rekombination, falls sie Überträgerin ist. Die gemeinsamen Wahrscheinlichkeiten erhält man durch spaltenweise Multiplikation. Die Situationen, in der die Ratsuchende Überträgerin ist, sind farbig markiert, ihre a-posteriori Wahrscheinlichkeit erhält man wieder durch die Normierung. Obwohl die Ratsuchende III.2 nicht das gleiche Markerallel von ihrer Mutter geerbt hat wie ihr kranker Bruder, ist ihre Überträgerinnenwahrscheinlichkeit mit fast 10% relativ hoch, denn sie könnte in zwei verschiedenen Situationen Überträgerin sein. Entweder liegt die Krankheitsmutation bei ihrer Mutter mit dem Markerallel 1 auf einem Haplotyp, und es hat bei III.2 zwischen Krankheitsmutation und Marker rekombiniert, oder die Krankheitsmutation liegt bei der Mutter mit dem Markerallel 2 auf einem Haplotyp und es hat bei III.1 rekombiniert.

Heterozygotentest: Wenn in einer Familie der DMD-Kranke nicht untersucht werden kann, ist man weder in der Lage, die verursachende Veränderung im Labor zu finden noch den Risikohaplotyp zu bestimmen. In solchen Situationen werden Heterozygotentests auf Deletionen eingesetzt. Findet man bei einer Frau eine Deletion, so kann bei ihren Nachkommen sicher festgestellt werden, ob sie betroffen sind. Ein negatives Testresultat erfordert allerdings eine differenziertere Betrachtung der genetischen Zusammenhänge, bevor es in die Berechnungen einbezogen werden kann. Das einfache genetische Modell passt nicht, wenn man Deletionen und Punktmutationen getrennt betrachten will. Neumutationsraten im Dystrophingen sind für Deletionen und für Punktmutationen bei Männern und bei Frauen verschieden. Es hat sich gezeigt, dass Punktmutationen überwiegend in der Spermatogenese und Deletionen mehrheitlich in der Oogenese entstehen. Diese Erkenntnis beeinflusst die Interpretation eines negativen Testergebnisses der Mutter eines bereits verstorbenen DMD-Sohnes. Es weist einerseits auf eine de novo Deletion andererseits auf eine Punktmutation beim Betroffenen hin. Punktmutationen entstehen jedoch mehrheitlich in männlichen Meiosen, in diesem Fall beim Großvater des Betroffenen, oder aber die Großmutter war selbst schon Überträgerin.

Modellerweiterung: In einem erweiterten genetischen Modell müssen je nach Mutationstyp und Geschlecht unterschiedliche Neumutationsraten und zusätzlich Keimzellmosaike (s. Abschnitt 1.3.2) vorgesehen werden. Letztere sind offenbar bei Duchennescher Muskeldystrophie ein relativ häufiges Phänomen. Hinweise auf Keimzellmosaike ergeben sich bei Familien, in denen es zwei an DMD erkrankte Söhne mit der gleichen Deletion gibt, die bei der Mutter jedoch nicht gefunden wird. In Stammbäumen wie in Abb. 6.13 ist es entscheidend, ob man die Existenz von Keimzellmosaiken annimmt oder nicht. Eine Studie ergab, dass mindestens 10% der für sporadisch gehaltenen Fälle auf mütterliche Keimzellmosaike zurückzuführen sind (Barbujani et al. 1990). Wir haben beide Phänomene in ein umfassendes Modell eingearbeitet,

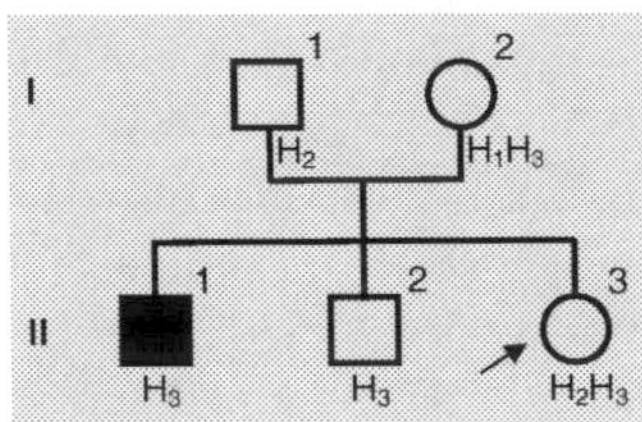

Abbildung 6.13. Gesunder und kranker Bruder tragen denselben Haplotyp im Dystrophingen.

das hier nicht genauer dargestellt werden kann (Fischer et al. 2006). Aus der Anwendung des differenzierteren Modells können folgende Schlüsse gezogen werden: Da Punktmutationen bevorzugt bei Männern auftreten, reduzieren negative Deletionstestergebnisse das Risiko weniger, als zuvor erwartet wurde. Tabelle 6.15 zeigt die Konsequenzen eines Deletionstests in der einfachsten Familiensituation unter Vernachlässigung von Keimzellmosaiken. Für die Berechnungen wurden folgende Werte für die Inzidenz I, für das Verhältnis von Deletionen zu Punktmutationen unter den Kranken Q_{dp}, für das Verhältnis von männlicher zu weiblicher Neumutationsrate bei Punktmutationen k_p und bei Deletionen k_d, sowie für die Sensitivität der Deletionsscreeningmethode S_d angenommen: $I = 10^{-4}$, $Q_{dp} = 1,5, k_p = 40, k_d = 0,3, S_d = 90\%$ und Spezifität 100%. d bezeichnet das Normalallel, D das Deletionsallel, P das Punktmutationsallel und Del- das negative Testergebnis. d-d heißt, die Mutter hat zwei normale Allele am Dystrophingenort, d-P heißt, sie ist heterozygote Überträgerin und der Typ der Krankheitsmutation ist eine Punktmutation. Die Rechnungen wurden mit dem Programm RISCALW (Fischer et al. 2006) durchgeführt. Der negative Deletionstest (Del-) reduziert die Wahrscheinlichkeit für den Genotyp d-D, die Wahrscheinlichkeit für den Haplotyp d-P bei der Mutter wird höher. Insgesamt hat sich die Heterozygotenwahrscheinlichkeit durch den negativen Deletionstest auf 51% verringert, ein weiterer Sohn hat eine Krankheitswahrscheinlichkeit von 25,5%.

Tabelle 6.15. Einfluss eines negativen Deletionstests auf die Genotypwahrscheinlichkeiten für die Mutter eines DMD-Patienten am Dystrophingenort.

	Genotypen			
	d-d	**d-D**	**d-P**	**d-D oder d-P**
	34%	34%	32%	66%
Del-	49%	5%	46%	51%

Rechnungen unter Annahme von Keimzellmosaiken führen grundsätzlich in allen Stammbäumen zu höheren Krankheitswahrscheinlichkeiten. Dieser Unterschied ist bei manchen Familienkonstellationen erheblich. Da z.B. der gesunde Bruder der in Abb. 6.13 dargestellten Familie den gleichen Haplotyp wie der Kranke trägt, würde man ohne Keimzellmosaike von einer Neumutation bei dem Kranken ausgehen und die Mutter wäre mit einer Wahrscheinlichkeit von fast 100% keine Überträgerin. Daher läge das Überträgerinnenrisiko ihrer Tochter auf Populationsniveau. Unter plausiblen Annahmen über Keimzellmosaike beträgt es jedoch mehrere Prozent (Fischer et al. 2006).
In der Literatur finden sich verschiedene Schätzungen für die Größenordnung von Keimzellmosaiken, wenn bei der Mutter eines DMD-Kranken die bei ihm vorhandene Krankheitsmutation in Lymphozyten nicht gefunden werden kann. Die Krankheitswahrscheinlichkeit für einen Bruder mit demselben Haplotyp beträgt bedingt durch ein mütterliches Keimzellmosaik etwa 14% (Bakker et al. 1989).

6.3.3.2 Nichtletale Krankheiten

Bei letalen X-chromosomal rezessiven Krankheiten haben Betroffene keine Nachkommen. Bei nichtletalen X-chromosomal rezessiven Krankheiten wie Becker'scher Muskeldystrophie oder Hämophilie können Betroffene Kinder haben, aber man geht von einer reduzierten Fitness *Fit* aus. Hieraus ergibt sich ein anderes Mutations-Selektions-Gleichgewicht und damit andere a-priori Wahrscheinlichkeiten als im einfacheren Modell bei DMD. Eine Ratsuchende kann aus den folgenden Gründen Überträgerin sein:

- ihre Mutter ist Überträgerin
- ihr Vater ist betroffen
- eine Neumutation entstand in mütterlicher (Mutationsrate μ) oder väterlicher Meiose (Mutationsrate ν).

Aus den nun folgenden Gleichgewichtsüberlegungen (s. Tab. 6.16) berechnet man in der Population die Heterozygotenrate von $(2\mu{+}2\nu{+}2Fit{\cdot}\mu)/(1{-}Fit)$. Diese Wahrscheinlichkeit wird als a-priori Wahrscheinlichkeit bei Risisikoberechnungen in Familien benutzt. Der Fall, dass eine Frau zwei Krankheitsmutationen trägt, wird wegen seiner geringen Wahrscheinlichkeit wieder vernachlässigt.

Tabelle 6.16. Mutations-Selektions-Gleichgewicht für X-chromosomal rezessive Krankheiten mit reduzierter Fitness *(Fit)*.

Heterozygote	betroffene Jungen	
H	I	Generation T
1/2	Fit	Transmission
$1/2 \cdot H + Fit \cdot I$	$1/2 \cdot H$	Vererbung
$\mu + \nu$	μ	Neumutationen
$1/2 \cdot H + Fit \cdot I + \mu + \nu$	$1/2 \cdot H + \mu$	Generation T+1

In der Generation T+1 sind Jungen entweder krank, weil sie das Krankheitsallel von ihrer Mutter geerbt haben, oder weil eine Neumutation in der mütterlichen Meiose stattgefunden hat. Mädchen sind Überträgerinnen, weil es entweder in der väterlichen Meiose oder in der mütterlichen Meiose zu einer Neumutation kam oder weil das Allel von der Mutter oder vom Vater geerbt wurde. Letzteres geschieht wegen der reduzierten Fitness mit Wahrscheinlichkeit *1-Fit.* Aus der Gleichgewichtsannahme folgt:

$$H = 1/2 \cdot H + Fit \cdot I + \mu + \nu \qquad \text{und} \qquad I = 1/2 \cdot H + \mu.$$

Durch Einsetzen und Umformen erhält man

$$H = \frac{2\mu + 2\nu + 2Fit \cdot \mu}{1 - Fit} \qquad \text{und} \qquad I = \frac{2\mu + \nu}{1 - Fit}$$

6.4 Brust- und Eierstockkrebs

Brust- und Eierstockkrebs (BC breastcancer, OC ovarian cancer) sind Beispiele für eine genetisch komplexe Krankheit mit monogenen Sonderformen. Vorbereitet von Segregationsanalysen (s. Kap. 3) und Kopplungsanalysen (s. Kap. 4) konnten die Gene BRCA1 (Miki et al. 1994) und BRCA2 (Wooster et al. 1995) entdeckt werden. Man schätzt, dass etwa 5% der Brustkrebsfälle von BRCA1/2 verursacht werden (Claus et al. 1991). Trägerinnen von Mutationen in diesen Genen haben eine deutlich größere Wahrscheinlichkeit als die Allgemeinbevölkerung, an BC oder OC zu erkranken. Zusammen mit den Möglichkeiten eines Mutationsscreenings in den beiden Genen hat dies zu einer erhöhten Nachfrage an genetischer Beratung und Risikoschätzung in Familien mit Brust- oder Eierstockkrebs geführt.

Die Schätzung der Wahrscheinlichkeit für eine Krankheitsmutation in BRCA1 oder BRCA2 dient zur Orientierung in der genetischen Beratung und als Basis für die Entscheidung, ob molekulargenetische Tests durchgeführt werden sollten und ob die Ratsuchenden an speziellen Vorsorgeprogrammen teilnehmen können. Die Schätzung der Erkrankungswahrscheinlichkeit für BC und OC ist sowohl für Mutationsträgerinnen wichtig als auch für Ratsuchende, bei denen kein molekulargenetischer Test durchgeführt wurde oder bei denen der Test negativ ist.

Für die Ermittlung der Heterozygoten- und Krankheitswahrscheinlichkeit sind mehrere Ansätze entwickelt worden. Sie lassen sich in sogenannte empirische und genetische Methoden einteilen (Evans et al. 2004). Bei empirischen Methoden fließen keine Annahmen über ein genetisches Modell der Krankheit ein und die Familienvorgeschichte wird in zusammengefasster Form berücksichtigt. Die Alternative besteht darin, die Vorhersagen auf einem genetischen Modell der Krankheit basieren zu lassen. Zur Schätzung eines genetischen Modells für Brust- und Ovarialkrebs wurden verschiedene Segregationsanalysen durchgeführt, deren Ergebnisse wir zusammenfassen.

6.4.1 Ergebnisse von Segregationsanalysen

Die Segregationsanalyse, die zum Ein-Gen-Modell führte, ist in Abschnitt 3.4.5 ausführlich dargestellt. Das erste auf der CASH Studie (Cancer and Steroid Hormone Study) basierende Modell geht von der Existenz eines disponierenden Gens aus, dessen Krankheitsmutationen autosomal dominant wirken und alters- und geschlechtsabhängige Penetranzen haben, die vom Typ der Krankheitsmutation unabhängig sind (Claus et al. 1991). Parameter dieses Modells sind die Allelhäufigkeiten der Krankheitsmutation sowie die Penetranzkurven für Mutationsträgerinnen und Personen, die zwei Normalallele tragen. Die BC-Krankheitswahrscheinlichkeit für Mutationsträgerinnen bis zum Alter von 80 Jahren wurde in diesem Modell auf 89% und die Allelhäufigkeit der Krankheitsmutation auf 0,3% geschätzt. In anderen kleineren Studien wurden ebenfalls Penetranzschätzungen im Ein-Gen-Modell für Brust- und Eierstockkrebs vorgenommen (Easton et al. 1995, Narod et al. 1995, Whittemore et al. 1997).

6.4.1.1 Zwei-Gen-Modell

Nach der Entdeckung von BRCA1 stellte sich heraus, dass die familiäre Häufung von BC und OC nicht durch dieses Gen allein erklärt werden konnte, und es wurde ein Modell mit zwei dominant wirkenden Genen und dessen Parameter geschätzt. Es besteht aus Allelhäufigkeiten für Krankheitsmutationen in BRCA1 und BRCA2 sowie den Penetranzen in Abhängigkeit vom Alter für BRCA1 Heterozygote und BRCA2 Heterozygote für BC und OC. Tabelle 6.17 gibt eine Übersicht der Ergebnisse aus verschiedenen Studien. Die Spalten 2 bis 5 beruhen auf dem Zwei-Gen-Modell, Spalte 1 auf einem Zwei-Gen-Modell mit polygener Komponente, auf das im folgenden Abschnitt eingegangen wird. In einer Metaanalyse (Spalte 3) wurde der bisher größte Datensatz aus 22 Studien mit über 8000 Indexpatienten (86% BC, 2% männl. BC, 12% OC) analysiert. Die einzelnen Studien sind zum Teil in die Metaanalyse eingeflossen. Spalte 5 basiert auf einer Stichprobe mit einem hohen Anteil an Aschkenasim-Familien. In dieser Gruppe von Juden osteuropäischer Herkunft gibt es starke Gründereffekte.

6.4.1.2 BOADICEA-Modell

Auch BRCA1 und BRCA2 können die familiäre Häufung nicht vollständig erklären. In einer Segregationsanalyse auf der Basis unselektierter BC und OC Familien wurde gezeigt, dass bei Ausschluss von BRCA1 und BRCA2 die familiäre Häufung von Fällen durch ein drittes, rezessiv wirkendes Gen mit einer Häufigkeit von 24% und einer BC-Penetranz von 42% bis zum Alter von 70 oder ebenso gut durch eine zusätzliche polygene Komponente im Modell erklärt werden kann (Antoniou et al. 2001; Antoniou et al. 2002). Aus diesen Untersuchungen entstand das BOADICEA- Modell (Breast and Ovarian Analysis of Disease Incidence and Cancer Estimation Algorithm, Antoniou et al. 2004). Die Gene BRCA1 und BRCA2 werden als dominant wirkende Gene mit Penetranzen und Allelhäufigkeiten wie in Tabelle 6.17, Spalte 1, modelliert. Der zusammengefasste Effekt X aller anderen beteiligten Gene wirkt multiplikativ auf die Brustkrebshazards (s. Abschnitt 1.4.4) $\lambda_k(t)$ einer Frau mit dem Genotyp k im Alter t. Es gilt dann $\lambda_k(t) = \lambda_{k,0}(t) \cdot \exp(X)$. Dabei bezeichnet k = 0,1,2 die genotypischen Zustände kein, ein, zwei disponierende Allele D an einem der beiden Genorte. Der Fall, dass bei BRCA1 und BRCA2 je ein disponierendes Allel vorliegt oder bei einem Gen zwei dispo-

Tabelle 6.17. Schätzungen der Allelhäufigkeiten und der Penetranzen mit 95% Konfidenzintervallen soweit in den Originalarbeiten vorhanden; Notation in Prozent, Penetranzen sind auf ganze Prozente gerundet.

Studie	1	2	3	4	5
BRCA1-Mutationsträgerinnen					
Allelhäufigkeit	0,051 (0,021-0,125)		0,128 (0,080-0,180)		
kumulative BC Wahrscheinlichkeit					
−39	13	21 (1−42)	12 (7−15)	13 (10−18)	21 (15−27)
40−49	26	34 (17−60)	38 (31−45)	27 (20−34)	39 (31−47)
50−59	32	49 (23−82)	53 (43−62)	35 (24−46)	58 (48−68)
60−69	35	50 (26−82)	65 (51−75)	39 (27−52)	69 (59−79)
kumulative OC Wahrscheinlichkeit					
30−39	0	10 (0−29)	2 (0− 4)	7 (2−10)	3 (1− 5)
40−49	11	21 (8−47)	13 (8−18)	14 (7−22)	21 (13−29)
50−59	18	61 (31−90)	22 (13−30)	28 (14−41)	40 (30−50)
60−69	26	68 (36−94)	39 (22−51)	43 (21−66)	46 (34−58)
BRCA2-Mutationsträgerinnen					
Allelhäufigkeit	0,068 (0,033-0,140)		0,172 (0,120-0,220)		
kumulative BC Wahrscheinlichkeit					
−39	8	8	6 (3− 9)	11 (8−17)	17 (7−27)
40−49	21	18	16 (11−21)	26 (18−34)	34 (2−48)
50−59	35	36	31 (22−38)	38 (25−49)	48 (32−64)
60−69	50	71	45 (33−54)	44 (29−58)	74 (56−92)
kumulative OC Wahrscheinlichkeit					
−39	0	0	1 (0− 2)	2 (0−59)	
40−49	1	1	1 (0− 3)	3 (0− 7)	2 (0−59)
50−59	5	12	8 (3−12)	8 (2−14)	6 (0−16)
60−69	9	31	11 (4−18)	15 (3−26)	12 (0−26)

1 Antoniou et al. 2002 BRCA1/2 + polygene Komponente für BC

2 Antoniou et al. 2000 BRCA1 aus Tab.VIII, BRCA2 abgelesen aus Fig.1

3 Antoniou et al. 2003 Metaanalyse, pers. Mitteilung

4 Marroni et al. 2004

5 King et al. 2003 hoher Anteil von Aschkenasim-Familien

nierende Allele vorliegen, wird vernachlässigt. Die Zufallsvariable X wird als normalverteilt mit Mittelwert 0 und einer Standardabweichung von 1,67 angenommen. Für Ovarialkrebs passte bei den gegebenen Daten das Modell ohne polygene Komponente am besten. Die altersabhängigen Inzidenzen wurden so geschätzt, dass sie insgesamt mit den Inzidenzen in der Population in England und Wales übereinstimmen. Die polygene Komponente hängt in diesem Modell nicht vom Trägerinnenstatus an BRCA1/2 ab. Das heißt, Trägerinnen einer Mutation haben je nach Familiensituation ein andere Krankheitswahrscheinlichkeit. Die Krankheitswahrscheinlichkeit einer gesunden 40-jährigen Mutationsträgerin bis zum Alter von 60 Jahren ist etwa 30%, wenn nichts über ihre Familie bekannt ist. Sind jedoch ihre zwei Schwestern im Alter von 45 und 50 sowie ihre Mutter im Alter von 40 an BC erkrankt, beträgt ihre BC-Krankheitswahrscheinlichkeit bis zum Alter von 60 etwa 55% (Antoniou et al. 2004). Wenn in Wahrheit eine polygene Komponente existiert, dann sind die Penetranzschätzungen für BRCA1/2 und Brustkrebs im Zwei-Gen-Modell zu hoch, da hier die familiäre Häufung aufgrund der polygenen Komponente diesen beiden Brustkrebsgenen zugerechnet wurde.

6.4.1.3 Variabilität bei den Schätzungen der Modellparameter

Die Unterschiede zwischen den Penetranzschätzungen und den Schätzungen der Allelhäufigkeit sind nicht überraschend, denn die einzelnen Studien basieren auf Stichproben aus verschiedenen Populationen, in denen Allelhäufigkeiten verschieden sind und in denen möglicherweise andere Mutationen eine Rolle spielen könnten (s. Spalten 3, 5 von Tabelle 6.17). Möglicherweise findet man in Familien mit mehreren Fällen eine Anhäufung der Krankheitsmutationen mit höherer Penetranz, daher sind Unterschiede zwischen populationsbasierten Studien und Studien auf der Basis großer Familien mit mehreren Fällen zu erwarten. Bei Segregationsanalysen auf der Basis großer Familien beobachtet man trotz Berücksichtigung der Familienauswahl höhere Schätzungen für die Allelhäufigkeiten.

6.4.2 Schätzung der Heterozygotenwahrscheinlichkeit

Bei empirischen Methoden fließen keine Annahmen über ein genetisches Modell der Krankheit ein, genetische Methoden setzen ein genetisches Modell und damit eine Segregationsanalyse voraus.

6.4.2.1 Empirische Methoden

Durch den Vergleich von Familien mit und ohne BRCA1/2 Mutationsträgerinnen wurden Risikoscores entwickelt (Frank et al. 2002; Evans et al. 2004). Beispielsweise werden bei dem anhand einer Stichprobe von 422 Familien aus Nordwestengland entwickelten Manchester-Score (Evans et al. 2004) für

eine Ratsuchende Punkte für BRCA1 und BRCA2 vergeben, je nachdem, ob und in welchem Alter sie oder Vorfahren in direkter Linie Brustkrebs, Eierstockkrebs, Pankreaskrebs oder Prostatakrebs hatten. Die Heterozygotenwahrscheinlichkeit für jedes der beiden Gene wird anschließend aus einer Tabelle abgelesen.
Die Firma Myriad, die den Test für BRCA1/2 Mutationen entwickelt hat und in USA exklusiv anwendet, stellt auf ihrer Webseite (www.myriadtests.com/provider/mutprevo.htm/) Mutationsprävalenztabellen vor, die regelmäßig aktualisiert werden. Sie basieren auf allen dort durchgeführten molekulargenetischen Tests und sind nach Patientengeschichte und Familiengeschichte in zusammengefasster Form stratifiziert. In der Version vom Frühling 2006 liegen der Tabelle für Individuen ohne Aschkenasim-Vorfahren rund 49000 Tests zugrunde (Frank et al. 2002). Nach dieser Tabelle hat eine gesunde Frau, in deren Familie ein BC Fall bei Frauen unter 50 Jahren aufgetreten ist, eine BRCA1/2 Heterozygotenwahrscheinlichkeit von etwa 8,7%.

6.4.2.2 Genetische Methoden

Ausgehend von einem genetischen Modell lässt sich die Heterozygotenwahrscheinlichkeit nach der Bayesschen Formel berechnen:

$$P(het1|Fam) = \frac{P(het1, Fam)}{P(Fam)} = \frac{P(het1, Fam)}{P(het1, Fam) + P(het2, Fam) + P(nicht\ het1/2, Fam)}.$$

Dabei bezeichnet het1/2 Heterozygotie an BRCA1/2 und Fam die Familiensituation. Im Ein-Gen-Modell treten die Anteile anderer Gene im Nenner der Formel nicht auf.
Bei den genetischen Methoden wird der konkrete Stammbaum einbezogen. Für jede Person ist das Alter wichtig, bei BC/OC das Ersterkrankungsalter bzw. das Alter, in dem sie noch gesund ist. Obwohl wir wissen, dass das Ein-Gen-Modell falsch ist, kann es als Entscheidungsgrundlage für einen molekulargenetischen Test gut genug sein, um die Wahrscheinlichkeit zu berechnen, dass eine Person an BRCA1 oder BRCA2 heterozygot ist.

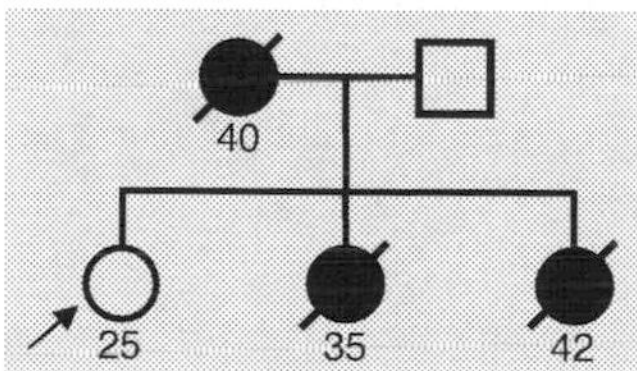

Abbildung 6.14. Ratsuchende mit drei Verwandten 1. Grades mit BC unter 50 Jahre.

Die 25-jährige Ratsuchende in Abb. 6.14 hat nach den Myriad-Tabellen eine Heterozygotenwahrscheinlichkeit von etwa 9%, durch Annahme des Zwei-Gen-Modells und Berücksichtigung der gesamten Familiensituation ergibt sich eine viel höhere Heterozygotenwahrscheinlichkeit von 45% (berechnet mit BRCAPRO, Berry et al. 2002).

6.4.3 Vergleichende Untersuchungen

Grundsätzlich muss der Vergleich von Techniken zur Berechnung der Heterozygotenwahrscheinlichkeit anhand einer unabhängigen Stichprobe erfolgen und nicht anhand der Stichprobe, die zur Entwicklung eines der Modelle benutzt wurde, da Überanpassungseffekte das Ergebnis verzerren würden. Man verwendet Standardmethoden zum Vergleich diagnostischer Tests.

Mittels eines Chiquadrattests können die jeweils erwarteten mit den tatsächlich beobachteten Heterozygoten verglichen werden. Dabei ergibt die Summe der Heterozygotenwahrscheinlichkeiten über alle getesteten Personen die erwartete Anzahl von Heterozygoten. Sensitivität und Spezifität der Heterozygotenvorhersage sind von einer gesetzten Referenzgrenze abhängig. Üblicherweise werden Sensitivität und 1-Spezifität bei verschiedenen Schwellenwerten in einer Receiver-Operator-Charakteristik (ROC-Kurve) dargestellt. Dies bedeutet hier: Für einen Schwellenwert H^* bei der Heterozygotenwahrscheinlichkeit und eine Methode M_i zur Berechnung der Heterozygotenwahrscheinlichkeit werden Sensitivität und Spezifität ermittelt. Die Sensitivität $\text{Sens}(M_i, H^*)$ der Methode besagt, für wieviele von den wirklich Heterozygoten mit dem Verfahren eine Heterozygotenwahrscheinlichkeit von mehr als H^* berechnet wird. Die Spezifität $\text{Spez}(M_i, H^*)$ ist der Anteil derjenigen, für die eine Heterozygotenwahrscheinlichkeit von weniger als H^* berechnet wird unter den Nichtheterozygoten. Für alle möglichen Schwellenwerte H^* trägt man die Werte von Sensitivität und 1-Spezifität auf und erhält so die entsprechende ROC-Kurve. Sie wird für die Untersuchung einzelner Testverfahren oder zum Vergleich mehrerer Tests eingesetzt. Ein Beispiel einer ROC-Kurve ist in Abb. 6.15 dargestellt. M_1 ist durchgängig für alle gewählten Schwellenwerte besser als M_2, da ihre ROC-Kurve immer oberhalb der anderen liegt.

In mehreren Untersuchungen wurden Verfahren anhand ihrer Vorhersagegenauigkeit von BRCA1/2 Mutationen verglichen (Amir et al. 2003, Marroni et al. 2004, Antoniou et al. 2005, Barcenas et al. 2006, James et al. 2006). Wählt man als Grenzwert für die molekulargenetische Testung 10%, dann haben BRCAPRO, BOADICEA und die Myriad Tabellen ähnliche Werte für die Kombination von Sensitivität und Spezifität. Häufiger wird berichtet, dass bei den genetischen Verfahren kleine Wahrscheinlichkeiten unter- und große Wahrscheinlichkeiten überschätzt werden. Die Einbeziehung von mehr als zweitgradig entfernten Verwandten ist in BOADICEA im Gegensatz

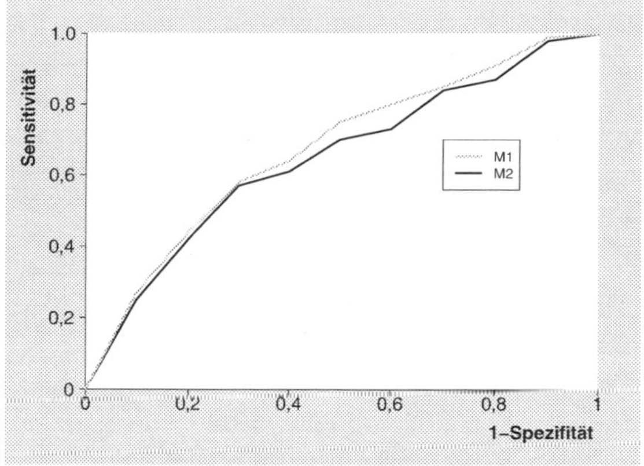

Abbildung 6.15. Beispiel für ROC-Kurven zum Vergleich zweier Methoden zur Schätzung der Heterozygotenwahrscheinlichkeit.

zu BRCAPRO möglich, erbringt aber nur wenig Verbesserung. Eine bessere Anpassung ist möglicherweise durch die Einbeziehung von Informationen über das Auftreten anderer Tumore in der Familie (z.B. Pankreaskrebs) oder Charakteristika des Tumors (Histologie, Hormonrezeptorstatus) zu erreichen, dies ist bei den meisten Verfahren noch nicht umgesetzt. In der praktischen Handhabung sind empirische Methoden meist leichter zu benutzen, da die einzelnen Stammbäume nicht ausführlich eingegeben werden müssen.

6.4.4 Schätzung der Krankheitswahrscheinlichkeit

6.4.4.1 Gail-Modell

Dies ist ein empirisches Modell, mit dem die Krankheitswahrscheinlichkeit geschätzt werden kann. Es wurde anhand einer Studie von 2800 Fällen und 2100 Kontrollen mit logistischer Regression entwickelt, in die das Alter der Ratsuchenden, ihr Alter bei der ersten Menstruation, die Anzahl der durchgeführten Brustbiopsien, das Alter bei der Geburt des ersten Kindes und die Anzahl der Verwandten 1. Grades mit Brustkrebs einbezogen wurden (Gail et al. 1989). Andere nichtgenetische Risikofaktoren wie Alkoholkonsum und Hormoneinnahme wurden nicht berücksichtigt (Pickle und Johnson 1989).

6.4.4.2 Risikotabellen

Auf der Basis der CASH-Studie wurde das erste genetische Modell geschätzt und Tabellen zum Ablesen der BC-Krankheitswahrscheinlichkeit publiziert (Claus et al. 1994) und für andere Populationen modifiziert (Chang-Claude et al. 1995; Becher und Chang-Claude 1996). Aus diesen Tabellen lässt sich die kumulative Krankheitswahrscheinlichkeit in Abhängigkeit von Ersterkrankungsalter und Verwandtschaftsgrad von bis zu zwei Verwandten 1. oder 2. Grades ablesen. Die Ratsuchende II.2 in Abb. 6.16 ist 55 Jahre alt. Ihre Mutter bekam Brustkrebs im Alter von 35 Jahren und ihre Schwester im Alter von 45 Jahren. Sie möchte wissen, mit welcher Wahrscheinlichkeit sie im weiteren Verlauf ihres Lebens an Brustkrebs erkrankt.

Die geschätzte Penetranz P_{BC} für Brustkrebs bei einer gesunden Frau, deren eine Angehörige 1. Grades zwischen 30 und 39 Jahren und deren andere Angehörige 1. Grades zwischen 40 und 49 Jahren an Brustkrebs erkrankte, ist in Tabelle 6.18 aufgeführt (Chang-Claude et al. 1995).

Die Tatsache, dass sie mit 55 Jahren noch gesund ist, muss als Bedingung berücksichtigt werden, denn in der Tabelle ist die Lebenszeitpenetranz eingetragen. Zur Abkürzung verwenden wir die folgenden Bezeichungen: A: krank bis zum Alter von 79 Jahren, K: krank bis zum Alter von 55, $\overline{K}$: gesund im Alter von 55, P(Ratsuchende erkrankt im weiteren Leben bis zum Alter von 79 an BC)= $P_{BC}(A|\overline{K})$. Es gilt analog zur Berechnung bei autosomal dominanten Krankheiten mit altersabhängiger Penetranz (s. Abschnitt 6.3.1):

$$P_{BC}(A|\overline{K}) = \frac{P_{BC}(A\,und\,K)}{P_{BC}(\overline{K})} = \frac{P_{BC}(A) - P_{BC}(K)}{1 - P_{BC}(K)} = \frac{0,394 - 0,221}{1 - 0,221} = 0,22$$

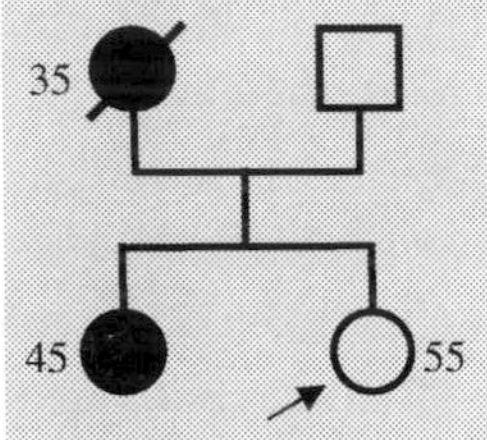

Abbildung 6.16. Ratsuchende, deren Mutter mit 35 Jahren und deren Schwester mit 45 Jahren an Brustkrebs erkrankten.

Tabelle 6.18. Brustkrebswahrscheinlichkeit für gesunde Ratsuchende mit zwei an BC erkrankten Verwandten 1. Grades, eine zwischen 30-39, die andere zwischen 40-49 Jahren.

Alter	20-29	30-39	40-49	50-59	60-69	70-79
P_{BC}	0,006	0,056	0,148	0,221	0,281	0,394

6.4.4.3 Nutzung der Heterozygotenwahrscheinlichkeit

Die Krankheitswahrscheinlichkeit lässt sich mithilfe des hier schon oft verwendeten Satzes von der totalen Wahrscheinlichkeit (s. Abschnitt 1.2.4, Gl. 1.1) aus den Genotypwahrscheinlichkeiten und den altersabhängigen Penetranzen berechnen. Eine gesunde Ratsuchende im Alter X erkrankt bis zum Alter Y mit folgender Wahrscheinlichkeit an Brustkrebs:

$$P(BC\ bis\ Y|Fam, X) = \sum_g \frac{f(Y|g) - f(X|g)}{1 - f(X|g)} P(g|X, Fam) = \frac{\sum_g (f(Y|g) - f(X|g))P(g|Fam)}{1 - \sum_g f(X|g)P(g|Fam)}.$$

Im Ein-Gen-Modell wird über alle Genotypen g am betrachteten Genort summiert. f bezeichnet die genotypspezifischen Penetranzen. Im Zwei-Gen-Modell wird über alle Genotypkombinationen an beiden Genorten summiert, wobei zwei Krankheitsmutationen unberücksichtigt bleiben. Die bedingten Genotypwahrscheinlichkeiten $P(g|Fam)$ werden ebenfalls unter Nutzung der Penetranzen und der Genotyphäufigkeiten berechnet (Gl. 6.3).
Bei der Berechnung von Krankheitswahrscheinlichkeiten aus den Heterozygotenwahrscheinlichkeiten werden feste Schätzwerte für die Genotyphäufigkeiten und die altersabhängigen Penetranzen verwendet. Dabei wird die statistische Unsicherheit der Schätzungen ignoriert. Dies ist bei dem in BRCAPRO implementierten Ansatz anders (Berry et al. 1997; Parmigiani et al. 1998),wo bei die Verteilungen der Allelhäufigkeiten und Penetranzen durch stochastische Mittelung, Bayessche Glättung genannt, berücksichtigt werden.

6.5 Ausblick

Methoden zur Berechnung der Krankheitswahrscheinlichkeiten bei monogenen Krankheiten stehen zur Verfügung. Die Interpretation der Heterozygotenwahrscheinlichkeiten wird problematisch, wenn nur unsichere Penetranzschätzungen verfügbar sind. Für manche monogene Krankheiten ist es erforderlich, biologische Phänomene wie mutationsspezifische Neumutationsraten oder Keimzellmosaike in Form einer differenzierteren Modellierung zu berücksichtigen.
Bei komplexen Krankheiten können die statistischen Verfahren zur Berechnung der Krankheitswahrscheinlichkeiten oder der Heterozygotenwahrscheinlichkeiten unter Annahme eines genetischen Modells durchgeführt werden. Die Parameter des genetischen Modells lassen sich besser schätzen, wenn bei einer Krankheit Hauptgene existieren, die in einzelnen Familien einen starken Einfluss auf die Krankheitsentstehung haben. So können in diesen Familien die Einflüsse von Hauptgenen durch Einbeziehung der Stammbauminformationen direkt berücksichtigt werden. Rein empirische Methoden erfassen die Information über die familiäre Häufung in zusammengefasster Form. Es wer-

den hier keine Annahmen über die Vererbungsmechanismen, die Häufigkeit und die Penetranz beteiligter Gene gemacht. Solche Methoden sind möglicherweise besser geeignet, familiäre Häufung einzubeziehen, die keinem einfachen Erbgang in einzelnen Familien folgt, weil keine valide Schätzung des genetischen Modells möglich ist. Wichtig ist bei beiden Methoden die Frage, wie gut das statistische Modell die Wirklichkeit beschreibt. Das bedeutet im Einzelnen: Welches genetische Modell passt am Besten, sind alle Faktoren im Modell, die einen deutlichen Einfluss haben, wie gut sind die Parameter des Modells für die Bezugspopulation? Bei Brust- und Eierstockkrebs lassen sich verschiedene Methoden zur Vorhersage von Krankheitsmutationen in BRCA1/2 prüfen, indem man sie mit den molekulargenetischen Ergebnissen vergleicht. Diese Vergleiche sind Gegenstand aktueller Forschung. Zusätzliche Informationen wie histologischer Typ und Hormonrezeptorstatus, Parameter der Reproduktionshistorie und das Auftreten anderer Krebskrankheiten in der Familie können die Vorhersagegenauigkeit für BRCA1 Mutationen deutlich verbessern (James et al. 2006), sind aber noch nicht für die klinische Routine etabliert. Einen sehr guten Überblick geben Antoniou und Easton (2006).

In jedem Modell sind die Schätzungen der Parameter mit statistischer Unsicherheit behaftet. Die Unsicherheit dieser Werte ist meist nicht integriert, sondern kann in Form einer Sensitivitätsanalyse berücksichtigt werden. Dabei untersucht man die Veränderung der Krankheitswahrscheinlichkeit bei Verwendung verschiedener Schätzungen für die einzelnen Parameter. Eine andere Methode zur Berücksichtigung dieser Unsicherheit ist die stochastische Glättung, jedoch besteht hier noch Entwicklungsbedarf.

Sowohl bei monogenen als auch bei komplexen Krankheiten sind Risikoschätzungen insbesondere dann nötig, wenn molekulargenetische Tests negative Ergebnisse liefern. In diesen Situationen sind Annahmen über das genetische Modell besonders wichtig. Nimmt man für Brust- und Eierstockkrebs ein Zwei-Gen-Modell und eine sehr hohe Sensitivität für den molekulargenetischen Test an, dann reduzieren negative Testergebnisse die Heterozygotenwahrscheinlichkeit fast auf Populationsniveau.Wenn es mehrere Familienangehörige mit Brustkrebs gibt, ist dies unglaubwürdig, da die Existenz weiterer genetischer Komponenten als gesichert gilt.

Diagnose- und Prognosemodelle sind für Brust- und Eierstockkrebs sehr gut untersucht. Für andere Krankheiten, z.B. familiären Darmkrebs und familiäres Melanom wurden ebenfalls Risikoberechnungsmodelle entwickelt. Es ist zu erwarten, dass die Identifikation von Hoch- und Niedrigrisikogruppen für komplexe Krankheiten mit und ohne Hauptgene zukünftig an Bedeutung gewinnen wird.

6.6 Programme

Bei monogenen Krankheiten und einfachen Familiensituationen sind die Berechnungen von Hand durchführbar. Für die Berechnungen in größeren Familien und speziellen Situationen gibt es verschiedene Programme, von denen nun die Wichtigsten vorgestellt werden.

MLINK (Lathrop und Lalouel 1984) ist ein DOS-Programm zur Likelihoodberechnung in Stammbäumen. Hier können im Ein-Gen-Modell Heterozygotenwahrscheinlichkeiten bedingt auf die vollständige Familiensituation berechnet werden.

MENDEL (Lange et al. 1988) ist ein DOS-Programm zur Likelihoodberechnung in Stammbäumen. Hier können Heterozygotenwahrscheinlichkeiten bedingt auf die vollständige Familiensituation unter Annahme verschiedener genetischer Modelle (auch Mehr-Gen-Modelle) berechnet werden. Das Eingabeformat der Stammbäume ist anders als bei MLINK.

BRCAPRO (Berry et al. 2002) ist ein DOS-Programm zur Berechnung der BC/OC Krankheitswahrscheinlichkeiten im Zwei-Gen-Modell unter Verwendung von Bayesscher Glättung. Es werden die BC/OC Informationen von Verwandten 1. und 2. Grades einbezogen. Durch die Verwendung stochastischer Glättung sind die Ergebnisse nicht von einer einzelnen Parameterschätzung abhängig.

Cyrillic (Cherwell Inc.) ist ein Windowsprogramm zum Zeichnen von Stammbäumen, das zusätzlich die Möglichkeit bietet, Risikoberechnungen für monogene Krankheiten und für BC/OC im Ein-Gen-Modell (in Version 2.1 unter Einbindung von MLINK) und im Zwei-Gen-Modell (in Version 3 durch Einbindung von MENDEL und BRCAPRO) durchzuführen. Es kann als Stammbaumdatenbank genutzt werden.

CAGENE (www3.utsouthwestern.edu/cancergene/cancergene.htm) ist ein Windowsprogramm zur bequemen Stammbaumeingabe, zur Berechnung der Heterozygoten- und BC/OC Krankheitswahrscheinlichkeiten mit den verschiedenen Ansätzen Ein-Gen-Modell mit Claus-Parametern, BRCAPRO, Gail-Modell, Myriad-Tabellen. Es kann als Stammbaumdatenbank genutzt werden.

BayesMendel (Chen et al. 2004) umfasst Programme zur Likelihoodberechnung in Stammbäumen innerhalb des Statistiksystems R. Es ist flexibel hinsichtlich der genetischen Modellierung und kann Bayessche Glättung verwenden.

IBIS (Amir et al. 2003, Tyrer et al. 2004) ist ein Windowsprogramm zur Berechnung von BC/OC Krankheitswahrscheinlichkeiten in einem Modell mit BRCA1/2 und einem dritten Gen mit niedriger Penetranz sowie zusätzlichen nichtgenetischen Risikofaktoren. Das genetische Modell wurde nicht anhand einer neuen Segregationsanalyse entwickelt, sondern aus publizierten Ergebnissen zum Teil älterer Studien zusammengesetzt.

RISCALW (Fischer et al. 2006) ist ein Windowsprogramm zur Berechnung von Krankheitswahrscheinlichkeiten in Familien mit Duchennescher Muskeldystrophie. Das einfache populationsgenetische Modell sowie Modelle unter Einbeziehung von Keimzellmosaiken und unterschiedlichen Neumutationsraten können benutzt werden. Es ist möglich, CK-Werte, Markergenotypen und negative Testergebnisse bei Frauen einzubeziehen.

6.7

6.7 Literatur

Bücher

Harper PS (2004) Practical Genetic Counseling, 6. Ausgabe Arnold, London

Tariverdian G, Buselmaier W (2004) Humangenetik 3. Auflage. Springer Verlag: Berlin Heidelberg

Vogel F, Fuhrmann W (1975) Genetische Familienberatung. Springer: Berlin Heidelbeg New York

Artikel

Amir E, Evans DG, Shenton A, Lalloo F, Moran A, Boggis C, Wilson M, Howell A (2003) Evaluation of breast cancer risk assessment packages in the family history evaluation and screening programme. Journal of Medical Genetics 40:807-814

Antoniou AC, Durocher F, Smith P, Simard J, Easton DF (2005) BRCA1 and BRCA2 mutation predictions using the BOADICEA and BRCAPRO models and penetrance estimation in high-risk French-Canadian families. Breast Cancer Research 8:R3

Antoniou AC, Easton DF (2006) Risk prediction models for familial breast cancer. Future Oncol 2:257-274

Antoniou AC, Gayther SA, Stratton JF, Ponder BA, Easton DF (2000) Risk models for familial ovarian and breast cancer. Genetic Epidemiology 18:173-190

Antoniou AC, Pharoah PD, McMullan G, Day NE, Ponder BA, Easton D (2001) Evidence for further breast cancer susceptibility genes in addition to BRCA1 and BRCA2 in a population-based study. Genetic Epidemiology 21:1-18

Antoniou AC, Pharoah PD, McMullan G, Day NE, Stratton MR, Peto J, Ponder BJ, Easton DF (2002) A comprehensive model for familial breast cancer incorporating BRCA1, BRCA2 and other genes. British Journal of Cancer 86:76-83

Antoniou AC, Pharoah PP, Smith P, Easton DF (2004) The BOADICEA model of genetic susceptibility to breast and ovarian cancer. British Journal of Cancer 91:1580-1590

Bakker E, Veenema H, Den Dunnen JT, van Broeckhoven C, Grootscholten PM, Bonten EJ, van Ommen GJ, Pearson PL (1989) Germinal mosaicism increases the recurrence risk for 'new' Duchenne muscular dystrophy mutations. Journal of Medical Genetics 26:553-559

Barbujani G, Russo A, Danieli GA, Spiegler AW, Borkowska J, Petrusewicz IH (1990) Segregation analysis of 1885 DMD families: significant departure from the expected proportion of sporadic cases. Human Genetics 84:522-526

Barcenas CH, Hosain GM, Arun B, Zong J, Zhou X, Chen J, Cortada JM, Mills GB, Tomlinson GE, Miller AR, Strong LC, Amos CI (2006) Assessing BRCA carrier probabilities in extended families. J Clin Oncol 24:354-360

Becher H, Chang-Claude J (1996) Estimating disease risks for individuals with a given family history in different populations with an application to breast cancer. Genetic Epidemiology 13:229-242

Bellhouse DR (2004) The Reverent Thomas Bayes, FRS: A bibliography to celebrate the tercentenry of his birth. Statistical Science 19:3-43

Berry DA, Iversen ES, Jr., Gudbjartsson DF, Hiller EH, Garber JE, Peshkin BN, Lerman C, Watson P, Lynch HT, Hilsenbeck SC, Rubinstein WS, Hughes KS, Parmigiani G (2002) BRCAPRO validation, sensitivity of genetic testing of BRCA1/BRCA2, and prevalence of other breast cancer susceptibility genes. Journal of Clinical Oncology 20:2701-2712

Berry DA, Parmigiani G, Sanchez J, Schildkraut J, Winer E (1997) Probability of carrying a mutation of breast-ovarian cancer gene BRCA1 based on family history. Journal of the National Cancer Institute 89:227-238

Chang-Claude J, Becher H, Hamann U, Schroeder-Kurth T (1995) Risk assessment for familial occurrence of breast cancer. Zentralblatt für Gynäkologie 117:423-434

Chen S, Wang W, Broman KW, Katki HA, Parmigiani G (2004) BayesMendel: an R environment for Mendelian risk prediction. Stat Appl Genet Mol Biol 3:Article21

Claus EB, Risch N, Thompson WD (1991) Genetic analysis of breast cancer in the cancer and steroid hormone study. American Journal of Human Genetics 48:232-242

Claus EB, Risch N, Thompson WD (1994) Autosomal dominant inheritance of early-onset breast cancer. Implications for risk prediction. Cancer 73:643-651

Easton DF, Ford D, Bishop DT (1995) Breast and ovarian cancer incidence in BRCA1-mutation carriers. Breast Cancer Linkage Consortium. American Journal of Human Genetics 56:265-271

Emery AE (2002) The muscular dystrophies. Lancet 359:687-695

Evans DG, Eccles DM, Rahman N, Young K, Bulman M, Amir E, Shenton A, Howell A, Lalloo F (2004) A new scoring system for the chances of identifying a BRCA1/2 mutation outperforms existing models including BRCAPRO. Journal of Medical Genetics 41:474-480

Fischer C, Gross W, Kruger J, Cremer M, Vogel F, Grimm T (2006) Modelling germline mosaicism and different new mutation rates simultaneously for appropriate risk calculations in families with Duchenne muscular dystrophy. Ann Hum Genet 70:237-248

Frank TS, Deffenbaugh AM, Reid JE, Hulick M, Ward BE, Lingenfelter B, Gumpper KL, Scholl T, Tavtigian SV, Pruss DR, Critchfield GC (2002) Clinical characteristics of individuals with germline mutations in BRCA1 and BRCA2: analysis of 10,000 individuals. Journal of Clinical Oncology 20:1480-1490

Gail MH, Brinton LA, Byar DP, Corle DK, Green SB, Schairer C, Mulvihill JJ (1989) Projecting individualized probabilities of developing breast cancer for white females who are being examined annually. Journal of the National Cancer Institute 81:1879-1886

Haldane JBS (1949) The rate of mutation of human genes. Hereditas (Suppl) 35:267-273

Haldane JBS (1956) Mutation in the sex-linked recessive type of muscular dystrophy; a possible sex difference. Annals of Human Genetics 20:344-347

James PA, Doherty R, Harris M, Mukesh BN, Milner A, Young MA, Scott C (2006) Optimal selection of individuals for BRCA mutation testing: a comparison of available methods. Journal of Clinical Oncology 24:707-715

Janssen B, Hartmann C, Scholz V, Jauch A, Zschocke J (2005) MLPA analysis for the detection of deletions, duplications and complex rearrangements in the dystrophin gene: potential and pitfalls. Neurogenetics 6:29-35

Keller A, Emery AEH, Spiegler AWJ, Apacik C, Müller CR. Grimm T (1996) Age effects on serum creatinin kinase (SCK) levels in obligate carriers of Duchenne muscular dystrophy (DMD) and Becker muscular dystrophy (BMD) and its implication on genetic counselling. Acta Cardiomiologica 8:27-34

King MC, Marks JH, Mandell JB (2003) Breast and ovarian cancer risks due to inherited mutations in BRCA1 and BRCA2. Science 302:643-646

Lange K, Weeks D, Boehnke M (1988) Programs for Pedigree Analysis: MENDEL, FISHER, and dGENE. Genetic Epidemiology 5:471-472

Lathrop GM, Lalouel JM (1984) Easy calculations of lod scores and genetic risks on small computers. American Journal of Human Genetics 36:460-465

Marroni F, Aretini P, D'Andrea E, Caligo MA, Cortesi L, Viel A, Ricevuto E, Montagna M, Cipollini G, Ferrari S, Santarosa M, Bisegna R, Bailey-Wilson JE, Bevilacqua G, Parmigiani G, Presciuttini S (2004) Evaluation of widely used models for predicting BRCA1 and BRCA2 mutations. Journal of Medical Genetics 41:278-285

Miki Y, Swensen J, Shattuck-Eidens D, Futreal PA, Harshman K, Tavtigian S, Liu Q, Cochran C, Bennett LM, Ding W, Bell R, Rosenthal J, Hussey C, Tran T, McClure M, Frye C, Hattier T, Phelps R, Haugen-Strano A, Katcher H, Yakumo K, Gholami Z, Shaffer D, Stone S, Bayer S, Wray C. Bogden R, Dayananth P, Ward J, Tonin P, Narod S, Bristow PK, Norris FH, Helvering L, Morrison P, Rosteck P, Lai M, Barrett JC, Lewis C, Neuhausen S, Cannon-Albright L, Goldgar D, Wiseman R, Kamb A, Skolnick MH. A strong candidate for the breast and ovarian cancer susceptibility gene BRCA1. Science 1994; 266: 66-71.

Narod SA, Goldgar D, Cannon-Albright L, Weber B, Moslehi R, Ives E, Lenoir G, Lynch H (1995) Risk modifiers in carriers of BRCA1 mutations. Int J Cancer 64:394-398

Parmigiani G, Berry D, Aguilar O (1998) Determining carrier probabilities for breast cancer-susceptibility genes BRCA1 and BRCA2. American Journal of Human Genetics 62:145-158

Parmigiani G, Berry D, Aguilar O (1998) Determining carrier probabilities for breast cancer-susceptibility genes BRCA1 and BRCA2. American Journal of Human Genetics 62:145-158

Pickle LW, Johnson KA (1989) Estimating the long-term probability of developing breast cancer. Journal of the National Cancer Institute 81:1854-1855

Reif M, Baitsch H (1985) Psychological issues in genetic counselling. Human Genetics 70:193-9

Schmutzler R, Schlegelberger B, Meindl A, Gerber WD, Kiechle M (2003) Counselling, genetic testing and prevention in women with hereditary breast- and ovarian cancer. Interdisciplinary recommendations of the consortium "Hereditary Breast- and Ovarian Cancer"of the German Cancer AiD. Zentralblatt für Gynäkologie 125:494-506

Tyrer J, Duffy SW, Cuzick J (2004) A breast cancer prediction model incorporating familial and personal risk factors. Statistics in Medicine 23:1111-1130

Whittemore AS, Gong G, Itnyre J (1997) Prevalence and contribution of BRCA1 mutations in breast cancer and ovarian cancer: results from three U.S. population-based case-control studies of ovarian cancer. Am J Hum Genet 60:496-504

Wooster R, Bignell G, Lancaster J, Swift S, Seal S, Mangion J, Collins N, Gregory S, Gumbs C, Micklem G (1995) Identification of the breast cancer susceptibility gene BRCA2. Nature 378:789-792

Webseiten

www.myriadtests.com/provider/mutprevo.htm/
www.sw-ans.de

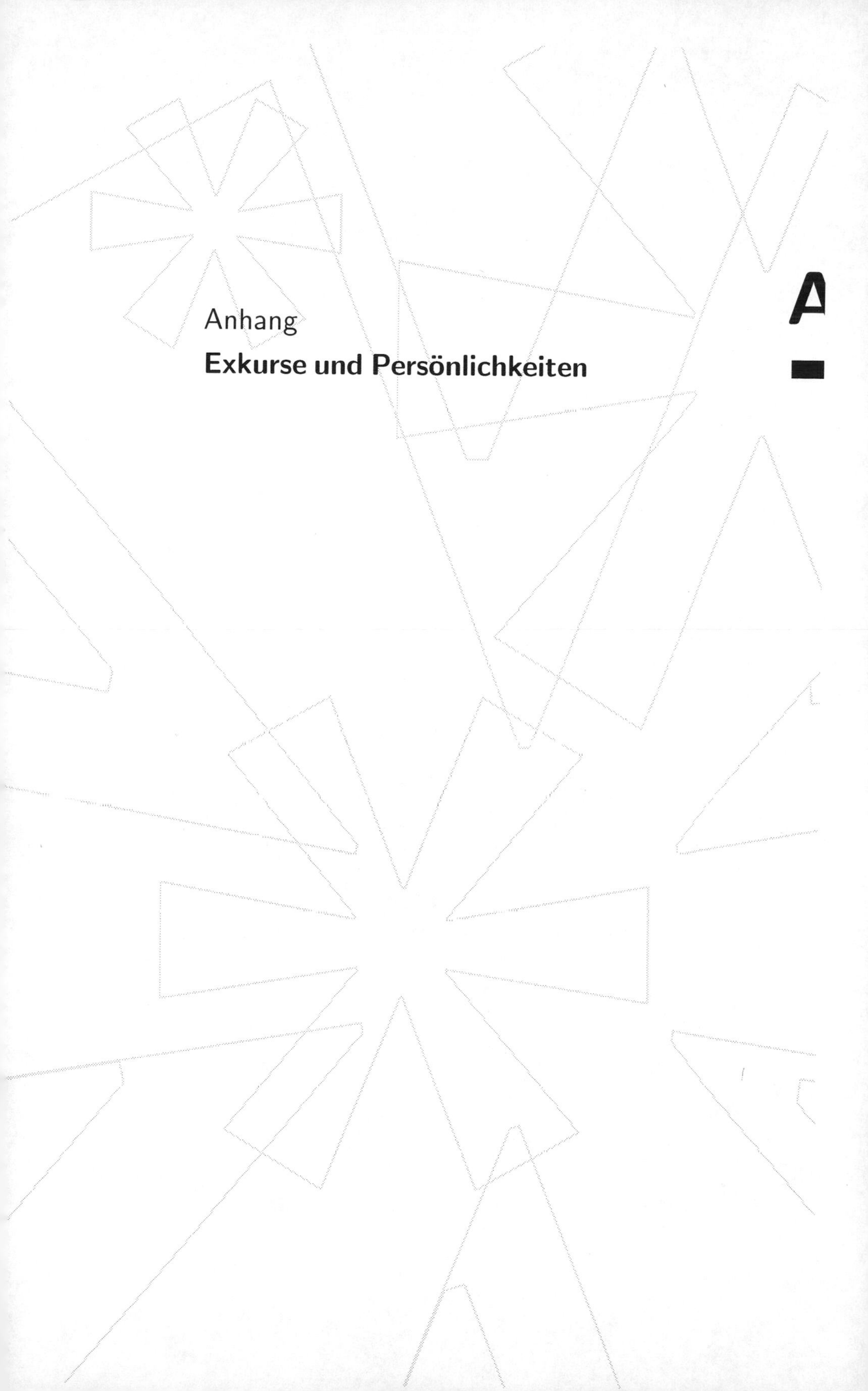

Anhang

Exkurse und Persönlichkeiten

A

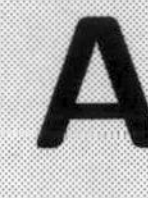

A Exkurse und Persönlichkeiten

Index

Printed in the United States
By Bookmasters